Inhalt

J. Siegmüller, H. Bartels (Hrsg.)

Leitfaden Sprache · Sprechen · Stimme · Schlucken

Julia Siegmüller, Henrik Bartels (Hrsg.)

Leitfaden Sprache · Sprechen Stimme · Schlucken

4., erweiterte Auflage

Mit Beiträgen von: Henrik Bartels, Rostock; Stephan Baumgartner, Grafrath; Judith Beier, Rostock; Ulla Beushausen, Hildesheim; Gerhard Blanken, Erfurt; Antje Blum, Rostock; Marita Böhning, Berlin; Bettina Brendel, Tübingen; Solveig Chilla, Erfurt; Ernst G. de Langen, Passau; Peter Dicks, Würselen; Christa Einspieler, Graz; Johannes Fellinger, Linz; Andreas Ferbert, Kassel; Ulrike Frank, Potsdam; Astrid Fröhling, Potsdam; Barbara Giel, Moers; Christian W. Glück, Heidelberg; Dorothea Haas, Heidelberg; Sabine Hammer, Bad Vilbel; Mareen Hartwig, Werder; Judith Heide, Potsdam; Markus Jungehülsing, Potsdam; Christina Kauschke, Marburg; Meja Kölliker Funk, Zürich; Saskia Konopatsch, Rostock; Norina Lauer, Idstein; Antje Lorenz, Berlin; Anja Lowit, Glasgow; Ursula Manter, Solingen; Peter Marschik, Graz; Michaela Nagel, Kassel; Susann Ott, Potsdam; Claudia Pahn, Rostock; Lydia Pelzer, Potsdam; Julia Richter, Isernhagen; Svenja Ringmann, Rostock; Klaus Sarimski, Heidelberg; Carola Schnitzler, Berlin; Anne Schulte-Mäter, München; Jeannine Schwytay, Potsdam; Ralf Siedenberg, Hamburg; Julia Siegmüller, Rostock; Susanne van Minnen, Gießen; Bente von der Heide, Berlin; Wolfram Ziegler, München

ELSEVIER URBAN & FISCHER

URBAN & FISCHER München

Zuschriften und Kritik an:
Elsevier GmbH, Urban & Fischer Verlag, Hackerbrücke 6, 80335 München

Herausgeber
Prof. Dr. phil. Julia Siegmüller
Henrik Bartels
FB Angewandte Gesundheitswissenschaften EU FH, Studienzentrum Rostock
Werftstraße 5
18057 Rostock

Bibliografische Information der Deutschen Nationalbibliothek
Die Deutsche Nationalbibliothek verzeichnet diese Publikation in der Deutschen Nationalbibliografie; detaillierte bibliografische Daten sind im Internet über http://dnb.d-nb.de abrufbar.

15 16 17 18 19 5 4 3 2 1

Um den Textfluss nicht zu stören, wurde bei Patienten und Berufsbezeichnungen die grammatikalisch maskuline Form gewählt. Selbstverständlich sind in diesen Fällen immer Frauen und Männer gemeint.

Planung und Lektorat: Anne Wiehage, Fröndenberg; Christiane Tietze, München
Redaktion: Lisa Binse, Rheda-Wiedenbrück; Anne Wiehage, Fröndenberg
Herstellung: Marion Kraus, München
Satz: abavo GmbH, Buchloe/Deutschland; TnQ, Chennai/Indien
Druck und Bindung: CPI Books GmbH, Ulm
Umschlaggestaltung: SpieszDesign, Neu-Ulm
Titelfotografie: © iStockphoto.com/Squaredpixels

ISBN print 978-3-437-47783-6
ISBN e-Book 978-3-437-29635-2

Aktuelle Informationen finden Sie im Internet unter **www.elsevier.de** und **www.elsevier.com**

Vorwort zur 4. Auflage

Der Bereich der Sprach-, Sprech-, Stimm- und Schluckstörungen ist unter den therapeutischen Disziplinen wohl einer der Komplexesten. So ist es nicht erstaunlich, dass die Erstellung eines übergreifenden Leitfadens für die diversen Störungsbilder dieses Fachgebietes ein langwieriges Unternehmen war. Die Erstellung des Buches in erster Auflage umfasste insgesamt etwa zwei Jahre und stellt mit jeder Erweiterung und Überarbeitung eine Herausforderung dar. Mit der hier vorliegenden vierten Auflage präsentieren wir wieder eine erweiterte Version des erfolgreichen Leitfadens „Sprache Sprechen Stimme Schlucken". Wir haben aktuelle Themen wie die ICF aufgegriffen und versuchen wieder, diese für den Leser kurz und prägnant zu verpacken.

Der Leitfaden wird seit 2006 von einem interdisziplinären Autorenteam getragen. Dies ist notwendig, da sich auf dem Gebiet der „logopädischen Störungsbilder" unterschiedliche Fachdisziplinen versammeln und die Spezialisierung der jeweiligen Wissenschaftler auf ein einzelnes Störungsbild die Regel ist. In der Konzeption des Buches war es unser Bestreben, genau diese Autoren zusammenzuführen. Die neue Auflage des Buches setzt diesen Anspruch fort. So ist eine ungewöhnlich lange Autorenliste mit interdisziplinärem Hintergrund beteiligt: Neuropsychologen, Sprachheilpädagogen, Mediziner, Linguisten und Logopäden. Durch den hohen Grad an Interdisziplinarität, der unser Fachgebiet kennzeichnet, ist es notwendig, sich der verschiedenen Herangehensweisen bewusst zu sein. Stets wurde Wert darauf gelegt, die zentralen theoretischen Grundannahmen und Rahmenmodelle der jeweiligen Fachdisziplinen in die Kapitel einfließen zu lassen.

Wir möchten allen Autoren für die gute und zuverlässige Mitarbeit herzlich danken. Ebenso geht unser Dank an die vielen anonymen externen Korrekturleser, welche die fachliche Qualität der Kapitel sicherstellen. Auf der Verlagsseite geht unser besonderer Dank an die Lektorinnen. Für die Grundkonzeption der ersten Auflage waren dies Frau Wiehage und Frau Stöger. Federführend für die aktuelle Auflage waren Frau Tietze und Frau Kraus im Elsevier Verlag, denen wir besonders für ihr großes Engagement danken.

Wir hoffen, dass der Leitfaden „Sprache Sprechen Stimme Schlucken" für alle Kollegen in der Praxis und in den verschiedenen praxisnahen Bereichen auch in Zukunft ein hilfreicher, kompetenter und aktueller Ratgeber sein wird.

Benutzerhinweise

Dieses Buch reiht sich von seiner Konzeption her in die Reihe der Leitfäden ein. Hieraus resultiert, dass klinisches und theoretisches Wissen dieses komplexen Gebietes in stark komprimierter Form dargestellt werden und der Aufbau der einzelnen Kapitel praxisrelevant erfolgt ist. Das vorliegende Buch ist somit kein „Lehrbuch" im herkömmlichen Sinne und kann die grundlegende Einarbeitung der Leser in theoretische, diagnostische und therapeutische Ansätze der einzelnen Störungsbilder nicht ersetzen.

Es soll jedoch einen Einblick geben, in welchen thematischen Zusammenhängen sich das jeweilige Störungsbild bewegt und was für Diagnostik- und Therapiemöglichkeiten bestehen. Zu diesem Zweck finden die Leser am Ende des Buches weiterführende Literaturangaben, teilweise auch direkt hinter einem Kapitel. Eine wissenschaftliche Form der Bibliographie wird in der Leitfaden-Reihe nicht verwendet. Zum Teil sind Grundlagentexte angegeben, die den Einstieg in eine weitere Einarbeitung erlauben.

Mit dieser Konzeption soll der Leitfaden zu einem Rüstzeug für den Alltag der therapeutischen Intervention werden und insbesondere Berufseinsteigern oder Studierenden bei der schnellen Informationssuche behilflich sein. Dafür stellen zahlreiche Spezialisten aus den verschiedenen Fachgebieten ihr Wissen und ihre praktischen Erfahrungen zur Verfügung und gewährleisten einen aktuellen Überblick über die jeweilige Fragestellung.

Unser Fachgebiet ist vielfach von synonymhaft verwendeten Bezeichnungen für die verschiedenen Störungsbilder geprägt. Wir haben uns in den Kapitelnamen für eine jeweils aktuelle Bezeichnung der Störungsbilder entschieden, alternative oder ältere Namen finden sich jedoch im Index und führen den Leser zu den entsprechenden Fachkapiteln.

Daneben wurden Fachwörter soweit es ging vermieden. Die gebräuchlichen Fachbegriffe werden jedoch in den entsprechenden Kapiteln benutzt und an zentraler Stelle (im Rahmen des Definitionsverzeichnisses) erklärt.

Die Kernkapitel des Leitfadens sind – soweit dies bei der Vielfältigkeit der Kapitel möglich ist – folgendermaßen gegliedert:

- Der erste Teil behandelt jeweils die theoretischen, organischen und/oder medizinischen Grundlagen.
- Der zweite Teil gibt einen Überblick über das notwendige diagnostische Vorgehen.
- Der dritte Abschnitt der Kapitel beinhaltet einen Überblick über die therapeutischen Ansätze, die als Interventionsmaßnahmen in dem jeweiligen Störungsbild zur Verfügung stehen.

Der Pfeil verweist auf den Abschnitt in einem anderen Kapitel, in dem das jeweilige Thema einführend behandelt wird oder auf Tabellen und Abbildungen. Abkürzungen werden in einer zentralen Abkürzungsliste erklärt. Ein Alphabet der phonetischen Umschrift findet sich ebenfalls am Beginn des Buches.

Einige Störungsbilder lassen sich über Links im Internet besonders gut näher recherchieren, daher werden neben Literaturangaben auch Internetadressen aufgeführt. Außerdem finden sich im Anhang auch Links zu Selbsthilfegruppen und Informationsforen.

Internetadressen und Adressen: Alle aufgeführten Websites wurden vor Redaktionsschluss geprüft. Das Internet unterliegt ständigem Wandel; sollte eine Adresse nicht mehr aktuell sein, empfiehlt sich die Suche über eine Suchmaschine. Der Verlag übernimmt für die Aktualität und Inhalte genannter Websites keine Gewähr.

Statistische Fakten in Kürze

Beispiele

Wichtige Informationen, Besonderheiten und Tipps

Vorsicht

Abkürzungen

Abb.	Abbildung
Adv.	Adverb
ALS	Amyothrophe Lateralsklerose
Bd.	Band
CS	Code-Switching
CV	Konsonant-Vokal
dB	Dezibel
DD	Differenzialdiagnostik
DGS	Deutsche Gebärdensprache
DSM III R	Diagnostisches und statistisches Manual psychischer Störungen
dt.	deutsch
ggf.	gegebenenfalls
GPK	Graphem-Phonem-Konvertierung
Hz	Hertz
i. d. R.	in der Regel
ICD	International Classification of Diseases
ICF	International Classification of Functioning, Disability and Health
ICIDH	International Classification of Impairments, Disabilities, Handicaps
inkl.	inklusive
IPA	International Phonetic Alphabet
IQ	Intelligenzquotient
J.	Jahr
KM	Kontaktmonat
Lj.	Lebensjahr
LKG-Spalte	Lippen-Kiefer-Gaumen-Spalte
Lm.	Lebensmonat
LRS	Lese-Rechtschreib-Schwäche
Lw.	Lebenswoche
max.	maximal
min.	Minute
mind.	mindestens
ml	Milliliter
MLU	Mean Length of Utterance
Mon.	Monat
MRT	Magnetresonanztomografie
ms	Millisekunde
N	Nomen
O oder Obj.	Objekt
o. g.	oben genannt
OÖS	oberer Ösophagussphinkter
PGK	Phonem-Graphem-Konvertierung
s	Sekunde
S oder Subj.	Subjekt
SES	Sprachentwicklungsstörung
SEV	Sprachentwicklungsverzögerung
SHT	Schädelhirntrauma
sog.	sogenannt
SOV	Satzstruktur mit Verbendstellung
SSES	spezifische Sprachentwicklungsstörung
SSW	Schwangerschaftswoche
SVO	Subjekt-Verb-Objekt
Tab.	Tabelle
tägl.	täglich
u. a.	unter anderem
UG	Universalgrammatik
V	Verb
v. a.	vor allem
V2	Verbzweitstellung
VE	Verbendstellung
vgl.	vergleiche
vs.	versus
W./min	Wörter pro Minute
WHO	World Health Organization/ Weltgesundheitsorganisation
Wo.	Woche
z. T.	zum Teil

Definitionen

Abspannen	das Entspannen des Zwerchfells durch u. a. Lösen von Artikulationsspannung während des Sprechens
Allomorph	Ausprägung eines Morphems in verschiedenen Formen, z. B. besteht das Pluralmorphem aus verschiedenen Allomorphen (-e in Tische, -er in Bretter)
Analyse	erkennen, aus welchen Lauten ein Wort zusammengesetzt ist
Äquipotential	die gleiche Möglichkeit ausdrückend
Atemmittellage	Ausgangsposition der Ruheatmung, welche der Balance zwischen den Kräften entspricht, die für Ein- und Ausatmung verantwortlich sind
Atemstütze	Halten des Brustkorbes in inspiratorischer Weitstellung während des Singens
CV	Abfolge von Konsonant und Vokal
Distorsion	Verstauchung
Dysodie	Störung der Singstimme
Fast Mapping	schnelles Abbilden einer Wortform auf einen Referenten im Zuge der Aufnahme eines neuen Wortes in den kindlichen Wortschatz
Finitheit/ finite Verbform	hinsichtlich der Kategorien Tempus, Modus, Genus Verbi, Person und Numerus gekennzeichnete Verbform
gedecktes Singen	Vergrößerung des supraglottischen Raumes durch Ziehen des Kehlkopfes nach unten zur Bildung von Sängerformanten
Geistige Behinderung	intellektuellen Fähigkeiten liegen psychometrisch um mehr als zwei Standardabweichungen unter dem Durchschnitt der jeweiligen Altersgruppe; bei bedeutsamem Entwicklungsdefizit der sozial-adaptiven Fähigkeiten
Graphem	mental repräsentierte Form von Buchstaben (Graphen), werden als <> markiert
Heiserkeit	Beimischung von Geräuschanteilen im Stimmklang, z. B. von Hauch oder Knarren
Hochatmung	Atembewegungen finden überwiegend im Bereich Schultern/Brustkorb statt
Indifferenzlage	„Sollwert" für die mittlere Sprechstimmlage (Stimmtonhöhe), in welcher eine physiologische Stimmgebung mit dem geringsten Kraftaufwand möglich ist
Intelligenz	in der Psychologie das Ganze der Denkvollzüge und ihre Anwendung auf die praktisch-theoretischen Aufgaben des Lebens sowie Häufigkeit, unter zweckmäßiger Verfügung über Denkmittel neuartige Situationen und Probleme zu meistern
Jambus	zweisilbiges Wort aus Abfolge unbetonter und betonter Silbe (= Endbetonung)
Komposita-Betonungsregel	im Deutschen Hauptbetonung im Kompositum auf erster (linker) Einheit
Kompositum	zusammengesetztes Wort, das sich in Wörter zerlegen lässt
Kongruenz	Übereinstimmung mehrerer Satzelemente hinsichtlich ihrer morphologischen Markierung

kostoabdominale Atmung	kombinierte Atembewegungen in Ruhe und beim Sprechen im Bereich Brustkorb/Bauch (Flanken)
Lautfunktion	Einfluss der Lautbildung auf die Stimme
Level Stress	mehrsilbige Wörter, bestehend aus zwei gleich betonten Einheiten (Teilwörtern)
Mean Length of Utterance (MLU)	mittlere Länge der spontansprachlichen Äußerungen des Kindes (im Deutschen gemessen an Wörtern oder Morphemen)
mittlere Sprechstimmlage	mittlere Tonlage, um welche die Sprechstimme moduliert
Modifizierer	Wortart des frühkindlichen Wortschatzes, beinhaltet modifizierende Wörter, wie z. B. Adjektive
Morphem	kleinste Einheit, die eine Bedeutung trägt oder eine grammatische Funktion erfüllt
Morphologie	Wortlehre umfasst die Flexion, Derivation und Komposition
musikalischer Stimmumfang	Spektrum der für die Singstimme verwertbaren Töne
Neologismus	Unsinnswort, Pseudowort
nicht kanonisch	Abfolge der Nominalphrasen im Satz; das Objekt wird vor dem Subjekt genannt; Beispiel: Den Sohn küsst der Vater
Oligophrenie	psychiatrischer Oberbegriff der verschiedenen Formen der intellektuellen Minderbegabung, wenn diese angeboren, ererbt oder frühkindlich vor, während oder nach der Geburt erworben ist; Defekte sind dauerhaft
Paradigma	Liste aller flektierten Formen eines Wortes oder einer Kategorie, z. B. der Kategorie der Verben
Parameter	sprachspezifische Information aus dem Input für das sprachlernende Kind
Peers	gleichaltrige Kinder (engl.)
personal-soziales Wort	Wortart des frühkindlichen Wortschatzes, beinhaltet Wörter, die kommunikative und soziale Inhalte ausdrücken
Phonationsapparat	das unmittelbar am Phonationsvorgang beteiligte Organsystem (Atmungsorgane, Kehlkopf und den Vokaltrakt umgebende Muskulatur)
phonatorisches Kontrollsystem	übergeordnete zentralnervöse Kontrolle von Phonationsbewegungen aus den zwei Regelmechanismen der neuromuskulären und der audiophonatorischen Kontrolle
Phonem	kleinste bedeutungsunterscheidende Einheit, Notation in Schrägstrichen / /, Ermittlung durch Minimalpaarbildung
physiologischer Stimmumfang	Spektrum aller produzierbaren Töne
Plastizität des Gehirns	frühkindliche Fähigkeit des Gehirns, Störungen und Läsionen (nahezu) vollständig zu kompensieren, wobei Sprachfunktionen u.U. anderen Hirnbereichen zugewiesen werden
Prinzipien- und Parameter-Modell	Entwicklungsmodell des kindlichen Spracherwerbs nach Noam Chomsky
Registerausgleich	unauffälliger Wechsel zwischen Kopf- und Brustregister beim Singen

relationales Wort	Wortart des frühkindlichen Wortschatzes, beinhaltet Wörter, die eine Relation ausdrücken
Sanduhrglottis (Internus-Transversusschwäche)	sanduhrförmiger Spalt bei Phonation, Schwingungsmechanismus am Übergang von vorderer zu mittlerer Stimmlippe
Sängerformant	Verstärkung der Obertonfrequenzen um 2–5 kHz zur Erhöhung der Tragfähigkeit der Gesangsstimme gegenüber dem Orchester
Schwa-Laut	mit neutraler Zungenstellung gebildeter Vokal, im Deutschen unbetontes e (Synonym Murmelvokal)
semantische Kategorie (semantisches Feld)	semantische Kategorie repräsentiert Informationen über eine Klasse von Gegenständen
semantische Paralexie	Substitution eines Wortes durch ein semantisch relationiertes Wort beim Lesen (z. B. Hose wird zu Hemd)
semantisch irreversibel	Zuweisung der thematischen Rollen kann über die Bedeutungen der einzelnen Nominalphrasen erschlossen werden, d. h. aufgrund der Plausibilitätsbeschränkung ist es eindeutig, welche Nominalphrase Agens und welche Nominalphrase Thema der Handlung ist. Beispiel: Hans (Agens) malt ein Bild (Thema).
semantisch reversibel	sowohl Subjekt als auch Objekt können Agens oder Thema der Handlung sein, z. B. der Vater küsst den Sohn.
Stimmstörung/ Dysphonie	Einschränkung der Leistungs- und Belastbarkeit der Stimme, andauernde oder vorübergehende Veränderung des Stimmklangs durch eine organische Kehlkopferkrankung oder eine gestörte Kehlkopffunktion
Stridor	in- und exspiratorisch möglich; die Atmung ist hörbar durch eine Engstelle im Bereich der Glottis oder oberhalb davon
Synthese	das Zusammenziehen der Laute zum Wort
Taxonomie	struktureller Aufbau eines semantischen Feldes, das sich in übergeordnete und untergeordnete Einträge aufgliedert
Tremolo	unphysiologisches Schwingen der Stimme mit höherer Frequenz als beim Vibrato
Trochäus	zweisilbiges Wort, bestehend aus Abfolge betonter und unbetonter Einheit (Anfangsbetonung)
Übergeneralisierung	ein Merkmal bzw. eine sprachliche Regel wird auch auf Elemente (Wörter, Sätze) angewendet, die nicht diesen Merkmalen bzw. diesen Regeln unterliegen
Vibrato	Schwankung von Tonlage, Lautstärke und Klangfarbe fünf- bis siebenmal pro Minute beim gesungenen Ton. Entsteht infolge eines optimalen Zusammenspiels von Muskelspannung und Atemdruck
Vokalausgleich	Verformung des Ansatzrohres beim Singen von Vokalen zur Verstärkung der Grundfrequenz eines Klanges
Wortfeld	vgl. semantisches Feld
Wortprosodie	Hervorhebung und Gliederung auf der Wortebene (Synonyme Wortbetonung, Wortakzent)
Wortschatzspurt	Phase des beschleunigten Wortschatzwachstums im 2. und 3. Lebensjahr

IPA-Verzeichnis

Vokale		Konsonanten	
i	Mikroskop	p	Paket, Dieb
iː	Biene	b	Ball
ɪ	Tisch	t	Teil, Bad
e	Paket	d	Dach
ɛ	Messer	tʃ	Deutsche
ɛː	Ähre	ts	Ziege
y	grün	ks	Hexe
ʏ	Küche	pf	Apfel
ɸ	Löwe	k	Kuchen
ɸː	Höhle	g	Gabel
œ	Hölle	f	Feder
ə	Sonne	v	Welt
ɐ	Roller	s	Messer
a	Ball	z	See
aɪ	Leiter	ʃ	Geschäft
ɑ	Hase	ç	ich
ɑː	Saal	x	Buch
ɑʊ	Baum	h	Hand
u	Nudel	m	Maus
uː	Kuh	n	Nudel
ʊ	Mutter	ŋ	Finger
o	Dose	l	Leiter
ɔ	trocknen	ʀ	Reich
		j	Jacke

Abbildungsnachweis

Der Verweis auf die jeweilige Abbildungsquelle befindet sich bei allen Abbildungen im Werk am Ende des Legendentextes in eckigen Klammern.

L157	Susanne Adler, Lübeck
L261	Satzbüro Mitterweger & Partner, Plankstadt
M859	Manuela Motzko, Köln
M860	Judith Beier, Rostock
M861	Dr. Markus Jungehülsing, Potsdam
S007-21	Sobotta, Atlas der Anatomie des Menschen, Elsevier/Urban & Fischer, 21. Aufl., 2000

Inhaltsverzeichnis

1 Anatomie und Physiologie

1

1.1 Anatomische Grundlagen der Sprache und des Sprechens

Michaela Nagel, Andreas Ferbert

1.1.1 Erste anatomische Zuordnungen

Erste eigentliche Arbeiten zur Sprachlokalisation finden sich bei:
- Paracelsus (1493–1541): beschrieb u.a. eine „Kammer der Sprache" ohne nähere Lokalisation. Bekannt war der Zusammenhang von Sprachstörungen und Lähmungen bei Hirnerkrankungen
- Giovanni Battista Morgagni (1682–1771): diagnostizierte im Rahmen von Autopsien bei Patienten mit rechtsseitiger Lähmung und Aphasie linkshirnige Läsionen (Huber et al. 2000)
- Pierre P. Broca (1824–1880): ordnete einer expressiven Sprachstörung eine Läsion am Fuß der 3. Stirnwindung zu (Broca 1861)
- Carl Wernicke (1948–1905): ordnete einer Sprachverständnisstörung eine Läsion im linken Temporallappen zu. Einteilung und Lokalisierung von motorischer Aphasie, Leitungsaphasie und totaler Aphasie (Wernicke 1874)

In diesen historischen Arbeiten wurden lokalisierte Zentren für die Sprache angenommen, die relativ unabhängig funktionierten und nur durch unidirektionale Bahnen verbunden waren. Die Existenz bestimmter Gehirnzentren war jedoch früher nicht allgemein akzeptiert. Insbesondere durch die Arbeiten von Broca begann sich das Denken in diese Richtung zu wandeln.
Nach heutigen Erkenntnissen sind die funktionstragenden Areale variabel und die Verbindungen sehr komplex. Daher führen vergleichbare Läsionen zu unterschiedlichen Ausfällen und umgekehrt.

1.1.2 Techniken zur Lokalisation sprachrelevanter Hirnareale

- historisch (bis Mitte des 20. Jh.): Korrelation von klinisch beobachteten Sprachdefiziten mit hirnanatomischen Läsionen in der Autopsie
- aktuell: Lokalisation sprachrelevanter Areale am lebenden Patienten mittels bildgebender morphologischer und funktioneller sowie intraoperativ-neuropsychologischer Verfahren

Computertomografie (CT)

Grundprinzip

- Abschwächung eines Röntgenstrahls beim Durchgang durch den Körper
- verschiedene Körperstrukturen schwächen den Röntgenstrahl unterschiedlich
- Messung der abgeschwächten Röntgenstrahlung von hochempfindlichen Detektoren
- Übermittlung der Absorptionswerte an einen Rechner
- Erzeugung verschiedener Projektionen derselben Schicht durch Drehung des Systems Röhre-Detektor
- Errechnung von Schichten variabler Dicke der interessierenden Körperregion und Bildverarbeitung

Indikationen

- vor allem Notfalldiagnostik (Hirnblutungen, Hirninfarkte, Schädel-Hirn-Traumata)
- Tumore
- Degenerative Erkrankungen

Magnetresonanztomografie (MRT)

Grundprinzip

- magnetische Kernspinresonanz: Atomkerne mit ungerader Nukleonenzahl haben ein sie umgebendes Magnetfeld und einen Drehimpuls (Spin)
- Messung der aus dem Körper austretenden Energie in Form elektromagnetischer Wellen, hervorgerufen durch ein von außen angelegtes Magnetfeld und durch kurze Hochfrequenzimpulse
- Zeitkonstanten bestimmen gemessene Signalintensität
- Zeitkonstanten sind abhängig von magnetischer Kopplung der Wasserstoffatome mit der Umgebung (*Spin-Gitter-Relaxationszeit T1*) und magnetischer Wechselwirkung der H2-Atome untereinander (*Spin-Spin-Relaxationszeit T2*)

Vorteil (im Vergleich zur CT)

- keine Röntgenbelastung
- bessere Darstellung der Gewebestrukturen in verschiedenen Wichtungen

Indikationen

- Tumore, insbesondere auch des Hirnstammbereichs
- entzündliche ZNS-Erkrankungen (z. B. Multiple Sklerose)
- Hirninfarkte
- degenerative Erkrankungen
- spinale Erkrankungen

Funktionelles MRT (fMRI): BOLD-Technik (Blood Oxygenation Level Dependent)

Grundprinzip

- aktivierte Hirnareale haben höheren Sauerstoffbedarf, wobei die Mehrdurchblutung den Bedarf übersteigt
- sauerstoffreiches und sauerstoffarmes Blut haben unterschiedliche magnetische Eigenschaften
- Nachweis aktivierter Areale durch wiederholten Wechsel zwischen Ausführung eines Paradigma (Aufgabe) und Kontrollparadigma (Ruhe oder Aufgabe mit anderem Aktivierungsmuster)
- Farbkodierung und Überlagerung mit entsprechenden morphologischen Bildern

Möglichkeiten

- direkte Darstellung von Partialfunktionen der Sprache
- Erfassung der Hierarchie im Netzwerk der Sprachfunktion
- Dokumentation von Erholung bzw. Kompensation gestörter Areale

Indikationen

- keine klinische Routineuntersuchung
- gezielte individuelle Lokalisation von Hirnarealen

- Dokumentation von Erholung bzw. Kompensation gestörter Areale z. B. zur präoperativen Planung und Diagnostik eloquenter Hirnareale
- wissenschaftliche Fragestellungen: Plastizität des Gehirns

Intraoperativ-neuropsychologische Methoden (Brain Mapping)
Entwicklung der Methode von Penfield, Boldrey und Roberts.

Grundprinzip
- Darstellung regionaler hirnelektrischer Aktivität mit verschiedenen Techniken, wie EEG, evozierten Potenzialen und elektrischer Stimulation kleiner Areale der operativ freigelegten Hirnoberfläche
- elektrische Reizung kleiner Areale der freigelegten Hirnoberfläche (brain mapping) führt in funktionell einmaligen Arealen zu passageren Sprachstörungen bis hin zum Spracharrest

Möglichkeiten
Lokalisation und Schonung funktionell einmaliger Areale (z. B. Sprache) bei neurochirurgischen Patienten, z. B. mit Epilepsie oder Hirntumoren (Penfield und Roberts 1959).

Indikationen
Keine Standardmethode in der klinischen Praxis.

Nuklearmedizinische Methoden: Positronenemissionstomografie (PET)

Grundprinzip
- funktionelles bildgebendes Verfahren
- Messung der Aktivitätsverteilung von Positronenstrahlung emittierender Radiopharmaka

Möglichkeiten
- Beurteilung des zerebralen Blutflusses, des Sauerstoffverbrauchs und des Glukosestoffwechsels
- dreidimensionale Darstellung sprachrelevanter Areale als Regionen mit gesteigertem Stoffwechsel

Indikationen
Diagnostik spezifischer Störungen der Neurotransmission (z. B. Parkinson-Syndrom).

1.1.3 Anatomie der Sprachfunktionen

- klassisches Modell: Zuordnung spezifischer Sprachleistungen zu spezifischen Hirnarealen („Sprachzentren“) durch vergleichend klinisch-anatomische Untersuchungen
- aktuelle Modellvorstellungen: synchronisierte Aktivität in einem ausgedehnten neuronalen Netzwerk im Kortex und den subkortikalen Kerngebieten durch funktionelle Untersuchungsverfahren

Synonyme
- rezeptives Areal = Heschl-Gyrus
- perzeptives Areal = auditorischer Assoziationskortex

- semantisches Interpretationsareal = Gyrus angularis
- syntaktisches Interpretationsareal = Broca-Areal – Brodmann Area 44/45

Lokalisation der Funktion Sprachproduktion (▶ Abb. 1.1)

- hinterer Teil Gyrus frontalis inferior (Broca Areal; Area 44/45)
- tiefe weiße Substanz zwischen Broca-Areal und motorischem Kortex
- vordere Insel
- frontoparietales Operculum
- im Broca-Areal wird der motorische Plan entworfen und zum primären motorischen Kortex (Area 4) geleitet

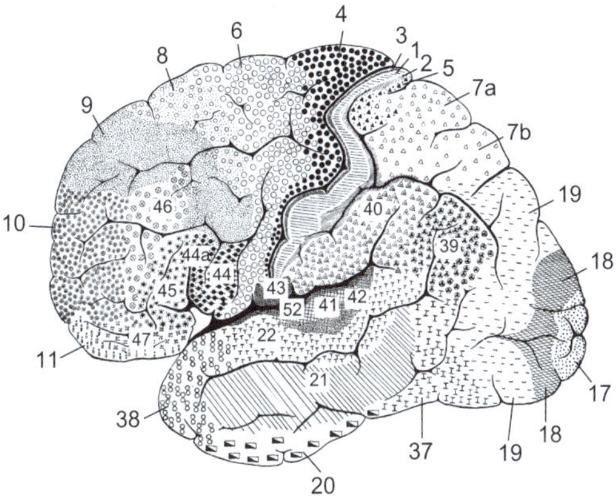

Abb. 1.1 Die Zahlen bezeichnen Brodmann-Areale

Lokalisation der Funktion Sprachverständnis (▶ Abb. 1.2)

- hintere perisylvische Region (posterosuperior temporaler, operculärer, supramarginaler, angulärer und posterior insulärer Gyrus eingeschlossen)
- akustische Information erreicht zunächst den primären akustischen Kortex (Heschl-Gyrus)
- Leitung zum auditorischen Assoziationskortex und Dekodierung
- Wernicke-Areal (Brodmann Area 22) im hinteren Drittel des Gyrus temporalis superior
- Weiterverarbeitung im semantischen Interpretationsareal

Lokalisation der Funktionen Lesen und Schreiben

- Eingehen der visuellen Stimuli im primären visuellen Kortex (Brodmann Area 17; ▶ Abb. 1.1)
- Transfer zum visuellen und semantischen Assoziationskortex
- bei lautem Lesen direkter Transfer vom visuellen Assoziationskortex zu Broca-Areal über den Fasciculus arcuatus
- beim Schreiben Transfer zum motorischen Assoziationskortex und danach zum Broca Areal und primär motorischem Kortex

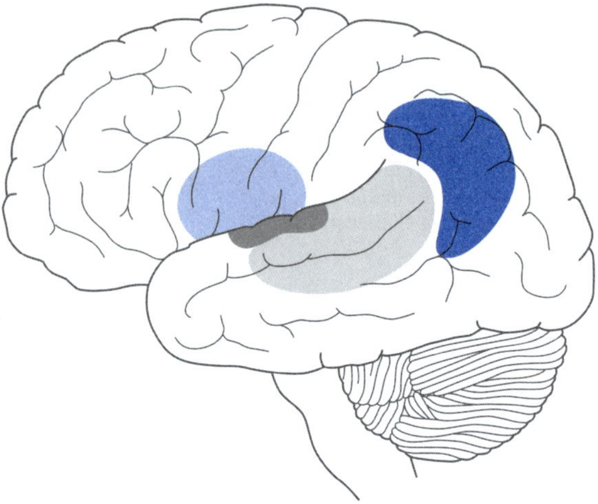

Abb. 1.2 Relevante Areale des Sprachverständnisses. dunkelgrau = rezeptives Areal, hellgrau = perzeptives Areal, dunkelgrün = semantisches Assoziationsareal, hellgrün = syntaktisches Assoziationsareal

Lokalisation von affektiven Elementen der Sprache

- rechter unterer Frontallappen (Pars opercularis): emotionaler Sprachgehalt, Gesichtsausdruck und Gesten
- hintere Hirnregionen der rechten Hemisphäre: Verstehen der affektiven Komponenten

Limbische und subkortikale Strukturen

- Striatum: beteiligt an Sprachproduktion und Prosodie
- Thalamus: Sprachverständnis und Reagibilität des Kortex
- subkortikale weiße Substanz: enthält Leitungsbahnen
- andere Hirnregionen als die perisylvischen können Sprache sekundär beeinflussen:
  - Aufmerksamkeitsdefizite bei tiefen zerebralen Läsionen
  - akinetischer Mutismus bei frontalen Läsionen

Verbindungen der sprachrelevanten Areale

Die Komplexität der menschlichen Kommunikation erfordert eine Interaktion zwischen den einzelnen Arealen über zahlreiche neuronale Verbindungswege, die erst zum Teil erforscht sind.

- Fasciculus arcuatus: Temporallappen und motorischer Assoziationskortex (inkl. Broca-Areal)
- zu kortikalen sensorischen Assoziationsarealen im oberen Temporal- und unteren Parietallappen

- zu medialen Anteilen des Temporallappens und des Dienzephalons (Gedächtnisbildung)
- zu korrespondierenden Arealen der Gegenseite über das Corpus callosum (Goetz 2003)

Hemisphärendominanz und Sprache

- ca. 90 % der Bevölkerung sind Rechtshänder
- ca. 99 % der Rechtshänder haben eine linkshemisphärische Sprachdominanz (Mayeux 1991)
- gemeinsame Entwicklung von Sprachlokalisation, Bevorzugung von Hand, Fuß und Auge einer Körperseite (wohl genetisch determiniert, Vererbungsmodus?)
- Herausbildung der Dominanz linkskortikaler Sprachzentren mitbedingt durch kollaterale Hemmung
- Gegensatz zwischen ausgeprägter funktioneller Asymmetrie und geringen morphologischen Unterschieden (auffälligste Differenz im Bereich des Planum temporale, welches bei Rechtshändern links größer als rechts ist)
- Ausmaß der Hemisphärendominanz interindividuell unterschiedlich, Ausmaß des klinischen Defizits variiert entsprechend (bei ausgeprägter Dominanz stärker und umgekehrt; Adams et al. 1999)

1.1.4 Anatomie des Sprechens

Sprechen ist eine komplexe Funktion aus Motorik, Stimmbildung und Atmung.

- der Sprechakt erfordert eine exakte Koordination der respiratorischen Muskulatur von Larynx, Pharynx, Gaumen, Zunge und Lippen
- die Phonation ist eine Funktion des Larynx, insbesondere der Stimmbänder
- die Artikulation erfolgt durch die Kontraktion des Pharynx, des Gaumens, der Zunge und der Lippen

Innervation der Sprechbewegungen

Initiierung eines motorischen Plans im Broca-Areal, Transfer zum Motorkortex

- Motorkortex bds. steuert über kortikobulbäre Bahnen die Hirnnervenkerne an. Am Sprechen beteiligte Hirnnerven: N. facialis (VII. Hirnnerv), N. vagus (X. Hirnnerv), N. hypoglossus (XII. Hirnnerv), N. phrenicus
- Sprechbewegungen unterliegen dem Einfluss von Basalganglien und Kleinhirn

Störungen der Sprechmotorik (Dysarthrie und Anarthrie)

Dysarthrie/Anarthrie: Funktionsstörung bzw. -verlust der Sprechexekutive (Artikulationsmotorik, Prosodie, Sprechanstrengung, Lautstärke, Sprechgeschwindigkeit, vgl. ▶ Kap. 9.1).

Störungen der Phonation (Dysphonie und Aphonie)

Dysphonie/Aphonie: Stimmstörung bzw. -verlust infolge einer Störung der Phonation, Symptome: heisere, belegte, klanglose Stimme (vgl. ▶ Kap. 12).

- als Begleitsymptom bei einigen der in Tab. 1.1 genannten Artikulationsstörungen (z. B. bei Extrapyramidal- und neuromuskulären Erkrankungen)
- bei Erkrankungen von Atemmuskulatur (z. B. bei Myasthenie) und Lunge
- bei Stimmbandlähmung durch Läsion des N. laryngeus recurrens (Ast des N. vagus), z. B. nach Schilddrüsen-OP

Tab. 1.1 Läsionen bei Störungen der Sprechmotorik

Läsionsort	Ursache (z. B.)	Auswirkung auf das Sprechen
motorische Hirnnervenkerne im Hirnstamm, periphere Nerven, neuromuskuläre Endplatte (bulbär)	Multiple Sklerose, progressive Bulbärparalyse, ALS, Syringobulbie, Myasthenie, Guillan-Barré-Syndrom	Lähmung der zur Artikulation notwendigen Muskeln: näselnde, verwaschene, tonlose Sprache + Zungenatrophie, Gaumensegelparese mit Dysphagie
Kortex oder kortikubulbärer Trakt (pseudobulbär)	beidseitige Hirninfarkte	kloßige, verwaschene, langsame Sprache + Dysphagie, Hemiparese, Hemianopsie
Basalganglien	bei Parkinson-Syndrom	hypokinetische Dysarthrie (schnelle, undeutliche, monotone, hypophone Sprache)
	Chorea	hyperkinetische Dysarthrie (laute, raue, falsch betonte und mit der Atmung schlecht koordinierte Sprache)
Kleinhirn	Multiple Sklerose, degenerative Kleinhirnerkrankungen	ataktische Dysarthrie (langsame, undeutliche, monotone Sprache mit unnatürlicher Silbentrennung)

1.2 Periphere Sprechwerkzeuge

Markus Jungehülsing

1.2.1 Definitionen

Die Phonologie (Lautlehre) hat eigene Termini technici generiert, genauso wie die Linguistik (Sprachwissenschaft) und die Patholinguistik, die Phoniatrie (medizinische Disziplin, die sich mit den Störungen der Stimme, des Sprechens, der Sprache und des Schluckens beschäftigt), die Otorhinolaryngologie (Hals-, Nasen-, Ohrenheilkunde) und die Logopädie. In den Fachdisziplinen werden teilweise sogar die eingedeutschten lateinischen Adjektive unterschiedlich dekliniert! (Med. glottisch = Phon. glottal, Med. laryngeal = Phon. laryngal). ▶ Tabelle 1.2 vereinfacht die interdisziplinäre Verständigung.

Der Begriff „periphere Sprechwerkzeuge“ stammt aus der Phonologie und bezeichnet alle Organe und Organsysteme, die am „Sprechen“ beteiligt sind:

- Brustkorb mit Lunge, Bronchien und Luftröhre (▶ Abb. 1.3): Erzeugung des Luftstroms durch die knöchernen, knorpeligen und muskulären Anteile
- Kehlkopf mit Stimmlippen (▶ Abb. 1.4): erzeugt primären Glottiston, eine hörbare akustische Energie, dient zur Phonation (Erzeugung eines Tones)
- oberer Anteil des Kehlkopfes mit Supraglottis und Epiglottis, unterer, mittlerer und oberer Schlund, Nasenhaupthöhlen (die Nasennebenhöhlen spielen als Resonanzräume eine Rolle) und Mundhöhle (▶ Abb. 1.5): Resonanzraum (Phonetik) oder Vokaltrakt (Linguistik, Phoniatrie)
- Artikulatoren (in Phonetik und Linguistik): Muskel- und Knochengruppen, welche die Resonanzräume begrenzen, tragen zur Klangmodulation bei

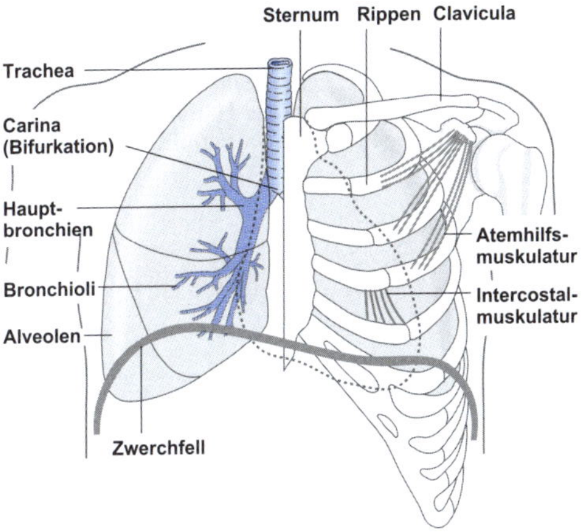

Abb. 1.3 Periphere Sprechwerkzeuge: Atmung

Tab. 1.2 Anatomische Terminologie

Deutsch	Latein	Medizin	Adjektiv
Lippe	labium	Lippe	labial
Zähne	dentes	Inzisiven oder Schneidezähne	dental
Zahndamm	juga alveolaria	Alveolarkamm	alveolär
Zunge	lingua	Zunge	lingual
harter Gaumen	palatum durum	knöcherner Gaumen	palatal
weicher Gaumen	palatum mollum	Velum palatinum	
Zäpfchen	uvula palatina	Uvula	uvulär
Rachen	pharynx	Pharynx	pharyngeal
Kehlkopf	larynx	Larynx	laryngeal
Stimmlippen	plica vocalis	Glottis	glottisch
Stimmritze	glottis	Glottis	glottisch
Luftröhre	trachea	Trachea	tracheal
Bifurkation	bifurcatio tracheae	Trachealbifurkation	carinal
Lunge	pulmo	Lunge	pulmonal
Brustkorb	thorax	Thorax	thoraco-, thorakal

- aktive Artikulatoren: Unterlippe, Zunge (Spitze, Rücken, Wurzel), Stimmritze (Glottis)
- passive Artikulatoren: Oberlippe, Zähne, harter und weicher Gaumen, Zäpfchen, Schlund (Pharynx) und Kehlkopf (Larynx)

Das Zusammenspiel der Komponenten zur Phonation gibt der Algorithmus in ▶ Abb. 1.6 wieder. Im Folgenden werden die peripheren Sprechwerkzeuge näher charakterisiert.

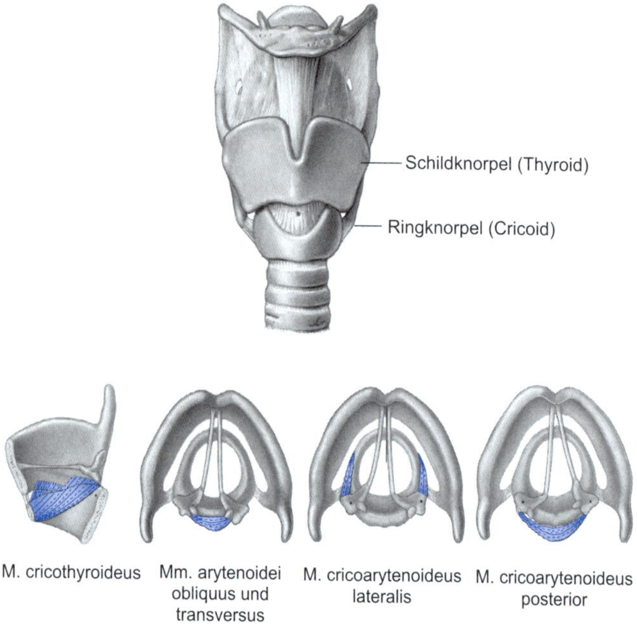

Abb. 1.4 Periphere Sprechwerkzeuge: Kehlkopf

1.2.2 Atemorgane, Atemdruck, Anblasdruck

Physiologie

- Atemsteuerung durch Atemzentrum der Formatio reticularis, Beteiligung von Afferenzen aus Hirnrinde, Hypothalamus, Kälterezeptoren der Haut, Dehnungsrezeptoren der Lunge und Chemorezeptoren
- Thoraxvolumen wird bei Respiration durch Zusammenwirken von Rippen- und Zwerchfellatmung abwechselnd vergrößert und verkleinert. Wirkungsvollster Inspirationsmuskel ist das Zwerchfell (Diaphragma). Während der Inspiration erweitert sich der Thorax nach kranial und kaudal, lateral und ventral-dorsal

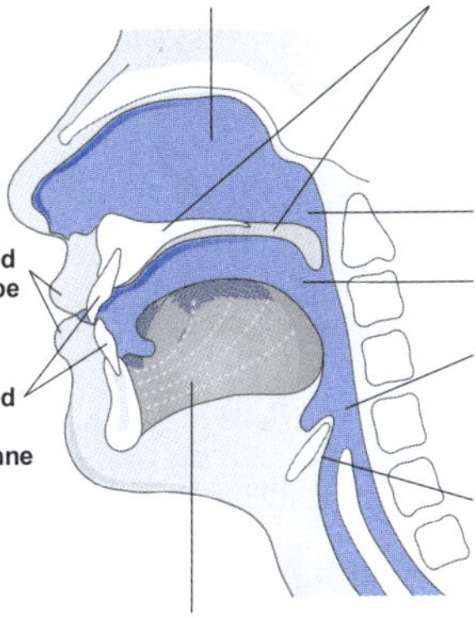

Abb. 1.5 Periphere Sprechwerkzeuge: Vokaltrakt

- Phonation und Sprechvorgang durch atemmechanische Vorgänge und subglottischen Anblasedruck möglich (▶ Abb. 1.7). Kehlkopf ist Atemhilfsorgan. Bei Respiration wechselnd starke Abduktionen der Stimmlippen. Offene Glottis während Inspiration durch Kontraktion des M. cricoarytaenoideus posterior
- Steuerung von Frequenz, Rhythmus und Amplitude der Atembewegungen durch Atemzentrum und propriozeptive Lungenreflexe. Atemfrequenz abhängig von Alter (▶ Tab. 1.3), Geschlecht, Psyche, Körpergewicht, Training und Belastung
- Atemtiefe (Atemzugvolumen) abhängig von Aktivitäten und Alter. Ruhenormwert für Erwachsene 500 ml. Abweichungen bei flacher, frequenter oder tiefer, verlangsamter Atmung
- Exspiration bei Ruheatmung passiver Vorgang
- Sprechatmung/Phonationsatmung ist die Verlängerung der Ausatmungsphase gegenüber der Einatmungsphase
- Atemstütze ist das aktive Führen der Ausatmung
- totale Lungenkapazität, Vitalkapazität und Residualvolumen sind stark von Körperbau und Lebensalter abhängig

Erst eine reproduzierbare Abnahme der Vitalkapazität auf ¾ des Sollwerts lässt auf eine respiratorische Funktionsstörung schließen.

1

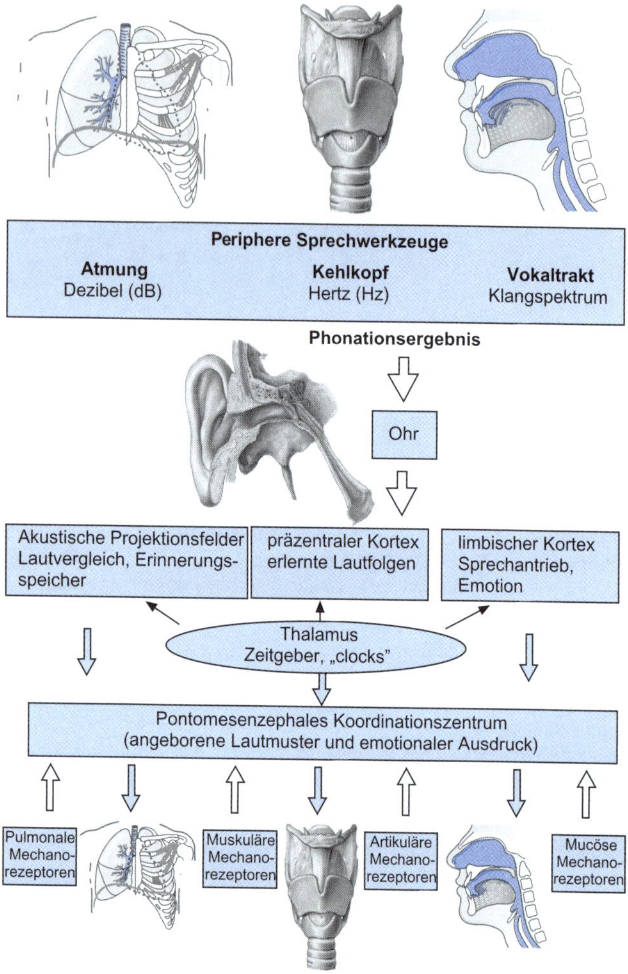

Abb. 1.6 Algorithmus der Phonation

Tab. 1.3 Atemfrequenz in Ruhe, abhängig vom Alter	
Altersgruppe	**Mittlere Normwerte (Atemzüge/min.)**
Neugeborene	40–60
1–3 Jahre	19–26
7–9 Jahre	18–22
10–12 Jahre	16–22
> 13. Lj.	16–20

Brust- und Bauchatmung

Thorakalatmung

Synonym: Brustatmung, Hochatmung

- Atmungsarbeit hauptsächlich durch Interkostalmuskulatur
- als alleinige Atemform unphysiologisch
- kann zu Stimmstörungen führen

Bauchatmung

Synonyme: Abdominalatmung, Zwerchfellatmung

- starke Kontraktion der Zwerchfellmuskulatur bewirkt Abflachen und Tiefertreten des Diaphragmas
- physiologische Atemform
- fördert in Ruhe etwa ⅔ des Atemvolumens

Gemischte kostoabdominale Atmung

Synonym: Zwerchfellflankenatmung

- physiologische Atmung

! **Atemtypen nach Wendler et al. (1996):**

- Klavikularatmung: Schulter- oder Schlüsselbeinatmung
- Kostalatmung: Brust- oder Rippenatmung
- Abdominalatmung: Bauch- oder Zwerchfellatmung
- Rückenatmung
- Hochatmung: Kombination von Brust- und Schulteratmung
- Tiefatmung: Kombination von Brust- und Bauch-/Flankenatmung

1.2.3 Kehlkopf (Larynx), Phonation

Die Stimmlippenschwingungen erfordern einen differenzierten und koordinierten Ablauf zahlreicher Einzelbewegungen des Kehlkopfs. Man unterscheidet Mukosa (Epithel mit Lamina propria) und M. vocalis.

Anatomie (▶ Abb. 1.7)

- Stimmlippe: von Plattenepithel bedeckt, bildet mit superfizialer Schicht der Lamina propria die Schleimhaut
- Reinke-Raum: oberflächliche Schicht der Lamina propria – das subepitheliale lockere Bindegewebe

1

- Propriabindegewebe: schließt an Plattenepithel der Stimmlippe an, kann in drei Schichten gegliedert werden (Hirano et al. 1986):
  - obere Schicht: lockeres gefäß- und nervenreiches Bindegewebe
  - mittlere Schicht: viel elastisches Material
  - tiefe Schicht: vorwiegend kollagene Fibrillen und elastische Fasern
- Stimmband (Lig. vocale) und Conus elasticus werden aus der intermediären und der tiefen Schicht der Lamina propria gebildet. Das Lig. vocale bildet den oberen freien Rand des Conus elasticus

! Von der Stimmlippe sollte das Lig. vocale als eigentliches „Stimmband" abgegrenzt werden. Der Begriff „Stimmband" sollte dann vermieden werden, wenn die gesamte Stimmlippe oder ihre Schleimhautanteile gemeint sind.

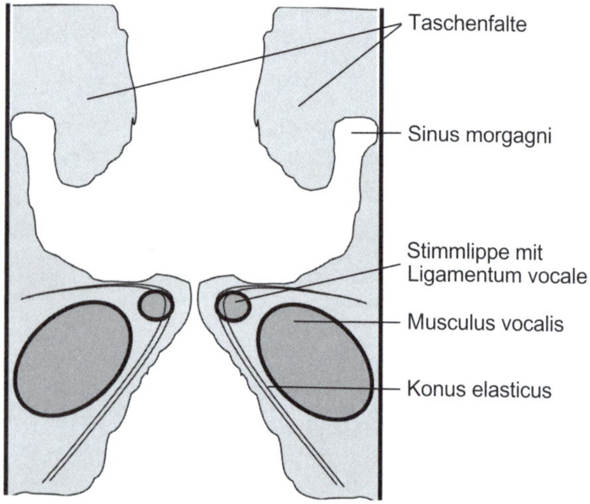

Abb. 1.7 Stimmlippe, Reinke-Raum (a)

Funktionell zweischichtiger Aufbau der Stimmlippe (▶ Tab. 1.4)
- Mukosa (Epithel und sublottisches Gewebe) bildet eine lockere, gut bewegliche Schicht, stroboskopisch als Randkantenverschiebung erkennbar
- Lig. vocale und M. vocalis bilden starres System

Beide Systeme stellen den funktionell wirksamen zweischichtigen Aufbau der Stimmlippe dar (auch Body-cover-model; Fujimura 1980). Mukosa, Lig. vocale und M. vocalis beteiligen sich abhängig vom Spannungszustand der Stimmlippen unterschiedlich am Schwingungsablauf.

Anteriore und posteriore Glottis
- anteriore Glottis: intermembranöser Anteil der Glottis
- posteriore Glottis: interkartilaginärer Anteil der Glottis

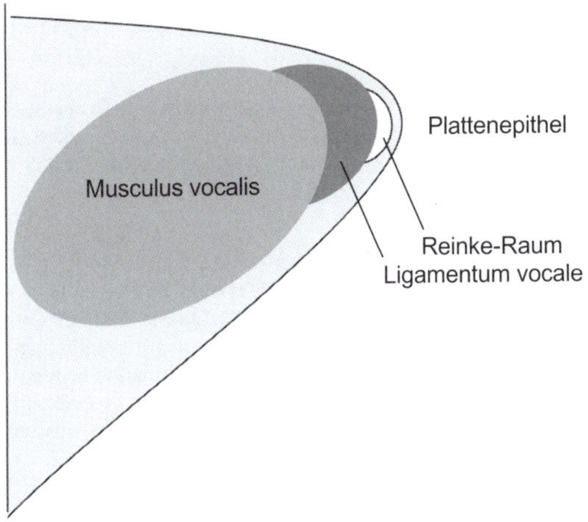

Abb. 1.7 Stimmlippe, Reinke-Raum (b)

- Grenze: Spitze des Processus vocalis des Aryknorpels
- Längenverhältnis des intermembranösen zum interkartilaginären Anteil beim Erwachsenen 3 : 2 (nicht 2 : 1), Verhältnis der Fläche des intermembranösen Anteils zu der des interkartilaginären 2 : 3
- vorderer Ansatz der Stimmlippen ist als vordere Kommissur gegen die zwischen den Arytenoidknorpeln gelegene Interarytenoidregion abzugrenzen (es gibt keine „hintere Kommissur"; Eckel)

Tab. 1.4 Anatomie, funktionelle Morphologie und biochemische Eigenschaften der Stimmlippe (Kahane 1988; Hirano et al. 1989)

Anatomie		Histologische Struktur	Funktionelle Morphologie	Biomechanische Steifheit	Eigenschaften
Schleimhaut	Epithel	Plattenepithel	Hülle	wenig	sehr stark beweglich
	Lamina propria	oberflächliche Schicht (Reinke-Raum), Mukopolysaccharide	Hülle	wenig	stark beweglich
	Lamina propria	intermediäre Schicht, elastische Fasern	Übergang	mäßig	mäßig beweglich
	Lamina propria	tiefe Schicht, Kollagenfasern Lig. vocale	Übergang	mäßig	mäßig beweglich
M. vocalis		Fasern des M. thyroarytaenoideus	Körper	groß	geringste Beweglichkeit

1

Subglottischer Druck

- 20 cm H_2O: Sprechstimme von bis zu 60 dB Schalldruckpegel möglich
- 3 cm H_2O: leise Phonation
- 2–50 cm H_2O: Singen (Proctor 1980)

Die Lautstärke ist also eine Funktion des subglottischen Druckes, während der Tonus der Larynxmuskulatur für die Tonhöhe verantwortlich ist. Der primäre Kehlkopfton wird nur durch den Kehlkopf erzeugt – ohne das später besprochene Ansatzrohr.

Phonation

Durch Interaktion zwischen subglottischen und transglottischen Kräften. Zum Teil durch myoelastisch-aerodynamische Theorie erklärt: eine wesentliche Rolle spielen motorische Innervation, Propriozeption, Rückstellkräfte, Elastizität und Viskosität des Gewebes sowie das Bernoulli-Phänomen. Afferente Verbindungen sind ebenso wie efferente für Phonation, Respiration und Schluckfunktion bedeutungsvoll.
Das zentrale Nervensystem nutzt bei den Leistungen der Propriozeption alle verfügbaren neuralen Informationen aus. An den vielfältigen bewussten und unbewussten Aufgaben der Kehlkopfmotorik sind beteiligt:

- sensorische Rezeptoren in Larynxgewebe: Chemorezeptoren, Mechanorezeptoren (Merkel-Tastscheiben, Meissner-Tastkörper, Vater-Paccini-Lamellenkörper für Vibration etc.)
- propriozeptive Rezeptoren in Kehlkopfmukosa, Muskeln (Muskelspindeln), Gelenken und Sehnen von Larynx, Lippen, Zunge und Gaumensegel

Kontrolle der aktuellen Lage des Kehlkopfs im gesamten Stimm- und Sprechsystem durch Tiefensensibilität und kinästhetische Sensibilität des Larynx.

1.2.4 Klangmodulation, Resonanzräume und Artikulatoren

Vokaltrakt

Synonyme: phoniatrisches Ansatzrohr, oberer Aerodigestivtrakt

- alle lufthaltigen Räume oberhalb der Glottis außer den Nasennebenhöhlen: Mundhöhle, Nasenhaupthöhle, Schlund mit Naso-, Oro- und Hypopharynx sowie supraglottische Bezirke
- vorderer Abschluss: Lippen und Frontzähne
- Funktionen: Atmung, phonatorische Glottisfunktion, Bildung der Vokale und Konsonanten (Stimmklang)
- Für die Vokaltraktakustik ist die Einheit von Glottisfunktion und Vokaltrakt von grundlegender Bedeutung. Der primäre Kehlkopfton (Schwingungen der Stimmlippen) wird in den supraglottischen Bezirken, im gesamten Pharynx sowie im Bereich der Mundhöhle und Nasenhaupthöhle zu Vokalen und stimmhaften Konsonanten moduliert. Alle genannten Hohlräume wirken als Resonanzräume.

Artikulatoren

In der Linguistik Differenzierung in aktive und passive Artikulatoren:

- aktive Artikulatoren der peripheren Sprechwerkzeuge werden beim Sprechen zur Modulation aktiv bewegt: Unterlippe, Zungenspitze, Zungenrücken, Zungenwurzel
- passive Artikulatoren: Oberlippe, Zähne, Zahndämme des Kiefers, harter und weicher Gaumen, Zäpfchen und Schlund

Bewegungen der Pharynxwände beim Sprechen

Velopharyngealer Abschluss ist Voraussetzung für physiologischen Stimmklang, findet während der Phonation – außer bei der m-, n- und η-Bildung – statt. Analyse mittels transnasaler flexibler Endoskopie möglich.

Funktionelle Unterschiede der Oropharynx- und Nasopharynxmuskeln beim velopharyngealen Abschluss:

- Nasopharynx beteiligt sich mit Gaumensegel (Velum): M. levator veli palatini ist an der Einengung des Nasopharynx und an der Hebung des Gaumensegels beteiligt
- Oropharynx beteiligt sich an Vokalbildung: M. constrictor engt Oropharynx ein. Transnasale flexible Endoskopie zeigt bei hoher „Hi"-Phonation Kontraktion der lateralen Pharynxwände

1.3 Die Entwicklung des Nervensystems: Überlegungen, Implikationen und Konsequenzen

Peter B. Marschik und Christa Einspieler

In den 1960er-Jahren wurde von Heinz Prechtl – als ehemaliger Mitarbeiter von Konrad Lorenz – eine interdisziplinäre Denkrichtung und Disziplin begründet, die er Entwicklungsneurologie nannte: Diese befasst sich mit den normalen und abnormalen morphologischen und funktionellen Aspekten des sich entwickelnden menschlichen Nervensystems.

Die diesbezügliche Forschung hat einige Paradigmen über die funktionelle Entwicklung des menschlichen Nervensystems neu definiert:

- Das Phänomen der Altersspezifität ist essenziell für die Überlegungen zu entstehenden Systemen.
- Das pathologische Nervensystem des Erwachsenen ist nicht das Modell zur Beschreibung von neuronalen Phänomenen bei Kindern.
- Gleichartige Läsionen des Nervensystems können in unterschiedlichem Alter zu unterschiedlichen klinischen Erscheinungen führen.
- Bestimmte neurologische Dysfunktionen sind charakteristisch für gewisse Entwicklungsphasen. Sie können in einem bestimmten Alter präsent sein, anschließend verschwinden und nach einer latenten Periode in Form anderer Dysfunktionen wieder manifest werden (vgl. Entwicklungsmöglichkeiten von Late Talkers; ▶ Kapitel 3.2.1)

1.3.1 Die ontogenetische Adaptation

- Komplexe Verhaltensmuster sind transiente Phänomene und somit altersspezifische Adaptationen des sich entwickelnden Organismus auf spezielle interne und externe Anforderungen.
- Das Nervensystem kann als stets integriertes Wirkungsgefüge gesehen werden, das im Rahmen der Entwicklung eine Sequenz irreversibler Änderungen durchläuft, und somit eine Entwicklung von einfacher zu sehr komplexer Organisation vollzieht.

- Die unterschiedlichen Entwicklungsstufen weisen vom Erwachsenen abweichende transiente biochemische, physiologische und morphologische Strukturen auf, die sich auch in funktionellen Repräsentationen widerspiegeln.
- Das „unreife" Nervensystem als solches existiert nicht. Es handelt sich vielmehr um ein altersspezifisches Struktur-Funktionssystem, das sich ständig ändert und den internen und externen Gegebenheiten anpasst.
- Für die Erforschung der Entwicklung bedeutet dies, dass jede Entwicklungsphase für sich selbst zu betrachten ist und ein direkter Vergleich zu späteren Entwicklungsschritten in diesem Kontext gesehen werden muss.

Die altersspezifischen Verhaltensformen sind nicht suboptimale, pathologische, unkomplette oder gar unreife Repräsentationen von „erwachsenen" Funktionen, sondern vielmehr funktionelle und adaptive Muster. Diese Sichtweise besagt, dass die Idee, ontogenetische Events hätten lediglich eine antizipatorische Funktion von reifen Strukturen, zu eng gefasst ist. Ontogenetische Adaptationen sind relevant und geeignet für eine bestimmte Entwicklungsstufe und/oder antizipatorisch (präadaptiv). Adaptive Strukturen oder Funktionen einer Entwicklungsstufe müssen nicht notwendigerweise verloren gehen oder ausgetauscht werden, sondern sie werden vielmehr reorganisiert und in folgende Entwicklungsschritte mitintegriert. Dies erklärt, dass es Kontinuitäten und Diskontinuitäten in der Entwicklung gibt und dass die Ontogenese beides gleichzeitig ist, regressiv und progressiv. Unter Entwicklung verstehen wir ein dynamisches System von sich vielfach gegenseitig bedingenden Prozessen; dies bezieht sich einerseits auf einen bestimmten Zeitpunkt in der Entwicklung (transversale Achse) und andererseits bestimmen spezifische frühe Strukturen und Fähigkeiten die daraus folgenden (longitudinale Achse).

Altersspezifische Eigenschaften und altersspezifische Vulnerabilität des Nervensystems bedürfen der Anwendung altersadaptierter und altersadäquater diagnostischer Verfahren und therapeutischer Interventionen (▸ Abb. 1.8)

1.3.2 Die Variabilität der Normalität und die normative Stabilität

Die Identifikation von Kindern mit subtilen Defiziten z. B. der Sprachentwicklung gestaltet sich aufgrund der enormen Variabilität der Normalität als schwierig. Gerade diese Kinder aber bedürfen einer präzisen klinischen Abklärung und einer möglichst frühen therapeutischen Intervention (erhöhte psychosoziale Begleit- und Sekundärproblematik):

- Die normative Stabilität verliert gerade in Bereichen der Suboptimalität an Stärke.
- Im Laufe der Entwicklung können sich gewisse Defizite scheinbar bessern, während andere Funktionen weiterhin suboptimal bleiben. Ein frühes Defizit in einem neuronalen Bereich kann somit subtile Effekte auf andere (Funktions-)Bereiche des sich entwickelnden Gehirns haben und dies auch, wenn auf den ersten Blick eine scheinbar unauffällige Entwicklung vorliegt.

Sprache ist kein geschlossenes System, sondern in die Entwicklungsdynamik vieler Ebenen eingebettet, die ihrerseits regelgeleitet sind und in typischen Entwicklungssequenzen ablaufen.

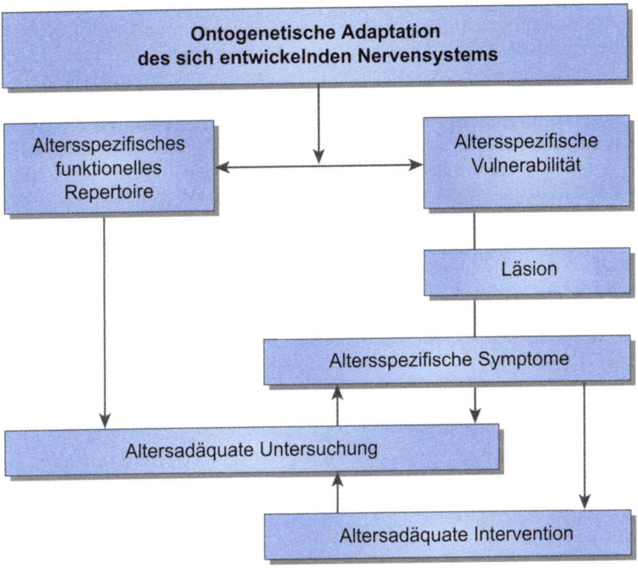

Abb. 1.8 Altersspezifische ontogenetische Adaptationen und ihre Konsequenz. Die linke Seite symbolisiert die normale Entwicklung, die rechte Seite die abnormale oder pathologische (vgl. Prechtl 2001).

1.3.3 Das Sowohl-als-auch-Prinzip

Die Extrempolaritäten und die Entweder-oder-Sichtweise in der Sprachentwicklungsforschung haben mittlerweile einem Sowohl-als-auch-Paradigma Platz gemacht. Es besteht weitgehend Einigkeit darüber, dass die vorgegebenen Fähigkeiten des Kindes sowie das Sprachangebot der Umwelt zum Spracherwerb beitragen. Damit vollzieht sich der Spracherwerb als aktiver, dynamischer und auch kreativer Prozess. Die systematischen Zwischenstufen führen oftmals zu sprachlichen Äußerungen, die, gemessen an der Erwachsenensprache, zwar nicht korrekt sind, aber produktive Wege des Kindes bei der Aneignung seiner Muttersprache darstellen.

- Ein interessanter Aspekt ist die unterschiedliche Beanspruchung des Sprach-Erwerbssystems einerseits für den primären Erwerb der Muttersprache, sowie für bilingualen oder frühen Zweitspracherwerb (z. B. bei Kindern mit Migrationshintergrund), und andererseits, wenn wir uns als Erwachsene entschließen, eine neue Sprache zu erlernen (biologische Adaptation, Altersspezifität).
- Gewisse Grundvoraussetzungen sind zweifelsohne angeboren, der Spezifizierungsgrad und das Ausmaß dieser Strukturen jedoch sind nach wie vor Spekulationsbereich.

- Ein wesentliches Phänomen der Entwicklung ist, dass eine minimale neuronale Struktur bereits funktionell ist, und diese erste Funktion zur Ausdifferenzierung der Struktur notwendig ist, was seinerseits eine Funktionsadaptierung oder -erweiterung ermöglicht. Dieses Modell trägt einerseits das Konzept des sich gegenseitig bedingenden Struktur-Funktionsgefüges in sich und andererseits erklärt es, wie sich dieses System als bereits funktionsfähig erweist, während es entsteht.
- Essenziell ist somit eine Sichtweise, welche die Funktion als integralen Bestandteil der normalen Entwicklung und als Notwendigkeit für deren Kontinuität und einen normalen Verlauf derselben darstellt.

Dies bedeutet vereinfacht gesagt: Ein System errichtet sich, während es funktioniert, und ist niemals unreif, sondern ein dynamischer Prozess von transienten altersadäquaten Eigenschaften und Fähigkeiten. Bestimmte – linguistische, physiologische und kognitive – Domänen interagieren miteinander (A) zu einem bestimmten Zeitpunkt und (B) darüber hinaus, was (A) aktuellen und (B) antizipatorischen/präadaptiven Funktionen entspricht. Den Bereichen der klinischen Linguistik, Neuro- und Psycholinguistik kommt dadurch bereits in frühen Entwicklungsstufen eine entscheidende Funktion als Disziplinen zur Erkennung von Indikatoren eines potenziell atypischen Erwerbsverlaufs zu. Denn sprachlich kommunikative Fähigkeiten sind zuverlässige Abbildungen von frühen Hirn(dys)-funktionen und bilden damit ein frühes Fenster in das sich entwickelnde Gehirn.

Weiterführende Literatur

Einspieler C, Prayer D, Prechtl HFR. Fetal Behaviour: A neurodevelopmental approach. London: Mac Keith Press, 2011.

Karmiloff-Smith A. Atypical epigenesis. Dev. Sci. 2007; 10: 84–88.

Karmiloff-Smith A. Neuroimaging of the developing brain: taking „developing" seriously. Hum. Brain. Mapp. 2010; 31: 934–941.

Oppenheim RW. Ontogenetic adaptations in neural and behavioural development, towards a more ‚ecological' developmental psychobiology. In: Prechtl HFR (ed.). Continuity of neural functions from prenatal to postnatal life. Clin Dev Med 94. Oxford: Blackwell, 1984, pp. 16–30.

Prechtl HFR. Die entwicklungsneurologischen Grundlagen des frühen Verhaltens. In: Spiel W (Hrsg.): Die Psychologie des 20. Jahrhunderts. Zürich: Kindler; 1980, pp. 14–36.

Prechtl HFR. Grundlagen der Entwicklungsneurologie. In: Remschmidt H, Schmidt MH (Hrsg.): Kinder und Jugendpsychiatrie in Klinik und Praxis. Bd 1 Stuttgart: Thieme; 1988, pp. 12–24.

Wass S, Karmiloff-Smith A. The missing developmental dimension in the network perspective. Behav. Brain Sci. 2010; 33:175–176.

2 Ungestörter Spracherwerb – ein Überblick

2.1 Theoretische Aspekte des Spracherwerbs

Susanne van Minnen

Kinder erwerben weitestgehend unabhängig von kulturellen und sozialen Unterschieden die wichtigsten Strukturen und Prinzipien (Grammatik) ihrer Erstsprache in den ersten 4–5 Lj., es sei denn, sie sind bis über die kritische Phase hinaus extremer Deprivation ausgesetzt.

Kritische Phase
Zeitabschnitt, in dem ein Mensch ohne spezielle Intervention besonders schnell und gut seine Muttersprache erwerben kann. Die Pubertät beendet die kritische Phase (Lenneberg 1977). Belege für die Hypothese der kritischen Phase sind Beobachtungen bei in Deprivation aufgewachsenen Kindern (z. B. Kaspar Hauser, Victor, die Geschwister Kamala und Amala; ▶ Kasten).

Kaspar-Hauser-Syndrom (Synonyme: wilde Kinder, Wolfskinder, Feral Children)
Namensgeber ist *Kaspar Hauser*, der am 26.5.1828 im Alter von etwa 16 J. in Nürnberg hilflos und nahezu sprachlos gefunden wurde (Wortschatz etwa 50 Wörter). Nach eigenen Angaben wurde er ab einem Alter von 2–4 J. bei Wasser und Brot in einen Keller gesperrt. Unter der Obhut wohlmeinender Mitmenschen lernte Kaspar Hauser schnell grammatisch korrekt zu sprechen und zu schreiben sowie soziale und kulturelle Verhaltensweisen. Am 14.12.1833 erlag er den Verletzungen einer Stichwunde.
Das Mädchen *Genie* (Curtiss 1977) wurde 1970 im Alter von etwa 14 J. in Los Angeles ebenfalls hilf- und sprachlos gefunden. Sie wuchs ab einem Alter von 18 Mon. isoliert in einem kleinen, dunklen Raum auf, wobei menschliche Kontakte auf ein Minimum reduziert waren. Genie erwarb später zwar einen reichhaltigen Wortschatz, jedoch blieben grammatische Fähigkeiten (Syntax und Morphologie) trotz intensivster Bemühungen stark fehlerhaft.

2.1.1 Erstspracherwerb und Spracherwerbsmodelle

Das sprachlernende Kind muss unterschiedliche sprachliche Einheiten (Laute, Morpheme, Wörter) erwerben und ihre Relation zueinander identifizieren (Phrase, Satz). Hierbei durchlaufen Kinder in Abhängigkeit von der jeweiligen Sprache eine bestimmte Erwerbsreihenfolge. Die dadurch aufgeworfene Frage lautet, welche Bedingungen es Kindern ermöglichen, in der kurzen Zeitspanne bis zum Schuleintritt zu einem kompetenten Sprecher heranzuwachsen.
Auch wenn jeweils große Unterschiede zwischen einzelnen Modellen zum Spracherwerb bestehen, lassen sie sich prinzipiell in zwei Gruppen einteilen:

Allgemeines-Lernen-Theorien
Das Kind kann mittels allgemeiner Lernmechanismen und sozialer Interaktion die Strukturen des sprachlichen Inputs identifizieren. Verfechter von Allgemei-

nes-Lernen-Theorien betonen soziale Interaktion, kognitive Auseinandersetzung und kulturellen Kontext.

- Vorteil: beschreiben nicht nur den Grammatikerwerb, sondern auch den kulturspezifischen Kommunikationserwerb
- Nachteil: basieren auf vielen versteckten Annahmen und lassen unklar, wie das Kind aus dem Anfangsstadium zur abstrakten mentalen Grammatik eines Erwachsenen gelangt (Hirsh-Pasek und Golinkoff 1996)

Grundprinzip

Kinder können in der Interaktion Kategorien wie Agens (Die Mutter *füttert das Kind*) oder Patiens (*Die Mutter füttert* das Kind) als Einheiten identifizieren bzw. lernen, selber solche Kategorien zu verwenden.

Modelle

- behavioristische Theorien von B. F. Skinner (1957)
- kognitiver Ansatz von J. Piaget (1982)
- *Competition Model* von Bates und MacWhinney (1987): Kinder identifizieren die Interaktion semantischer Kategorien wie Agens (*Die Mutter* füttert das Kind) oder Patiens (Die Mutter füttert *das Kind*) als Einheiten und lernen, selbst solche Kategorien zu verwenden
- *Usage-based Theory* von Tomasello (2000): Schon nach einmaligem Gebrauch bzw. Hören einer sprachlichen Äußerung sind die Grundlagen für sprachliches Wissen über diese spezielle Äußerung und ihren Kontext vorhanden. Ab einer bestimmten Häufigkeit (*Critical Mass*) eines Wortes oder einer Satzkonstruktion können die Kinder v. a. über Analogiebildung kreativ eigene Wortkombinationen produzieren

Sprachmodultheorien

Das Kind baut ein angeborenes Sprachwissen mittels sprachspezifischer Mechanismen für seine zu erlernende Erstsprache weiter aus.

Universalgrammatik

Endgültige Etablierung durch Chomsky im Rahmen des *Prinzipien & Parameter*-Modells aus der massiven Kritik am Behaviorismus heraus (Chomsky 1986).

- allgemeine, für alle Sprachen geltende Prinzipien (z. B. Ersatz von Wörtern durch andere Wörter)
- einzelsprachspezifische Wahlmöglichkeiten (Parameter) innerhalb der vorgegebenen Prinzipien: Mittels des *Pro-drop*-Parameters kann geregelt werden, ob die mentale Grammatik einen Satz ohne Subjekt zulässt: Im Deutschen ist kein subjektloser Satz zugelassen, im Italienischen ist dies nicht notwendig der Fall. Das sprachlernende Kind muss mithilfe des Inputs die für seine Erstsprache geltenden Parameterwerte identifizieren und festlegen (vgl. ▶ Kap. 2.6.2)

> **!** **Gründe für die Annahme einer Universalgrammatik (UG)**
> Umfang und Ausstattung der Universalgrammatik sind weiterhin Gegenstand der Forschung, die Gründe für die prinzipielle Annahme einer Form der Universalgrammatik sind einsichtig und überzeugend (Crain und Lillo-Martin 1999):

- ein Mensch kann in der kritischen Phase i. d. R. ohne besondere Mühe zum kompetenten Sprecher seiner Sprache heranwachsen. Dieser Kompetenzgrad ist für viele nach der kritischen Phase selbst mit intensivem Unterricht nur schwer erreichbar
- Kinder erwerben selbst bei starker sozialer Varianz und schwankender Fürsorge eine Grammatikkompetenz gleichen Niveaus. Schwankungen von Vokabular, Stil und generellen Umgangsformen sind vorhanden, aber für den Grammatikerwerb uninteressant
- alle Kinder erwerben trotz unterschiedlichen Inputs und Interaktionen die gleiche Grammatik ihrer Sprache
- alle Kinder erwerben, mit tolerierbaren Varianzen, die grammatischen Strukturen ihrer Erstsprache in der gleichen Reihenfolge – ungeachtet der Qualität, Quantität und Diversität des sprachspezifischen Inputs
- Kinder erlernen jede Sprache der Welt mit gleicher Mühelosigkeit. Dabei erwerben sie notwendigerweise nicht allein die Erstsprache ihrer Eltern. Sofern die Familie im Ausland lebt, erwerben sie die Sprache der sie umgebenden Sprachgemeinschaft
- jedes Kind kann prinzipiell mehrsprachig aufwachsen
- alle Kinder produzieren in unterschiedlichem Ausmaß die gleiche Art von Fehlern. Es werden nur bestimmte grammatische Fehler beobachtet, aber nicht alle logisch möglichen
- Kinder erhalten Korrekturen des Sachverhaltes und weniger der Grammatik ihrer Äußerungen. Dennoch erwerben sie allein mittels positiver Evidenz die Grammatik ihrer Sprache

2.1.2 Mehrsprachigkeit und Schriftspracherwerb

Bei mehrsprachig aufwachsenden Kindern (z. B. deutsch-italienisch, Hochdeutsch-Dialekt oder Gebärdensprache-Schriftsprache) unterschiedliche Beeinflussung des Spracherwerbs und Erwerbverlaufs abhängig von den „im Tandem" erworbenen Sprachen (▶ Kap. 2.8).

Der Erwerb der Schriftsprache beginnt im Alter von 6–7 J., wenn die Grammatikentwicklung zum Großteil abgeschlossen ist. Die ersten Malversuche, die buchstabenähnlichen Kritzeleien und die Buchstaben des eigenen Namens sind die Vorläufer der schulischen Unterweisung des Schriftspracherwerbs (▶ Kap. 5). Demnach erfolgt auch Schriftspracherwerb in bestimmten Phasen und ist mit charakteristischen Fehlern verbunden (Thomé 1999, 2004), die auf dem Weg zum kompetenten Schreiber gemacht werden.

Die Erforschung des unauffälligen (Schrift-)Spracherwerbs hat eine besondere Bedeutung, da dessen Verlauf als Maß für die Definition und Klassifikation von Sprachentwicklungsstörungen dient.

2.2 Ungestörter Spracherwerb im ersten Lebensjahr

Lydia Pelzer

2.2.1 Perzeption

Prozesse des Wahrnehmens und des Verstehens von Sprache. Der Schwerpunkt dieses Kapitels liegt auf der Wahrnehmung linguistisch relevanter struktureller Eigenschaften von Sprache.

2

! Maßgebliche Entwicklungsschritte

- unmittelbar nach Geburt: Differenzierung verschiedener Sprachen; Unterscheidung verschiedenster auch nicht-muttersprachlicher Lautkontraste
- ca. 4–5 Lm.: Reaktion auf eigenen Namen
- ~7,5 Lm.: Segmentierung von Wörtern mit stark betonter Silbe am Wortanfang
- ~9 Lm.: Sensitivität für phonotaktische Regelmäßigkeiten der Muttersprache
- ~10,5 Lm.: Segmentierung auch von Wörtern mit schwach betonter Silbe am Wortanfang
- ~10–12 Lm.: deutlich bessere Differenzierung mutter- als fremdsprachlicher Lautkontraste
- Ende des 1. Lj.: Erkennen einiger der häufigsten Funktionswörter als vertraute Formen im muttersprachlichen Input (Höhle und Weissenborn 2000)

Phonologische Fähigkeiten

Global

Bereits kurz nach der Geburt sind Kinder dazu in der Lage, ihre Muttersprache von vielen anderen Sprachen zu unterscheiden. Dies trifft für die Unterscheidung zwischen Sprachen verschiedener Rhythmusklassen (z. B. Deutsch [silbenzählend] vs. Japanisch [morenzählend]) zu, jedoch nicht für die Unterscheidung zwischen Sprachen der gleichen rhythmischen Gruppe (z. B. Deutsch vs. Englisch) (z. B. Nazzi, Bertoncini und Mehler 1998). Globale prosodische, d. h. sprachmelodische, metrisch-rhythmische Merkmale einer Sprache werden über die Gebärmutterwand in den Mutterleib übertragen. Daher sind sie den Kindern wahrscheinlich bereits seit dem letzten Drittel der Schwangerschaft bekannt. Sie erkennen diese Charakteristika nun in ihrer Muttersprache wieder.

Ebenfalls im Alter von wenigen Tagen können die Kinder Lautkontraste differenzieren, die sie nie zuvor gehört haben. So ist es z. B. Japanisch lernenden Kindern möglich, zwischen [l] und [r] zu unterscheiden, obwohl [l] in ihrer Muttersprache lediglich eine Variante (Allophon) des Lautes [r] ist und keine bedeutungsunterscheidende Funktion hat. Mit ihrer Geburt sind Kinder demzufolge in der Lage, jede natürliche Sprache der Welt zu lernen und ihre entsprechenden Laute voneinander abzugrenzen.

Sprachspezifisch

Im 1. Lj. entdecken Kinder die speziellen Lauteigenschaften ihrer Muttersprache. Gleichzeitig schwächt sich ihre Sensibilität für fremdsprachliche Lautkontraste ab. Mit 10–12 Mon. können Kinder die bedeutungsunterscheidenden Lautkontraste ihrer Muttersprache (z. B. [k] und [t] in „Kanne" vs. „Tanne") deutlich besser voneinander unterscheiden als fremdsprachliche Lautkontraste.

Setzen von Wortgrenzen

Auch das Erkennen von Wortgrenzen (#), d. h. die Bestimmung von Anfang und Ende eines Wortes (z. B.: #der#kleine#hund#) ist eine Lernaufgabe, die Kinder im 1. Lj. meistern. Dabei spielen unter anderem das Wissen um die mögliche Anordnung von Sprachlauten in der Muttersprache und entsprechender Betonungsmuster eine entscheidende Rolle:
Englisch und Deutsch enthalten zum Großteil Wörter, die mit einer stark betonten Silbe beginnen. Kinder, die diese Sprachen lernen, können mit 7,5 Lm. Wörter dieser Art aus dem Sprachstrom segmentieren und wieder erkennen. Dafür nehmen sie zunächst offensichtlich vor jeder stark betonten Silbe eine Wortgrenze an.
Um auch Wörter aus dem Sprachstrom zu segmentieren, die mit einer unbetonten Silbe beginnen (z. B. Ba'nane), greifen die Kinder auf andere Hinweise zurück. Mit etwa 9 Lm. haben sie Wissen darüber erworben, welche Lautkombinationen in einem Wort ihrer Zielsprache zulässig sind (phonotaktische Hinweise). Stoßen die Kinder auf eine Lautabfolge wie [tk], die im Deutschen nicht innerhalb von Wörtern vorkommt, nehmen sie zwischen beiden Lauten eine Wortgrenze an. Eine Sequenz wie „gehtkarl" wird nun in „geht#karl" aufgespalten. Unter Hinzunahme dieser und anderer Hinweise ist es Kindern mit etwa 10,5 Lm. möglich, auch Wörter mit einer schwach betonten Silbe am Wortanfang aus dem Sprachstrom herauszufiltern.
Außerdem tragen Frequenzinformationen und sog. distributionelle Informationen eine große Bedeutung, d. h. Informationen über die Verteilung von Elementen im Sprachstrom und darüber, wie häufig bestimmte Elemente zusammen mit anderen Elementen auftreten. Mit Hilfe solcher Informationen können beispielsweise einige hochfrequente, jedoch unbetonte Funktionswörter bereits mit 8 Lm. segmentiert werden (Höhle und Weissenborn 2003). Mit 10–11 Lm. ist dann auch die Erkenntnis darüber möglich, dass eine jambische Sequenz aus definitem Artikel und einsilbigem Nomen (z. B. der Kahn) aus separaten lexikalischen Einträgen besteht (Höhle et al. 2002).
Die Nutzung prosodischer, distributioneller und statistischer Informationen (insbesondere auch durch gebundene und freie grammatische Morpheme) ist ebenfalls auch für das Setzen von Satz- und Phrasengrenzen von Bedeutung.

! Zusammenfassung Sprachperzeption
- sehr früher Aufbau einer Sensitivität für zahlreiche strukturelle Regelmäßigkeiten der Muttersprache
- Entwicklung der sprachlichen Repräsentationen von allgemeinen, für verschiedene Sprachen gültigen Mustern, hin zu ganz speziellen Repräsentationen muttersprachlicher Eigenschaften
- geschieht in weiten Teilen, bevor sich frühestens ab 10 Mon. erste Hinweise dafür finden, dass Kinder einzelne Worte verstehen können und sie mit ca. 12 Mon. selbst erste Wörter produzieren

2.2.2 Produktion

Das eigentliche Sprechen, die Äußerung von Lauten, Wörtern und Sätzen.

Maßgebliche Entwicklungsschritte:
- bis ca. 6 Wo.: Schreien
- ca. 7 Wo.–ca. 3 Mon.: Gurrlaute
- ab ca. 4 Mon.: marginales Lallen
- ab ca. 6 Mon.: reduplizierendes Lallen
- ab ca. 9 Mon.: variierendes Lallen
- ca. 12 Mon.: erste Wörter

Schreiphase

Die erste lautliche Äußerung von Kindern ist das *Schreien*. Hinzu kommen in den ersten 6 Wo. Laute, die durch normale Stimmgebung auch mit (fast) geschlossenem Mund produziert werden können.
Lange Zeit ging man davon aus, dass die Lautproduktionen von Kindern im 1. Lj., die vor der Äußerung der ersten Wörter auftreten, als nicht-sprachliche bzw. vorsprachliche Phase anzusehen sind. Grund dafür war u. a. die Annahme, dass sich das Babbeln von Kindern, die verschiedene Sprachen erlernen, nicht unterscheidet. Mit der Verbesserung der technischen Möglichkeiten zur Analyse der frühkindlichen Sprachproduktionen konnte gezeigt werden, dass sich das Babbeln immer mehr dem lautlichen Inventar der Muttersprache annähert. Auch die prosodischen Muster der Babbelsequenzen unterscheiden sich bei Kindern mit unterschiedlicher Zielsprache. So zeigen beispielsweise englische Kinder dabei zumeist eine fallende Melodie, französische Kinder dagegen steigende und fallende prosodische Muster zu etwa gleichen Teilen. Dies entspricht genau den Verhältnissen in den jeweiligen Muttersprachen der Kinder (Whalen et al. 1991).

Gurren

Ab ca. der 7. Lw. besonders in Wohlfühlsituationen Erzeugen von *Gurrlauten* (z. B.: „eche", „gr"), meist isolierte vokalähnliche Laute, seltener konsonantenähnliche Laute – meist Kehlkopflaute, weniger Gaumenlaute.

Marginales Lallen *(Vocal Play)*

Ab ca. 4. Lm. Ausprobieren aller möglichen Laute, egal ob diese in der Zielsprache vorkommen oder nicht. Nutzung verschiedener Artikulationsarten und -orte zur Lautproduktion. Lautmuster erinnern an Konsonant-Vokal-Abfolgen, sind jedoch im Vergleich zu späteren Silbenabfolgen instabil.

Reduplizierendes oder kanonisches Lallen

Ungefähr ab dem 6. Lm. mehrfach hintereinander Produktion einer Abfolge von Silben aus einem plosivischen Konsonant (z. B. t, d, g, k, b, p) und einem offenen Vokal (z. B. a, o). Charakteristisches Wiederholungsmuster von Silben (z. B. babababa), die als potenzielle Bausteine für Worte fungieren können.

Variierendes Lallen

Mit ca. 9. Lm. fließender Übergang

- Kombination verschiedener Silben (z. B. gatewu) und Nutzung des gesamten Artikulationsraumes zur Vokalproduktion
- ab ungefähr dem 10. Lm. Beeinflussung der phonetischen (die Aussprache betreffend), lautbildenden Segmente vom Lautinventar der Muttersprache. In der kindlichen Zielsprache hochfrequente Laute treten besonders häufig auf. In den Intonationsmustern des Lallens sind prosodische Einflüsse der Muttersprache nachweisbar.
- am Ende des 1. Lj. Zunahme des Anteils des variierenden Lallens, Äußerung längerer Lallsequenzen mit satzähnlichem Intonationsmuster (Intonation: Veränderung von Tönen nach Höhe und Stärke beim Sprechen von Silben oder ganzen Sätzen). Oft erste Wortproduktionen, Zunahme der imitierten Wortmuster. Laute, die in den kindlichen Lallsequenzen mit hoher Frequenz auftreten, werden besonders häufig in den ersten Wörtern beobachtet.

2.3 Lexikonerwerb ab dem zweiten Lebensjahr

Julia Siegmüller

2.3.1 Wortschatzerwerb

Auch: Bedeutungserwerb

- Wortfelder = semantische Felder, Kategorien
- Wortschatzspurt = Wortschatzexplosion, *Vocabulary Spurt*

! **Maßgebliche Entwicklungsschritte des Lexikonerwerbs**

- ca. 12. Lm.: erstes Wort
- 12.–18. Lm.: Erwerb des frühkindlichen Lexikons (≈ 50-Wort-Phase)
- 18.–21. Lm.: Beginn des Wortschatzspurts
- Ende des 4. Lj.: Abflachen der Zuwachsrate
- Abschluss des Lexikonerwerbs mit 12 J., obwohl lebenslang Wörter hinzugelernt werden (Klann-Delius 1999, 36)

Quantitative Entwicklung des Wortschatzes

In den produktivsten Phasen des Wortschatzerwerbs liegt die Erwerbsrate bei ca. 10 Wörtern pro Tag (Aitchison 1994). Das Wortverständnis übersteigt zu jedem Zeitpunkt der Sprachentwicklung die Zahl der produzierten Wörter (das Verhältnis zwischen aktivem und passivem Wortschatz ist sehr variabel, so dass diese Zahlen nur Anhaltspunkte sein können). Für ein normal entwickeltes Kind gilt:

- bei einem Sprachverständnis von 50–60 Wörtern produziert es i. d. R. 1–10 Wörter (Klann-Delius 1999; Karmiloff und Karmiloff-Smith 2001)
- bei einem Sprachverständnis von etwa 100–200 Wörtern produziert es bis zu 50 Wörter
- mit 6 J. passiver Wortschatz von 9.000–14.000 Wörtern, aktiver Wortschatz von 3.000–5.000 Wörtern (Rothweiler und Meibauer 1999)

Qualitative Entwicklung des Wortschatzes

Zusammensetzung des produktiven Wortschatzes verhält sich zwischen dem 1. und 3. Geburtstag des Kindes uneinheitlich. Früh dominierende Wortarten (z. B. Lautmalereien) nehmen ab, komplexere (Funktionswortarten mit hohem grammatischem Gehalt) nehmen an Gewicht zu (▶ Kasten).

Phasen der Wortartenentwicklung

Christina Kauschke

- Phase 1 (1;0–1;6 Lj.): im frühen Lexikon ungestörter Kinder dominieren personal-soziale Wörter (wie „ja" und „nein", „hallo"), relationale Wörter („da", „auf", „auch", „weg"), einige Lautmalereien sowie erste Nomen, meist Personenbezeichnungen
- Phase 2 (1;7–2;5 Lj.): Rückgang der frühen Kategorien, Nomenanteil wächst deutlich, Erwerb von Verben beginnt
- Phase 3 (2;6–3;0 Lj.): weitere Ausdifferenzierung des Lexikons, außer einem weiteren Verbzuwachs steigen insbesondere die Funktionswörter an

2.3.2 Erwerb von Wortbedeutungen

Auch: Semantikerwerb

Maßgebliche Entwicklungsschritte im Bedeutungserwerb

- ca. 8. Lm.: Erwerb der Objektpermanenz als notwendiger Meilenstein in der Symbolentwicklung; eröffnet die Möglichkeit von situationsunabhängigen Repräsentationen im mentalen Lexikon
- 12.–18. Lm.: Aufbau konkret-thematischer Struktur der Semantik
- ca. 18. Lm.: erster Aufbau von Wortfeldern; Entdeckung erster semantischer Merkmale, Kategorisierung von Realobjekten nach Gattungsbegriffszugehörigkeit
- 2.–4. Lj.: Ausweitung der Wortfelder durch Differenzierung der semantischen Merkmale; Auftreten von Über- und Untergeneralisierungen um den 30. Lm., können sehr vereinzelt bis ins 5. Lj. auftreten
- 4.–5. Lj.: Konsolidierung und Reorganisation der lexikalischen Einträge innerhalb der Wortfelder

Mechanismen des Erwerbs von Wortschatz und Wortbedeutungen

Wortlernen wird durch das gleichzeitige Wahrnehmen von nicht bekannter Wortform und nicht bekanntem Referenten ausgelöst. Während des Wortschatzspurts lernt das Kind besonders schnell (bis zu 10 Wörter am Tag). Es reicht oft eine einmalige Präsentation (*Fast Mapping*). Dabei wird eine Beziehung zwischen Wortform und Objekt hergestellt. Die Repräsentation des Wortes wird im phonologischen Speicher aufgebaut, die Repräsentationen der Objekte in der Semantik und dort innerhalb eines Wortfeldes.

Vermutlich steuern bestimmte Mechanismen den Erwerb von Wortformen und Bedeutung; treiben v. a. die Entwicklung des Wortverständnisses voran. Lexikalische Lernmechanismen sind v. a. für den Erwerb der Nomen beschrieben (Markman 1994):

- erste präsentierte Wortform wird bei der Wahrnehmung eines unbekannten Objekts auf das Gesamtobjekt bezogen
- alle neuen Wortbedeutungen müssen bei ihrer Speicherung in Wortfelder integriert werden
- Kind empfindet Beziehung zwischen Wortform und Bedeutung als bindend, keiner der beiden Anteile kann einfach ausgetauscht werden

Neuere Modelle gehen von wechselnden Cues aus, die das Kind aus dem Input filtert, um zum Wortlernen zu kommen (Hollich et al. 2000).

Typische kindliche Fehlinterpretationen von Bedeutungen im frühen Spracherwerb (bis ca. 4. Lj.)

- *Untergeneralisierung* (auch Unterdehnung): Das Kind bezieht nur eine Untergruppe der Referenten in die jeweilige Gattung ein, z. B. ist Hund nur auf Hunde einer bestimmten Farbe bezogen
- *Übergeneralisierung* (auch Überdehnung): Das Kind setzt semantische Merkmale zu weit ein, z. B. werden alle Dinge mit Beinen in das Wortfeld Tiere integriert

2.4 Phonologischer Erwerb ab dem zweiten Lebensjahr

Jeannine Schwytay

Auch: Phonemerwerb

Das Erwerben von Wissen über die sprachsystematische Anwendung der Laute, d. h. die Fähigkeit, einen Laut im jeweils richtigen phonemischen Umfeld einzusetzen.

Zum phonologischen Erwerb existieren unterschiedliche Theorien, wobei bisher keine den Erwerb des phonologischen Regelsystems hinreichend erklären kann. Im Folgenden werden die Erkenntnisse, die bislang als relativ gesichert gelten, dargestellt. Die Abgrenzung der Entwicklungsschritte begründet sich aus den zum jeweiligen Entwicklungszeitpunkt vorherrschenden Phänomenen. Überlappungen können auftreten.

! **Maßgebliche Entwicklungsschritte**

- bis ca. 18 Lm.: Phase der ersten 50 Wörter (eher phonetische Orientierung)
- ab ca. 18 Lm.: Erwerb des phonologischen Regelsystems. Phonologische Prozesse mit Wortschatzexplosion (▶ Kap. 2.3), Erweiterung und Festigung des Lautinventars, Auftreten erster Zweiwortäußerungen (▶ Kap. 2.6)
- bis ca. 3;0 Lj.: Überwindung inkonsequenter Wortproduktionen (Schäfer und Fox 2006)
- bis ca. 3;5 Lj.: Erwerb der Phoneme bis auf /ts/, /ç/ und /ʃ/ (Fox und Dodd 1999)
- bis ca. 4;5–4;11 Lj.: Abschluss des phonemischen Lauterwerbs, phonologische Prozesse nur noch in vereinzelten Wörtern

2.4.1 Phase der ersten 50 Wörter

Phonetisch mehr oder weniger stabile einfache Wörter, oft in Verbindung mit *Babbeln* (▶ Kap. 2.2), quantitative Angabe nur als grobe Orientierung:

- einfache Silbenstruktur, häufig CV-Verbindungen
- bei den Konsonanten dominieren vordere Verschluss- und Nasallaute
- relativ große Übereinstimmung der verwendeten Wortformen unter verschiedenen Kindern (Hacker 1994); erste Wörter sind ganzheitlich als lexikalische Einheiten gespeichert und dienen der Regularisierung der Aussprache
- bedeutungsunterscheidende Funktion der einzelnen Phoneme noch unbekannt, kein phonemorientierter Erwerb

2.4.2 Erwerb des phonologischen Systems

Vollzieht sich nach Entdeckung der bedeutungsunterscheidenden Funktion der Phoneme.

Phonologische Prozesse

Regelgeleitete Veränderungen, i. d. R. als Vereinfachungen v. a. von Konsonanten. Werden im Laufe der Entwicklung schrittweise überwunden, so dass sich das Regelsystem immer mehr dem des erwachsenen Sprechers annähert.

- Strukturprozesse: Veränderung der Wortstruktur durch Silben- oder Lautauslassungen bzw. -hinzufügungen, z. T. Vertauschung von Silben
- Substitutionsprozesse: Ersetzungsprozesse
- Assimilationsprozesse: Angleichung von Lauten innerhalb eines Wortes

Übersicht der wesentlichen phonologischen Prozesse unter der Berücksichtigung der Daten von Fox und Dodd 1999, Fox 2003 sowie Weinrich und Zehner (2003) in ▶ Tabelle 2.1. Cave: Auftreten und Überwindung individuell sehr verschieden (vgl. Kannengieser 2009)

Tab. 2.1 Wesentliche phonologische Prozesse (Fox und Dodd 1999; Fox 2003; Weinrich und Zehner 2003)

	Phonologische Prozesse	Beispiel
bis ca. 2;6 Lj.		
Strukturprozesse	Auslassung finaler Konsonanten, außer /l/	/maɪ/ für mein
Substitutionsprozesse	Stimmgebung (Lenisierung/*Voicing*/Sonorierung)	/dɪʃ/ für Tisch
	Vorverlagerung velarer Nasal /ŋ/	/ʀɪŋ/ für Ring
bis ca. 3;0 Lj.		
Strukturprozesse	Auslassung initialer Konsonantenverbindungen	/aɪ/ für zwei
Substitutionsprozesse	Plosivierung	/bu:k/ für Buch
	Deaffrizierung von /ts/	/kasə/ für Katze
	Glottalisierung (Öffnung/glottale Ersetzung) von /ʀ/	/hɪŋ/ für Ring

Tab. 2.1 Wesentliche phonologische Prozesse (Fox und Dodd 1999; Fox 2003; Weinrich und Zehner 2003) *(Forts.)*

	Phonologische Prozesse	Beispiel
	Rückverlagerung von /z/, /s/, /ʃ/ zu /ç/	/çɪf/ für Schiff
	Vorverlagerung velarer Plosive	/tam/ für Kamm
bis ca. 3;6 Lj.		
Strukturprozesse	Auslassung unbetonter Silben	/di:l/ für Krokodil
	Reduktion von Mehrfachkonsonanz wortmedial	/kapɐ/ für Kasper
bis ca. 4;0 Lj.		
Strukturprozesse	Auslassung von g in unbetonter Silbe /gə/ und /gɪ/	/əmaxt/ für gemacht
	Auslassung des finalen Konsonanten /l/ nach Schwa	/nu:də/ für Nudel
Substitutionsprozesse	Vorverlagerung /ʃ/ und /ç/ zu /z/	/za:l/ für Schal
Assimilationsprozesse	Regressive Assimilation	/ʃɪʃ/ für Fisch
	Kontaktassimilation /tr/, /dr/ zu /kʀ/, /gʀ/	/kʀaum/ für Traum
bis ca. 4;6 Lj.		
Strukturprozesse	Reduktion von Mehrfachkonsonanz wortinitial und wortfinal	/bi:/ für Brief, /lats/ für Platz, /tʀumpf/ für Strumpf, /pʀɪtsə/ für Spritze, /ʃtɪf/ für Stift
	Reduktionen wortmedial	/kape/ für Kaspar
Substitutionsprozesse	Entstimmlichung in Konsonantenverbindungen, nur bei Plosiven (Fortisierung/*Devoicing*/Entstimmung)	/taxən/ für Drachen

Wortproduktionskonsequenz

Typisch für die frühe ungestörte phonologische Entwicklung sind inkonsequente Wortproduktionen, d. h. eine phonologisch äußerst variable Wortbildung. Ergebnisse einer Studie von Schäfer und Fox (2006) sprechen dafür, dass inkonsequente Wortproduktionen bis zum dritten Geburtstag überwunden werden.

Phonemerwerb

90 % der untersuchten Kinder einer Altersgruppe produzierten den in ▶ Tabelle 2.2 beschriebenen Laut phonemisch mindestens in zwei von drei Fällen korrekt.

Tab. 2.2 Übersicht über den Phonemerwerb (Fox 2003)
Cave: unter Berücksichtigung der Einordnung von /θ/ und /ð/ als Allophone von /s/ und /z/

Alter	Erworbene Phoneme
bis 1;11 J.	/m/, /p/, /d/
bis 2;5 J.	/n/, /b/
bis 2;11 J.	/v/, /f/, /l/, /t/, /ŋ/, /x/, /h/, /k/, /s/, /z/
bis 3;5 J.	/j/, /ʀ/, /g/, /pf/
bis 3;11 J.	/ts/
bis 4;5 J.	/ç/
bis 4;11 J.	/ʃ/

2.4.3 Prosodieerwerb

Auch: Betonung, Akzent, Prominenz, engl.: acquisition of stress
Hervorhebung sprachlicher Einheiten im Verhältnis zu anderen Einheiten zur Gliederung von Sprache durch Tonhöhenänderungen, Lautstärkeänderungen, Sprechtempo und Pausen.
Die Wortprosodieentwicklung beinhaltet den Erwerb:

- der Silbenstruktur,
- der Bildung ein- und mehrsilbiger Wörter,
- der zielsprachlichen Betonung mehrsilbiger Wörter.

Die Betonung im Deutschen liegt gewöhnlich auf der vorletzten betonbaren Silbe. Einzige nicht betonbare Silbe ist die Schwa-Silbe. Der Erwerbsverlauf vollzieht sich systematisch mit einigen, z. T. sehr kurzen, Zwischenphasen. Die Beurteilung der Betonung kann nach Höreindruck bzw. mittels spezieller Computerprogramme, z. B. PRAAT, erfolgen.

! **Maßgebliche Entwicklungsschritte (nach Fikkert et al. 1998)**

- 1.Schritt: überwiegend einsilbige Einheiten des Typs CV, noch keine relevante Betonung, meist nur Realisierung der betonten Silbe eines Zielwortes
- 2.Schritt: Übergang zu zweisilbigen anfangsbetonten Wörtern – meist Typ CVCV – Erwerb des trochäischen Musters, keine Betonungsfehler, Zielwörter mit jambischem Betonungsmuster sind zunächst auf betonte (End-)Silbe reduziert oder trochäisches Muster wird übergeneralisiert
- 3.Schritt: Gleichbetonung von Silben (Level Stress) bei Komposita, Entdeckung der Existenz von Wörtern mit gleicher Silbenanzahl, aber unterschiedlichen Betonungsmustern
- 4.Schritt: Erwerb der Komposita-Betonungsregel, Übergeneralisierung der Komposita-Betonungsregel auf nicht zusammengesetzte mehrsilbige Wörter
- 5.Schritt: Abschluss des Erwerbs der prosodischen Struktur im Wesentlichen mit 3. Lj.

Penner et al. 2006 postulieren innerhalb des 2. Schritts (Erwerb des trochäischen Musters) Erwerb des sogenannten dreimoraischen Prinzips. Dies ist gekennzeichnet durch Einsilber mit superschwerer dreimoraischer Silbe (z. B. nein) sowie anfangsbetonte Zweisilber mit Schwa in der zweiten (unbetonten) Silbe (z. B. Nase). Löst mit Erreichen der 50-Wort-Phase im Lexikonerwerb (▶ Kapitel 2.3) eine Phase mit überwiegend zweimoraischen Einsilbern (z. B. Ball) sowie anfangsbetonten Zweisilbern, die in der zweiten (unbetonten) Silbe einen Vollvokal enthalten (z. B. Auto), ab.

2.5 Morphologieerwerb ab dem zweiten Lebensjahr

Susanne van Minnen

Im 2. Lj. beginnt das Kind mit dem Aufbau eines Wortschatzes (▶ Kap. 2.2 und ▶ Kap. 2.3), was vom Erwerb bestimmter grammatischer Formen schon bestehender Wörter begleitet wird. Im Folgenden wird der Morphologieerwerb am Beispiel der Substantive und Verben dargestellt.
Der Erwerb der Grammatik ist an die Äußerungslänge gekoppelt (Einwortäußerungen = EWÄ, Zweiwortäußerungen = ZWÄ, Drei- und Mehrwortäußerungen = DMWÄ). In der Phase der ZWÄ finden sich bereits ein paar Pluralformen von Substantiven, das Genitiv *-s* (*Mamas Hut*) sowie neben Infinitiven der Verben auch Verbformen der 3. Person singular (*-t*-Suffix, z. B. *lacht*).

Definitionen

- Morphologie: Wortlehre umfasst die Flexion (z. B. die Verbkonjugation, Numerus- und Kasusmarkierung am Substantiv, Adjektiv und Artikel), Derivation (schön + -heit = Schönheit) und Komposition (Tisch + Decke = Tischdecke)
- Morphem: kleinste Einheit, die eine Bedeutung trägt oder eine grammatische Funktion erfüllt (z. B. *Katze* = 1 Morphem; *Katzen* = 2 Morpheme, Stamm *Katze* + Pluralmarkierung *-n*). Freie Morpheme können freistehend vorkommen (z. B. *schön*), gebundene Morpheme nicht (z. B. *ver-*, *ge-*, *-heit*, *-chen*). Gebundene Morpheme (Affix, pl. Affixe) können vor einem Stamm stehen (Präfix, z. B. *verschüttest*) oder ihm folgen (Suffix, z. B. *verschüttest*). Die Partizipmarkierung *ge-/-en* (z. B. *gelaufen*) bzw. *ge-/-t* (*geklatscht*) wird als Zirkumfix bezeichnet
- Allomorph: Ausprägung eines Morphems in verschiedenen Formen, z. B. besteht das Pluralmorphem aus verschiedenen Allomorphen (z. B. *-e* in *Tische*, *-er* in *Bretter*, *-en* in *Piraten*, *-s.* in *Schals*, -ø [Null] in *Kissen*)
- Paradigma: Liste aller flektierten Formen eines Wortes oder einer Kategorie (z. B. die Kategorie der Verben)

2.5.1 Morphologieerwerb beim Substantiv

Das Substantiv wird für Numerus (Singular und Plural) und für Kasus (Nominativ, Genitiv, Akkusativ, Dativ) markiert. Da Numerus eine sehr transparente Bedeutung hat, ist für Kinder die Notwendigkeit dieser Markierung relativ schnell verfügbar. Eigene Pluralschöpfungen, wie *mehr noch e Loch* für „noch mehr Löcher" (Stern und Stern 1928, 50) werden durch flektierte Formen ersetzt.

Deutsches Pluralsystem (▶ Tab. 2.3)
Trotz der Formenvielfalt lassen sich folgende Tendenzen festhalten:

- Generell: Substantivplurale enden in einer Schwa-Silbe (z. B. *-e, -en, -el, -er*), es sei denn, es handelt sich um *-s* Plurale (Mugdan 1977; Wiese 2000)
- Tendenz für Feminina: Plural mit dem -(e)n Affix, *Katze – Katze*-n; *Tür – Tür*-en
- Tendenz für Maskulina/Neutra: Plural mit dem -e Affix, *Hund – Hund*-e. Endet bereits der Singular in einer Schwa-Silbe, z. B. *Igel*, wird ein Nullmorphem verwendet, d. h. das Substantiv bleibt unverändert: $Igel_{plural}$. (Mugdan 1977; Wiese 2000)

Tab. 2.3 Formeninventar im deutschen Pluralsystem

	Genus		
Affixe	Maskulin	Neutrum	Feminin
-ø (+UL)	Daumen – Daumen	Kloster – Klöster	Mutter – Mütter
-e (+UL)	Hund – Hunde	Regal – Regale	Kuh – Kühe
-er (+UL)	Mann – Männer	Kind – Kinder	–
-(e)n	Bär – Bären	Auge – Augen	Schaufel – Schaufeln
-s.	Pudding – Puddings	Hotel – Hotels	Oma – Omas

UL = Umlaut. Die runden Klammern und das Pluszeichen bedeuten, dass möglicherweise, aber nicht zwingend außer dem entsprechenden Pluralaffix noch ein Umlaut hinzutritt.

Der Erwerb dieser Formenvielfalt ist durch ein charakteristisches Fehlermuster gekennzeichnet. Selbst bei Benutzung anfänglich korrekter Formen (z. B. *Piraten, Hühner*) können Formen wie *Pirate* oder *Huhne* auftreten, weil das Kind die Tendenzen zur Pluralbildung erkannt hat und nun produktiv einsetzt. Ist weder die korrekte Pluralform noch eine Tendenz greifbar, verwendet das Kind den *-s* Plural (Bartke 1998; Niedeggen-Bartke 2001). So kommt es zu *Huhns* oder *Tigers* in der Kindersprache, aber auch zu *Lexikons*, *Praktikums* oder *Visas* in der Erwachsenensprache.

Deutsches Kasussystem
Neben dem Artikel werden auch Substantiv und Adjektiv entsprechend für Kasus markiert. Der Kasuserwerb unterliegt mit seiner Formenvielfalt (▶ Tab. 2.4) ebenfalls einem charakteristischen Fehlerprofil.

- Phase der Zweiwortäußerungen: korrekte Verwendung von Nominativ und oft auch Genitivus Possessivus
- Phase der Drei- und Mehrwortäußerungen: Erweiterung der Kasusformen durch den Akkusativ, auch anstelle des Dativ. Dennoch werden oft kasusneutrale Konstruktionen beobachtet (z. B. „… und das schenk ich bei die Jujana Jana" (= den Indianern; Eisenbeiss 1994)

2

- als letzte aller Kasusmarkierungen wird der Dativ erworben und erst sehr spät sicher beherrscht (Clahsen 1986, 1988; Szagun 1996; Eisenbeiss 1994)

Tab. 2.4 Kasussystem des Deutschen am Beispiel des bestimmten Artikels

	Numerus			
	Singular			Plural
	Maskulin	Neutrum	Feminin	
Nominativ	der	das	die	die
Genitiv	des	des	der	der
Dativ	dem	dem	der	den
Akkusativ	den	das	die	die

2.5.2 Morphologieerwerb beim Verb

Das Verb wird für Person, Numerus, Tempus und Modus markiert.

Person und Numerus

- Phase der Zweiwortäußerungen: Kinder verfügen über den Infinitiv (*lach*-en) und die 3. Pers. sing. (*lach*-t)
- Phase der Drei- und Mehrwortäußerungen: Erwerb weiterer Formen, zunächst noch mit Flexionsfehlern; zu flektierendes Verb häufig am Satzende
- zuletzt Erwerb der 2. Pers. sing. (*lach*-st), ab diesem Zeitpunkt auch korrekte Satzstellung

Verbflexion und Satzstellung

Der Zusammenhang von Verbflexion (Subjekt-Verb-Kongruenz) und Satzstellung wird kontrovers diskutiert (vgl. ▶ Kap. 2.6.3):

- *Lexical Learning Hypothesis* (Clahsen et al. 1996): erst durch das vollständig erworbene Verbflexionsparadigma können Kinder ein Verb als finit analysieren und in die entsprechende Satzposition setzen
- *Rhythmic Activation Principle* (Penner et al. 2000; Penner und Kölliker Funk 1998): prosodische Prinzipien machen das Kind auf syntaktische Muster aufmerksam

Tempusmarkierungen

Einteilung der Tempusmarkierungen am Verb:

- regulär: Suffix *-te* bzw. *ge-/-t*: *lachen – lachte – gelacht*
- irregulär: Stammvokaländerung + Suffix *ge-/-en*: *scheinen – schien – geschienen*
- gemischt: Stammvokaländerung + Suffix *-te* bzw. *ge-/-t*: *rennen – rannte – gerannt*

Das charakteristische Fehlermuster bei der Tempusmarkierung ist, dass Kinder anfänglich das reguläre Muster häufig auf irreguläre Verben übertragen (*gehte, geeßt, geschlaft*) (Weyerts und Clahsen 1994).

Zusammenfassend ist festzuhalten, dass der Morphologieerwerb eine große Aufgabe für das Kind darstellt und Fehler unvermeidbar sind. Doch haben die Fehler ein typisches Muster und lassen auf einen produktiven Regelerwerb seitens des Kindes schließen.

2.6 Syntaxerwerb ab dem zweiten Lebensjahr

Julia Siegmüller

Auch: Grammatikerwerb

! **Maßgebliche Entwicklungsschritte**
Produktiver Erwerb. Für frühe maßgebliche rezeptive Entwicklungsbereiche ▸ Kap. 2.2.

- Einwortphase: Phase der ersten Wörter, ein Wort steht syntaktisch und semantisch für einen ganzen Satz
- Zweiwortphase: ab 18. Lm. Aufspaltung des Einwortsatzes, die produzierten Strukturen zeigen nach kurzer Zeit bereits mehrheitlich die korrekte Wortreihenfolge der Zielsprache, d. h. im Deutschen steht das Verb am Satzende (*Bild malen/Nane essen*). Frühe Zweiwortäußerungen meist noch ohne Verb (Papa aua, Lisa auf). Inhalte von Zweiwortäußerungen sind über die verschiedenen Sprachen und Kulturen hinweg recht ähnlich, die Kinder bezeichnen Objekte ihrer Umgebung, kommentieren Handlungen ihrer Bezugspersonen oder fordern Aktivitäten ein
- Mehrwortphase: MLU der Äußerungen steigt, Verben sind nicht sicher in den Äußerungen vorhanden (Phase wird teilweise übersprungen)
- Verbendstellung: Argumentstruktur des Verbs wird vollständig realisiert, das Verb steht konstant ohne Flexion an der letzten Position im Satz (*Hanna das ausmalen./Lisa Auto waschen.*)
- Verbzweitstellung (V2): Entwicklungsalter 2;6–3;0 Lj. (Penner und Kölliker Funk 1998). Das Verb rückt an die zweite Konstituentenposition im Hauptsatz. Abschluss des syntaktischen Hauptsatzerwerbs, das Kind hat die wichtigsten grammatischen Regeln seiner Muttersprache erworben
- gleichzeitig mit der Verbzweitstellung wird die Artikeleinsetzungsregel erworben

2.6.1 Kontinuität des Spracherwerbsprozesses

Die Anpassung der kindlichen Grammatik an die Zielsprache erfolgt kontinuierlich. Man unterscheidet zwei Hypothesen über Kontinuität, die der Diskontinuitätshypothese gegenüber stehen. Gemeinsame Basisannahme: Das Kind ist mit angeborenen universalgrammatischen Prinzipien ausgestattet.

Starke Kontinuitätshypothese

- bereits vor den ersten eigenen Äußerungen wurden die zentralen Regeln der Muttersprache soweit erworben, dass Fehlleistungen nicht dagegen versto-

ßen. Beispiel im Deutschen: keine Fehler mit abweichenden Verbstellungen (z. B. tritt keine Verbdrittstellung auf)
- Parameteransatz: grammatische Regelmäßigkeiten der Zielsprache sind Wahrnehmungsgrundlage für das Entschlüsseln grammatischer Regeln. Diese werden sehr früh erworben, sind robust und werden auch von Kindern mit Sprachentwicklungsstörungen nicht falsch gemacht. Beispiel Objekt-Verb-Stellung: Objekt wird im Deutschen nicht nach dem infiniten Verb platziert
- komplexere Regelmäßigkeiten durch Kombination von Inputinformationen aus unterschiedlichen sprachlichen Ebenen (= komplexe Bootstrapping-Mechanismen) werden später erworben und sind gegen Störungen weniger robust (▶ Kap. 3.4.2 und ▶ 3.4.4).

Schwache Kontinuitätshypothese

Fehler der Kinder tragen eine Struktur, die in anderen Sprachen eine korrekte grammatische Form darstellt (z. B. lassen deutsche Kinder Subjekte aus, was im Spanischen möglich ist). Das heißt, das Kind geht zwischenzeitlich von einer Grammatik aus, die nicht mit seiner Muttersprache, wohl aber mit einer anderen Sprache übereinstimmt.

Diskontinuitätshypothese

- das Kind kann erst nach einer Reifungsphase auf universalgrammatische Prinzipien zurückgreifen
- Zeitpunkt wird durch einen angeborenen Reifungsplan bestimmt (Mehrwortebene)

2.6.2 Der Erwerbsprozess

Imitation

Lernproblem der Kinder beim Erwerb der Grammatik ist die Unendlichkeit der generierbaren Sätze in einer Sprache. Die Lernstrategie des Kindes kann nicht allein auf Imitation des Inputs ausgerichtet sein, da hier nicht alle theoretisch möglichen Strukturen präsentiert werden.

> **!** **Belege gegen Imitation durch Imitation**
> Wenn Imitation die Basis für den Grammatikerwerb wäre, sollte das Kind beim Nachsprechen nicht von der Grammatik des vorgesprochenen Satzes abweichen. Bei Nachsprechexperimenten mit zweijährigen Kindern zeigte sich, dass die Kinder nachsprechen, was sie semantisch von dem vorgegebenen Satz verstanden haben. Sie produzierten dies in der Grammatik, die ihren momentanen Entwicklungsstand widerspiegelt, so dass sich vorgegebener und nachgesprochener Satz deutlich voneinander unterschieden.

Aktives Lernen

Von Beginn der Sprachproduktion an produziert das Kind selbstständig generierte Sätze, welche die momentanen grammatischen Fähigkeiten widerspiegeln und durch Feedback und immer wiederkehrende Selbstkorrektur langsam an die Grammatik der Erwachsenensprache angeglichen werden. Insofern stellt sich dieser Prozess als ein Ausprobieren und Erproben dar.

Parameter und positive Evidenz

Natürliche Sprachen basieren auf einem mehr oder weniger gleichartigen Plan. Sie variieren in Parametern, welche die unterschiedlichen Anwendungen einer zugrunde liegenden Regel ausdrücken. Durch die gemeinsame universale Anlage der Sprache(n) interagieren die Parameter eng. Damit in Zusammenhang steht die Annahme, dass Parameter in einer bestimmten Reihenfolge erworben werden. Diese Reihenfolge ist universell angelegt, d.h. alle Kinder auf der Welt durchlaufen die gleiche Parameterreihenfolge. Die Parameter werden dann für ihre Sprache spezifisch eingestellt.

Prominentes Beispiel eines Parameters ist das Subjekt. Alle Sprachen benutzen das Subjekt als Satzteil, in manchen Sprachen darf es in der Sprachproduktion jedoch ausgelassen werden (das Subjekt wird dann allein durch morphologische Markierungen ausgedrückt). Ob die jeweilige Muttersprache das Auslassen des Subjekts zulässt oder nicht, ist eine Lernaufgabe der Kinder. Das Setzen des Parameters in die jeweilige Richtung (ja oder nein) erfolgt durch Informationen aus dem Input.

Ein Parameter wird durch wenige für ihn charakteristische Strukturen im Input bestimmt. Das Kind entscheidet über die Parametereinstellung durch die Erscheinungsweise dieser Strukturen (positive Evidenz). Grammatikerwerb findet nicht durch Korrekturen an kindlichen Sprachproduktionen statt, ebenso wenig durch metasprachliche Informationen darüber, welche Strukturen in der Zielsprache ungrammatisch sind (Korrekturen = negative Evidenz).

Damit sind Parameter ein zentraler Teil für die Erklärung, wie das Kind so schnell und ohne direkte Lernsituation die Komplexität der muttersprachlichen Grammatik verstehen kann.

Prinzip der minimalen Struktur

Wie im gesamten Spracherwerb geht auch im Syntaxerwerb das Verstehen dem Produzieren voraus. Dabei erscheint die Zeitspanne zwischen dem ersten Verstehen und dem ersten Produzieren im Vergleich zu anderen sprachlichen Ebenen besonders lang.

- solange das Kind nicht die produktiven Anwendungsbedingungen einer neuen sprachlichen Regel herausgefunden hat, wählt es vorzugsweise eine Äußerungsstruktur, die auf seinem momentanen grammatischen Entwicklungsniveau den geringsten Aufwand an morphosyntaktischen Prozessen erfordert (Weissenborn 2000, 158)
- Vermeidung bestimmter grammatischer Elemente, die sprachlich und kognitiv noch zu aufwändig sind (z.B. Wortstellungsveränderungen, Artikeleinsetzung, Kongruenzmarkierung) vor allem in der frühen Sprachproduktion
- Beispiel: infinitivische Verbendstellung
  - entwicklungschronologisches Auftreten vor der V2 (= generelle Vermeidung von Wortstellungsveränderung)
  - erscheint auch noch parallel zu ersten Verbzweitstellungssätzen (Übergangsphase), wenn die kognitive Kapazität für die Lösung der neuen Sprachproduktionsanforderung nicht ausreicht

2.6.3 Diskussion um den Erwerb der Verbzweitstellung

Komplexe Lernaufgabe, da die deutsche Sprache zwei Verbpositionen aufweist, die beide im Input des Kindes vorkommen:

- im Hauptsatz steht das Verb in der V2
- im Nebensatz steht das Verb in der VE

Finitheitsstatus des Verbs steht in engem Zusammenhang mit seiner Position:

- in der V2-Position ist das Verb finit (trägt Tempusmerkmale und kongruiert mit dem Subjekt)
- in der finalen Position (VE) bleibt das Verb infinit

Der Erwerb der V2 ist der zentrale grammatische Entwicklungsmeilenstein des dritten Lebensjahres. Er bezeichnet die Bewegung des Verbs aus der satzfinalen Position an die Stelle der zweiten Konstituente des Hauptsatzes. Hieran scheitern die meisten Kinder mit Dysgrammatismus (▶ Kap. 3.4).

Hypothesen zum Erwerb der V2 im Deutschen

Hypothese nach Clahsen

- Grundproblem: Notwendigkeit zur Herstellung von Kongruenz zwischen Subjekt und Verb (▶ Kap. 2.5)
- Erklärung einer Störung im V2-Erwerb: Das Verb verbleibt in der finalen Position, da es in der Hauptsatzposition (V2) nicht die notwendige Kongruenz zum Subjekt aufbauen könnte. Das Kind weist eine Störung in der Morphologie auf

Hypothese nach Penner

- Grundproblem: Bewältigung eines komplexen Bootstrapping-Mechanismus mit Informationen aus mehreren sprachlichen Ebenen, um die grundlegende Struktur des Hauptsatzes aufzubauen
- Erklärung einer Störung im Erwerb der V2: Das Kind scheitert an der Komplexität des Bootstrappings. Das Verb verbleibt in der finalen Position, da es durch die mangelnde Grundstruktur des Satzes keine Landeposition in der vorderen Satzposition hat

2.6.4 Textebene

Entwicklungsfenster der Textverarbeitung: 5.–7. Lebensjahr. Grammatik der Textebene regelt die Beziehungen von Aussagen im Text untereinander. Unterteilung in zwei Ebenen:

- Entwicklung der Makrostruktur (äußere Ereignisstruktur): Beginn, Einführung der Aktanten, Ziel, Handlung, Konsequenz aus der Handlung, Auflösung, Schluss
  - ab 4 Jahre, ungewichtete Handlungsbeschreibungen
  - 5 Jahre: Einführungen von Aktanten, Beginn, Schluss, noch unvollständige Ziel-Handlungs-Konsequenz-Trias (Siegmüller et al. 2010)
  - 6 Jahre: weitgehend vollständige Makrostrukturen
- Entwicklung der Mikrostruktur (innere Ereignisstruktur): Bezug von sprachlichen Aussagen untereinander. Koordinierende, temporale und kausale Beziehungen von Sätzen. Pronominale und anaphorische Bezüge
  - 4 Jahre: temporal- und koordinierender Bezug durch Adverbien
  - 5 Jahre: Nutzung von temporalen Konjunktionen
  - 6–7 Jahre: kausale Bezüge als Adverbien und Konjunktionen

2.7 Schnittstellen zwischen sprachlichen Ebenen

Meja Kölliker Funk

Linguistisches Modell und Sprachebenen der Logopädie

Sprachmodell der vier Sprachebenen, wird seit 20 Jahren benutzt, um Spracherwerbsstörungen zu kategorisieren. Theoretische Überlegungen hierzu führen zum Modell der Schnittstellen. Bisherige Beschreibung der sprachlichen Fähigkeiten in der

- phonetisch-phonologischen,
- semantisch-lexikalischen und
- morphologisch-syntaktischen Ebene.

Neue Schnittstellen aufgrund formalsprachlicher und sprachstruktureller Zusammenhänge:

- phonologisch-lexikalisch
- lexikalisch-morphologisch
- semantisch-syntaktisch
- kommunikativ-syntaktisch und
- lexikalisch-pragmatisch.

Basieren auf einem neuen Verständnis des Spracherwerbs (▶ Tab. 2.5 und ▶ Tab. 2.6).
Bisherige Vorstellung: Sprachentwicklung geht vom Laut zum Wort zum Satz zum Gespräch oder Text. Suggeriert sowohl additive Vorstellung (einzelne Laute werden zu Wörtern, Wörter dann zu Sätzen und Sätze zu einem Text oder Gespräch zusammengesetzt) wie auch Entwicklungsvorgang (Kind lernt erst Laute, dann Wörter, dann Sätze und zuletzt Texte oder Gespräche).
Neue Vorstellung: sprachliche Kompetenz zeigt sich von der Silbe ausgehend, um Silbenstruktur, prosodische Wortform, Lexikon und Satzorganisation zu entdecken und in gegenseitigen Schnittstellen zu verbinden.

Forschungsergebnisse

Ergebnisse der Hirn- und Lernforschung: Neuronennetze sind Lernvorgänge, die

- sich neu organisieren,
- häufig benutzte schneller machen und
- selten gebrauchte abbauen.

Sprachlernen heißt:

- Sprachsystem als Ganzes verändert sich
- sprachliche Muster werden gleichzeitig entdeckt, verändert oder differenziert

Sprachproduktion und Sprachverarbeitung sind Aktivierungen der neuronalen Netze. Leiten in Millisekunden relevante Information weiter, unterdrücken nicht

Tab. 2.5 Spracherwerb im Vergleich

Bisher	Neu
Vom Laut	Von der Silbe
zum Wort	zur Silbenstruktur
zum Satz	zum Lexikon
zum Gespräch oder zum Text	zum Satz

Tab. 2.6 Veränderte Annahmen von Sprachentwicklung

Bisherige Fähigkeiten der Sprachentwicklung	Neue Fähigkeiten der Sprachentwicklung
• phonetisch Laute bilden • diese phonologisch für die Unterscheidung der Wörter einsetzen	• Sprachfluss aufgrund prosodischer Merkmale, Betonung und Rhythmus unterteilen • dabei allgemein gültige Muster dieses Einzelsprachsystems entdecken
• Wortbedeutung semantisch bestimmen • Wörter lexikalisch im Wortschatz in Wortklassen ordnen	• Silbenstruktur festlegen
• in Satzform syntaktisch richtig anordnen • morphologisch bezogen auf die Übereinstimmung anpassen	• prosodisches Wortmuster dieser Einzelsprache (Grundbetonungsmuster für Inhaltswörter und grammatische Wörter) wird entdeckt
• Satzformen werden gemäß kommunikativen Gesprächsregeln ausgewählt, im Gespräch pragmatisch angewendet, bzw. geäußert oder verstanden • Satzformen werden gemäß textlinguistischer Regeln im Text mittels Prowörtern aufeinander bezogen	• allgemeine Muster der Sätze werden daraus erkannt • Grammatik der Einzelsprache wird festgelegt

relevante. Gleichzeitig synthetisches Zusammensetzen von Sätzen und Wörtern und analytisches Erkennen der Laute und Abhängigkeiten von Satzteilen. Dabei sind die sprachspezifischen synthetischen Fähigkeiten enorm:

- Wörter werden zum frühestmöglichen Zeitpunkt erkannt.
- Sätze werden nach dem Hören des Verbs vervollständigt.

Diese sprachlichen Hochrechnungs- und Vergleichsprozesse erfordern Sprachproduktions- und Sprachverarbeitungssystem, in dem gleichzeitig top down- und bottom up-Prozesse stattfinden (von Suchodoletz et al. 2001; Steinbach et al. 2007).

Führt in Bezug auf Sprachkomponentenmodell von Grimm zu Organisationsmodell der Sprache (Grimm und Weinert, 2002). Linguistische Kompetenz beschreibt die Organisation sprachlicher Merkmale (▶ Abb. 2.1). Verweist auf Ergebnis des Spracherwerbs, die Ausprägung der einzelsprachlichen Organisation oder Musterbildung.

Schnittstellen

Für das Verstehen von Sprachentwicklungsstörungen und das Ableiten wirksamer therapeutischer Konzepte ist es notwendig, einzelne Verarbeitungsstellen zu fokussieren (▶ Abb. 2.2). Fokus richtet sich auf Verarbeitungsstellen, die zwischen den klassischen linguistischen Ebenen liegen: sogenannte Schnittstellen (Steinbach et al. 2007; Siegmüller und Kauschke 2005).

Nach diesem Sprachkomponentenmodell wird die Fähigkeit der Sprachentwicklung wie folgt beschrieben:

- Mögliche Reihenfolgen von betonten und unbetonten Silben werden als prosodische Muster zu Einheiten, unterteilen Sprachfluss in Wortmuster.

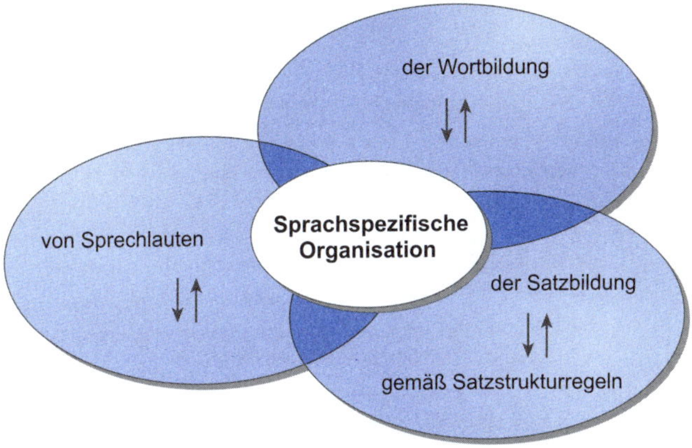

Abb. 2.1 Sprachspezifische Organisation der linguistischen Kompetenz

- Bildung von grammatischen Wörtern nur einsilbig aus einer leichten unbetonten Silbe. Prosodie zeigt, dass sie grammatische Funktion und Bedeutung hat. Sprachfluss wird aufgrund der Betonung von Silben in Inhalts- und Funktionswörter unterteilt.
- Silbenstruktur besteht aus Muster von Lauten, die am Anfang, in der Mitte oder am Ende der Silbe vorkommen können, und der Gesamt-Tonalität aller Laute der Silbe, die das Silbengewicht ausmachen. Unterscheidung in betonte und unbetonte Silben und Festlegung der für diese Muttersprache möglichen Silben aufgrund der vorgefundenen Silbenstruktur.
- Prosodie des Wortes bestimmt, ob grammatische Markierungen dem Satzmuster regelmäßig entsprechen oder ob eine unregelmäßige morphologische Veränderung nötig ist. Wörter mit superschweren Silben, also maximalem Silbengewicht, werden wortspezifisch verändert (bspw. „schlaf" von schlafen= superschwere Silbe. führt zu „schlief"/„geschlafen"; „re" von reden = leichte Silbe, führt zur regelmäßigen Form „redete"/„geredet").

2.7.1 Erwerb der Phonotaktik

Susan Ott

Phonotaktik (griech. *taksis* = Ordnung von Elementen) beschränkt die Distribution spezifischer Laute und Lautverbindungen in einer Sprache (Bußmann 1990).

Phonotaktische Beschränkungen (phonotactic constraints)
Phonotaktische Beschränkungen grenzen die Phonemabfolge in einer Silbe ein. Unterscheidung zwischen phonotaktisch zulässigen (legalen) und unzulässigen (illegalen) Strukturen.
Beispiele für phonotaktisch unzulässige Strukturen im Deutschen (z. B. Féry 2004; Ternes 1987):

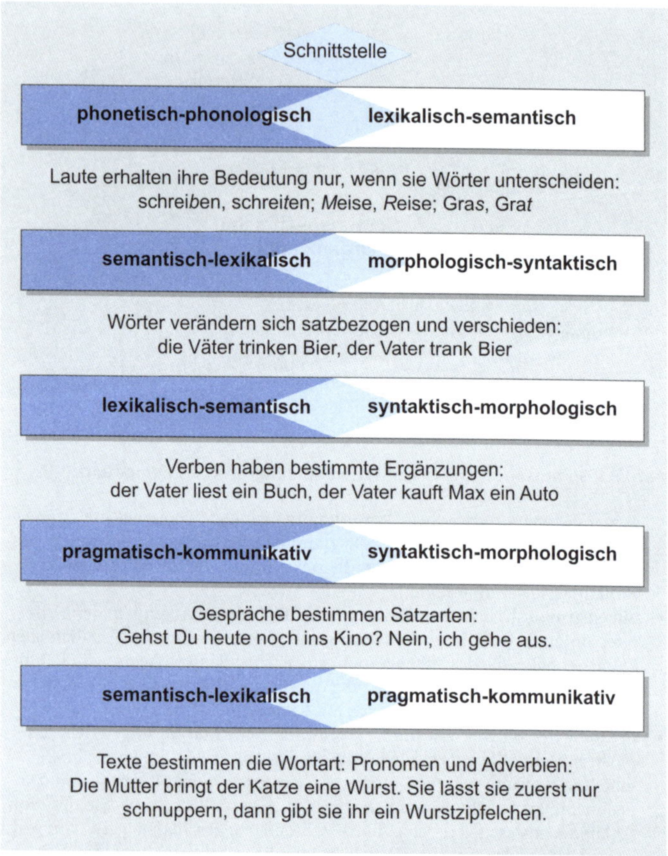

Abb. 2.2 Fünf Schnittstellen

- Einzelphoneme: /ŋ/ am Silbenanfang; /h/ im Silbenauslaut; stimmhafte Obstruenten im Silbenauslaut → Regel der Auslautverhärtung (z. B. /di:p/ – /di:bə/).
- Konsonantencluster: /tl/ und /tn/ am Silbenanfang, da in dieser Position keine zwei Konsonanten mit dem gleichen Artikulationsort auftreten dürfen

Beachtung phonotaktischer Beschränkungen im Spracherwerb:
- Sprachgesunde Kinder beachten die phonotaktischen Beschränkungen der Zielsprache. Laute werden derart substituiert, dass phonotaktisch legale Strukturen resultieren, z. B. /kl/ wird durch /pl/ ersetzt und nicht durch /tl/ (Leonard 1995).

- Wenn phonotaktisch illegale Strukturen im ungestörten Spracherwerb auftreten, dann aufgrund misslungener Artikulationsbewegungen auf einen bestimmten Artikulationsort hin bzw. aufgrund einer unausgereiften neuromotorischen Kontrolle. Mit zunehmender motorischer Reifung Abnahme phonotaktisch illegaler Sprachproduktionen (Piske 2001).

Phonotaktische Frequenzen (phonotactic probability)

Für phonotaktisch legale Strukturen kann die phonotaktische Frequenz definiert werden. Die phonotaktische Frequenz gibt an, mit welcher Wahrscheinlichkeit ein einzelnes Phonem oder eine Sequenz von Phonemen innerhalb von Silben einer Sprache erscheinen (Bailey und Hahn 2001; Vitevitch 2003). Unterscheidung zwischen hohen und niedrigen phonotaktischen Frequenzen einzelner Phoneme, Biphoneme und größerer Einheiten wie Silbenansätze oder Silbenreime (Aichert et al. 2005).
Beispiele für phonotaktisch hochfrequente Strukturen im Deutschen (Aichert et al. 2005):

- Einzelphoneme: /n/, /ə/, /r/, /t/, /d/
- Biphoneme: /ən/, /tə/, /di/, /st/
- Silbenansätze: /d/, /t/, /n/, /z/
- Silbenreime: /ə/, /i/, /as/, /ʊŋ/

! Einfluss phonotaktischer Frequenzen im Spracherwerb

- Hörpräferenz für Wörter und Silben mit hohen phonotaktischen Frequenzen im ersten Lebensjahr (Archer und Curtin 2008; Jusczyk et al. 1994)
- schnellerer und nachhaltiger Erwerb von Wörtern mit hohen phonotaktischen Phonem- und Biphonemfrequenzen im Vorschul- und Schulalter (Storkel 2004; Storkel und Rogers 2000)

Morphonotaktik

Phonotaktische Strukturen können Morpheme enthalten. Es resultieren morphonotaktische Strukturen.
Beispiele für hochfrequente morphonotaktische Strukturen im Deutschen:

- hohe Frequenz von /ən/ (insgesamt in 138.902 Wörtern pro Million, am Silbenende in 133.528 Wörtern pro Million) beruht auf Vielzahl infiniter Verbformen, die im Deutschen regulär auf /ən/-Morphem auslauten (Aichert et al. 2005)
- hohe Frequenz dreikonsonantischer Verbindungen im Silbenauslaut bedingt durch häufiges Auftreten der Verbflexionsmorpheme /t/ oder /st/, z. B. /lft/ in *hilft*, /lst/ in *sollst*, /xst/ in *machst* (Freiberger 2007)
- hohe Frequenz von $VCt]_\sigma$ und $VVCt]_\sigma$ basiert auf hoher Frequenz des Verbflexionsmorphems /t/; insgesamt höhere Frequenz von $VCt]_\sigma$ gegenüber $VVCt]_\sigma$ durch zusätzlich viele rein phonotaktische $VCt]_\sigma$-Verbindungen (vgl. Baayen et al. 1995) (▶ Tab. 2.7).

! Morphonotaktik im Spracherwerb

Bei sprachgesunden Kindern keine Auswirkung phonotaktischer Frequenzen auf die Anwendung einer morphologischen Regel → stabile Verbflexionsregel:

- Deutsche sprachgesunde Kinder flektieren 3. Person Singular unabhängig davon korrekt, welche phonotaktischen Frequenzen resultieren: gleiche Flexionsleistung bei hochfrequenten VCt]$_\sigma$ und niedrigfrequenten VVCt]$_\sigma$ (▶ Tab. 2.7) (Ott 2010).
- Englische sprachgesunde Kinder produzieren das /ed/-Morphem (Präteritummarkierung) an Verbstämmen unabhängig davon korrekt, welche phonotaktischen Frequenzen hervorgehen: z. B. gleiche Flexionsleistungen bei hochfrequentem /ɔst/ (z. B. in *crossed* – *cost*, *frost*, *lost*) und niedrigfrequentem /ʊʃt/ (z. B. in *pushed*) (Marshall und van der Lely 2006; vgl. auch van der Lely und Ullman 2001).

Tab. 2.7 Beispiele für VCt]$_\sigma$- und VVCt]$_\sigma$-Verbindungen

	VCt]$_\sigma$ – hochfrequent	VVCt]$_\sigma$ – niedrigfrequent
/t/-flektierte Verbformen (morphonotaktisch)	fällt, macht, schwimmt, brennt, kommt, guckt, kämmt, spricht, wischt, bricht	fehlt, schläft, fegt, spielt, ruft, wohnt, malt, fliegt, liegt, fönt
Monomorpheme (rein phonotaktisch)	Feld, Wald, Hemd, Zelt, Hund, Hand, Sekt, bald, alt, echt, und, acht	Mond

2.8 Bilingualer Spracherwerb

Solveig Chilla

Auch: zweisprachiger Erwerb
Mehrsprachiger oder bilingualer Erwerb kann simultan oder sukzessiv/sequenziell erfolgen. Mehrsprachigkeit ist, weltweit gesehen, der Normalfall, Einsprachigkeit ist die Ausnahme. Ein Mensch gilt als mehrsprachig, wenn er in mehr als einer Sprache kommunizieren kann. Wie gut dies gelingt, hängt wie bei Einsprachigkeit von vielen Faktoren ab. Mehrsprachigkeit bedeutet nicht, dass alle sprachlichen Fähigkeiten in beiden Sprachen gleich gut ausgebildet sein müssen.

2.8.1 Simultaner Spracherwerb

Auch doppelter Erstspracherwerb, da sich der Erwerbsverlauf im Prinzip nicht vom monolingualen Erwerb der jeweiligen Sprachen unterscheidet.

Merkmale

- von Beginn des Spracherwerbs an (bzw. innerhalb der ersten 3 Lj.) Kontakt mit mehr als einer Sprache. Beide Sprachen werden gleichzeitig und gleichwertig erworben. Dies gilt auch für Sprachen verschiedener Modalität (z. B. Deutsche Lautsprache und DGS)
- der Spracherwerb erfolgt ungesteuert
- im Idealfall muttersprachlicher Input in beiden Sprachen
- im Idealfall balancierter bzw. ausgeglichener Verlauf der Sprachentwicklung
- beide Sprachsysteme werden früh getrennt

- im günstigen Fall vollständige Sprachkompetenz in beiden erlernten Sprachen
- Unterschiede zum Erstspracherwerb:
  - Bisherige Erfahrungen sprechen dafür, dass sich der Erwerb für beide Sprachen im Rahmen der für den monolingualen Erwerb beobachteten normalen Variation bewegt
  - verspäteter Sprechbeginn/spätere Produktion der ersten Wörter möglich
  - Bilingual Bootstrapping (Gawlitzek-Maiwald und Tracy 1996): das Kind schließt mit Hilfe der weiter entwickelten Sprache temporäre lexikalische und/oder grammatische Lücken. Die Struktur der weiter entwickelten Sprache wird als Einstieg in die entsprechende Struktur der zweiten Sprache genutzt

Sprachdominanz und Sprachpräferenz

Mehrere Faktoren beeinflussen den Erwerbsverlauf und führen dazu, dass zeitweilig oder andauernd eine der beiden Sprachen bevorzugt verwendet wird (=Sprachpräferenz). Sprachpräferenz ist zunächst unabhängig von der Kompetenz in den beiden Sprachen. Mögliche Gründe:

- soziale Stigmatisierung der nicht-präferierten Sprache
- Verwendung der Sprachen A und B ist gebunden an bestimmte Kontexte und Situationen (z. B. Mehrheitsgesellschaft, Schule)
- Sprachdominanz:
  - ein grammatisches System ist weiter entwickelt als das andere. Es wird ein Einfluss des weiter entwickelten Systems auf das weniger entwickelte System erwartet.
  - bezieht sich auf den Erwerbskontext. Die Sprache, in der der Input größer ist, wird als die dominante Sprache definiert. Bsp.: Für ein Kind mit Japanisch als L1, das in Deutschland ca. 8 Stunden am Tag die deutschsprachige Kita besucht, ist Deutsch die dominante Sprache.

Sprachverlust bei Zweisprachigkeit

Sprachverlust (Language Attrition) verursacht durch

- physische (z. B. Aphasie)
- nicht-physische Bedingungen (bewusste Sprachaufgabe oder erzwungener Sprachverlust; z. B. Unterdrückung von Minderheitensprachen)

2.8.2 Sukzessive Mehrsprachigkeit im Kindesalter

Zweitspracherwerb. Der Erwerb einer zweiten Sprache setzt ein, nachdem wesentliche Grundzüge einer ersten Sprache erworben sind, meist nach Abschluss des 3. Lj.

Spracherwerbsverlauf und erreichbarer Endzustand variieren je nach Beginn und Dauer des Zweitspracherwerbs sowie nach Intensität des Kontaktes mit der zweiten Sprache.

- Sprachstand eines zweitsprachlernenden Kindes zu einem bestimmten Zeitpunkt darf nicht mit dem Sprachniveau eines monolingualen Kindes im gleichen Lebensalter verglichen werden.
- Mehrsprachiger Erwerb in der Migration bedeutet nicht, dass die Erstsprache wie die L1 bei Monolingualen ausgebildet ist (z. B. Immigrant Turkish). Da-

her sind Erhebungsverfahren, die für den monolingualen Kontext standardisiert/normiert sind, für den Migrationskontext ohne erneute Standardisierung/Normierung nicht angezeigt.
- Erstsprachliche Kompetenz wird häufig erreicht, wenn die zweite Sprache früh, d.h. vor dem 3. Lj. erworben wird und der Input eindeutig und ausreichend ist, bei Erwerbsbeginn nach dem Alter von 6 Lj. und im Jugend- oder Erwachsenenalter jedoch selten.

2

! **Das Erwerbskontinuum**
- simultaner Bilingualismus, doppelter Erstspracherwerb
- sukzessiver mehrsprachiger Erwerb im Kindesalter und kindlicher Zweitspracherwerb:
  - früher sukzessiver Spracherwerb
  - kindlicher Zweitspracherwerb
- Zweitspracherwerb bei Erwachsenen

Sukzessiver mehrsprachiger Erwerb im Kindesalter und kindlicher Zweitspracherwerb

Kindlicher Zweitspracherwerb findet im Alter von 3–10 Jahren statt. Dabei unterscheidet man zwei Formen. Im ersten Fall ist prinzipiell ein vollständiger Erwerb beider Sprachen möglich, im zweiten Fall ist das Bild weniger eindeutig. Es gibt z. T. deutliche Unterschiede in den Erwerbsverläufen.

Früher sukzessiver Spracherwerb

- Erwerbsbeginn weiterer Sprachen im Alter von 3–4 J.
- Im Bereich des Erwerbs der deutschen Satzstruktur und der SVK Gemeinsamkeiten zum Erstspracherwerb (zahlreiche Spracherwerbsforscher gehen davon aus, dass die gleichen Erwerbsmechanismen und -abläufe wirksam sind wie im Erstspracherwerb, z. B. Meisel 2004).
- Erwerb von SVK und Satzstruktur bei genügend gutem und intensivem Input innerhalb von 18 Monaten Kontakt mit L2 Deutsch (Rothweiler 2006; Thoma und Tracy 2007; Chilla 2008).
- Kritische Phase des Spracherwerbs (▶ Kap. 2.1) bei Erwerbsbeginn noch nicht abgeschlossen.
- Unterschiede zum Erstspracherwerb:
  - durch weiter fortgeschrittene kognitive Entwicklung und bereits vorhandenes Wissen über Sprache
  - in anderen grammatischen Bereichen (z. B. Genus)
- Transfer grammatischer Formen und Wortfolgen der Erstsprache in die Zweitsprache selten, *Borrowing* (Nutzung von Wörtern der einen Sprache in Äußerungen der anderen) häufiger.

Kindlicher Zweitspracherwerb

- Erwerbsbeginn weiterer Sprachen nach dem Alter von ca. 5 Jahren
- Im Bereich des Erwerbs der deutschen Satzstruktur und der SVK Gemeinsamkeiten zum Zweitspracherwerb Erwachsener (z. B. Infinitive in V2, V3-Sätze) (Haberzettl 2005; Chilla 2008).
- Erwerb der deutschen Satzstruktur/SVK dauert länger als im frühen sukzessiven Spracherwerb (>18 KM; Kontaktmonate mit der Zweitsprache)

- Achtung: Auf der Ebene der Satzstruktur in bestimmten Erwerbsphasen Parallelen zu SSES im Deutschen (Chilla 2008) möglich!
- Unterschiede zum Erstspracherwerb:
  - durch weiter fortgeschrittene kognitive Entwicklung und bereits vorhandenes Wissen über Sprache
  - in anderen grammatischen Bereichen (z. B. Genus, Kasus [Wegener 1993])
- Transfer grammatischer Formen und Wortfolgen der Erstsprache in die Zweitsprache, *Borrowing* (Nutzung von Wörtern der einen Sprache in Äußerungen der anderen) häufiger, Nutzung von Dummy-Verb-Konstruktionen (*das ist ein frosch hüpfen*) besonders zu Beginn des Erwerbs.

Kritische Phase

Unter der kritischen oder sensiblen Phase oder Periode im Spracherwerb versteht man einen Zeitraum, in dem die Plastizität des Gehirns für den Spracherwerb optimale Voraussetzungen gewährleistet. Kinder, die in dieser Phase keine erste Sprache erwerben, können in späteren Jahren keinen vollständigen Spracherwerb mehr durchlaufen. Auch der Erwerb einer zweiten Sprache nach der kritischen Phase führt nur in sehr seltenen Fällen zu einem erstsprachlichen Niveau. Dieser Zeitraum ist auf wenige Jahre begrenzt; die exakte zeitliche Bestimmung der kritischen Phase bzw. des Endpunkts der kritischen Phase wird noch erforscht (Hyltenstam und Abrahamsson 2003; Meisel 2009).

Kindlicher Zweitspracherwerb

- Beginn des Erwerbs weiterer Sprachen mit 5–10 J.
- Mischung aus kindlichem Erstspracherwerb und Zweitspracherwerb Erwachsener
- Transfer findet statt (▸ 2.8.3)

Zweitspracherwerb bei Erwachsenen

- Beginn des Erwerbs weiterer Sprachen ab einem Alter von 10–13 J.
- Nur selten wird Erstsprachkompetenz in der LZ erreicht.

2.8.3 Besonderheiten im sukzessiven mehrsprachigen Erwerb

Im kindlichen Zweitspracherwerb werden Abweichungen vom Erstspracherwerb beobachtet. Diese Abweichungen sind schwer zu identifizieren und zu bewerten. Im kindlichen und erwachsenen Zweitspracherwerb kann es zu Stagnation im Erwerb kommen, wodurch fossilisierte Formen und simplifizierte Varietäten entstehen.

Transfer

Nutzung von Strukturen und Formen (Aussprache, Grammatik, Lexikon, Semantik, Pragmatik) einer Sprache in der anderen Sprache.

- Im Zweitspracherwerb: Mehrsprachig aufwachsende Kinder transferieren über einen bestimmten Zeitraum Strukturen der Erstsprache in die Zweitsprache, orientieren sich aber nach einer gewissen Entwicklungszeit an der jeweiligen Zielsprache.
- Dauer und Ausprägung von Transfer sind individuell verschieden.

Code-Switching-Phänomene (CS)

Situationsangemessene Nutzung beider Sprachen, Wechseln zwischen den Sprachen (intersententionales CS) und Nutzung von Wörtern der Sprache A in Sprache B (intrasentationales CS). Wichtige Elemente der mehrsprachigen Entwicklung, zeigen soziokulturelle Identität, Fähigkeit zur sprachlichen Anpassung und somit kommunikative Fähigkeiten an, die monolingualen Sprechern fehlen.

Borrowing

Einbettung von lexikalischen Einheiten einer Sprache in die Satzstruktur der anderen (*borrowing*) als Kompensationsstrategie, solange der Wortschatz in der Zweitsprache noch sehr begrenzt ist. Kann speziell in späteren Erwerbsphasen auch soziolinguistisch begründet sein (Orientierung am Gesprächspartner/an der Umgebung/sprachlich-kulturelle Identität).

Phonologische Entwicklung

Nur wenige Studien zur phonologischen Entwicklung im Kontakt mehrerer Sprachen. Erwachsene Lerner einer zweiten Sprache haben Schwierigkeiten, das Phoneminventar zu beherrschen.

- Das Zeitfenster der kritischen Phase schließt sich in Bezug auf die Phonologie eher als für bestimmte Strukturen im syntaktischen Erwerb.
- Im bilingualen Erwerb Türkisch-Deutsch werden dieselben phonologischen Prozesse beobachtet wie im Deutschen. Sie prägen sich individuell aus und können evtl. länger andauern als im Vergleich zu monolingualen deutschen bzw. türkischen Kindern.
- Übertragungen auf phonologischer Ebene können besonders zu Beginn des Deutscherwerbs (innerhalb der ersten 12 KM) festgestellt werden, z. B. für Kinder mit Türkisch als Erstsprache: Übernahme der Intonation und des Satzakzentes auf dem Türkischen; Schwierigkeiten der Realisierung des Vokals <e> mit seinen unterschiedlichen Qualitäten; [ts] → [s]; nasales ng als [ng]; Einfügen von Vokalen in dt. Konsonantencluster; Silbenreduktion von wortfinalen dt. Konsonantenclustern (Chilla et al. 2010).

Sprachentwicklungssituation

Einflussfaktoren der Sprachentwicklungssituation mehrsprachig aufwachsender Kinder (Kracht 2000):

- Bedingungen der Migration, gesellschaftliche Wertschätzung der zu erwerbenden Sprachen: individuelle Defizitzuschreibung vermeiden, bei der Bewertung sprachlicher Fähigkeiten auf die sozialen, lebensweltlichen und individuellen Bedingungen achten. Bedingungen der Migration, wie Erwerb der Sprachen im Minderheitenkontext und soziale Schichtzugehörigkeit, können als externe Voraussetzungen die Sprachentwicklung so beeinflussen, dass die Sprachentwicklung beeinträchtigt wird.
- Fördernde oder hindernde Inputkonstellationen: Eltern sollten auf keinen Fall ermutigt werden, mit ihren Kindern Deutsch zu sprechen, wenn sie selbst nicht über eine erstsprachliche Kompetenz im Deutschen verfügen. Grundsätzlich ist neben der professionellen Förderung in der Zweitsprache der vollständige – auch schriftsprachliche – Erwerb der Erstsprache zu unterstützen.
- Zeitpunkt des Erstkontakts mit der zweiten Sprache, Inputqualität und Inputquantität spielen eine Rolle für den Erfolg der Zweitsprachentwicklung.

- Mangelnde Spracherfahrungen in Erst- und Zweitsprache können zu einer verlangsamten und im Extremfall unvollständigen Entwicklung in beiden Sprachen führen.
- Es ist von Vorteil für die sprachliche Entwicklung im Schulalter, wenn die Erst- und die Zweitsprache jeweils als Laut- und als Schriftsprache erworben werden.

- Die sprachliche Entwicklung eines mehrsprachig aufwachsenden Kindes kann nicht mit monolingualen Normen gemessen werden (Ausnahme: simultaner Erwerb).
- Ist das Kind in seiner sprachlichen Handlungsfähigkeit eingeschränkt, bedarf es sprachtherapeutischer bzw. pädagogischer Unterstützung. Wichtig ist, dass in diesen Fällen nicht die Mehrsprachigkeit an sich die Ursache einer Sprachentwicklungsstörung ist.

3 Sprachentwicklungsstörungen (SES)

3.1 Einleitung

Julia Siegmüller

Sprachentwicklungsstörungen (SES) treten als Untergruppe kindlicher Sprachstörungen auf (▶ Abb. 3.1). Es ist kein Störungsbeginn erkennbar, d. h. SES beeinflussen die kindliche Entwicklung von Beginn an. Eine Untergruppe der SES-Kinder zeigen geringe, unspezifische, hirnorganische Veränderungen, die sich auf verschiedenen Funktions- und Strukturebenen ausprägen (von Suchodoletz 2001; ▶ Abb. 1.3).

Spezifische Sprachentwicklungsstörung (SSES)

Diagnose bei primär sprachlicher Störungsursache und -ausprägung (keine erkennbare Ursachenerkrankung). Direkte Diagnose wird erst in jüngerer Zeit diskutiert (Tager-Flusberg und Cooper 1999), kann noch nicht eindeutig über sprachliche Marker gestellt werden. Im Normalfall Ausschlussdiagnose, wobei folgende Faktoren als primäre Störungsursachen ausgeschlossen werden müssen:

- sensorische Schädigungen
- schwerwiegende neurologische Schädigungen
- emotionale Schädigungen
- kognitive Schädigungen, z. B. geistige Behinderungen (nicht-sprachliche Testintelligenz im Normalbereich, d. h. mindestens IQ 85; vgl. Grimm 1999)

Entwicklungsprofile der Spezifischen Sprachentwicklungsstörung

Entwicklungschronologische Symptome

- verspäteter Spracherwerbsbeginn
- verlangsamter Spracherwerb, v. a. verlangsamter Lexikonerwerb
- gegen Ende der Vorschulzeit Verlagerung zu formalen (phonologischen bzw. grammatischen) Anteilen (Paul 2000)
- Sprachproduktion stärker betroffen als Sprachrezeption (▶ Kap. 3.2.1; vgl. Grimm 1999)

Verlauf

Aufholeffekte ohne Therapie werden nach 3;0 J. nicht mehr beobachtet (Paul 2000). Kinder bleiben in ihrem Entwicklungsrückstand mit verlangsamter Entwicklung stabil hinter ihrer Altersgruppe zurück bzw. fallen noch weiter ab.

Ältere SSES-Kinder können in der Vorschulzeit verschiedene Schwerpunktprofile ausbilden, die sich im Laufe der Zeit als eigenständige Defizite herausstellen. Jede sprachliche Ebene kann isoliert oder in Kombination mit jeder anderen sprachlichen Ebene betroffen sein (▶ Abb. 3.1).

- häufig übergreifende Störungen: Kombinationen von Phonologie-Phonetik, Lexikon-Semantik und Syntax-Morphologie. Auch pragmatische Störungen können mit den verschiedenen Ausprägungsebenen kombiniert auftreten
- neue Störungskomponente im Bereich der Textverarbeitung (Bishop und Dolan 2005; Botting 2002)
- zunehmende Festigung des Ausprägungsprofils (Conti-Ramsden und Botting 1999)
- Spätprofil der SES auch noch bei Jugendlichen und Erwachsenen mit SES-Diagnose in der Kindheit nachweisbar; SES beeinflusst weiterhin nachhaltig Lese- und Textverarbeitungsleistungen (Wetherell et al. 2007)

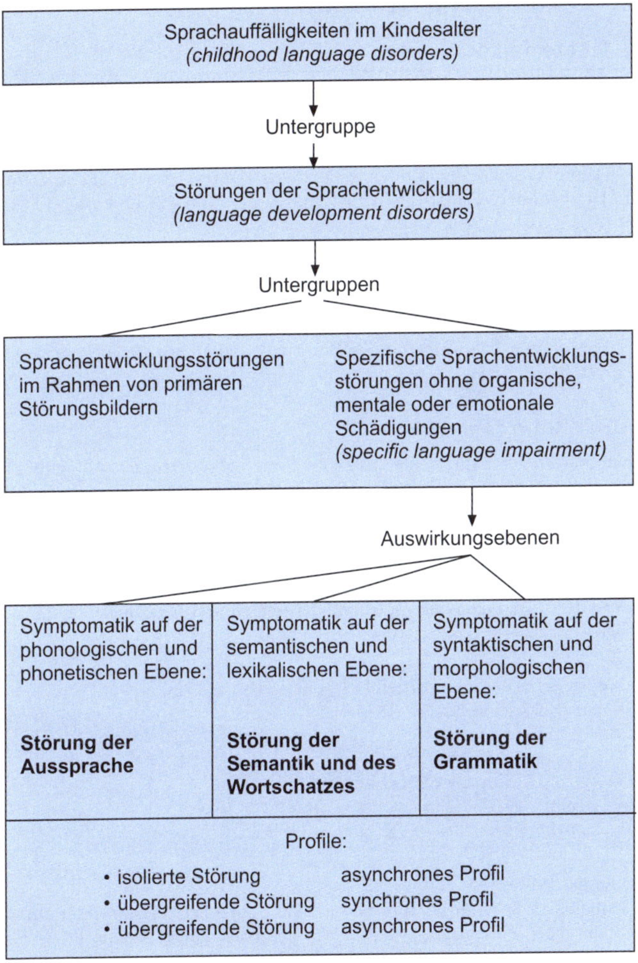

Abb. 3.1 Klassifikation von Sprachentwicklungsstörungen (Kauschke und Siegmüller 2010)

3.2 Lexikalische Störungen

3.2.1 Late Talker

Christina Kauschke

Kinder mit verspätetem Sprechbeginn: verspäteter Erwerb der ersten Wörter. Mit 24 Mon. liegt der produktive Wortschatz unter 50 Wörtern und es werden noch keine Wortkombinationen produziert. Weitere gebräuchliche Definition: Der produktive Wortschatz liegt mit 24–30 Monaten unter der 10. Perzentile.
Es liegen keine nonverbalen kognitiven Beeinträchtigungen, Hörprobleme oder andere erkennbare Primärbeeinträchtigungen vor.

Wichtige statistische Fakten
Der Anteil von Late Talkers an der Gesamtpopulation 2-Jähriger beträgt etwa 10–20 %.

Eigenschaften und Verlauf

Eigenschaften von Late Talkers bis zu 2 Jahren (vgl. Desmarais et al. 2008)

- Meilensteine (▶ Kasten) werden nicht im erwarteten Altersrahmen erreicht
- Rückstand in der produktiven Lexikonentwicklung im Alter von 24 Mon.
- Beeinträchtigungen des Wortverständnisses möglich (nicht zwingend)
- eingeschränkte phonologische und prosodische Fähigkeiten (Konsonanteninventar und Silbenstrukturen eingeschränkt)
- Verzögerungen im Symbolspiel und der Kategorisierungsfähigkeiten möglich

Meilensteine des ungestörten Lexikonerwerbs im 2. Lj.

- erste Wörter mit ca. 12–13 Mon.
- Aufbau eines produktiven Vokabularumfangs von 50 Wörtern im Alter von ca. 18–19 Mon.
- ab ca. 18 Mon. oft Wortschatzspurt
- Beginn der Produktion von Zweiwortäußerungen ab ca. 18 Mon.
- hohe interindividuelle Variation ist zu beachten

Verlauf im dritten Lebensjahr

Im Laufe des 3. Lj. kann die Sprachentwicklung eines Late Talkers unterschiedliche Richtungen einschlagen (▶ Abb. 3.2). Die Forschungslage zum Prozentsatz der Aufholer ist uneinheitlich.

- Late Bloomer („Spätblüher“): ca. ⅓ der Late Talkers holt Defizite bis zum Erreichen des 3. Geburtstages auf, anschließend weitgehend unauffällige Sprachentwicklung.
- Die restlichen Kinder zeigen ab dem 3. Geburtstag sprachliche Auffälligkeiten, entweder im Sinne von schwachen Sprachleistungen oder im Sinne einer spezifischen Sprachentwicklungsstörung.

> **!** Nicht alle Late Talkers entwickeln eine SSES, aber die meisten Kinder mit spezifischer Sprachentwicklungsstörung gehen aus der Gruppe der Late Talkers hervor. Die frühe lexikalische Verzögerung ist deshalb als Initialsymptom einer spezifischen Sprachentwicklungsstörung zu werten.

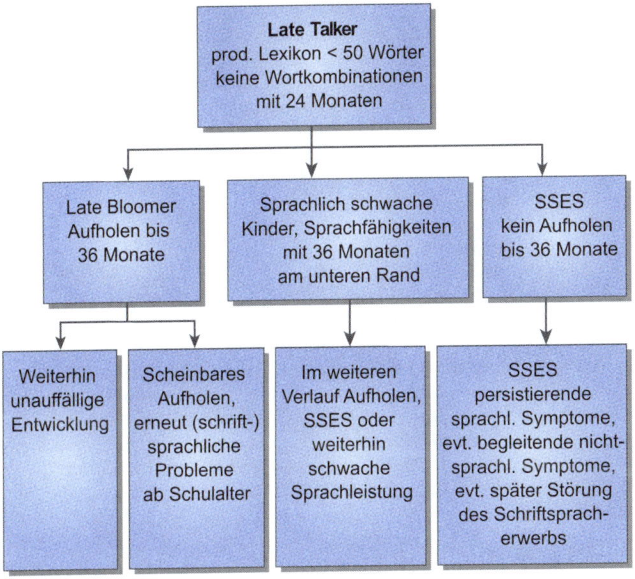

Abb. 3.2 Entwicklung von Late Talkers: Schaubild

Weiterer Verlauf

Oft entwickelt sich das Lexikon weiter und erreicht eine altersentsprechende Größe. Meist verbleiben v. a. grammatische Auffälligkeiten:

- reduzierte Äußerungslänge
- Einschränkungen der syntaktischen Komplexität, z. B. Auslassungen obligatorischer Konstituenten, geringe Flexibilität der Satzstrukturen, Wortstellungsfehler
- fehlende oder falsche morphologische Markierungen, z. B. im Bereich der Subjekt-Verb-Kongruenz
- spezifische Einschränkungen umschriebener sprachlicher Leistungen, z. B. im Erwerb der Verbbedeutung, der Wortprosodie (Penner 2002; Schulz 2007) oder in der phonologischen Bewusstheit
- eingeschränkte Erzählfähigkeiten

Bei Kindern ohne Aufholeffekt bleiben die sprachlichen Defizite oft bis ins Vorschul- und Schulalter bestehen. Probleme im Schriftspracherwerb können hinzutreten. Die eingeschränkten positiven Kommunikationserfahrungen sprachauffälliger Kinder können die psychische und soziale Entwicklung beeinträchtigen (Wechselwirkung zwischen Sprachfähigkeiten und sozialen Kompetenzen). Begleitend kann ein auffälliges Sozialverhalten entstehen, das mit familiären Belastungen einhergehen kann. Aufgrund der sprachlichen Defizite können der schulische Lernerfolg und die kognitive Weiterentwicklung gefährdet sein.

Prädiktoren

Frühe Lexikonfähigkeiten sind eine notwendige Basis für die Grammatikentwicklung. Sie dienen daher als ein Kriterium für Prognosen über die weitere Sprachentwicklung. Nach Rescorla et al. (2000) ist bei Kindern, die mit 2;6 J. weniger als 100 Wörter produzieren, nicht mit einem Aufholen bis zum 3. Geburtstag zu rechnen. Gegenstand derzeitiger Forschung ist die Ermittlung weiterer zuverlässiger und möglichst früher Indikatoren zur Differenzierung zwischen Late Bloomers und SSES-Kindern. Untersucht wurde eine Vielzahl möglicher Prädiktoren:

- auffällige rezeptive Sprachleistungen (Wortverständnis)
- prosodische Auffälligkeiten
- Komplexität des Babbelns
- Symbolisierungsfähigkeiten
- sozio-ökonomischer Status
- nonverbale kognitive Leistungen
- familiäre Disposition für Sprach-, Lese- oder Lernprobleme

Kein einzelner Faktor erlaubt eindeutige Vorhersagen. Ellis Weismer (2000) geht von einer Kombination interagierender Faktoren aus. Eine Studie von Sachse (2007; Sachse und Suchodoletz 2009) ergab, dass beeinträchtigtes Sprachverständnis, geringer Bildungsstand der Mutter, niedrigerer nonverbaler Entwicklungsstand sowie Verhaltensauffälligkeiten (wie mangelnde Aufmerksamkeit) im Alter von 2 Jahren Hinweise auf eingeschränkte sprachliche Leistungen mit 3 Jahren darstellen.

Klinisches Vorgehen (▶ Tab. 3.1)

Der Zeitpunkt zur Früherfassung und Frühintervention sollte nicht von einer Wait-and-see-Haltung bestimmt werden. Die sprachliche und allgemeine Entwicklung von Late Talkers im 3. Lj. ist genau zu verfolgen. In der ersten Hälfte des 3. Lj. liegt der Fokus auf Diagnostik mit paralleler Elternberatung.

Tab. 3.1 Altersabhängiges Vorgehen bei Late Talkers

Alter	Klinisches Vorgehen
24 Mon.	Anamnese Einschätzung des produktiven Vokabulars (Lexikonumfang), z. B. mittels Tagebuchaufzeichnungen der Eltern und/oder Fragebögen/Checklisten Transkription der Spontansprache: Wortschatzumfang < 50 Wörter? Auftreten von Wortkombinationen? Diagnostik: Wort- und Satzverständnis, Symbolfähigkeiten bei Vorliegen negativer Prädiktoren Elterntraining parallel: Hörtest, ggf. entwicklungsneurologische Abklärung

Tab. 3.1 Altersabhängiges Vorgehen bei Late Talkers *(Forts.)*

Alter	Klinisches Vorgehen
30 Mon.	Vokabular < 100 Wörter? Wortkombinationen? weitere sprachliche Diagnostik: z. B. Verständnis von W-Fragen, Wortproduktion, Begriffsklassifikation Abklärung nichtsprachlicher Fähigkeiten bei gravierendem Rückstand Therapiebeginn, sonst weitere Beobachtung
36 Mon.	vollständige Profildiagnostik auf allen sprachlichen Ebenen ist weiterhin Rückstand zu beobachten: Fortsetzung bzw. Beginn der Therapie
fortlaufend	Aufklärung und Beratung der Eltern Abklärung nichtsprachlicher Entwicklungsbereiche: bei Verdacht Einholen entsprechender Befunde (entwicklungsneurologische Abklärung, evtl. nonverbale kognitive Fähigkeiten, Ausschluss von Autismus und anderen Entwicklungsauffälligkeiten) ggf. parallel Einleitung nichtsprachlicher Therapieverfahren

Entwicklung zwischen 24 und 30 Mon. besonders beachten: gibt es in dieser Phase keine deutlichen Fortschritte, wird die Wahrscheinlichkeit für ein Aufholen geringer.

3.2.2 Allgemeine Ansätze in der Lexikontherapie bei Sprachentwicklungsstörungen

Julia Siegmüller

Auch: Wortschatztherapie, Semantiktherapie
Dieses Kapitel soll einen Überblick über die allgemeinen Ansätze geben, die den einzelnen Störungsausprägungen nicht zugeordnet werden können.

Arbeit in semantischen Feldern

Klassische Therapie im Bereich des lexikalischen Aufbaus.
Zielstellung: Aufbau neuer phonologischer und semantischer Repräsentationen. Zusätzlich kann das Netzwerk der semantischen Felder auf diese Weise (um-) strukturiert werden.

Grundannahme

Wortlernen und -abruf findet innerhalb von semantischen Kategorien effizienter und vernetzter statt. Das Füllen der Kategorien verbessert die lexikalisch-semantische Verarbeitung.

Prinzip

Therapie wird in Spiele und Handlungssequenzen eingebaut, wodurch die vordergründige Interaktionsebene der normalen Handlungsstruktur des Kindes entspricht:

- Erweiterung/Aufbau der semantischen Felder: im Spiel werden neue Begriffe angeboten und in der gespielten Interaktion verdeutlicht, so dass allmählich eine Kategorie aufgebaut bzw. weiter gefüllt wird

- In der Regel werden im Rahmen einer Therapie mehrere Felder bearbeitet.
- Strukturierung der semantischen Felder: Taxonomische Strukturen haben abstrakte Oberbegriffe, die das Kind zu einem etwas späteren Zeitpunkt seiner Entwicklung lernt (Siegmüller 2003a): taxonomischer Oberbegriff für Hund, Kuh und Ziege ist „Säugetier" und nicht „Bauernhof". Bauernhof ist ein Thema und kein Begriff der taxonomischen Struktur.
- außerdem innerhalb des Spiels Differenzierung von zwei mehr oder weniger relatierten Kategorien möglich

3

! Aufbau eines Grundwortschatzes?

Die grundlegende Frage, ob eine Sprachtherapie dem betroffenen Kind den gesamten notwendigen Wortschatz beibringen kann, stellt sich bei jeder Wortschatztherapie und muss verneint werden:

- auch eine darauf abzielende Sprachtherapie wird nicht verhindern können, dass der Abstand zwischen dem betroffenen Kind und anderen Kindern des gleichen Alters eher größer als kleiner wird
- Wortschatztherapie als eine Art der „Hilfe zur Selbsthilfe": Ziel muss sein, dem Kind Strategien zu vermitteln, wie es selber auch außerhalb der Therapie Wortschatz aufnehmen und semantische Einträge in seinem Kategoriensystem aufbauen kann (Füssenich 1994).

Wortschatztherapie oder Semantiktherapie?

Die Zählbarkeit der lexikalischen Einträge und der Zunahme von Wörtern im kindlichen Lexikon sprechen für den Therapieschwerpunkt in der lexikalischen Arbeit.

Arbeit in der Semantik enthält viele basale Informationen für die generelle Wortverarbeitung, Wortformen werden i. d. R. auch in der Semantiktherapie geäußert (Kita 1997; Siegmüller und Fröhling 2003). Therapeutische Entwicklung der Kategorisierungsfähigkeiten zeigte sich bei Kindern mit Late Talker-Vergangenheit und persistierenden SES als ein Faktor, der die Entwicklung des Lexikons nachhaltig verbessern konnte (Siegmüller und Fröhling 2003; ▶ Kap. 3.2.1).

Semantische Störungsanteile sind im Vergleich zu Wortschatzdefiziten weniger prominent → keine Wahrnehmung als Leit- bzw. Kernsymptomatik.

Semantische Störungen beeinflussen viele Verarbeitungswege der Sprache jedoch nachteilig und nachhaltig: z. B. Wortfindung (▶ Kap. 3.2.5), Wortspeicherung (▶ Kap. 3.2.3), sinnentnehmendes Lesen (▶ Kap. 5.3)

Aspekte einzelner Wortarten

Ein Großteil der Literatur zu semantischer Struktur und Aufbauweise des mentalen Lexikons orientiert sich an der Wortart Nomen. Diese Strukturen können nicht unbesehen auf andere Wortarten übertragen werden; das Verhalten im Erwerb ist unterschiedlich (▶ Kap. 2.3), was in der Therapie Berücksichtigung finden muss (Kauschke 2000). Weiter muss beachtet werden, in welcher Beziehung die verschiedenen Wortarten zur Grammatikentwicklung des Kindes stehen.

> **!**
> - Verben: Schnittstelle zur Syntax, Verb bildet das Zentrum des Hauptsatzes (▶ Kap. 3.4). In seinen verschiedenen Erscheinungsformen nimmt das Verb unterschiedliche morphologische Aspekte in sich auf (kongruierende Verbflexion, Partizipien, Partikel). Eine Produktion erscheint dem Kind lediglich auf Satzebene sinnvoll.
> - Präpositionen: benötigen zur Produktion eine adverbiale Bestimmung (auf dem Markt, im Wald, neben dem Stuhl), die in einer Präpositionalphrase geäußert wird. Diese verlangt die Abfolge Präposition – Artikel – Nomen. Eine Produktion erscheint dem Kind lediglich auf Satzebene sinnvoll.
> - Artikel: syntaktische Anteile überwiegen, Therapie findet in der Grammatiktherapie statt (▶ Kap. 3.4.4)
> - Fragepronomen: benötigen die Informationsfragestruktur, besitzen jedoch eine komplexe Semantik (Fragepronomen steht als Variable für einen dem Sprecher unbekannten und daher zu erfragenden Satzteil), die u.U. im Wortschatzbereich eigenständig angegangen werden muss.

3.2.3 Störungen des Wortverständnisses

Julia Siegmüller

Auch: Wortschatzdefizit, allgemeine Sprachentwicklungsverzögerung, rezeptive Sprachentwicklungsstörung
Das lexikalische Inventar des Kindes ist für sein Alter zu klein. Treten auf als (Kannengieser 2009):
- Aufbaustörung von neuen Wortrepräsentationen (Störungsschwerpunkt Wortaufnahme)
- Verarbeitungsstörungen bestehender Wortrepräsentationen (Störungsschwerpunkt Wortspeicherung)
- Störungen bei der Ausdifferenzierung von bestehenden Wortrepräsentationen (Störungsschwerpunkt Wortspeicherung)

Erscheinungsbild
- bei jungen Kindern leitsymptomatischer Charakter: früheste Ausprägungen von Sprachentwicklungsstörungen. In einigen Ansätzen zu Late Talkern (▶ Kap. 3.2.1 und ▶ Kap. 3.7) werden Störungen des Wortverständnisses vor dem Alter 3;0 als Kriterium zur Unterscheidung zwischen einem Late-Talker-Risikokind und einem Kind, das bereits eine Sprachentwicklungsstörung ausgebildet hat, benutzt (Rescorla et al. 1997; auch Kauschke 2000)
- immer begleitend: Störung der Wortproduktion. Dies ergibt sich aus dem allgemeinen Entwicklungsprinzip, wonach das Rezeptive dem Produktiven in der Entwicklung immer vorausgeht (Bates et al. 1988; Bishop 1997)

Störungsschwerpunkte
- Wortaufnahme: das betroffene Kind lernt weniger Wörter als das ungestörte Kind
- Wortspeicherung: das betroffene Kind lernt zwar genauso viele Wörter wie das ungestörte Kind, behält diese jedoch schlechter und kann später nicht mehr/nur schlecht darauf zugreifen

Beide Störungsschwerpunkte führen zum Verstehen von zu wenig Wörtern, bei quantitativer Diagnostik keine Unterscheidung möglich (s. u.). Eine Untersuchung des Wortverständnisses sollte zu jeder kindlichen Sprachdiagnostik gehören.

Störungsschwerpunkt Wortaufnahme

Sprachsystematische Ursache

Der Prozess der Wortaufnahme, der in der Phase des besonders schnellen Wortschatzaufbaus *Fast Mapping* genannt wird (▶ Kap. 2.3), setzt nicht oder nur vermindert ein. Das Kind verbleibt in seiner Wortlernstrategie bei allgemeineren assoziativen Lernprozessen, die es in den frühesten Phasen des Wortschatzerwerbs angewendet hat.

Symptomatik

- zum Lernen eines Begriffes sind mehr Präsentationen des unbekannten Wortes und des entsprechenden Referenten erforderlich
- Herstellung keiner beidseitig gültigen Beziehung zwischen Objekt und Wortform, das Objekt wird auch nach Nennung eines anderen Wortes gezeigt

Grundlegende Diagnostik

- Elternfragebögen für die Früherkennung von 2-jährigen Kindern mit erhöhtem Risiko (ELFRA 2; Grimm und Doil 2000)
- Untersuchung des Wortverständnisses für verschiedene Wortarten, z. B.:
  - Patholinguistische Diagnostik bei Sprachentwicklungsstörungen (PDSS, Kauschke und Siegmüller 2010)
  - Marburger Sprachverständnistest für Kinder (MSVK; Elben und Lohaus 2000)
  - SET – Sprachentwicklungstest für 5–10-jährige Kinder (Petermann 2010)

Qualitative Diagnostik

Informelle Fast-Mapping-Untersuchung

- Auswahl von vier Objekten, für die ein Kind keinen Namen hat, z. B. Werkzeuge, Küchengeräte
- Benennung dieser Objekte mit phonologisch einfachen Wörtern, z. B. *Laht*
- Einführung aller vier Objekte nacheinander und Benennung mit dem künstlichen Namen
- notieren, wie oft die einzelnen Objekte vom Untersucher benannt wurden (ca. 4x)
- außerdem die (wirkliche oder ausgedachte) Funktion des Objektes beschreiben, um Bedeutungsaspekte zu verdeutlichen
- direkt nach dem vierten Item zwei bekannte Objekte, z. B. einen Ball oder ein Auto, und zwei der vier unbekannten Objekte vorlegen
- eines der neuen Objekte vom Kind fordern: „Gib mir das Laht!"
- Reaktion vermerken, kein korrigierendes bzw. bestätigendes Feedback geben
- Wiederholung mit den anderen unbekannten Objekten mit jeweils neuen, aber bekannten Ablenkerobjekten

Bei einer Störungsausprägung in der Wortaufnahme sollte das Kind keines oder höchstens eines der zu lernenden Objekte aus den jeweiligen Sets auswählen können.

Therapie

Ziel ist das Entdecken der relevanten sprachlichen Lernprozesse zum Wortschatzaufbau und nicht das Wachstum des quantitativen Wortwissens. Aktuell zwei Therapieansätze:

Kon-Lab-Ansatz nach Penner (2004)

(auch Penner, www.kon-lab.com)

- Prinzip: Entwicklung von Wortschatz, Prosodie (▶ Kap. 2.4.3) und Grammatik (▶ Kap. 2.6); Hilfe bei der Ableitung der zielsprachlichen Regeln für Phonologie (Prosodie) und Grammatik; Aktivierung lexikalischer Erwerbsmechanismen in Zusatzmodul, Wortschatztherapie nicht als Kernbereich
- Interventionsbereiche: Aufbau von Kategorien, Prinzip der Objektganzheit, taxonomisches Prinzip, Prinzip der Formpräferenz, Prinzip der *Mutual Exclusivity* (beidseitig exklusive Beziehung zwischen Wortform und Referent), weiterer Aufbau des Lexikons

Patholinguistischer Ansatz von Kauschke und Siegmüller (2006)

(▶ Tab. 3.2)

- Therapie des Wortverständnisses Kernarbeit der frühen Therapiephasen, da lexikalische Ausprägung bzw. Symptomatik entwicklungschronologisch sehr früh liegt und somit in der entwicklungsproximalen Therapie entsprechend früh behandelt werden sollte
- Baukastensystem zur Ausrichtung auf individuelle Störungsschwerpunkte des jeweiligen Kindes; für jedes Kind werden Therapieanteile und -methoden zusammengesetzt
- Odd-Name-Odd-Referent (Crais 1992): einem „seltsamen" (unbekannten) Namen wird ein „seltsames" (unbekanntes) Objekt zugeordnet. Das Kind nimmt nun grundsätzlich an, dass unbekannte Wortformen eine ihm ebenfalls unbekannte Referenz besitzen, die es zu finden gilt – oder umgekehrt

Tab. 3.2 Therapiebereiche und -methoden des Patholinguistischen Therapieansatzes

Therapiebereiche	Therapiemethoden
Begriffsbildung	Inputspezifizierung
Erwerb und Festigung von Wörtern und Wortbedeutungen	Modellierung
	einfache Übungen

Störungsschwerpunkt Wortspeicherung

Sprachsystematische Ursache

Zu schwache Speicherkapazitäten für die phonologische Form eines Wortes bei Vorschul- und Schulkindern (Rothweiler 2001):

- neu gelernte Wortform wird nicht so sicher eingebettet, dass sie bei einer späteren Präsentation von Wortform und Referent wiedererkannt werden kann
- korrekte Identifizierung des Wortes in der direkten Lernsituation = keine Störung bei der Wortaufnahme
- betroffene Kinder vergessen neu gelernte Wörter eher als unauffällige

- Folgen: Wortschatz bleibt klein, da nur Wörter mit so hoher Inputfrequenz im Lexikon gefestigt werden, dass sie die niedrige Speicherkapazität auffängt. Niedrig-frequentere Wörter gelangen nur bedingt in den Wortschatz

Symptomatik
- rezeptive Symptomatik: schlechte Leistung in Wortverständnisaufgaben
- produktive Symptomatik: häufig Umschreibungen von Objekten, da Bedeutung zwar abrufbar, Wort aber nicht verfügbar. Auf Wortebene konstantes Phänomen, im Gegensatz zum fluktuierenden Abruf als Leitsymptom einer Wortfindungsstörung (▶ Kap. 3.2.5)
- bei älteren Kindern Frequenzeffekt in Benennaufgaben

Grundlegende Diagnostik
Feststellung der Störung des Wortverständnisses:
- Untersuchung des Wortverständnisses für verschiedene Wortarten, z. B.
  - Patholinguistische Diagnostik bei Sprachentwicklungsstörungen (PDSS, Kauschke und Siegmüller 2002)
  - Marburger Sprachverständnistest für Kinder (MSVK; Elben und Lohaus 2000)
  - SET – Sprachentwicklungstest für 5–10-jährige Kinder (Petermann 2010)

Qualitative Diagnostik
Informelle *Fast-Mapping*-Untersuchung: Erweiterung zur Speicheruntersuchung, angelehnt an das experimentelle Vorgehen von Rothweiler (2001).

Erweiterte informelle Fast-Mapping-Untersuchung
- Durchführung wie bei Informelle Fast-Mapping-Untersuchung unter „Störungsschwerpunkt Wortaufnahme“
- Erweiterung: am Ende der gleichen Stunde die Objekte dem Kind noch einmal zeigen und nicht erneut einführen
- vom Kind nun jeweils eines der vier Objekte fordern, wobei bekannte und neue Objekte als Ablenker dienen können. Aufgabe wird schwerer, wenn neue Objekte als Ablenker
- Wiederholung dieses Vorgehens zu Beginn der nächsten Therapiesitzung

Therapie
Der Patholinguistische Ansatz sieht für diesen Störungsschwerpunkt den Therapiebereich *Erwerb und Festigung von Wörtern und Wortbedeutungen* vor. Da die Wortspeicherung gestört ist, muss die Therapie in ihrem Angebot neuer Wörter anders vorgehen als bei der Therapie von Problemen in der Wortaufnahme (s.o.). Den schwachen Speichermöglichkeiten wird mit erhöhter Frequenz und Wiederholung der Items entgegengewirkt:

Prinzip
- Reduktion des Angebots neuer Wörter mit langsamer Steigerung der Anzahl im Therapieverlauf
- konsequente Wiederholung der Wörter im Laufe der Sitzung und in folgenden Sitzungen
- häufige Überprüfung, ob das Kind die Wortformen noch wieder erkennt, gefolgt von wiederkehrendem erhöhtem Input schon bekannter Items
- Kombination mit Gedächtnistraining

> Bei einer ausgeprägten Wortspeicherstörung kann es zu einem verlangsamten Übertrag der neuen Wörter in die Sprachproduktion kommen. Ursache sind die aufgrund der schwachen Speicherleistungen mangelnden Ausdifferenzierungsleistungen im Wortverständnis und/oder in der Semantik.

3.2.4 Störungen der Wortproduktion

Julia Siegmüller

Auch: Wortschatzstörung, allgemeine SEV, Wortschatzdefizit, Wortschatzarmut
Störungen der Wortproduktion können begleitend zu Störungen des Wortverständnisses (▶ Kap. 3.2.3) oder bei ungestörtem Wortverständnis auftreten. Konstante Störungsausprägungen in der Wortproduktion sind zu unterscheiden von Wortfindungsstörungen, bei denen der Abruf fluktuierend möglich ist (▶ Kap. 3.2.5). Die in diesem Kapitel besprochene Störungsausprägung stellt eine kontinuierliche Problematik dar, d.h. das Kind beherrscht die betroffenen Wörter gar nicht.

3

Modalitätenunterschiede

In der Regel wird erwartet, dass sich eine Störung des Wortschatzes immer auf die Produktion auswirkt. Auch bei parallelen Störungen im Wortverständnis ist die Produktion meist stärker betroffen. Die Störung in der Wortproduktion ist eine der häufigsten und auch eine der frühesten Ausprägungsarten der Sprachentwicklungsstörung.

Wortartenunterschiede

Im Störungsprofil des Kindes können die Wortarten unterschiedlich betroffen sein:

- Nomen: Das aktuell zur Verfügung stehende diagnostische Material (vgl. Diagnostik) zielt hauptsächlich auf Nomen ab. Sie stellen eine große Masse im Wortschatz dar. Nomen sind jedoch nicht immer die von einer SES hauptsächlich betroffene Wortart.
- Verben: Überprüfung der Wortproduktionsleistungen für Verben ist besonders wichtig für die kindliche Entwicklung. Sie erscheinen i.d.R. während der Zweiwortphase im kindlichen Lexikon (Kauschke und Rothweiler 2005). Durch enge Beziehung zur Grammatikentwicklung bilden Verben die Schnittstelle von Wortschatz und Grammatik. Bei Late Talkers (▶ Kap. 3.2.1) treten Verben häufig gar nicht in Erscheinung, so dass das Fehlen der ersten Verben auch teilweise als Risikokriterium für eine Sprachentwicklungsstörung betrachtet wird.

Diagnostik

In der Regel durch Benenntests:

- Aktiver Wortschatztest für drei- bis sechsjährige Kinder (AWST 3–6, Kiese und Kozielski 1979): wahrscheinlich bekanntester Test in Deutschland; gilt als nomenlastig, so dass sich Wortartenunterschiede oder auch isolierte Defizite im Verblexikon nicht gut feststellen lassen (z. B. die Kritik bei Rothweiler 2001)

- Benenntest im Sprachentwicklungstest für 2-Jährige (SETK-2, Grimm 2000): enthält Nomen verschiedener Komplexität. Gegenüberstellung rezeptiver und produktiver Subtests zur Feststellung, ob es sich um ein rein produktives oder rezeptiv-produktives Defizit handelt

Therapie

Wortschatzsammler/Wortschatzfinder (Motsch und Ulrich 2012)

Aktuelles Konzept mit erster empirischer Evidenz (erbracht an Vorschulkindern). Programm zum „Kick-Start" des Wortschatzlernens. Vermittelt neben Übungswörtern Elemente des Selbstmanagements (self-cueing). Kinder sollen aktiv lexikalische Lücken finden und schließen, dazu werden verschiedene metasprachliche Strategien vermittelt (z. B. Fragen nach Name, Funktion und Aussehen des fehlenden Wortes).

3

In der Therapie wird durch eine Handpuppe ein positiver Fokus auf das unbekannte Wort gelegt. Das Kind soll Wörter erfragen und lernen, anschließend kategorisieren.

Patholinguistischer Ansatz (Siegmüller und Kauschke 2006)

Modellorientierte Therapie, die Wortproduktion und Wortverständnis sowohl in Zielstellung als auch in Methodik in den gleichen theoretischen Rahmen setzt. Die therapeutische Intervention im gesamten Wortschatzbereich konzentriert sich auf die Stärkung der rezeptiven Modalität. Therapeutische Methoden wie Inputspezifizierung oder auch Feedbackmethoden können nicht direkt in der Wortproduktion Veränderungen hervorrufen, da sie immer zunächst durch die Input verarbeitenden Anteile des kindlichen Sprachsystems wahrgenommen werden. Die Zielwörter der produktiven Therapie folgen der Reihenfolge des Verständnisaufbaus.

Wortschatztherapie bedeutet immer Aufbau und Ausdifferenzierung phonologischer Form und semantischer Repräsentation. Produktionsübungen zeigen, ob das Kind über genügend gefestigte Repräsentationen verfügt, um diese in der Produktion zu benutzen. Gelingt dies jedoch nicht, kann das therapeutische Einwirken nur über Weiterführung der Ausdifferenzierung von phonologischer und semantischer Repräsentation in der rezeptiven Arbeit fortgesetzt werden.

Theoriegeleitete Therapie bei Sprachentwicklungsstörungen: Speichertherapie (Siegmüller 2014)

Geeignet für Kinder ab vier Jahren bei großem Wortschatzdefizit (messbar durch Frequenzeffekt in Benenn- und Verstehensleistungen). Speicherung von Wörtern eines semantischen Felds mit strikter Orientierung an der Frequenz des Wortes in der deutschen Sprache. Zielwörter stehen als Vertreter für ihr Frequenzniveau (verwendet werden Nomen, Verben, Adjektive). Durch die kontinuierliche Absenkung des Frequenzniveaus sowie die systematische Übung der Zielwörter in rezeptiver und anschließend produktiver Modalität werden lexikalisches Lernen und Speichern aktiviert. Transfereffekte auf andere Felder erfolgen im Verlauf der Therapie.

> Zur Wortproduktion gehört neben einer genügenden Ausdifferenzierung der Repräsentationen auch der Wille zur Kommunikation (▶ Kap. 3.5). Ist dieser nicht gegeben, wird der produktive Wortschatz therapeutisch schwer aufzubauen sein.

3.2.5 Kindliche Wortfindungsstörungen

Julia Siegmüller

Auch: Benennstörungen, Abrufstörungen, Speicherstörungen, Zugriffsstörungen; Abkürzung WFS

Unregelmäßige Störungen beim Versprachlichen der Äußerungsintention, d.h. die lexikalische Form im sprachlichen Output wird nicht gefunden oder nicht anhaltend bzw. altersentsprechend realisiert (Glück 1998).

Erklärungsansätze

Kindliche Wortfindungsstörungen treten parallel zu Sprachentwicklungsstörungen auf. Es ist noch nicht abschließend geklärt, ob sie ein Ausdruck bzw. Beiprodukt der Sprachentwicklungsstörung sind oder ob es sich um eine Störung der Sprachverarbeitung handelt, die in einer Altersphase auftritt, in welcher der Spracherwerb noch nicht abgeschlossen ist. Zwei Hypothesen kennzeichnen diese Diskussion:

Speicherhypothese

Wortfindungsstörung ist Teil der Sprachentwicklungsstörung. Ursache ist eine Kapazitätsbeschränkung im phonologischen Kurzzeitgedächtnis, die das ausdifferenzierte Abspeichern von Repräsentationen erschwert:

- Wortfindungsstörungen treten nicht isoliert auf, sondern als Beiprodukt der spezifischen SES.
- Symptomatik: überwiegend semantische Paraphasien
- mentale Repräsentationen bleiben grob, pro semantischer Kategorie sind vergleichsweise wenige Vertreter vorhanden, pro gespeichertem Konzept sind nur wenige semantische Merkmale repräsentiert.
- Speicher- und Abrufprozesse interagieren (Leonard 1998).
- Therapiegegenstand ist eine semantische Störung.

Empirische Belege

- lineare Beziehung zwischen der Länge der Abrufzeit und der Frequenz eines Wortes
- Jüngere ungestörte Kinder, die durch ihr Alter noch nicht so viel Erfahrung mit Wortabruf haben wie ältere Kinder, sind langsamer im Abruf.

Abrufhypothese

Wortfindungsstörung ist eine entwicklungschronologisch früh auftretende Sprachverarbeitungsstörung:

- isoliertes Problem der Sprachverarbeitung
- semantische und phonologische Paraphasien
- Speicherung der mentalen semantischen und phonologischen Repräsentationen intakt; Qualität der Speicherprozesse hat keinen Einfluss auf den Abruf beim Benennen.

Empirische Belege

- Fallstudie Michael (7;0): Kind mit SSES und WFS (Constable et al. 1997)
- Einflussnahme von lexikalisch-phonologischen Faktoren: Erwerbsalter, Frequenz, phonologische Nachbarschaft

Einfluss lexikalischer Faktoren
Der Einfluss lexikalischer Faktoren auf den Wortschatzerwerb ist im Entwicklungsverlauf unterschiedlich gewichtet:
- Erwerbsalter nimmt von Beginn des Wortschatzerwerbs an Einfluss ab und verliert diesen im Schulalter (German und Newman 2004)
- Frequenz gewinnt in der Schulzeit an Bedeutung (Siegmüller 2005)
- Ausdifferenzierung phonologischer Nachbarschaft entwickelt sich bis ins späte Grundschulalter und ist geprägt vom Verarbeitungswechsel von holistischen zu segmentalen Wortformen (Metsala 1997).

Neueinordnung der Wortfindungsstörung
Abkehr von Kausalmodellen (Speicher- und Abrufhypothese), Hinwendung zur Einordnung des Störungsbilds in den Verlauf der Sprachentwicklungsstörung (Beier und Siegmüller 2013). Wortfindungsstörung wird definiert als das Resultat

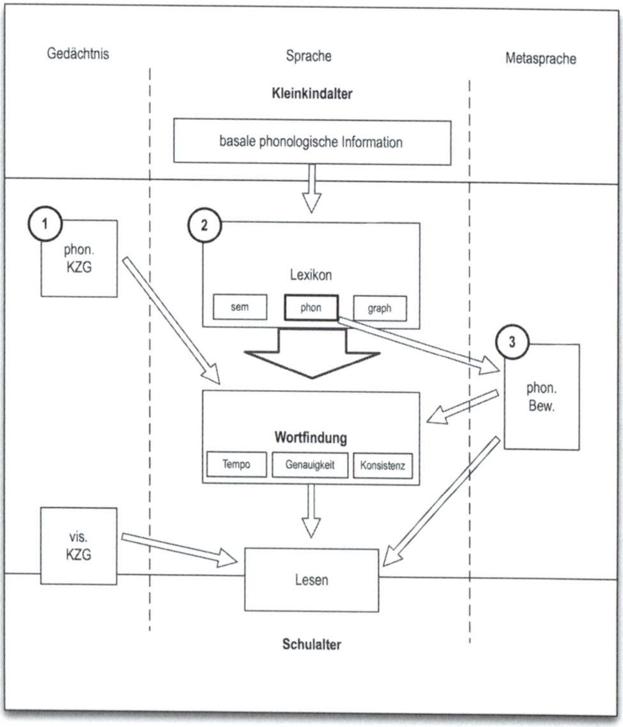

Abb. 3.3 Einfluss- und Faktorenmodell der kindlichen Wortfindungsstörung

einer unzureichenden frühen Sprachentwicklung, insofern als dass diese unzureichende Basis im Vor- und Grundschulalter zu einer ineffektiven und vulnerablen Sprachverarbeitung führt.
Die Störung steht in Beziehung mit:

- ausbleibender Entwicklung der phonologischen Bewusstheit, teilweise mit behandelten bzw. nicht-behandelten Aussprachestörungen in der Vergangenheit
- sich später entwickelnder Lese-Rechtschreib-Problematik
- mit Störungen der Erzählfähigkeit

Wortfindungsstörung nimmt damit eine Brückenfunktion ein zwischen den Störungsausprägungen der Vorschulzeit und denen der Grundschulzeit.
Einflussfaktoren auf den Wortabruf variieren von Kind zu Kind. Zur profilorientierten Vorgehensweise wird eine Symptomentrias postuliert, deren Gewichtung pro Kind eingeschätzt werden muss:

1. Defizit im phonologischen Kurzzeitgedächtnis
2. Defizit in der phonologischen Bewusstheit
3. Defizit im Abruftempo bekannter Wörter

Diagnostik sollte Tests für alle drei Bereiche umfassen. Therapie orientiert sich am patholinguistischen Ansatz (Siegmüller und Kauschke 2006) und systematisiert das dort vorgestellte Vorgehen hinsichtlich der Symptomentrias weiter.

Besonderheit im Kindesalter: Frequenzeffekt in der Semantik
Beim Benennen muss die semantische Repräsentation die Aktivierung im phonologischen Outputlexikon auslösen (zu den Begrifflichkeiten der Module Modell in ▶ Kap. 7.1.4). Temple (1997) beschreibt einen Fall, bei dem es im semantischen System zu einem Frequenzeffekt kommt und sieht darin einen Zusammenhang zwischen semantischen Zugriffsmöglichkeiten, Kategorienaufbau (beeinflusst durch Frequenzbedingungen des Inputs) und Abgrenzung:

- Hoch-frequente Repräsentationen sind so klar repräsentiert, dass eine Verbindung zum Zielwort hergestellt werden kann.
- Niedrig-frequente Wörter sind nicht semantisch repräsentiert und können keine Verbindung zum phonologischen Outputlexikon aufbauen.
- Mittlere Frequenzen lösen Wortfindungsstörungen aus. Deren Repräsentation ist bereits oberflächlich vorhanden, aber nicht präzise genug, um eine eindeutige Verbindung zum Zielwort herzustellen.

Erscheinungsbild

Fluktuierende Symptomatik, d. h. der Wortabruf gelingt teilweise und teilweise nicht. Das Störungsbild ist anhaltend, so dass die Zugriffsprobleme zu häufig auftreten, um als Versprecher gelten können.

Symptome

- Umschreibungen, Kind gibt durch Gesten oder Mimik zu verstehen, dass es um die Semantik des Wortes weiß
- Herantasten an das Zielwort in Reihen mit oder ohne Zugriff auf das gewünschte Wort am Schluss der Reihe, z. B. Zebra, Esel, Pferd, Pony für *Pony*
- neologistische Wortformen mit und ohne Bezug zur Semantik des Wortes
- vollständige Blockaden (grobmotorische Löser von Blockaden, die das Kind selbstständig einsetzt)
- semantische Paraphasien (Fallbeispiel bei McGregor und Appel 2002)
- phonologische Paraphasien (Fallbeispiel bei Constable et al. 1997)

- stereotype Phrasen, häufige Wiederholungen mit Pausenfüllern
- auf Satzebene pronominale Ersetzungen ohne Referenz
- Sprechunlust, Nuscheln
- Satzabbrüche

Diagnostik

Tab. 3.3 Abgrenzung der Wortfindungsstörungen von anderen Störungsausprägungen auf der lexikalisch-semantischen Ebene

Störungsbild	Störungsausprägung
Lexikalische Störungen	Speicherstörung oder Inventarbeschränkung
	Störung der Wortfindung
Semantische Störungen	Störung der semantischen Organisation

3

Für die Diagnostik einer Zugriffsstörung (▶ Tab. 3.3) im Vorschulalter steht im deutschen Sprachraum kein normiertes bzw. standardisiertes Verfahren zur Verfügung. Zur qualitativen Erfassung können folgende Verfahren benutzt werden (▶ Tab. 3.4):

- Nachsprechtests
- Benenntests
- Tests zur phonologischen Bewusstheit
- Tests zum automatisierten Schnellbenennen

Tab. 3.4 Untersuchung der diagnostischen Faktoren

Parameter	Diagnostische Faktoren	Diagnostische Verfahren
Benenntempo	Abruf ist langsamer als bei ungestörten gleichaltrigen Kindern	automatisiertes Schnellbenennen
Benennkonsistenz	Kind benennt das Wort bei mehreren Gelegenheiten nicht immer gleich	Benenntest (min. 2×), automatisiertes Schnellbenennen
Benenngenauigkeit	Kind benennt das Wort nicht zielgenau, z. B. Tier für Hund	Benenntest (einmalig), automatisiertes Schnellbenennen

Differenzialdiagnostik

- differenzierender Parameter zu lexikalisch-semantischen Entwicklungsstörungen (▶ Kap. 3.2.3, 3.2.4): Benennkonsistenz
- differenzierende Parameter innerhalb der Wortfindungsstörung: Benenngenauigkeit, Benenntempo
- differenzierender Parameter zur Entwicklungsdyspraxie (▶ Kap. 4.4): Wortfindungsstörung nur bei lexikalischen Stimuli, nicht bei Lauten und Unsinnsilben
- differenzierender Parameter zu Stottern (▶ Kap. 14.1): Wortfindungsstörung auch bei rhythmischem Material, z. B. Lieder, Reime

Therapie

Bedient sich v. a. Anteilen aus dem Bereich der phonologischen Bewusstheit, je nach Ansatz/Störungsausprägung werden auch semantische Anteile therapiert.

Elaborationstherapie nach Glück (2003)

In Deutschland wohl der bekannteste Ansatz. Umfasst metaphonologische und semantische Interventionsanteile (s. u.).

Interventionsfeld

- Verbesserung der Speicherqualität durch reicheres, besser organisiertes Wortwissen auf semantischer und/oder phonologischer Ebene: Ausdifferenzierung und Verknüpfung der Einträge
- Verbesserung des Abrufs: durch Abrufhinweise (auf der Basis des gespeicherten Wortwissens) und häufige Nutzung von Abrufprozessen
- Metawissen zur Speicherung und zum Abruf sowie eigenaktive strategische Nutzung dieses Wissens

Interventionsanteile

Ausarbeitung der lexikalischen Repräsentationen – semantische und phonologische Arbeit – zur Elaboration der Speicherfähigkeiten des Kindes.

- semantische Elaborationstherapie: Erweiterung/Ausdifferenzierung des semantisch-konzeptuellen Wissens hinsichtlich Wortbedeutungen sowie semantischer Verknüpfungen
- phonologische Elaborationstherapie: Ausdifferenzierung der phonologischen Form durch metaphonologische Arbeit und durch Herstellung von phonologischen Verknüpfungen; Verbesserung von Abrufgeschwindigkeit, -genauigkeit und -stabilität durch Erarbeitung des automatisierten und des kontrollierten Abrufs (Abrufhilfe)

Patholinguistischer Ansatz von Siegmüller und Kauschke (2006)

Beruht allein auf der Ausdifferenzierung phonologischer Formen. Eine semantische Therapie, wenn notwendig, findet nach dem Patholinguistischen Ansatz in einer eigenen vorgeschalteten Therapiephase statt.

Interventionsfeld

- Aufbau der eigenaktiven Mitarbeit des Kindes durch metasprachlich geprägte Arbeit, v. a. als Vorbereitung zur Überwindung der Wortfindungsstörung und zur Bewältigung einer akuten Zugriffsstörung
  - Entwicklung der phonologischen Bewusstheit zur Ausdifferenzierung der phonologischen Wortformen
  - Konzentration des Kindes auf die phonologische Form
- Differenzierung von prosodisch-phonologischen und semantischen Aspekten mit Fokussierung der prosodisch-phonologischen Aspekte
- Verbesserung der Leistung des phonologischen Kurzzeitgedächtnisses, um Ausdifferenzierung phonologischer Formen zu ermöglichen
- Verbesserung der Abrufmöglichkeiten durch verstärkte Aktivierung im Sprachverarbeitungsprozess

Gliederung der Patholinguistischen WFS-Therapie

Die Therapie gliedert sich in eine rezeptive und eine expressive Therapiephase. In der Therapie wird mit den Übungsbereichen der rezeptiven Phase begonnen. Vom dritten rezeptiven Übungsbereich aus erfolgt dann sukzessive der Übergang in die expressive Phase. Einbeziehung und Gewichtung der Übungsbereiche hängen von Störungsausprägung des Kindes ab.

- Übungsbereiche der rezeptiven Phase:
  - Identifikation von Wörtern (Konzentration auf die Wortform)

3

  - Wort/Nichtwort-Entscheidung
  - phonologische und prosodische Charakteristika von Wortformen wahrnehmen
- Übungsbereiche der expressiven Phase:
  - Analyse und Synthese
  - Merkfähigkeit für Wörter
  - Wortabruf von Einzelwörtern

3.3 Semantische Störungen bei Kindern

Julia Siegmüller

Auch: Störung der Bedeutungsentwicklung, Störung der Wortbedeutung. Spezifische Störungsausprägungen in der Semantik sind Störungen im Aufbau der semantischen Struktur. Sie machen keine Aussage über ein quantitatives Wortschatzdefizit, sondern über die qualitative Vernetzung innerhalb des taxonomischen Systems. Störungen der Bedeutungsentwicklung bei Kindern werden in der Regel kaum als eigenständige Störungsausprägungen einer Sprachentwicklungsstörung betrachtet.

3.3.1 Erscheinungsbild

Auftreten ab dem Beginn der taxonomischen Strukturierung des semantischen Netzwerkes, etwa zum gleichen Zeitpunkt wie der Wortschatzspurt (ungestörter Entwicklungsbeginn bei ca. 18. Lm., ▶ Kap. 2.3), parallel im spontanen Spiel der Kinder Sortieraufgaben.

Generell sind Störungsausprägungen im Bereich der Semantik symptomatisch weniger auffällig als quantitative Wortschatzdefizite. Trotzdem liegen semantische Strukturierungsschwierigkeiten vielen Wortschatzbeeinträchtigungen zugrunde. Eine umfassende lexikalisch-semantische Diagnostik sollte daher immer eine spezifische Untersuchung der semantischen Organisation beinhalten.

Folgende Formen kann die semantische Störung annehmen (Siegmüller 2003):

Mangelnde Kategorisierung

- das Kind baut keine taxonomisch strukturierten semantischen Kategorien auf
- das Kind benutzt keine semantischen Merkmale zur Strukturierung der Semantik und verbleibt auf einer Stufe der allgemeinen Assoziation, um Verbindungen zwischen Konzepten herzustellen
- semantisches Netzwerk ist an konkreten Ereignissen orientiert, es findet keine Abstraktion statt, die durch die Verwendung semantischer Merkmale und den Aufbau einer taxonomischen Struktur entstehen würde
- symptomatisch ist die unsichere Zuordnung der Konzepte zu Kategorien
- unsystematische Fehlermuster
- Einbeziehung thematisch verwandter Ablenker in die entsprechende Zielkategorie (z. B. Hund und Knochen)

Mangelnde Abgrenzung semantischer Felder

- semantische Felder vorhanden
- Über- bzw. Untergeneralisierungen: das Kind ordnet die semantischen Merkmale den entsprechenden Feldern nicht ausreichend zu (vgl. ▶ Kap. 2.3.2)

- semantische Organisation des Kindes zu unflexibel, so dass zwischen Konzept und semantischem Merkmal 1:1-Beziehung besteht
- kein Verständnis von semantischen, wortartenspezifischen Relationen

Therapienotwendigkeit und typischer Verlauf
Semantische Organisation hat für Sprachverarbeitung zentrale Bedeutung. Durch ihren entwicklungschronologisch frühen Erscheinungszeitpunkt sollten semantische Störungen in der Therapie ebenfalls früh angegangen werden. Hierdurch entsteht in der Praxis häufig die Kombination mit einer lexikalischen Therapie, wobei wünschenswert wäre, dass sich die semantische Arbeit auf die Organisation der neu erlernten Repräsentationen konzentriert.

3.3.2 Diagnostik

Semantische Störungen können durch Benennaufgaben nur unzureichend untersucht werden, da diese mit einem produktiven Anspruch verknüpft sind. Fehler können neben semantischen Ursachen auf Defizite im phonologischen Wissen oder auf Schwierigkeiten bei der Wortfindung zurückführbar sein. Für die spezifische Diagnostik semantischer Störungen steht im Kinderbereich die Methode der Begriffsklassifikation zur Verfügung.

Begriffsklassifikation
- Grundgedanke: Kind soll Kategorisierungen vornehmen, d. h. eine Reihe von Objekten einer bestimmten semantischen Kategorie zuordnen. Für das Kind besteht keine sprachlich produktive Anforderung
- Testverfahren mit semantischer Überprüfung in Form einer Begriffsklassifikation
  - Heidelberger Sprachentwicklungstest für Kinder (HSET; Grimm und Schöler 1991)
  - Marburger Sprachverständnistest für Kinder (MSVK; Elben und Lohaus 2000)
  - Patholinguistische Diagnostik bei Sprachentwicklungsstörungen
  - (PDSS; Kauschke und Siegmüller 2010)

3.3.3 Therapie

Therapeutische Konzepte kombinieren traditionell die semantische Therapie mit dem Wortschatzaufbau. Durch die „Arbeit in semantischen Feldern" (▶ Kap. 3.2.2) liegt der Wortschatztherapie die semantisch orientierte Auswahl des ausgewählten Therapiematerials zugrunde (Füssenich 1994).
Als eigenständig zu fördernder Störungsanteil wird die Semantik begriffen, wenn sie als Störung der Organisation und damit als unabhängig vom Aufbau der Wortschatzmasse definiert wird. Hierfür wird vom Patholinguistischen Therapieansatz ein therapeutisches Vorgehen vorgeschlagen (Siegmüller und Kauschke 2005).

Patholinguistischer Ansatz
Therapie der Semantik Schlüsselrolle bei lexikalisch-semantischen Störungen. Einsatz an 3 Zeitpunkten:
- zum Aufbau semantischer Felder (therapiewürdig ab der 50-Wort-Phase)
- zur Abgrenzung semantischer Felder (therapiewürdig ab 4. Lj.)

- als vorgeschaltete Therapiephase einer Therapie der Wortfindung zur Sicherstellung von Aufbau und Flexibilität der semantischen Organisation. Anschließend Therapiephase des Wortabrufs mittels Arbeit an der phonologischen Bewusstheit (▶ Kap. 3.2.5)

Prinzip

Das Kind soll anhand eines exemplarisch aufgebauten Feldes lernen, wie sich semantische Vernetzung vollzieht. Dafür liegt der Schwerpunkt der Arbeit neben den Zuordnungsaufgaben zu Oberbegriffen auf der Beachtung verschiedener semantischer Merkmale, nach denen das Kind Items klassifizieren soll. Je nach Lagerung des kindlichen Störungsbildes werden die semantischen Merkmale nach und nach eingeführt, so dass das Kind diese entdecken und in sein System einordnen kann, oder die semantischen Merkmale werden voneinander abgegrenzt, um die Unterschiede einzelner semantischer Felder deutlich machen zu können.

3

3.3.4 Zusammenfassung Semantik-Lexikon (▶ Tab. 3.5)

Tab. 3.5 Störungsbilder auf der semantischen und lexikalischen Ebene

Schwerpunkt	Inventar und Bedeutung	Vernetzung und Strukturierung	Wortform: Speicherung und Zugriff
Problem	• Eingeschränkter Erwerb von Wörtern und Wortbedeutungen • reduzierter Wortschatz • inadäquate Komposition des Lexikons	Unzureichende Organisation und Vernetzung erworbener Wörter	Instabile phonologische Repräsentation oder Abrufproblem
Modalität	Rezeptive und/oder expressive Einschränkungen möglich	Rezeptive und/oder expressive Einschränkungen,	nur expressive Einschränkung
sonstige Befunde	nicht alle alterserwartbaren Wortarten verfügbar	Begriffsklassifikation eingeschränkt	ggf. lexikalisches Entscheiden (Wort – Nichtwort) eingeschränkt
Konstanz	Eher konstante Benenndefizite	Geringerer Einfluss von Priming	Fluktuierende und inkonsistente Benennleistung
Benennlatenz		kann Abrufgeschwindigkeit beeinflussen	verminderte Abrufgeschwindigkeit
Fehlertypen	• Semantische Benennfehler • unspezifische Strategien • wenig Informationen über Bedeutung • Nachfrage: „ich weiß nicht"	• Semantische Paraphasien • taxonomische Fehler • Umschreibungen • Gesten	• Phonologische Paraphasien • Annäherungen • Wortsuche • Starter • Suchbewegungen • metasprachlicher Kommentar zum Abrufproblem („wie heißt das noch mal")

Tab. 3.5 Störungsbilder auf der semantischen und lexikalischen Ebene *(Forts.)*			
Schwerpunkt	**Inventar und Bedeutung**	**Vernetzung und Strukturierung**	**Wortform: Speicherung und Zugriff**
Reaktion auf Hilfen	Semantische Hilfen wirken positiv	Semantische Hilfen wirken positiv	Anlauthilfe und Informationen über Wortstruktur wirken sich förderlich aus

3.4 Störungen der Grammatik

Julia Siegmüller

Auch: Dysgrammatismus, kindlicher Agrammatismus (veraltet), Entwicklungsdysphasie, spezifische Sprachentwicklungsstörung
Bei einer Störung der Grammatik ist im Rahmen einer Sprachentwicklungsstörung die grammatische Ebene leitsymptomatisch betroffen. Dies beinhaltet sowohl syntaktische als auch morphologische Anteile. Am meisten erforschtes Gebiet der Sprachentwicklungsstörungen. Entgegengesetzte Grundannahmen (Leonard 1998):

- isolierte grammatische Sprachentwicklungsstörung
- Ausprägung der Sprachentwicklungsstörung typischerweise ab dem dritten Geburtstag und parallel zu phonologischen Störungen (▶ Kap. 4.3)

In neuerer Zeit wird die grammatische Störung auf der Textebene (Störung der Textgrammatik) mit einbezogen. Gilt als Haupterscheinungsbild eines Kindes mit grammatischer Störung im Grundschulalter (Conti-Ramsden 2009).

3.4.1 Ursachen

Weitgehend unklar (Übersicht zu Ursachen insgesamt bei Dannenbauer 2003).

- biologisch: *multikausaler Störungskomplex* mit wahrscheinlicher biologischer Ursache (Grimm 1999), wahrscheinlich angeborene Komponente. Familienhäufungen sind beschrieben, jedoch nicht für alle dysgrammatischen Kinder. Nativistisch orientierte Ansätze verweisen ebenfalls häufig auf genetische Ursache mit Defizit beim Aufbau von Repräsentationen oder Erkennen von Abhängigkeiten zwischen syntaktischen Strukturen
- Stagnation (Plateaubildung) in der Phase der frühen Sprachwahrnehmung (▶ Kap. 2.2): aktuelle Hypothese; grammatische Störungen als späte Ausprägung eines sehr frühen, nicht optimalen Entwicklungsverlaufes (Penner 2000, 2004)
- auditives Verarbeitungsdefizit: Informationsverarbeitungsdefizit durch zu langsame und zu wenig segmental orientierte Verarbeitung auditiven Materials, Auftreten simultan zum Spracherwerb, nicht Teil des sprachlichen Lernprozesses. Symptom ist phonologisches, teilweise auch auditives Gedächtnisdefizit, welches sich als eigene Störung niederschlagen kann (▶ Kap. 6.2). Gedächtnisdefizite (gemessen an Nachsprechleistungen) sind bei Kindern mit Sprachentwicklungsstörungen ab fünf Jahren zu beobachten (Grimm 1999)
- Qualität des mütterlichen Inputs: v. a. in den 1970er-Jahren als Ursache für Dysgrammatismus angenommen, inzwischen weitgehend widerlegt, da keine überzeugenden Belege dafür, dass Mütter von dysgrammatischen Kindern

schlechtere Sprachmodelle anbieten als Mütter ungestörter Kinder. Der mütterliche Input allein ist nicht kausal für einen Dysgrammatismus
- Defizit im Verarbeiten von entwicklungsauslösenden Inputinformationen. Annahme einer über die Grammatik übergreifenden Sprachentwicklungsstörung (Bishop 2000).

3.4.2 Erscheinungsbild und Verlauf

Typischerweise als Störung der formalen Sprachaspekte, parallel mit phonologischen Störungen (▶ Kap. 4.3). Beide Störungsausprägungen ab drittem Geburtstag häufig leitsymptomatisch (vorher bestehende lexikalische Störungen treten häufig in den Hintergrund, sind jedoch ohne frühere Intervention nicht behoben!).

- grammatische Störungen zeigen sich bereits durch das Ausbleiben der ersten Wortkombinationen an (▶ Kap. 3.2.1):
  - verlängerte Einwortphase: erste Wortkombinationen häufig mehr als ein Jahr verspätet (Dannenbauer 2003)
  - verlängerte Phase der Wortkombinationen mit und ohne Verben, teilweise ohne Verbargumente
  - typischerweise lange Stagnation auf der Ebene der Verbendstellung
  - betroffene Kinder fallen immer weiter zurück: je älter sie werden, desto stärker tritt die Störung in den Vordergrund (Grimm 1999)

Modalitätenunterschiede

Kindliche Störungen der Grammatik zeigen sich i. d. R. stärker in der Sprachproduktion als im Verstehen von Sprache:
- Sprachverständnis ist nicht unbetroffen, Grad der Betroffenheit der Sprachperzeption kann sich im Laufe der Entwicklung ändern (Dannenbauer 2003) und so ein uneinheitliches Bild ergeben
- Defizite in der Sprachproduktion sind konstant vorhanden
- rezeptive Anteile der grammatischen Störung können bis ins Jugendalter persistieren

Leitsymptome im Vorschulalter

- Verbendstellung (flektiert oder unflektiert), Ausbleiben der Verbzweitstellung. Flektierte Verbendstellung ist als stärkeres Symptom zu werten
- starre und verkürzt wirkende Satzstruktur mit festem Muster in der Abfolge Subjekt – Prädikat – Objekt: Kind produziert keine Fragen (außer evtl. sehr frequente Fragestrukturen mit *wo*, die nicht als grammatische Produktion gewertet werden), keine Nebensätze (Penner und Kölliker Funk 1998), keine Strukturen mit einer anderen Wortreihenfolge als S-P-O
- morphologische Auffälligkeiten bei Kasus, Aspekt, Tempus und Plural und/oder in der Herstellung der Subjekt-Verb-Kongruenz (SVK)

Weiterer Verlauf

Mit zunehmendem Alter treten morphologische Fehler in den Vordergrund, die ohne Therapie nicht bewältigt werden können (Grimm 1999). Die morphologischen Probleme treten typischerweise mit einer zunehmenden Gedächtnisproblematik gemeinsam auf, die das Erlernen von nicht regelgeleiteten Flexionsendungen (▶ Kap. 2.5) erschwert.

Dannenbauer (2003) beschreibt dysgrammatische Störungen auch bei Kindern im Grundschulalter teilweise als leitsymptomatisch.
In der Regel setzt sich die Grammatikstörung im weiteren Schulverlauf auf der textgrammatischen Ebene fort; wird häufig unter den Lese-Rechtschreib-Störungen subsumiert (▶ Kap. 5). Grimm (1999) geht davon aus, dass die Textstörungen der Kinder sich in der Unfähigkeit äußern, hierarchische Repräsentationen aufzubauen.

Leitsymptome im Grundschulalter
- Veränderung des Profils: Defizite auf der Textebene treten in den Vordergrund
- mangelnder Einsatz von Kohärenz- und Kohäsionsmitteln wie Verbindung von Sätzen zu Texten
- fehlende bzw. falsche oder referenzlose Pronominalisierungen

! **Kompensierter Dysgrammatismus**
Auch: erstarrtes Satzmuster, postdysgrammatisches Stadium
- syntaktisch scheinen die Kinder häufig aufzuholen: keine Verbendstellung mehr, sondern zielsprachliche Strukturen mit der typischen Abfolge S-V-O
- zu große Präferenz für SVO, keine Nebensätze oder Fragen → Erwerb der V2 bleibt eigentlich aus, statt der V2 wurde eine Satzstruktur „auswendig" gelernt, die zielsprachlich angenähert ist (Penner und Kölliker Funk 1998; Siegmüller 2003b)
- morphologische Störungen in der Markierung des Kasus

3.4.3 Diagnostik

Diagnostische Verfahren
- rezeptive Verfahren: Marburger Sprachverständnistest für Kinder (MSVK, ab 5 Jahre, Elben und Lohaus 2000), Patholinguistische Diagnostik bei Sprachentwicklungsstörungen (PDSS, Kauschke und Siegmüller 2010), Sprachentwicklungstest für drei- bis fünfjährige Kinder (SETK 3–5, Grimm 2001), Heidelberger Sprachentwicklungstest (HSET, Grimm und Schöler 1991)
- produktive Verfahren: Patholinguistische Diagnostik bei Sprachentwicklungsstörungen (PDSS, Kauschke und Siegmüller 2010), Heidelberger Sprachentwicklungstest (HSET, Grimm und Schöler 1991), Psycholinguistischer Entwicklungstest (PET, Angermaier 1977), Sprachstandserhebungstest 5–10 (SET, Petermann et al. 2010)
- entwicklungschronologisch frühe Verfahren: Sprachentwicklungstest für zweijährige Kinder (SETK-2, Grimm 2000), Patholinguistische Diagnostik bei Sprachentwicklungsstörungen (PDSS, Kauschke und Siegmüller 2010)
- Spontansprachanalysen für die Überprüfung der Produktion: Evozierte Sprachdiagnose grammatischer Fähigkeiten (ESGRAF, Motsch 1999), Profilanalyse, PC-gestützte Grammatikanalyse in der PDSS
- Morphologie: Patholinguistische Diagnostik bei Sprachentwicklungsstörungen (PDSS, Kauschke und Siegmüller 2010), Heidelberger Sprachentwicklungstest (HSET, Grimm und Schöler 1991), Sprachentwicklungstest für drei- bis fünfjährige Kinder (SETK 3–5, Grimm 2001), Sprachscreening für das Vorschulalter (SSV, Grimm 2003), Psycholinguistischer Entwicklungstest (PET, Angermaier 1977)

Verwendete Testmethoden

- Spontansprachanalyse: qualitative Verfahren, die Auskunft über den Sprachentwicklungsstand geben. Sind aufwändig, geben aber immer noch den detailliertesten Überblick über die Sprachproduktion (ESGRAF)
- rezeptive Verfahren für verschiedene Altersgruppen:
  - Satz-Bild-Zuordnung: Sprachentwicklungstest für zweijährige Kinder (SETK-2)
  - Ausagieren: Patholinguistische Diagnostik bei Sprachentwicklungsstörungen (PDSS), Heidelberger Sprachentwicklungstest (HSET), Sprachentwicklungstest für drei- bis fünfjährige Kinder (SETK 3–5)
  - Frage-Antwort-Situation: Patholinguistische Diagnostik bei Sprachentwicklungsstörungen (PDSS)
- produktive Testverfahren sind seltener:
  - Bildbeschreibungen: Patholinguistische Diagnostik bei Sprachentwicklungsstörungen (PDSS)
  - Bildergeschichten: PDSS, SET 5–10
  - Vorgabe von Wörtern, die das Kind zu Sätzen zusammensetzen soll: Heidelberger Sprachentwicklungstest (HSET)
  - Vorgabe von Lückensätzen, die vervollständigt werden sollen: Psycholinguistischer Entwicklungstest (PET)
- morphologische Subtests: testen meistens Pluralbildung, außerdem:
  - Heidelberger Sprachentwicklungstest (HSET): Komparativ- und Superlativbildung (von Adjektiven)
  - Patholinguistische Diagnostik bei Sprachentwicklungsstörungen (PDSS): Akkusativ und Dativ
  - Psycholinguistischer Entwicklungstest (PET): auch Partizipien, Komparativbildungen von Adjektiven

3.4.4 Therapieansätze (▶ Tab. 3.6)

Tab. 3.6 Aufstellung von Therapieansätzen zu bestimmten Störungsschwerpunkten, wenn diese als explizite Therapieziele im jeweiligen Ansatz benannt werden

Störungsbereich	Therapieansatz
Erste Wortkombinationen	Patholinguistischer Therapieansatz
Erwerb der Verbzweitstellung	Strikt entwicklungsproximaler Ansatz
	Psycholinguistische Therapie nach Hansen
	Patholinguistischer Therapieansatz
	Entwicklungsproximaler Ansatz
	Konstruktivistischer Ansatz
	Kontextoptimierung

Tab. 3.6 Aufstellung von Therapieansätzen zu bestimmten Störungsschwerpunkten, wenn diese als explizite Therapieziele im jeweiligen Ansatz benannt werden *(Forts.)*

Störungsbereich	Therapieansatz
Artikeleinsetzungsregel	Strikt entwicklungsproximaler Ansatz
	Patholinguistischer Therapieansatz
	Entwicklungsproximaler Ansatz (als allgemeinerer Abbau von Auslassungen bei der Artikelverwendung)
Aufbau der verschiedenen morphologischen Systeme	Psycholinguistische Therapie nach Hansen
	Konstruktivistischer Ansatz
	Handlungsorientierter Therapieansatz
	Patholinguistischer Therapieansatz
	Entwicklungsproximaler Ansatz
	Kontextoptimierung
Textgrammatik	Handlungsorientierter Therapieansatz
	Patholinguistischer Therapieansatz

3

Veraltete Herangehensweise

Satzmustertraining (Pattern Drill)

Vorherrschende Therapieform in den 1970er-Jahren, Anwendung geht auf Autoren zu Beginn des 20. Jahrhunderts zurück. Keine Orientierung an sprachwissenschaftlichen Grundlagen des Spracherwerbs, pädagogischen oder sprachheiltherapeutischen Leitsätzen, bestenfalls behavioristischer Ansatz. Diese Therapieform wird von allen Vertretern aktueller Therapieansätze als veraltet bewertet und ist nicht zur Überwindung einer grammatischen Störung im Kindesalter geeignet. Trotzdem werden Satzmusterübungen immer noch durchgeführt und wurden bis in die 1990er-Jahre hinein empfohlen.

Prinzip

Fehlende grammatische Kompetenzen werden durch langfristiges Üben von typischen Sätzen erworben und gefestigt.

Vorgehen

- durch Einüben Aufbau des einfachen deutschen Satzes mit der Struktur SPO, z. B. verschiedene Subjekte am Satzanfang werden mit gleichem Verb und Objekt kombiniert
- Nachsprech- und Satzkonstruktionsübungen mit fester Verteilung der Subjekt- und Objektposition

Probleme

Grundlegendes Problem der Satzmusterübungen ist der zumeist ausbleibende Transfer der erarbeiteten Sätze in die Spontansprache (Hansen 1996). Das alleinige Üben von Sätzen führt zu stereotypen Satzrahmen, die das Kind bestenfalls

insgesamt abrufen kann. In der Regel können die aufgebauten Satzstrukturen nur bei andauernder Übung sicher abgerufen werden und zerfallen, sobald die Übungskomponente wegfällt (Dannenbauer 2003).
Folgende therapiemethodische Schwierigkeiten bestehen außerdem:

- mangelnde Anpassung der vorgegebenen Sätze an das Sprachniveau des Kindes
- keine Abstimmungsmöglichkeiten auf den individuellen Fall möglich, v. a. nicht auf die Lernweise des Kindes
- Verzicht auf Diagnostik
- Vernachlässigung der rezeptiven sprachlichen Dimension, Satzmusterübung ist eine rein produktiv orientierte Therapieform
- Vernachlässigung der sozial-kommunikativen Seite von Sprache (Anwendung der Sätze in „Zwangskommunikation“)
- Verzicht auf grammatisches Regellernen zugunsten vom Memorieren ganzer Sätze in verzögerter Imitation

Ganzheitliche Ansätze

Kommunikationstherapeutische Ansätze: Kommunikationstherapie

Im Verlauf der letzten Jahre wurden mehrere Ansätze vorgeschlagen, die sich ihren Grundannahmen folgend auf allgemeine kommunikationsgeleitete Therapie zur Überwindung der grammatischen Störung konzentrieren.

Grundannahme

Grammatik ist ein Teil der Umsetzung von Kommunikation, grammatische Störungen entstehen durch Störungen der sozialen Interaktion und Kommunikation.

Vorgehen

- Kommunikation mit dem Kind soll erfreulich und positiv sein
- Therapeutenverhalten bezieht sich auf die Förderung positiv-kommunikativen Verhaltens beim Kind
- spezifische grammatische Störungen werden nicht therapiert
- oft wird keine ausreichende Diagnostik durchgeführt oder gefordert

Konstruktivistischer Ansatz: Therapie von Dezentrierung und Perspektivenwechsel (Kruse 2002)

Grundannahmen

Grammatik ist die formale Umsetzung von Distanz zu Raum und Zeit in der Kommunikationssituation. Der Erwerb der Grammatik basiert auf den außersprachlichen Erwerbsmustern *Dezentrierung* (Entwicklung der Eigenständigkeit) und *Fokussierung* (Entwicklung der Aufmerksamkeitslenkung auf äußere Reize).

Dezentrierung

Fähigkeit, von der eigenen Umgebung und dem aktuellen Geschehen zu abstrahieren.

- Abstraktion geschieht durch temporale (habe gemalt) und modale (kann malen) Sprachstrukturen
- kognitive, den Spracherwerbsschritten vorausgehende Erkenntnisschritte:
  - Erkennen von Handlungsresultaten
  - referenzieller Blickkontakt
  - Konzept von Planung und des Imaginären (Planung einer Spielidee)

- alle drei Erkenntnisprozesse werden zwischen 1. und 2. Lj. durchlaufen und gehen dem Grammatikerwerb voraus, den Kruse als zentrales Thema des 3. Lj. ansieht

Fokussierung

- Entwicklung der Aufmerksamkeitslenkung auf der Basis der Reizselektion
- frühe Reizverarbeitung lässt keine gleichzeitige (bimodale) Verarbeitung zu, d. h. es wird nur ein Teil der Inputreize von der Wahrnehmungsverarbeitung weitergeleitet
- Ausbau der Aufmerksamkeitslenkung als längere Aufmerksamkeit pro Reiz
- Methode der Reizverarbeitung: Figur-Hintergrund-Kontrast. Stärkere Kontraste werden als Einzelreize früher verarbeitet/erkannt als weniger starke Kontraste

Fokussierung im Grammatikerwerb

- Entwicklungsebene 1: Kind fokussiert sich auf semantische und lexikalische Anteile des Wortes (symbolische Anteile des Sprachzeichens, ikonische Anteile des Sprachzeichens, z. B. Lautmalereien)
- Entwicklungsebene 2: erst nach ausreichendem Bedeutungserwerb kann die Aufmerksamkeit auf andere Elemente des Begriffs gelenkt werden
- Entwicklungsebene 3: handlungsbegleitende Sprache: Satzebene, einfache grammatische Grundformen der Sprache werden erworben
- Entwicklungsebene 4: Aufmerksamkeitslenkung auf formale Aspekte, Morphologie. Markiertere Anteile werden interessant für das Kind (Deiktika, bezeichnen zeitliche und räumliche Distanz, z. B. *ging* vs. *werde gehen* und identifizieren Gegenstände in der Grammatik eindeutig)

Vorgehen

Therapie grundsätzlich als dialogisches Setting und vornehmlich in Spielsituationen, in denen die Zielstruktur als begleitende Sprachhandlung von Kind und Therapeutin einfließt. Zielstellung ist Festigung der momentanen Entwicklungsphase und Anbieten der Strukturen aus der nächsten Entwicklungsphase. Therapieableitende Basis ist die Untersuchung der Deiktika. Feststellen der Zone der momentanen Entwicklung: der am wenigsten entwickelte Bereich wird durch Zuordnung der kindlichen Spontansprache zu den Entwicklungsphasen nach Clahsen (1986) abgeleitet.

- Zielformulierung 1: Zusammenstellen der notwendigen Fähigkeiten dieser Entwicklungsphase
- Zielformulierung 2: Zusammenstellen der Entwicklungsschritte in der nächstfolgenden Phase

Fortschritte werden erwartet in den Bereichen

- Perspektivenwechsel (im Spiel vor Sprache): Aspekt, Tempus, Modus (Dezentrierung), Verbflexion (Perspektivenwechsel im Personenparadigma)
- Fokussierung: Wortartenverwendung
- beide Aspekte: Satzbau, Fragestrukturen

HOT – Handlungsorientierter Therapieansatz (Weigl und Reddemann-Tschaikner 2002)

Grundannahmen

Sprachentwicklungsstörungen zentrieren sich selten auf einen Teilbereich der Sprache, beziehen häufig auch nicht-sprachliche Aspekte mit ein. Daher wird davon ausgegangen, dass der Spracherwerb ein integrativer Prozess von Kognition (Handlungsvorstellung, -planung und Problemlösung), Wahrnehmung, Motorik (v.a. Handtätigkeiten), Emotionen, Motivation und Kreativität ist. Die Einbeziehung dieser Bereiche in die Sprachtherapie ist notwendig, um den Spracherwerb „inszeniert" fördern zu können.

Unterscheidung von Zielkomplexen

- Zielkomplex verbaler Bereich: Sprachverständnis, Dialog, Aussprache, Wortschatz, Wortfindung, Grammatik, Textgrammatik, Selbstvertrauen
- Zielkomplex Bereich der Handlungskompetenz: Serialität von Handlungen, Antizipationsfähigkeit, Problemlöseverhalten
- Zielkomplex nonverbaler Bereich: Aufmerksamkeit, intrinsische Motivation, Eigenaktivität, Kreativität, Freude, Selbstvertrauen

3

Vorgehen (▶ Tab. 3.7)

Im HOT wird Sprache insgesamt behandelt. Gewichtung in der Förderung entsteht allein durch die Auswahl der Handlung. Durch die verschiedenen Teile der Gesamthandlung wechselt der Therapiefokus während der Durchführung.

- Skripte: schematisierte Handlungsabläufe, Drehbücher
  - Bekanntheitsgrad, da bekannte alltägliche Handlungsinhalte (Teil der Umgebungskultur)
  - festgelegte Funktion und Reihenfolge von Teilhandlungen
  - Generalisierung: durch Übung in der Therapie kann Handlungssequenz im Alltag erfolgreicher durchgeführt werden
- Handlung: Strukturierung nach Gegenstandsbezug, Zielgerichtetheit, Ergebnisorientierung. Den verschiedenen Strukturebenen werden verschiedene sprachliche Störungsbilder und Funktionen zugeordnet

Tab. 3.7 Phasen des Handlungsorientierten Therapieansatzes

Strukturebene		Prinzip	Erläuterung
1	Planungsebene	Vorstellen der Zutaten/ Materialen und Geräte	Arbeit an Realgegenständen, Benennungen durch die Therapeutin und das Kind, Frage-Antwort-Situationen
2	Sprachebene	Übertragen der Begriffe auf die Bildebene	Kategorisierung des Materials in verschiedene Felder
3	Bild- und Planungsebene	Handlungsplanung	Festlegen der einzelnen Schritte, gemeinsame Planung
4	Handlungsebene	Durchführung der Handlung	möglichst selbstständige Umsetzung der Handlungsplanung bis zur Erstellung des Ergebnisses
5	Bild- und Planungsebene	Versprachlichung der Handlung auf Bildebene	Kind soll Serialität der Handlung selbstständig memorieren und anhand von Bildmaterial verinnerlichen

Ökolinguopädischer Ansatz (Homburg 1991)

Erster sprachtherapeutischer Ansatz, der als grundsätzliche Diagnostik bei grammatischen Störungen im Kindesalter eine sprachwissenschaftliche Detailanalyse fordert und standardmäßig durchführt.

Grundannahme

Für den Therapieerfolg ist es maßgeblich, die Therapie an sprachformalen Anteilen in Form von Modellen des kindlichen Grammatikerwerbs und allgemeineren pädagogischen, lerntheoretischen und kommunikationswissenschaftlichen Konzepten auszurichten. Es soll ein sprachtherapeutischer Gesamtprozess entstehen, bei dem mit Berücksichtigung aller beteiligten Dimensionen eine möglichst günstige Lernsituation aufgebaut wird.

Vorgehen

Der Ansatz wird selten in seiner ursprünglichen Form ausgeführt, kann jedoch als Grundsatzmodell für viele jüngere Ansätze Pate stehen. So entwirft Homburg die Leitlinien:

- Entwicklungsnähe
- Strukturzentrierung
- Wissensaufbau
- Kommunikationszentrierung

Entwicklungsproximaler Ansatz (Dannenbauer 2002, 2003)

Grundannahme

Sprache ist eine wichtige Dimension in der menschlichen Kommunikation, d. h. sprachtherapeutisches Handeln muss in bedeutsame Kommunikations- und Handlungskontexte eingebettet werden.

„Entwicklungsproximales Prinzip"

Therapieziele werden aufgrund einer linguistischen Detailanalyse dem kindlichen Entwicklungsalter angemessen aufgestellt. Zur Auswahl der Zielstrukturen werden Annahmen über ihre Relevanz für den Grammatikerwerb und über entwicklungsauslösende Faktoren der Spracherwerbstheorie herangezogen. Die verwendete Diagnostik ist zumeist die Spontansprachanalyse.

- ausschlaggebend ist der momentane Entwicklungsstand des Kindes; Größe der Sprachstörung und Ausmaß der Verzögerung treten in den Hintergrund
- nicht Erwachsenensprache ist die Vergleichsdimension für die Therapie, sondern die ungestörte Kindersprache auf dem jeweilige Entwicklungsniveau bzw. der nächsthöheren Entwicklungsphase
- das dysgrammatische Kind verfügt prinzipiell über alle und die gleichen grammatischen Entwicklungsparameter wie das ungestörte Kind
- grammatische Störung ist definiert als Verzögerung des Lerntempos, Verlangsamung des Lerntempos kann bis zum Stillstand gehen
- Therapie wird von den bereits erworbenen Kompetenzen abgeleitet, die als Auslöser für die nächste Entwicklungsphase genutzt werden sollen
- auf direktiv ausgerichtetes Vorgehen wird verzichtet, um Kompensationsreaktionen beim Kind durch die Wahrnehmung einer Störung zu verhindern
- mit „minimaler Druckanwendung" wird direkt in der spontanen Sprachverwendung des Kindes in der Spielsituation interveniert

3

Vorgehen: Steuerung des Inputs und des Feedbacks

- Konzentration auf das sprachliche Interaktionsgeschehen, wobei die Therapeutin eine eher reagierende und nicht stark stimulierende Haltung einnehmen soll
- Formulierung von 12 Handlungsleitlinien, welche die Vorbereitung der Therapie und Interaktion in der Therapie umrahmen
  - auf Lebenswirklichkeit und Kommunikationsfähigkeit des Kindes einlassen und die Beziehungsbasis mit dem Kind so etablieren, dass es sich als anerkannten Kommunikationspartner empfindet
  - optimale Rolle des Erwachsenen ist die eines Modells, wobei sich der Modellcharakter in sprachlicher Hinsicht, aber auch in Form von zunehmend gemeinsamer Kommunikation und Handlungsausrichtung zeigen soll
  - therapeutische Intervention bezieht auch andere Anteile der sprachlichen und nicht-sprachlichen Entwicklung ein

3

- Interventionsmethode ist die Modellierung, die durch verschiedene Techniken angewandt wird
  - Zielstruktur soll frequent und als einzige Konstante in der Modelläußerung erscheinen
  - umrahmende Anteile der Äußerungen sind in ihrer Struktur variabel, der Situation angemessen und relevant
  - Modelläußerung als Input-gebende Maßnahme und Feedbackäußerungen als modellierende Maßnahme sollen gleichermaßen genutzt werden und sich durch den Dialog zwischen Kind und Therapeutin auf natürliche Weise abwechseln

Kontextoptimierung (Motsch 2003, 2004):

- Grundannahme: Sprachentwicklungsfortschritte können erreicht werden, wenn durch die Therapie die planbaren Kontextkomponenten einer sprachlichen Situation so verändert werden, dass Blockaden im grammatischen Lernen beseitigt werden. Dabei richtet sich die Planung der Lernsituation an den Gegebenheiten des Kindes aus (Formate für das Kind finden)
- Basisannahme: Kinder sind im frühen Spracherwerb nicht auf die formalen Aspekte der Sprache fokussiert, verarbeiten anhand von Schlüsselwörtern. In der Therapie wird der für das SES-Kind bisher bedeutungslose formale Aspekt der Sprache in den Fokus gerückt.
- Therapieziele:
  - Kind wird zur optimalen Fokussierung der kritischen Merkmale von sprachlichen Zielstrukturen führen. Dies erhöht die Verarbeitungswahrscheinlichkeit.
  - konkrete Therapieziele orientieren sich an der Phaseneinteilung nach Clahsen (1988) (▶ Kap. 2.6)
- Vorgehen:
  - Kombination aus Inputgabe (rezeptive Arbeit), kompensatorisch-reflexiver Arbeit und produktionsanstoßender Therapie. Input ist auf die Zielstrukturen hin betont. Gegensatz zu generativ ausgerichteten Ansätzen: Verwendung der kürzesten Zielstruktur; keine grammatisch reichen Strukturen im Input anbieten, um das Kind nicht zu „verwirren“. Input ist Vorstufe der produktionsorientierten Therapie in Kombination mit sprachbewusstseinsfördernden Anteilen. Produktive Therapie wird in der Arbeit mit „Pattern“ realisiert, d. h. kommunikativ funktionale Sprachpattern werden als Anstoß für die Sprachproduktion verwendet.

Generativ ausgerichtete Ansätze

Psycholinguistisch begründete Therapie anhand von Inputspezifizierungen (Hansen 1996)

Ältester generativ ausgerichteter Therapieansatz für Störungen der Grammatik. Hansen übernimmt als allgemeines Interventionsvorgehen den Entwicklungsproximalen Ansatz von Dannenbauer und eine grundlegende dialogische Handlungsstruktur, legt der Auswahl der Therapieziele jedoch ein spezifisches psycholinguistisches Modell zugrunde (Clahsen et al. 1988; ▶ Kap. 2.5 und ▶ Kap. 2.6). Anders als Dannenbauer legt er mehr Wert auf vorstrukturierte Inputstrukturen, Modellierung im Feedback ist sekundär.

Grundannahmen

- Sprache ist ein zumindest zum Teil angeborener Mechanismus, der von psycholinguistischen Erwerbsmodellen beschrieben wird
- linguistische Detailanalysen ermöglichen vor dem Hintergrund der psycholinguistischen Erwerbsmodelle eine präzise symptomorientierte Lernzielbestimmung
- Therapieziel ist die Beseitigung der spezifischen dysgrammatischen Symptomatik
- Unterstützung von Lernstrategien, die im ungestörten Grammatikerwerb wirken. Diese helfen dem dysgrammatischen Kind, notwendige Prinzipien zur Identifizierung und Kategorisierung grammatisch relevanter Informationen aus dem Input zu entschlüsseln

Vorgehen

„In einer vorstrukturierten und bewusst gestalteten Situation kann das dem Kind dargebotene sprachliche Angebot so aufbereitet werden, dass aufgrund seiner Prägnanz ein Auslösen oder Forcieren der angezielten Verarbeitungs- und Lernprozesse wahrscheinlich wird.“ (Hansen 1996, 103).

- Therapieziele orientieren sich an der spontansprachlichen Symptomatik der Kinder, wobei durch die linguistische Detailanalyse die gesamte Breite der Grammatik als möglicher Therapieinhalt in Betracht gezogen wird
- beispielhaft aufgeführte Therapieinhalte fokussieren die morphologischen Bereiche der Grammatikentwicklung

Strikt entwicklungsproximaler Ansatz (Penner und Kölliker Funk 1998)

Grundannahmen

Dysgrammatismus ist eine Stagnation, das Lerntempo des Kindes kommt durch die Unfähigkeit, die fragliche grammatische Regel abzuleiten, zum Erliegen. Das Kind kann nach dem Eintritt der Stagnation diese nicht mehr selbstständig überwinden. Generell zeigen dysgrammatische Kinder Defizite bei der Ableitung grammatischer Regeln, wenn diese auf mehrere sprachliche Schnittstellen Bezug nehmen (mehr-modulares Bootstrapping). Dadurch zeigen sich Symptome eher bei komplexeren Regelableitungen, während einfachere Regeln erworben werden können (bi-modulares Bootstrapping).

Prinzip

Das zugrunde liegende Prinzipien-Parameter-Modell (▶ Kap. 2.6) stellt eine Entwicklungsreihenfolge beim Aufbau der kindlichen Grammatik auf. Dabei haben niedrigere Ebenen entwicklungsauslösenden Charakter für komplexere. Therapie findet daher genau nach Einhaltung dieser Entwicklungsreihenfolge statt.

3

Basis jeder Therapie ist die exakte Feststellung des Stagnationspunktes durch eine detaillierte Psycholinguistische Diagnostik. Im Gegensatz zu älteren Ansätzen wird die Verständnisseite in die Diagnostik mit einbezogen: Autoren schlagen als erste Elizitierungsverfahren vor (Kinder müssen zur Lösung der sprachlichen Aufgabe spezifische Strukturen verstehen bzw. produzieren oder zeigen offenkundige Fehlleistungen).

Vorgehen

Der strikt entwicklungsproximale Ansatz benutzt als einzige Methode die Inputspezifizierung, die als *Inputsequenz* eingesetzt wird. Inputsequenzen sind vor Beginn der Therapie konstruierte Texte oder Dialoge (z. B. Bilderbuchuntertexte), in denen die spezifischen *Trigger* extrem frequent vorhanden sind, die zur Bewältigung des nächsten Entwicklungsschrittes benötigt werden.

- durch Erhöhung der relevanten Strukturen in dem an das Kind gerichtete Input Ausgleich der defizitären grammatischen Kapazitäten. Dem Kind wird so die Möglichkeit zur Überwindung der Stagnation gegeben
- Fokus liegt auf der Bereitstellung der relevanten Zielstruktur, diese muss nicht in dialogisches Wechselspiel eingebettet sein, um die eigenaktiven Kapazitäten des Kindes zu stimulieren
- relevante Sprachstrukturen (*Trigger*) sind durch empirische und theoretische Grundlagenforschung festgelegt und entsprechen nicht in jedem Fall dem spontansprachlichen Symptom

Patholinguistischer Ansatz (Siegmüller und Kauschke 2006)

Grundannahmen

- Das dysgrammatische Kind besitzt zu wenig eigenaktive Kompetenzen, um grammatische Regeln ableiten zu können. Dadurch verzögerter Grammatikerwerb mit Verlangsamung oder Stagnation
- Grammatikerwerb ist eine weitgehend eigenständige Entwicklung, wobei es an bestimmten Schnittstellen zu Interaktion mit anderen sprachlichen Ebenen kommt
- Spracherwerb ist ein kontinuierlicher Verlauf auf den verschiedenen sprachlichen Ebenen, Entwicklungstempo kann von Ebene zu Ebene variieren
- grammatische Ebene als regelbasierter Erwerb wird früh abgeschlossen, gedächtnisbasierte Erwerbsbereiche dauern länger (z. B. Lexikon)

Prinzip

- diagnostische Vergleichsdimension ist das Niveau des ungestörten Spracherwerbs von ungestörten Kindern im gleichen Alter
- Diagnostik kombiniert spontansprachliche Daten, rezeptive und produktive Elizitierungsverfahren, die in jedem Fall psycholinguistisch basiert sind und die notwendige Detailinformation zur Verfügung stellen
- Ziel: Aktivierung und Umorientierung des eigenen Lernpotenzials des Kindes. Das Kind soll wahrgenommene Sprachreize aus dem Input neu oder anders analysieren
- Zielstrukturen entsprechen, ausgehend vom Entwicklungsstand des dysgrammatischen Kindes, der nächsten Stufe des ungestörten Spracherwerbs
- Flexibilisierung eines vereinfachten bzw. starren Sprachsystems steht neben dem systematischen Nachholen von Entwicklungsschritten im Zentrum. Dies richtet sich vor allem an ältere Kinder, die aufgrund von kommunikativen

Misserfolgen Kompensationsstrategien anwenden (*Auswendiglernen* von sprachlichen Strukturen). Die kompensierten Defizite können spontansprachlich (annähernd) zielsprachlich wirken
- deutliche Abwendung von programmatischer Therapie. Aus der Diagnose folgt nicht automatisch eine bestimmte Therapie, stattdessen Baukastensystem aus Therapiebereichen und Therapiemethoden, aus der die individuelle Therapie für das jeweilige Kind zusammengestellt wird

Methoden

Der Patholinguistische Ansatz verfolgt das *Prinzip der Methodenkombination*. Es wird nicht nur eine Therapiemethode in den Vordergrund gestellt, stattdessen steht eine Auswahl von Therapiemethoden zur Verfügung, die für das jeweilige Kind und passend zum Therapieziel zusammengestellt werden. Die Therapeutin entscheidet pro Kind, ob unbewusste oder bewusste Therapiemethoden zur Anwendung kommen.
- unbewusste Therapiemethoden: Inputspezifizierungen (als Inputsequenz oder als interaktive Inputspezifizierung im Freispiel), Modellierung, Übungen
- bewusste Therapiemethoden: metasprachliche Übungen, Kontrastierungen, Metasprache

3

3.5 Störungen der Kommunikation

M. Kölliker Funk

Synonyme: Kommunikation, Gespräch, Diskurs
Synonyme: kommunikative Entwicklung, kommunikativer Spracherwerb, pragmatischer Spracherwerb
Synonyme: deiktisch, hinweisend
Definition: Kommunikation ist die Fähigkeit, im jeweiligen Kontext die relevante Information in angepasstem Sprachcode im Gespräch zu übermitteln.

3.5.1 Kommunikation

Zum Verstehen benötigte relevante Information wird durch Anteile neuer und gegebener Information bestimmt. Spezifisch organisiert jede Einzelsprache das sprachliche Kennzeichnen der relevanten Information:
- Einsetzen des bestimmten Artikels und der Pronomen
- Verwenden räumlicher Ausdrücke
- Herstellen der zeitlichen Abläufe

In Sprache umgesetzte Information wird im Rahmen der Gesprächsregeln geäußert und im Stil den Gesprächsteilnehmern angepasst. Kommunikation erfordert ein Vernetzen von sprachlichem Bezeichnen der relevanten Information und der wichtigen Kontextanteile sowie dem sprachlichen Umsetzen kommunikativer Akte in sozialen Beziehungen.

3.5.2 Kommunikative Entwicklung

Kommunikative Entwicklungsprozesse sind multikausal, nicht-linear und komplex. Bestehen aus der sich gegenseitig beeinflussenden sprachlichen, kognitiven, sozialen und persönlichen Entwicklung. Austauschprozess zwischen Kind und

Umwelt; beginnt nach Bruner (1987) als vorsprachliche Kommunikation vor der Sprachentwicklung. Voraussetzung für effizientes kommunikatives und sprachliches Lernen ist sichere Bindung von Bezugsperson und Kind. Sichere Bindung beruht auf dem gemeinsamen Aufmerksamkeitsfokus und der kontingenten Rückmeldung der Bezugsperson. Entsteht in einer wechselseitigen dialogischen Passung, der Interaktion der phylogenetischen Voraussetzungen des Säuglings mit einer responsiven Umwelt (Klann-Delius 1999).

Relevante Information und Verankerung der Information im jeweiligen Gesprächskontext basiert auf der gegenseitigen Verbindung satzinterner und diskursinterner Elemente. Zeitaspekte werden mit der Verbsemantik satzintern organisiert und im Gespräch mit dem Zeitpunkt des Auftretens dieser Information verbunden. Kommunikative Entwicklung verbindet von Anfang an das kindliche Wissen um den Sprachgebrauch und das kindliche grammatische Wissen. Diskursfaktoren werden mit zunehmender grammatischer Entwicklung differenzierter und präziser realisiert.

- Erste Phase: Aufmerksamkeit wird auf Aspekte der augenblicklichen Situation gelenkt; Referenz ist deiktisch und Erzählungen haben eine kognitive Struktur
- Zweite Phase: Organisation des Diskurs um das Thema in einer rigiden Thema-Subjekt-Organisation
- Dritten Phase: flexibles diskursorganisierendes Verwenden von Pronomen, Artikeln, Adverbien und Zeitmarkierung um ein globales Thema in den Diskursarten: Gespräch, Narrative, Antworten auf Fragen und Bildbeschreibungen

Kommunikative Entwicklung nach Grimm (1999)
Kommunikative Kompetenz eines Kindes ist je nach Vertrautheit des Kontextes verschieden. Entwicklungsschritte:

- ca. 8 Lm.: intentionale Gesten
- ca. 16 Lm.: sprachlicher Ausdruck dieser Intention
- ca. 36 Lm.: sprachliches Anpassen an Alter und Status der Gesprächspartner in längeren Gesprächen von ca. 20 Äußerungen

Entwicklungsprofil von Zollinger (1994)
Folgende kommunikative Fähigkeiten werden beobachtet und auf das Alter des Kindes und die anderen Fähigkeiten bezogen:

- 9 Lm.: referenzieller Blickkontakt
- 15 Lm.: geben, zeigen; handlungsbegleitende Äußerungen
- 18 Lm.: Gegenstand austauschen; Absichten und Gefühle ausdrücken
- 24 Lm.: um Hilfe bitten; Ereignisse beschreiben, Fragen stellen
- 30 Lm.: Informationen geben
- 36 Lm.: Gespräche führen

Entwicklungsprofil nach Bürki (1998) und Peter (1998) (▶ Tab. 3.8)
Entwicklungsraster für 2- bis 6-Jährige (ausgehend vom Entwicklungsprofil von Zollinger 1994) für:

- kognitiv-kommunikative Entwicklung: Gegenstandsbezug und Metakommunikation
- sozial-kommunikative Entwicklung: Gespräch und Rollenbewusstheit

Tab. 3.8 Sozial-kommunikative Entwicklung nach Bürki (1998) und Peter (1998)

Alter	Gegenstandsbezug	Meta-Kommunikation	Gespräch	Rollenbewusstheit
2–4 J.	vorhandene Gegenstände bestimmen die Handlung	nicht vorhanden	an reales Du gerichtet	nicht vorhanden
	Kind gibt Handlungen Bedeutung, sucht Sinn		Kind erfragt Informationen zum Gegenstand: Was? Wo? Wie?	Kind schaut von außen auf die Rolle
4–6 J.	Präsenz der Gegenstände wichtig, nicht mehr handlungs-bestimmend	Informationen erfragen	Rollensprache	vorhanden
	Kind verknüpft Sequenzen zu Geschichten		Kind hört ernsthaft zu, kann gleichzeitig handeln und sprechen	Kind erzählt eigene Erlebnisse
ab 6/7 J.	Spiel ohne Gegenstand möglich (Wissen/Erfahrung)	Vereinbarungen treffen	Initiiert Rollen-Gespräch	mehrere Rollen gleichzeitig
	Kind hat Vorstellung und Plan vom Gesamtablauf einer Handlung, einer Geschichte oder eines Ereignisses (Skript vorhanden)		Kind geht ein auf das, was der Andere sagt (Empathie)	Kind unterbricht Spiel, um Vereinbarungen zu treffen

Entwicklung der Fähigkeit zur Kodierung sprachlicher Information

- ca. 3 J.: neue Information wird an den Anfang der Äußerung gestellt, kein Bezug auf satzexterne Ereignisse
- > 3 J.: neue, gegebene Information wird an der für die Zielsprache vorgesehenen Satzstelle geäußert
- < 6 J.: Pronomen, bestimmter und unbestimmter Artikel, Orts- und Zeitadverbien, Zeitpunkt der Information, Verbindung von Verbsemantik, Konjunktion, Nebensätze und indirekte Fragen werden von der Diskursorganisation bestimmt
- > 6 J.: Diskurse oder Erzählungen werden, vom Standpunkt eines Dritten aus gesehen, sprachlich adäquat markiert

3.5.3 Störungen der Kommunikation bei SSES

Kommunikative Sprachschwierigkeiten sind

- sozio-emotionale Störung,
- Folge einer Spracherwerbsstörung oder
- Ausdruck der Wechselwirkung von beidem.

Erscheinungsbild

- kommunikative Situationen können sprachlich nicht adäquat geregelt werden, da sprachliche Kompetenz zur satzinternen Organisation als Teil der SES sowie zum sprachlichen Markieren der relevanten Information diskursintern fehlt

- mangelnde Akzeptanz der Betroffenen, werden von Bezugspersonen, Kindergärtnerinnen und Lehrern als pragmatisch unreifer eingeschätzt und auch von Peers negativer beurteilt als sprachunauffällige Kinder
- Entwicklung eines niedrigen Selbstwertgefühls, negative Eigenbeurteilung, Rückzug auf Außenseiterposition (Rice 1993; Grimm 1999)

Verlauf

Eine Sprachentwicklungsstörung ist persistent und wächst sich nicht aus:
- Sprachdefizite mit Plateaubildung
- allgemein schulische Probleme durch bruchstückhafte Wissensaufnahme und dadurch reduzierte Wissensbasis
- Leseprobleme
- psychosoziale Probleme

Wichtige statistische Fakten
- bleibende sprachliche Defizite bei 40–100 % der SES-Kinder (Aram und Hall 1989)
- emotionale Störung bei 58 % der 3-jährigen SES-Kinder im Vergleich zu 7 % der Kinder ohne SES (Shapiro 1982, zitiert nach Grimm 1999)

Prävention

Gefordert ist eine Frühintervention zur Prävention sekundärer kommunikativer und sozialer Störungen (Rice 1993):
- SES-Kinder entwickeln ein abweichendes Sozialverhalten
- sozial unreif diagnostizierte Kinder weisen in einer Sprachdiagnostik eine verdeckte SES auf
- linguistische und pragmatische Fähigkeiten werden überprüft
- Eltern werden einbezogen, um die sprachliche Auswirkung im Alltag zu kennen und zu beeinflussen

Diagnostik

- Spontansprachaufnahmen von verbalen Interaktionen mit unterschiedlichen Bezugspersonen (Peers, Eltern); Analysieren erfolgt nach Initiative, Frage-Antwort-Verhalten, Reaktion auf Verständigungsprobleme
- direkte Verhaltensbeobachtung bei Kontaktaufnahme, Aufrechterhaltung sozialer Interaktion, Gebrauch verbaler und nonverbaler Mittel, Kooperation bei Gruppenaktivitäten, Anzeichen von Rückzug und Isolationsverhalten
- Verhaltens-Rating
- Testverfahren zur sozialen Entwicklung
- Exploration durch Befragung der Bezugspersonen
- soziometrische Verfahren
- Erstellen eines pragmatischen Profils anhand von Fragen und gezielten Beobachtungen nach Dohmen et al. 2009

Therapie

Interventionskonzepte

Die Interventionskonzepte zur Förderung der sozialen und kommunikativen Kompetenzen spracherwerbsgestörter Kinder können in fünf Gruppen eingeteilt werden (detaillierte Übersicht bei Hartmann 2003).

1. direkte Förderung von sozialen Kompetenzen
2. kooperative Gruppenaktivitäten
3. peer mediated intervention
4. Lehrer- und Elternberatungstraining
5. Erhöhung von Motivation und Selbstkompetenz

Überprüfung der Interventionserfolge
Kurzfristig werden soziale Verhaltensweisen im behandelten Kontext verbessert, wobei sich die Auswirkung wieder verliert. Eine optimale Intervention, die das neue soziale Verhalten generalisiert, muss noch gefunden werden. Wieweit eine Frühintervention zur langfristigen Verbesserung sozialer und später schulischer Verhaltensweisen führt, wurde noch nicht überprüft.

3.6 Frühintervention bei Sprachentwicklungsstörungen

Christina Kauschke

Dynamisierung des kindlichen Sprachsystems und Aktivierung sprachspezifischer Entwicklungsprozesse, bevor Stagnationen und/oder Kompensationsmechanismen einsetzen.
„Frühförderung heißt nicht mehr, dass wir erst im Vorschulalter erkannte Sprachauffälligkeiten behandeln, sondern bereits wesentlich früher auf der Basis präziser Indikatoren für eine problematische Sprachentwicklung intervenieren" (De Langen-Müller et al. 2003, 13).

3.6.1 Kontroverse um den richtigen Zeitpunkt

Befürworter einer „Abwartehaltung"
- frühe Sprachentwicklungsdefizite verbessern sich im Laufe des Vorschulalters oft auch ohne Therapie so weit, dass ein zufriedenstellendes sprachliches Leistungsniveau erreicht werden kann
- Kosten- und Zeitfaktor einer Therapie ist zu beachten
- Effektivität einer frühen Therapie nicht ausreichend nachgewiesen

Befürworter einer frühen Intervention
- Entwicklungsorientierung: verzögerte oder stagnierte Sprachentwicklung soll möglichst früh aktiviert und vorangetrieben werden. Ohne Erreichen der grundlegenden sprachlichen Meilensteine (▶ Kap. 3.2.1). können sich sprachliche Fähigkeiten nur unzureichend weiterentwickeln, die Mechanismen des *Bootstrapping* können nicht effektiv ablaufen.
- Neurobiologische Argumente: Der Erstspracherwerb ist von neurobiologischen Reifungsprozessen abhängig. In den ersten Lebensjahren entsteht eine Vielzahl synaptischer Verbindungen; die Sprachverarbeitung geht nach anfänglicher rechtshemisphärischer Dominanz zunehmend auf die linke Hemisphäre über (Locke 1997; Friederici und Hahne 2000). Das frühe Kindesalter kann somit als sensible Phase für den Spracherwerb angesehen werden. Eine frühe Intervention nutzt diese Phase, indem sprachliches Wissen zugänglich gemacht wird, bevor es zu Kompensationsstrategien kommt. Bei einer frühzeitigen Interven-

tion im Rahmen des günstigen Zeitfensters ist eine bessere Prognose zu erwarten.
- Frühe Intervention trägt zur Vermeidung sozial-emotionaler Probleme als mögliche Folge eingeschränkter Kommunikationsfähigkeiten bei (Grimm 1999).
- Belege für die Wirksamkeit früher Therapie (vgl. Schlesiger 2009) steigern die Akzeptanz einer frühen Intervention.

3.6.2 Therapieansätze

Interventionsformen

Generell lassen sich direkte kindzentrierte Ansätze von elternbasierten Interventionsformen (z.B. Elterntrainings) unterscheiden. Für beide Interventionsformen wurden positive Effekte nachgewiesen (im Deutschen von Buschmann et al. 2008; Schlesiger 2009; Siegmüller und Fröhling 2003). Kindzentrierte Ansätze unterscheiden sich dahingehend, wie ausgeprägt die sprachsystematischen Anteile der Therapie sind.

Elterntrainings

Ziele sind die Stärkung der Eltern als wichtigste Kommunikationspartner des Kindes und die Anleitung zu sprachförderndem Verhalten. Inhalte von Elterntrainings sind u.a. die Vermittlung von Sprachlehr- und Kommunikationsstrategien, die Optimierung der Buchlesesituation, die Herstellung gemeinsamer Aufmerksamkeit und der Abbau von ungünstigen Verhaltensweisen.

Ganzheitliche (kindzentrierte) Ansätze

Sprache ist eingebunden in nichtsprachliche, d.h. kognitive, soziale, motorische, emotionale und perzeptuelle Entwicklungsbereiche. Ganzheitliche Ansätze (z.B. Zollinger 1999) setzen an Vorläuferfähigkeiten für Sprache (z.B. Mitteilungsbedürfnis, Blickkontakt, Spielverhalten) an. Die Erwartung positiver Effekte auf die Sprachleistungen durch Verbesserung nichtsprachlicher Fähigkeiten ist jedoch nicht uneingeschränkt berechtigt, denn der Aufbau sprachstrukturellen Wissens ist z.T. unabhängig von anderen Entwicklungsbereichen und kann auch bei ausreichend entwickelten nichtsprachlichen Fähigkeiten störanfällig bleiben. Durch ausschließliche Fokussierung nichtsprachlicher Bereiche besteht Gefahr, dass zu lange mit der Aktivierung sprachlicher Prozesse gewartet wird. Die Behandlung nichtsprachlicher Entwicklungsbereiche ist ggf. parallel notwendig, muss aber nicht zeitlich vor der gezielten sprachlichen Förderung erfolgen.

Kommunikationsorientierte (kindzentrierte) Ansätze

Schwerpunkt liegt auf pragmatischen und kommunikativen Sprachfunktionen. Sprache soll als Mittel der Interaktion und der gemeinsamen Problemlösung erkannt und verwendet werden (Kölliker Funk 2003). Diese Interventionsform wird oft im Gruppensetting angeboten.

Sprachspezifische (kindzentrierte) Ansätze

Grundannahme

Sprache ist ein eigenständiges System, das trotz Interaktion mit nichtsprachlichen Entwicklungsbereichen spezifisch gefördert werden sollte. Sprachentwicklungsgestörte Kinder nutzen den sprachlichen Input nur unzureichend, daher erfolgt in der Therapie eine Verbesserung der Lernbedingungen durch Inputoptimierung (Siegmüller und Kauschke 2006).

Prinzip

- Aktivierung und Aufbau sprachsystematischen Wissens
- allgemeine Kommunikationsförderung ist nicht primäres Ziel, der kommunikative Kontext bildet jedoch den Rahmen der Therapie
- ggf. parallele Förderung nichtsprachlicher Bereiche, diese sind jedoch nicht Gegenstand der Sprachtherapie

Vorgehen

- Entwicklungsorientierung: anhand des ungestörten Spracherwerbs Festlegung, welcher Lerngegenstand in der Zone der nächsten Entwicklung liegt und damit sinnvoller Ansatzpunkt der Therapie ist
- Angebot eines besonders aufbereiteten Inputs, den das Kind gewinnbringend verarbeiten kann
- Kombination unterschiedlicher Methoden (▶ Kap. 3.6.4).

3.6.3 Aufbau einer sprachspezifischen Frühintervention

Bei der sprachspezifischen Frühintervention steht nicht das Einüben von Zielstrukturen, sondern die Anregung zum Durchlaufen typischer Sprachentwicklungssequenzen im Vordergrund. Jede Therapie wird individuell, störungsspezifisch und entwicklungsorientiert konzipiert.

! **Therapieziele bei sprachauffälligen Kindern ab 2 J.**

- Aufbau grundlegender kommunikativer Fähigkeiten, z. B. Blickkontakt (vorbereitend)
- Aufbau prosodischer Strukturen der Muttersprache; bei Kindern, die kaum expressive Sprache produzieren, der erste Schritt zur Wortproduktion (▶ Kap. 2.4.3 und ▶ Kap. 2.2)
- Aufbau eines ausreichenden und differenzierten Vokabulars für verschiedene Wortarten (Wortverständnis und -produktion, vgl. ▶ Kap. 2.3)
- Aufbau von sprachlichen Kategorien und von Wörtern als Gattungsbegriffe zum Einstieg in die Semantik
- Aufbau von Wortkombinationen als Einstieg in die Syntax
- Aufbau und Erweiterung syntaktischer Strukturen (Satzverständnis und Satzproduktion)

Wortschatzaufbau

Wichtiger Bereich der Frühintervention. Zunächst wird das Verstehen, dann die Produktion von Wörtern erarbeitet.

- Grundlage ist die Konzeptbildung: ältere Kinder haben mehr Erfahrungen mit Gegenständen und Ereignissen in ihrer Umwelt gemacht, bei jüngeren Kindern ist Begriffsbildung besonders wichtig
- Rezeptive und produktive Wortschatzarbeit: verschiedene Wortarten einbeziehen, Auswahl orientiert sich am ungestörten Lexikonerwerb (▶ Kap. 2.3). Therapieaufbau sollte die Dynamik der kindlichen Wortartenentwicklung reflektieren.

Angebot von Wortarten in der Frühintervention

Bei Kindern mit einem produktiven Vokabular unter 50 Wörtern Einstieg über *typische Wortarten* des frühkindlichen Lexikons ▶ Kasten Kap. 2.3.1, S. 29:

- personal-soziale Wörter (Grüße, Floskeln, Interjektionen) und Lautmalereien: greifen die expressive Funktion der Sprache auf und motivieren zum unmittelbaren Gebrauch, ohne bereits eine symbolische Verwendung zu erfordern
- relationale Wörter: einfache relationale Wörter wie „da“, „auch“ und „auf“ sind häufig Bestandteil früher Mehrwortäußerungen und eignen sich gut für die Anbahnung von Wortkombinationen
  - „da“ als Hinweis auf das Auftauchen und Verschwinden von Objekten, ohne dass Benennung erforderlich ist
  - Verbpartikel wie „auf“ als Ausdruck gewünschter oder erfolgter Handlungen (z. B. Dose aufmachen)

Nach Erreichen der 1. Stufe der Lexikonkomposition Angebot von Inhaltswörtern mit stärkerer Symbolfunktion, insbesondere Nomen und Verben. Da Nomen im Deutschen vor Verben erworben werden, ist diese Reihenfolge für die Therapie sinnvoll. Nach dem Aufbau eines ersten Nomenrepertoires sollten bald Verben hinzukommen. Wortarten, die für spätere Phasen der Lexikonentwicklung typisch sind (Funktionswörter wie Präpositionen, Artikel, Fragewörter), sowie semantisch komplexere Adjektive sind für die Frühintervention ungeeignet.

3

Semantische Arbeit

Neben der quantitativen Erweiterung des Lexikons für verschiedene Wortarten ist die semantische Arbeit wesentlich. Der rasche Ausbau des Lexikons erfordert eine effektive Organisation der erworbenen Wörter. Daher ist die Anbahnung der sprachlichen Kategorisierung bereits in einem frühen Therapiestadium sinnvoll. Ein deutliches oder gar sprunghaftes Wortschatzwachstum ist nur möglich, wenn das Kind versteht, dass Wörter Gattungsbegriffe sind. Es muss erkennen, dass man sich mit einem Wort auf unterschiedliche, hinsichtlich bestimmter Merkmale ähnliche Exemplare einer Gattung beziehen kann.
Das Erkennen semantischer Merkmale ist ein wichtiges Kriterium für die Entscheidung, welche Exemplare unter einen Gattungsbegriff und welche Wörter unter einen Oberbegriff fallen. Mit dem Aufbau eines hierarchischen Systems mit Ober- und Unterbegriffen erfolgt ein wichtiger Schritt zur Verfügbarkeit sprachstruktureller Gliederungsprinzipien (vgl. ▶ Kap. 3.3).

Bedeutung von Verben in der Frühintervention

Verfügbarkeit von Verben ist wesentlicher Bestandteil der Frühintervention, da das Verblexikon die Basis für die Grammatikentwicklung ist (▶ Kap. 2.6 und ▶ Kap. 3.4).

Kriterien zur Auswahl von Verben in der Frühintervention:

- Auswahl der Zielitems nach Familiarität, Frequenz, Alltagsrelevanz, Vertrautheitsgrad, Interessen des Kindes
- Orientierung am ungestörten Verberwerb: hochfrequente Allzweckverben (wie machen, kommen, gehen, haben) zu Beginn der Therapie, dann spezifische Verben
- Auswahl der Nomen nach den semantischen und syntaktischen Erfordernissen der ausgewählten Verben (z. B. zum Verb „schneiden“ verschiedene Lebensmittel, die geschnitten werden können)

Einstieg in die Syntax

Lexikonerweiterung und syntaktische Arbeit können parallel erfolgen. Die in den Phasen des Lexikonaufbaus verwendeten Wörter werden in Kombinationen eingebettet, die für frühe Phasen des ungestörten Spracherwerbs typisch sind.

Beim Einstieg in die Syntax sind weder korrekte Verbstellung noch adäquate Verbflexion erforderlich. Die Therapeutin gibt immer ein sprachliches Angebot mit vollständigen und korrekten Sätzen vor, dies wird aber noch nicht vom Kind erwartet.

Wortkombinationen in der Frühintervention
- zu Beginn Kombination relationaler Wörter mit Nomen („da Ball", „Kiste auf")
- Verbindungen von Verben mit relationalen Wörtern oder Pronomen („auch malen", „der rennt")
- Kombination von Nomen und Verben: Kombinationen von Verben mit Objekten („Käse essen", „Bus haben") sind anfangs oft leichter als Kombinationen von Verben mit Subjekten („Oma lacht")

Der weitere Ausbau syntaktischer Strukturen und ggf. die Korrektur von Wortstellungsproblemen sind Gegenstand späterer Therapiephasen (▶ Kap. 3.4.4).

3.6.4 Therapiemethoden

Auch bei jungen Kindern sind sprachspezifische Methoden wie Inputspezifizierung, Modellierung, Kontrastierung und Übungen einsetzbar (Kauschke 2003). Von Anfang an ist ein transparentes und symptomorientiertes Arbeiten möglich. Die Auswahl und Gewichtung der Methoden richtet sich nach Aufmerksamkeitsspanne, Kooperationsbereitschaft und kognitiver Kapazität des Kindes.
Bei Kindern mit geringer Sprachproduktion liegt der Schwerpunkt auf intensiver Inputspezifizierung ohne explizite Anforderung:
- optimiertes Sprachangebot, das sprachliche Lernprozesse in Gang setzt und zur Weiterentwicklung des Sprachsystems beiträgt
- Reduktion der syntaktischen Komplexität des Modellangebots ist nicht sinnvoll, da Kinder mit ausreichenden Informationen über die Strukturen der Zielsprache konfrontiert werden müssen. Dies erfordert ein flexibles und informationshaltiges Sprachangebot, das inhaltlich an das Niveau des Kindes angepasst wird.
- Modellierungstechniken greifen Äußerungen des Kindes auf und spiegeln bzw. erweitern diese
- für Kinder mit geringer Sprachproduktion sind zusätzlich rezeptive Übungen geeignet
- Unterstützung durch Elternberatung und Arbeit am elterlichen Sprachangebot und -modell

3.7 Schnittstellen und Spracherwerbsstörungen

Meja Kölliker Funk

Grimm und Schöler beschreiben Aspekt der Spracherwerbsstörung, der die prosodische Kompetenz betrifft. Laut Schöler spezielle Informationsverarbeitungsdefizite im auditiven Bereich. Grimm schreibt, dass formale Merkmale (Syntax/Morphologie) stärker gestört sind als die Semantik/Pragmatik; morphologische Wortveränderungen basieren auf prosodischen Merkmalen (Grimm 1999; Schöler et. al 1998). Lautstruktur ist für die Wortformenbildung grundlegend (Cholewa et al. 2007).

Phonologisch-lexikalische und lexikalisch-morphologische Schnittstelle sind Schnittstellen zwischen der linguistischen und prosodischen Kompetenz. Entwicklung der linguistischen Kompetenz beeinflusst durch schwach ausgebildete oder eingeschränkte prosodische Kompetenz. Kann als Grundproblem der Spracherwerbsstörung gesehen werden, da Fehlen prosodischer Merkmale einer Sprache die Automatisierung der Organisation von Sprechlauten, Wortbildung und Satzbildung dieser Sprache verunmöglicht.

Prosodische Kompetenz

Unterteilung jeder Sprache in Segmente (Wörter, Sätze, Sprechakte, Äußerungseinheiten) aufgrund mündlicher Sprachmerkmale: Betonung, Rhythmus und Silbenstruktur (▶ Tab. 3.9). Silbe ist kleinste Einheit der prosodischen Kompetenz. Betonungsmuster und Silbenstruktur werden genutzt, um mündliche Sprache zu unterteilen. Müssen Zahlen oder Wortreihen behalten werden, werden sie prosodisch unterteilt: 4 8 **1** 6 **4** **2** 0

Verbindung jeder sprachlichen Fähigkeit mit der prosodischen Kompetenz:

- Unterteilung der Silben in Laute
- Aufbau der Wörter aus Silben
- Veränderung der Wörter bezogen auf Art ihrer Silben
- Bildung von Sätzen bezogen auf Unterscheidung der Inhalts- und Funktionswörter und ihre Anpassung an die syntaktischen Regeln

Entwicklung der prosodischen Kompetenz beruht auf grundlegenden sprachauditiven Analysefähigkeiten, z. B. lang und kurz, betont und unbetont.

Schnittstellentherapie: phonologisch-lexikalisch

Therapieansätze, die gezielt phonologisch-lexikalische Schnittstelle nutzen, sind unter dem Begriff Minimalpaartherapie bekannt. Dabei wird nicht auf das Auflösen von phonologischen Prozessen abgezielt, sondern auf den Aufbau der prosodischen Kompetenz, d. h.bei Silben Laute unterscheiden zu können. Vorübungen dazu sind:

- Unterscheiden von langen und kurzen Silben,
- Erkennen, wann ein Laut in einer Silbenkette wechselt und
- Entscheiden, ob zwei Silben gleich sind oder nicht.

Dabei soll mit unterschiedlich langen Silben und Lautwechsel an allen Stellen gearbeitet werden:

Tab. 3.9 Aufbau der prosodischen Kompetenz

Sind die Silbenpaare gleich lang?	mooom-mom; mooom-mooom; mom-mooom; mom-mom
Sind die Silbenpaare gleich?	sooosi-sooosi, sooosi-sosi, sosi-sosi, sosi-sooosi
Wann verändert sich die Silbenkette?	momomomdomdomdom
Sind die Silbenpaare gleich?	baad-daad; baad-baad; baad-baad, daad-baad
Sind die Silbenpaare gleich?	kreedo-kreendo; kreedo-kreedo; kreendo-kreendo; kreendo-kreedo
Sind die Wörter gleich?	schreiben-schreiten; schreiben-schreiben; schreiten-schreiten; schreiten-schreiben

Ebenfalls Durchführung mit Zweisilbern und Überprüfung, was dem Kind leichter fällt. Hier soll man mit Vorteil die zweite Silbe nicht mit -e ausklingen lassen, damit dieser Laut nicht als „Schwa"-Laut interpretiert wird. Sind prosodische Kompetenzen gesichert, können bekannte Minimalpaartherapien angewendet werden. Dabei werden gleichbetonte Wörter zu Paaren, die sich am Anfang oder in der Mitte voneinander in einem Laut unterscheiden.

Schnittstellentherapie: lexikalisch-morphologisch

Lexikalisch-morphologische Schnittstelle verbindet die Veränderbarkeit der Wörter mit der von der Satzorganisation geforderten Anpassung, die vorwiegend die Mehrzahl- und Vergangenheitsbildung betrifft (wie den – dem, z. B. den Vater – dem Vater; Akkusativ und Dativ). Therapiebausteine aus der Kontextoptimierung nach Motsch (Motsch 2004).

Voraussetzung ist wiederum die prosodische Kompetenz (▶ Tab. 3.10). Fokussiert auf die sichere Identifikation der Lautunterschiede am Ende bei betonten Ein- und Zweisilbern und kurzen Einsilbern. Verwendung einer Pluralmarkierung mit Vorteil für den Auslaut. Fokussierung der Vergangenheit: Unterscheidung der Silbengewichte relevant, die eine regelmäßige oder unregelmäßige Partizip- und Imperfektbildung bestimmt.

Tab. 3.10 Aufbau der prosodischen Kompetenz für morphologische Merkmale

Sind die Silbenpaare gleich?	om-om, on-on, on-om, om-on
Sind die Silbenpaare gleich?	braato-braatos; braato-braato; braatos-braatos; braatos-braato
Sind die Wörter gleich?	schrieb-schritt; schrieb-schrieb; schritt-schritt; schritt-schrieb
Sind die Sätze gleich?	Kevin schrieb oft in den Ferien-Kevin schritt oft in den Ferien; Kevin schritt oft in den Ferien-Kevin schritt oft in den Ferien; Kevin schrieb oft in den Ferien-Kevin schrieb oft in den Ferien; Kevin schritt oft in den Ferien-Kevin schrieb oft in den Ferien

Starke Konjugation bei Verben mit einer Silbe, die superschweres Silbengewicht hat. Minimaltherapie wird auf Satzebene ausgedehnt; Kontrastierung von Satzaussagen zu passenden Bildern.

Schnittstellentherapie: semantisch-syntaktisch

Basis aller handlungsorientierten Therapieansätze sind Zusammenhänge der einzelnen sprachlichen Inhalte. Ausgehend von Experimenten, die in einem HOT Setting in der logopädischen Therapie mehrfach bearbeitet werden, laut Märki et al. Versprachlichung zur Subjekt-Verbkongruenz basierend auf Verben mit ihren Argumenten (Märki et. al 2008). Therapie: Aufbau des Verblexikons mit seinen Argumenten, da deutsche Sätze vom Verb gesteuert werden (Siegmüller und Kauschke 2006).

Angebot beispielhaft ausgewählter Therapieansätze der Schnittstellentherapie, um Kindern mit Spracherwerbsstörungen eine spezifische Sprachwahrnehmung für relevante Merkmale zu ermöglichen. Zielt auf eindeutige Information über einzelne wichtige sprachliche Phänomene für das Festlegen der eigenen Sprache ab.

3.7.1 Morphonotaktik in Diagnostik und Therapie

Susan Ott

Morphonotaktik im gestörten Spracherwerb

Bei SSES-Kindern wirken phonotaktische Frequenzeffekte auf die Umsetzung einer morphologischen Regel → instabile Verbflexionsregel (▶ Kap. 2.7.1):

- Deutsche SSES-Kinder flektieren 3. Person Singular häufiger korrekt, wenn hochfrequente Strukturen resultieren: hochfrequente $VCt]_\sigma$ (z. B. /alt/ wie in knallt – Wald, alt, bald) häufiger korrekt als niedrigfrequente $VVCt]_\sigma$ (z. B. /a:lt/ wie in malt) (Ott 2010).
- Englische dysgrammatische Kinder produzieren das /ed/-Morphem an Verbstämmen häufiger korrekt, wenn hochfrequente Strukturen hervorgehen: z. B. hochfrequentes /ɔst/ (z. B. in crossed – cost, frost, lost) häufiger korrekt als niedrigfrequentes /ʊʃt/ (z. B. in pushed) (Marshall und van der Lely 2006; vgl. auch van der Lely und Ullman 2001).

Morphonotaktik in der Diagnostik der Verbflexion

Einschätzung der Verbflexion 3. Person Singular (bzw. 2. Person Plural) bei deutschen SSES-Kindern:

- Hinweis auf einen stabilen Erwerb der morphologischen /t/-Verbflexionsregel bei Produktion /t/-flektierter Verbformen mit phonotaktisch niedrigfrequenten $VVCt]_\sigma$-Verbindungen (z. B. *schläft, malt, fliegt, wohnt*) → morphologische /t/-Verbflexionsregel wird hier weitgehend unabhängig von phonotaktischen Frequenzeinflüssen umgesetzt
- kein Rückschluss auf einen stabilen Erwerb der morphologischen /t/-Verbflexionsregel bei Äußerung /t/-flektierter Verbformen mit phonotaktisch hochfrequenten $VCt]_\sigma$-Strukturen (z. B. *fällt, kommt, schwimmt, guckt*) → ggf. instabile Verbflexionsregel durch Dominanz phonotaktischer Frequenzeffekte

Morphonotaktik in der Therapie der Verbflexion

Therapie der Verbflexion 3. Person Singular (und ggf. fehlender Verbzweitstellung) bei deutschen SSES-Kindern: Einbezug /t/-flektierter Verbformen mit phonotaktisch niedrigfrequenten $VVCt]_\sigma$-Verbindungen (z. B. *schläft, malt, fliegt, wohnt*):

- morphonotaktische Spezifität von $VVCt]_\sigma$ kann SSES-Kindern das morphosyntaktische *bootstrapping* erleichtern: bestmögliches Ableiten des /t/ als regelbasiertes Flexionsaffix → optimale Aktivierung von Lernmechanismen und eigendynamischen Entwicklungsprozessen (vgl. Bishop 2000)
- Reduktion phonotaktischer Frequenzeffekte in Anpassung an den ungestörten Spracherwerb → stabiler Erwerb der morphologischen /t/-Verbflexionsregel

3.8 Sukzessive Mehrsprachigkeit und spezifische Sprachentwicklungsstörung

Solveig Chilla

Aktuelle Forschungen zur spezifischen Sprachentwicklungsstörung (SSES) bei Mehrsprachigkeit bestätigen, dass Mehrsprachigkeit an sich nicht die Ursache der Spracherwerbsstörung ist. Es gibt keine Hinweise darauf, dass der Erwerb einer zweiten Sprache die Spracherwerbsstörung verstärkt (Håkansson et al. 2003; Paradis 2005; Rothweiler 2006; Chilla 2008).

Definition
Genuine Sprachentwicklungsstörung, die sich in beiden Sprachen ausprägt. Anderenfalls kann es sich nicht um eine SSES handeln (▶ Kap. 2.8.3).

Epidemiologie
Etwa 3–10 % aller Kinder sind von SSES betroffen, auch mehrsprachige Kinder.

Klinik
- im simultanen und im sehr frühen sukzessiven Erwerb einer weiteren Sprache wirkt sich eine SSES wie im monolingualen Erwerb beider Sprachen aus (Paradis et al. 2003), erste Ergebnisse zur Ausprägung von SSES im grammatischen Bereich
- Erwerbsbeginn weiterer Sprachen nach dem Alter von ca. 3 Jahren
  - heterogenes Störungsbild!
  - Grammatik: deutsche Satzstruktur und SVK: Gemeinsamkeiten zwischen monolingualer SSES und SSES in der L2 Deutsch (z. B. Infinitive in V2, V3-Sätze) (Chilla 2008; Rothweiler et al. under review)
  - Erwerb der deutschen Satzstruktur/SVK dauert deutlich länger als im frühen sukzessiven Spracherwerb (>18 KM)
- Phonologie verzögert bzw. auffällig (vgl. mit mehrsprachigen Kindern ohne SSES), Bsp. Türkisch
- Erwerbsbeginn weiterer Sprachen nach dem Alter von ca. 5 Jahren: bisher nur wenige systematische Untersuchungen, „mistaken identity“ zwischen SSES und typischen L2-Erwerbsstrukturen möglich
- im kindlichen Zweitspracherwerb konfundieren SSES und erwerbstypische Besonderheiten. Dies ist ein diagnostisches Problem, weil grammatische Abweichungen bei spezifischer Sprachentwicklungsstörung und bei typischem Zweitspracherwerb dieselben Strukturbereiche betreffen können (▶ Kap. 2.8.2)

Diagnostik
Die Diagnose einer SSES beim mehrsprachigen Kind wird dadurch erschwert, dass für die Beurteilung der möglichen Erstsprachen weder geschultes Personal zur Verfügung steht noch meist ausreichend Erkenntnisse über SSES in den jeweiligen Sprachen vorliegen oder zugänglich sind. Diagnostisches Vorgehen (Chilla et al. 2010):
- Interdisziplinäre Abklärung der SSES-Ausschlusskritierien (IQ, HNO, sozial-emotionale Beeinträchtigung, Mundmotorik, psychologische Abklärung).

- Erhebung der Erwerbsbedingungen in beiden Sprachen: ab welchem Alter, wie intensiv und wie viele Monate bzw. Jahre das Kind mit Deutsch in Kontakt ist; welche sprachliche Entwicklung ist unter diesen Bedingungen erwartbar
- Gespräche mit Eltern (mit Dolmetscher; vgl. Kroffke und Meyer 2007), Erzieherinnen, Lehrkräfte, dabei Informationen über
  - deutliche Erwerbsverzögerung in beiden Sprachen (im Vergleich mit mehrsprachigen Kindern identischer Sprachkonstellation [Bsp. Türkisch-Deutsch] mit vergleichbaren Erwerbsbedingungen).
  - Familienhäufung von Sprachauffälligkeiten.
  - übliche Frühindikatoren für eine SSES (Alter bei Sprechbeginn, 50-Wort-Stadium und Wortschatzspurt, Ausspracheprobleme, erste Sätze usw.).
- Erstsprache: aktueller Sprachentwicklungsstand:
  - sprachspezifische Ausprägungen in der L1, z. B. Arabisch: Tempus (Abdalla 2002); Türkisch: Kasus, Verbflexion: Endungen können nicht funktional eingesetzt werden (Babur et al. 2007; Chilla und Babur 2010); Englisch: Tempus, SVK; Französisch: Klitika (Paradis et al. 2003) etc.
  - Dokumentation von Ergebnissen der L1-Erhebung (Bsp.: (T)-SALT; HAVAS-5; CITO; SCREEMIK; TROG) und Reflexion der Ergebnisse vor dem Hintergrund des Erwerbskontextes (die meisten Verfahren sind nicht für den Migrationserwerbskontext normiert/standardisiert!)
- Aussprache: im bilingualen Kontext typische phonologische Prozesse sind bis KM 18 nicht überwunden (z. B. Plosivierungen bei Türk.-Dt.-Kindern noch mit 5;6 = KM 30)
- Sprachentwicklung im Deutschen:
  - Diagnose SSES auf Basis verfügbarer Verfahren nicht möglich
  - erste Einschätzung des abweichenden Sprachstandes durch Screening: z. B. HAVAS-5, LiSe-DaZ
  - Spontansprachanalyse (ESGRAF, COPROF, TOGA)
  - Erhebung des Sprachstandes zur Therapieplanung mit den für SSES im Deutschen entwickelten Verfahren in Kombination mit Spontansprachanalyse (PLAKSS, PDSS, TROG-D) und Kombination mit phonologischer Diskriminierung und auditiver Verarbeitung (HASE)

Therapie

- Therapie in der Zweitsprache wie bei monolingualen Kindern mit SSES unter Berücksichtigung der kindlichen Mehrsprachigkeit und der sprachlichen Handlungsfähigkeit.
- Möglichst in beiden Sprachen, angepasst auf das sprachspezifische Störungsmuster.
- Therapie in der L2 hat positiven Effekt auf identische Störungsbilder in L1, z. B. Aussprache.
- Auf Basis des durch Diagnostik erstellten Profils Arbeit an den Störungsschwerpunkten der L2 Grammatik (▶ Kap. 3.5.4).

Praktisch weiterführende Literatur

Tracy R. Wie Kinder Sprachen lernen. Und wie wir sie dabei unterstützen können. Francke, Tübingen: Francke, 2007.

4 Aussprachestörungen

4.1 Orofaziale Dysfunktionen

Barbara Giel

Definition
(orofazial: lat. os = Mund, facies = Gesicht) *auch:* myofunktionelle Störung, orofaziale Störung, orofaziale Dyskinesie, Myofunctional Disorder, Orofacial Disorder Störungen des Muskeltonus, der Muskelfunktion und/oder der Bewegungsabläufe im orofazialen Komplex, die aufgrund motorischer, sensorischer und/oder skelettaler Abweichungen entstehen. Ursachen können angeboren, vererbt oder erworben sein.

4.1.1 Orofazialer Komplex

Anatomie
Zum orofazialen Komplex/orofazialen System zählen die knöchernen, muskulären und sensorischen Strukturen der Mimik, des Kauorgans, der Zunge, des Gaumensegels sowie deren Funktionen.
Die orofazialen Funktionen werden nach Tränkmann maßgeblich durch das Zusammenspiel und den Ablauf der Muskeln des inneren (Zungen-, Mundboden-, Gaumensegelmuskulatur) und äußeren (mimische Kaumuskulatur) Funktionskreises bestimmt (▶ Tab. 4.1).
Sind alle beteiligten Strukturen normal ausgebildet, innerer und äußerer Funktionskreis im harmonischen Zusammenspiel und damit die Funktionen ungestört, wird von einem orofazialen (Muskel-)Gleichgewicht gesprochen.

Tab. 4.1 Orofaziale Muskelgruppen und ihre Innervation

Muskelgruppe	Innervation
Mimische Muskulatur	N. facialis (VII. Hirnnerv)
Kaumuskulatur	N. trigeminus (V. Hirnnerv)
Zungenmuskulatur	N. hypoglossus (XII. Hirnnerv)
Gaumensegelmuskulatur	N. glossopharyngeus und Äste des N. vagus (IX. und X. Hirnnerv)

Orofaziale Funktionen
- Primärfunktionen: Atmung, Saugen, Beißen, Kauen, Schlucken
- Sekundärfunktionen: Artikulation, Phonation

Darüber hinaus nonverbale und physiognomische Funktion, die durch die Aktivität der mimischen Muskulatur realisiert wird.

4.1.2 Klassifikation

Orofaziale Dysfunktionen treten selten nur in einem Funktionsbereich auf. Störungen der Primärfunktion sind aufgrund derselben anatomischen und physiologischen Strukturen oft mit Störungen der Sekundärfunktion vergesellschaftet.

Störungen der Primärfunktion

Störungen der Atmung und der Nahrungsaufnahme: Saugen, Beißen, Kauen, Schlucken.

Mundatmung

Anstelle der physiologischen Nasenatmung, bei der der Mund geschlossen ist und die Einatmungsluft erwärmt, angefeuchtet und gefiltert wird, fungiert die Mundhöhle konstant oder zeitweise als Einatmungs- sowie Ausatmungsorgan.

- Ursachen: Nasenscheidewandverkrümmung (Septumdeviation), Nasenpolypen (adenoide Wucherungen), rezidivierende Rachenmandelentzündungen (Tonsillitiden), Zahn-/Kieferfehlstellungen (Dysgnathien), hypotone Lippenmuskulatur, Angewohnheit (Habit)
- Folge: Begünstigung von Erkältungskrankheiten, fehlender Mundschluss, pathologische Zungenruhelage, Fehlbildung der bilabialen Laute

Schluckstörung (▸ Kap. 11)

Frontales Schluckmuster, infantiles Schlucken, viszerales Schlucken, Tongue Thrust (TT), Zungenstoß, Dysphagie (bei neurologischen Ursachen).

- Ursachen: Persistenz des kindlichen Schluckmusters, Habits, Zahn-/Kieferfehlstellungen, einige neurologische Erkrankungen
- Folge: Gaumen und Kiefer werden im Kindesalter nicht ausgeformt, Zahn-/Kieferfehlstellung entstehen oder werden aufrechterhalten, Artikulation folgt der Schluckstörung, d. h. frontal, lateral, addental, interdental

4

Störungen der Sekundärfunktion

Störungen des Sprechens: Sprechatmung, Stimmgebung, Artikulation.

Artikulationsstörungen (▸ Kap. 4)

Phonetische (Aussprache-)Störung.

- Ursachen: z. B. Zahn-/Kieferstellungsanomalien, Mundatmung, sensorische und/oder motorische Störungen der Artikulationsstelle und des artikulierenden Organs
- Formen: addentale, interdentale, laterale Fehlbildung der Sibilanten, z. B. Sigmatismen und Schetismen, und der alveolaren Laute /t/, /d/, /I/, /n/

Dysarthrie (▸ Kap. 9.1)

Neurologisch bedingte Störung des Sprechens, wobei Atmung, Stimmgebung, Artikulation und die suprasegmentale Ebene betroffen sein können. Das völlige Sprechunvermögen wird als Anarthrie bezeichnet.

Dysglossien

Störungen der Artikulation durch organische Veränderungen der peripheren Sprechwerkzeuge (Lippen, Zunge, etc.).

- Ursachen: u. a. traumatisch, entzündlich, operativ, tumorbedingt
- Formen: labiale, dentale, mandibuläre, maxilläre, palatale, linguale, pharyngeale, velare, nasale Dysglossie

Dysphonien (▸ Kap. 12)

Störungen der stimmlichen Leistungsfähigkeit und des Stimmklanges. Besonders der Stimmklang und hier insbes. die Resonanz kann durch orofaziale Dysfunktionen beeinträchtigt werden.

4.1.3 Erklärungsmodelle

Orofaziale Dysfunktionen entstehen immer durch ein Ungleichgewicht der knöchernen, muskulären und/oder sensorischen Strukturen im orofazialen Komplex (▶ Kap. 4.1.1).
Nachfolgend werden ausgewählte Modelle zur Erklärung orofazialer Dysfunktionen dargestellt (Giel und Korbmacher 2004).

Form-Funktions-Relation

Ist auf die „Lehre der funktionellen Anpassung" nach Roux (1883) zurückzuführen. Sie hebt den besonderen Einfluss von Muskelfunktionen auf knöcherne Strukturen hervor:

- Kiefer wird durch die Primär- und Sekundärfunktionen ausgeformt, so dass sich eine normale Kiefer- und Zahnstellung entwickelt
- Form des Kiefers beeinflusst die Bewegungsabläufe im orofazialen Komplex und somit die Primär- und Sekundärfunktionen

„Modell der Beziehungen und Wechselbeziehungen im stomatognathen System" (Bigenzahn 1995)

4

Orofaziale Dysfunktionen werden auf Funktionen und Dysfunktionen zurückgeführt, z. B. Mundatmung, Schlucken, Artikulation, Zahn-/Kieferstellung, schädliche Gewohnheiten etc., und unter Einbeziehung der zuständigen Fachdisziplinen (Zahnmedizin/Kieferorthopädie, Hals-Nasen-Ohren-Heilkunde, Sprachtherapie, Psychologie). Ursache und Wirkungen oft nicht eindeutig:

- ein front-offener Biss kann durch lang anhaltendes, intensives Daumenlutschen oder aufgrund eines frontalen bzw. interdentalen Schluckmusters entstehen oder genetisch bedingt sein
- ein interdentales Schluckmuster kann Folge einer Dysgnathie, z. B. eines front-offenen Bisses sein

Schema der Funktion (Castillo Morales 1991)

Zusammenhang bzw. Wechselwirkung zwischen orofazialen Dysfunktionen und dem Körper:

- systemische Veränderung, z. B. Beckenschiefstand, Halbseitenlähmung etc., wirkt sich durch knöcherne, muskuläre und sehnige Verbindungen auf den orofazialen Komplex aus
- umgekehrt kann ein dauerhafter Bruxismus (Zähneknirschen) Schulterverspannung hervorrufen

Funktionslogensystem nach Korbmacher

Erweiterung des inneren und äußeren Funktionskreises nach Tränkmann. Es beinhaltet folgende Logen (abgeschlossene Räume) als sich funktionell beeinflussende Größen:

- Lippen
- Mundraum mit Zunge
- Nase und Respirationstrakt
- Zungenbein mit oberer und unterer Zungenbeinmuskulatur
- Halswirbelsäule unter besonderer Berücksichtigung der oberen Kopfgelenke

Eine bedeutende Funktion wird dem Gesamtkörper als stützendes Element der Logen zugesprochen. Veränderungen der Logen oder des Logensystems entstehen durch Störungen des Muskeltonus oder durch vom Körper nicht kompensierbare

Funktionsstörungen. Dabei wird meist von einer multifaktoriellen Verursachung ausgegangen.

4.1.4 Ursachen

Meist multifaktorielles Ursachengefüge (▶ Kap. 4.1.2). Motorik und Sensorik des orofazialen Komplexes sind bei den angeführten Erkrankungen und Schädigungen in unterschiedlichem Ausmaß gestört.

Kiefer- und Zahnstellungsanomalien

Können genetisch determiniert sein.

- Kieferstellungsanomalien: front-offener Biss, Kreuzbiss
- Zahnfehlstellungen: Diastema (d. h. der Raum z. B. zwischen den oberen Schneidezähnen), Nichtanlage von Zähnen

Oft orientiert sich die Zunge in Richtung der Problemstelle, sodass eine abweichende Zungenruhelage und ein abnormes Schluckmuster vorliegen. Andere Muskelgruppen, z. B. die Lippenmuskulatur, können dadurch bedingt hypoton erscheinen, sodass der Mundschluss behindert ist und eine pathologische Mundatmung erfolgt.

4

Habituelle Ursachen

Alle (schädlichen/abnormen) Gewohnheiten, die zu einer Störung des orofazialen Komplexes führen. Im Kindesalter werden Zahn- und Kieferstellungsanomalien und bei Erwachsenen Zahnlockerung und Prothesenunverträglichkeit hervorgerufen oder begünstigt.

- intraorale Habits: Daumen-, Finger-, Gegenstände lutschen; Finger, Haare oder Gegenstände in Zahnzwischenräume drücken; Zungenstoß (Tongue Thrust); Lippen-, Zungen-, Wangenbeißen; auf Gegenstände beißen (Bleistift, Brillenbügel, Pfeife etc.); Nägel kauen; Zungen-, Lippensaugen; Zähne knirschen (Bruxismus); Zähne reiben, pressen; Zunge pressen
- extraorale Habits: Kopf aufstützen, Kinn aufstützen, abnorme Schlafhaltung, Spielen auf Blasinstrumenten, Haltungsfehler des Gesamtskeletts

Neuropädiatrische und neurologische Erkrankungen

Können den orofazialen Komplex unabhängig vom Lebensalter beeinträchtigen:

- infantile Zerebralparese (frühkindliche zerebrale Bewegungsstörung)
- neuromuskuläre Erkrankungen
- fortschreitende Erkrankungen, z. B. Parkinson-Syndrom, Multiple Sklerose
- Schädel-Hirn-Traumata, Schlaganfälle, Tumoren, Traumata

Syndromerkrankungen

Beispielsweise Lippen-Kiefer-Gaumen-Spalten, Pierre-Robin-Sequenz, Down-Syndrom (▶ Kap. 6.5.7) und Goldenhaar-Syndrom beeinflussen die motorische, kognitive, sprachliche und soziale Entwicklung.

4.1.5 Diagnostik

Interdisziplinäre Aufgabe, an der je nach Symptomatik die ärztlichen Berufsgruppen der Hals-Nasen-Ohrenheilkunde (HNO)/Phoniatrie, Kieferorthopädie/Zahnmedizin und Neurologie sowie die sprachtherapeutische Berufsgruppe beteiligt sind. Ziel der ärztlichen Diagnostik ist die Erfassung organischer, pathophysiologischer bzw. neurologischer Bedingungen im orofazialen Komplex, die für die Entstehung oder Aufrechterhaltung orofazialer Dysfunktionen verantwortlich gemacht werden können.

Ärztliche Diagnostik

HNO-ärztlich

Audiogramm als zwingende Voraussetzung für sprachtherapeutische Diagnosestellungen.
Störung des orofazialen Gleichgewichts und insbesondere der Nasenatmung und damit des Mundschlusses durch:

- häufig wiederkehrende Erkältungskrankheiten, wie Schnupfen (Rhinitis), Mittelohrentzündung (Otitis media), Mandelentzündung (Tonsillitis)
- vergrößerte Nasen-/Rachenpolypen (adenoide Wucherungen)
- Nasenscheidewandverkrümmung (Septumdeviation)
- Allergien

Kieferorthopädisch

Diagnostik und Planung einer kieferorthopädischen Versorgung (Zeitpunkt, Gerätefolge etc.) je nach Art und Ausprägung von Zahn- und Kieferstellungsanomalien (Dysgnathien), die das orofaziale Gleichgewicht stören können:

- Abweichungen der Kieferstellung in den verschiedenen Lageebenen der Kiefer zueinander (vertikal, horizontal, saggital)
- Zahnfehlstellungen
- Status des Zahndurchbruchs (1. und 2. Dentition)
- Nichtanlage von Zähnen (Aplasien)

Neurologisch

Bei Anhaltspunkten für neurologische Ursachen orofazialer Dysfunktionen sollte eine entsprechende Diagnostik initiiert werden.

- bei zentralen oder peripheren Schädigungen des orofazialen Komplexes (▶ Kap. 4.1.1) ist ein neurologischer Befund Voraussetzung der Therapie
- Informationen über Art und Ausmaß der Schädigung des zentralen Nervensystems sind für die Therapieplanung wichtig

Interdisziplinär

Der Informationsaustausch gestaltet sich – je nach Arbeitsort (Klinik, Praxis, Frühfördereinrichtung etc.) – unterschiedlich. Die zwingend notwendigen Informationen der Fachgruppen sollten möglichst schnell, transparent und ökonomisch von Arzt zu Therapeut und umgekehrt transportiert werden. Da nicht immer das persönliche Gespräch möglich und notwendig ist, können leicht ausfüllbare Kooperationsbögen genutzt werden, die alle wichtigen Informationen bezogen auf Diagnostik und Therapie beinhalten (Giel 2005).

Sprachtherapeutische Untersuchungsverfahren

Ziel sprachtherapeutischer Diagnostik ist eine umfassende inspektive Erhebung des inneren und äußeren Funktionskreises sowie der Primär- und Sekundärfunktionen des orofazialen Komplexes (▶ 4.1.1).

Im deutschsprachigen Raum sind derzeit nur deskriptive (d.h. beschreibende) Verfahren zur Diagnostik orofazialer Dysfunktionen auf dem Markt. Standardisierte Verfahren im Sinne der klassischen Testgütekriterien sind aufgrund mangelnder objektiver Beschreibungskriterien und Untersuchungstechniken nur unter sehr kostenintensiven Aspekten zu entwickeln.

- in einigen Veröffentlichungen zur Thematik sind Untersuchungsbögen enthalten: z.B. Castillo Morales (1991) „Die Orofaziale Regulationstherapie" oder „Orofaziale Dysfunktionen" von Bigenzahn (1995)
- „MFT-Diagnostikbogen" von Steiner und Struck (1990), der keine Handanweisung enthält
- Kölner Diagnostikbogen für Myofunktionelle Störungen (KDMS), wurde in neuerer Zeit von Giel und Tillmanns-Karus (2004) entwickelt. Er prüft u.a. Gesamtkörperhaltung, Atmung, schädliche Gewohnheiten (Habits) sowie den orofazialen Komplex. Dabei wird genau auf Form und Funktion von Lippen, Kaumuskulatur, Zunge und Gaumen eingegangen. Darüber hinaus werden orale Stereognose (dreidimensionale Wahrnehmung im Mundraum) und Schlucken erfasst. Im Anhang befinden sich Klientenaufklärung, Therapievertrag und Urkunde, die zur Qualitätssicherung der myofunktionellen Therapie konzipiert wurden

4.1.6 Therapieansätze

Je nach Störungsbild bietet es sich an, myofunktionelle und orofaziale, also aktive und eher passive Therapiemethoden miteinander zu kombinieren.

Myofunktionelle Verfahren

Oberbegriff für alle Therapiemethoden, die sensorische und motorische Ungleichgewichte behandeln sowie Primär- und Sekundärfunktionen positiv beeinflussen. Die Ursache kann angeboren, habituell, neurologisch, traumatisch, anpassungsbedingt bzw. in einem multifaktoriellen Bedingungsgefüge verankert sein.

Beispiele

- Myofunktionelle Therapie (MFT) nach Garliner 1989; Barrett und Hanson 1978; Kittel 2009
- Orofaziale Muskelfunktionstherapie nach Clausnitzer und Clausnitzer (2004)
- Der Berliner Therapieansatz (Gruppenkonzept) nach Burhop et al. (1995)
- Heidelberger Gruppenkonzept für MFS (GRUMS) nach Lleras und Müller (1995)

Anwendungsbereiche

Myofunktionelle Therapiemethoden wurden v.a. für neurologisch bedingte orofaziale Störungen entwickelt, wie dysgnathiebedingte Schluckstörungen oder habituelle Mundatmung. Sie wurden in der Zahnmedizin, Funktionskieferorthopädie und Sprachtherapie entwickelt und werden stetig modifiziert.

Zielsetzung
Wiederherstellung eines orofazialen Gleichgewichts unter Berücksichtigung von Motorik, Sensorik, oraler Stereognose und Gesamtkörperhaltung. Fokus liegt meistens auf dem unphysiologischen Schluckmuster.

Methode/Inhalt
Meist aktive Übungen zum Habitabbau, Training des physiologischen Schluckvorgangs (nur der oralen Phase), Übung von Mundschluss und Nasenatmung sowie Lautbildung.

Orofaziale Verfahren
Komplexe Ansätze, die im Wesentlichen aus der Physiotherapie heraus entwickelt wurden. Die orofazialen Therapiemethoden zeigen von ihren Ursprüngen an bis heute eine ganzheitliche Sicht, im Sinne von Beachtung der Zusammenhänge des orofazialen Komplex und des Gesamtkörpers.

Anwendungsbereiche
Neurologisch bedingte Störungen im orofazialen Komplex, wie vollständige oder partielle Paresen, die Dysarthrien oder Dysphagien hervorrufen, ebenso komplexere orofaziale Störungen, wie sie bei Kindern mit Down-Syndrom oder zerebralen Bewegungsstörungen auftreten.

Beispiele
- Orofaziale Regulationstherapie (ORT) nach Castillo Morales/Brondo (1991)
- Facio-orale-Trakt-Therapie (F.O.T.T.) nach Coombes/Bobath (1996, 2007)
- Funktionelle Dysphagietherapie (FDT) nach Bartolome (2006)
- Propriozeptive Neuromuskuläre Faszilitation (PNF) nach Knott und Voss (1968)

Zielsetzung
Wiederherstellung eines orofazialen Gleichgewichts unter Berücksichtigung von Motorik, Sensorik, oraler Stereognose und Gesamtkörperhaltung.

Methode/Inhalt
Passive Stimulationen mit ergänzenden aktiven Übungen
- Inhibition unphysiologischer Bewegungsmuster, Faszilitation physiologischer Bewegungsmuster
- Optimierung von Schluckvorgang (präorale, orale, pharyngeale, ösophageale Phase), Atmung, Stimmgebung, Lautbildung

4.2 Phonetische Störungen

Jeannine Schwytay

4.2.1 Erwerb der Phone

Produktion verschiedener Laute bereits in den Lallphasen (▶ Kap. 2.2) sowie in der Phase der ersten 50 Wörter. Mit Erwerb des phonologischen Regelsystems

(▶ Kap. 2.4) Differenzierung der artikulatorischen Fähigkeiten und sukzessive sprechmotorische Beherrschung des gesamten Lautinventars.

Theorien zum Phonerwerb

Unterschiedlichste Theorien mit wenig Übereinstimmung (vgl. Kannengieser 2009). Lediglich die Tatsache, dass der phonetische Erwerb durch bestimmte strukturelle Abfolgen gekennzeichnet ist, scheint eindeutig:

- Kinder erwerben Laute, die vorne im Mundraum gebildet werden, meist vor Lauten, die im hinteren Mundraum gebildet werden
- Einzelkonsonanten werden vor Konsonantenverbindungen erworben

Phonerwerb abhängig vom Alter

Im Folgenden werden die jüngsten in der Literatur zur Verfügung stehenden Angaben zum Phonerwerb zusammengefasst. Sie wurden an einer Gruppe ungestört entwickelter Kinder gewonnen (Fox 2003):

- 90 % der untersuchten Kinder einer Altersgruppe produzierten den in ▶ Tabelle 4.2 aufgeführten Laut mindestens einmal (Alter 1;6–1;11) bzw. zweimal (ab Alter 2;0) korrekt
- zum Erwerb der Phone [s], [z] und [ts] wird diskutiert, ob es sich bei noch nicht vollzogenem Erwerb um Fehlbildungen oder um Normvariationen handelt. Nach Fox und Dodd (1999) zeigten noch 35 % der 6-jährigen und 25 % der 8- bis 10-jährigen untersuchten Kinder eine Fehlbildung dieser s-Laute

4

Tab. 4.2 Übersicht über den Phonerwerb (Fox 2003)

Alter	Erworbene Phone
bis 1;11 J.	[m], [b], [d], [t], [n]
bis 2;5 J.	[p], [f], [v], [l]
bis 2;11 J.	[x], [g], [k], [h], [ʀ], [pf]
bis 3;5 J.	[j], [ŋ]
bis 4;5 J.	[ç]
bis 4;11 J.	[ʃ]

4.2.2 Fehlbildungen und Ersetzungen

Auch: Artikulationsstörung, Sprechstörung, Lautbildungsstörung, funktionelle Aussprachestörung, Dyslalie, Stammeln (veraltet), engl.: articulatory disorder

Unfähigkeit, Phone (einzelne Sprachlaute), die isoliert und unabhängig von sprachlicher Umgebung gebildet werden können, altersgemäß peripher sprechmotorisch richtig zu bilden. Es entstehen Fehlbildungen (Substitution durch nicht muttersprachlichen Laut).

Die traditionelle Zuordnung von Ersetzungen zu den phonetischen Störungen ist inzwischen umstritten. Die neuere Forschung (Fox 2003) ordnet Ersetzungen den phonologischen Störungen (▶ Kap. 4.3) zu.

Mögliche Ursachen

- peripher motorische Problematik bei gleichzeitigen orofazialen Dysfunktionen (▶ Kap. 4.1)
- unzureichende Entwicklung des peripheren Hörvermögens (▶ Kap. 6.1), der zentral-auditiven Verarbeitung (▶ Kap. 6.2) bzw. der motorischen und taktil-kinästhetischen Erfahrungen im orofazialen Bereich, z. T. bereits in erster Lallphase (▶ Kap. 2.2) (Weinrich und Zehner 2003; Kannengieser 2009)
- falsch erworbene Artikulationsmuster (Fox 2003)
- häufig Familienmitglieder mit Artikulationsstörungen (Fox 2003), Weinrich und Zehner (2003) führen auch Umwelteinflüsse wie mangelhaftes Sprachvorbild und familiäre Konstellationen als begünstigende Faktoren auf
- meist liegt ein Ursachenkomplex aus organischen, zentralen und habituell bedingten Störungen innerhalb verschiedener Ebenen der Sprachverarbeitung vor

Erscheinungsbild

Fehlbildungen zeichnen sich durch Abweichungen in der Aussprache aus:

- konstante Fehlbildung eines Lautes
- inkonstante Fehlbildung eines Lautes, zeigt sich nur bei hoher motorisch-koordinatorischer Anforderung, z. B. bei Mehrfachkonsonanz
- *keine* Auswirkung auf die Bedeutungsunterscheidung von Wörtern

4

Fehlbildungen müssen immer unter Berücksichtigung des phonetischen Erwerbsalters eines Lautes betrachtet werden.

Häufigste Fehlbildungen im Deutschen

Abhängig von den artikulatorischen Fähigkeiten sind verschiedenste Fehlbildungen möglich, die häufigsten in der Literatur beschriebenen sind:

- Sigmatismus: Fehlbildung von [s] oder [z]
  - Sigmatismus addentalis: Zunge liegt an den oberen Schneidezähnen, Luft tritt fächerförmig aus, unscharfer, dumpfer Klang
  - Sigmatismus interdentalis: Zunge liegt zwischen unteren und oberen Schneidezähnen, unscharfer, stumpfer Klang
  - Sigmatismus lateralis: Luft entweicht mit schlürfendem Klang links (Sigmatismus lateralis sinister), rechts (Sigmatismus lateralis dexter) oder beidseitig (Sigmatismus bilateralis) aus den Zahnreihen
- Schetismus: Fehlbildung von [ʃ]
- Kombination von Sigmatismus und Schetismus
- multiple Interdentalität: interdentale Bildung mehrerer bzw. aller alveolarer Laute

Bei folgenden Fehlbildungen ist darauf zu achten, dass wirklich alle phonemischen Kontraste erhalten sind, da diese Fehlbildungen häufig in Verbindung mit der konsequenten phonologischen Störung (▶ Kap. 4.3) zu finden sind:

- Chitismus: Fehlbildung von [ç]
- Rhotazismus: Fehlbildung von [ʁ] bzw. [ʀ]

Ein ausführlicher Überblick über Fehlbildungen findet sich in Kannengieser 2009.

Kombination mit anderen Störungen

Die Einordnung von Kindern mit phonologischen Prozessen und gleichzeitig nicht stimulierbaren Phonen wird derzeit noch diskutiert.

- wichtig ist die differenzialdiagnostische Bestimmung des Störungsschwerpunktes (▶ Kap. 4.3.2), da dieser von großer Relevanz für die Therapieableitung ist
- mögliche Begleitsymptome von Fehlbildungen: phonologische Störungen (▶ Kap. 4.3), orofaziale Auffälligkeiten (▶ Kap. 4.1) und auditive Wahrnehmungsprobleme (▶ Kap. 6.2)

Prognose

- nach Dodd (1995) konnte keine Spontanremission beobachtet werden
- bei isoliert auftretenden Fehlbildungen später kaum LRS-Risiko (vgl. Fox 2003)

Diagnostik

Eine individuelle diagnostische Befunderhebung, die u. a. die Bestimmung des Störungsschwerpunktes (phonetisch vs. phonologisch) ermöglicht, ist von großer Relevanz für die genaue Ableitung therapeutischer Ziele. Neben standardisierten oder informellen Prüfverfahren ist die Anamnese wichtiger Bestandteil.

Diagnostische Verfahren

- Anamnesegespräch (insbesondere Familienanamnese, motorische und orofaziale Entwicklung, unterstützende und hemmende Kontextfaktoren)
- neuere Verfahren überprüfen Lautinventar und phonologisches System
  - LOGO-Ausspracheprüfung (Logo-Ausspracheprüfung zur differenzierten Analyse von Dyslalien, Wagner 1994)
  - Analyse zu Aussprachestörungen bei Kindern (AVAK, Hacker und Wilgermein 1998)
  - Psycholinguistische Analyse kindlicher Sprechstörungen (PLAKSS, Fox 2002)
  - Patholinguistische Diagnostik bei Sprachentwicklungsstörungen (PDSS, Kauschke und Siegmüller 2002, 2010)
  - Lautbefund in Weinrich und Zehner 2003
  - Pyrmonter Ausspracheprüfung (PAP, Babbe 2004)
- ältere Verfahren überprüfen nur das Lautinventar, da sie aus einer Zeit stammen, in der noch keine Unterscheidung zwischen phonetischen und phonologischen Störungen getroffen wurde, z. B. Lautbildungstest für Vorschulkinder (LBT, Fried 1980)

Diagnostische Vorgehensweise

Prinzip

- Abprüfung sämtlicher Laute des deutschen Phon- und Phoneminventars (▶ Kap. 2.4) in den verschiedenen möglichen Wortpositionen, Überprüfung der Stimulierbarkeit der fehlgebildeten Laute. Lautbefund gibt Aufschluss über die Vollständigkeit des Lautinventars (Phone) sowie über Verwendungsfähigkeit der Laute (Phoneme)
- Überprüfung von auditiver Wahrnehmung und orofazialen Funktionen zur umfassenden Beurteilung der phonetisch-phonologischen Ebene
- ergänzende Diagnostik evtl. durch andere Berufsgruppen notwendig (z. B. Fachärzte für HNO, Kieferorthopädie) bei Verdacht auf begleitende Störungen

Methodik

- spontanes Bildbenennen zur Überprüfung von Artikulationsfähigkeiten, gibt die Fähigkeiten eines Kindes nach Franke (1996) am besten wieder

4

- Nachsprechen, falls Benennen nicht möglich, um kindliche Äußerung zu elizitieren
- Spontanspracherhebung laut Hacker (1994) weitere Möglichkeit der Befunderhebung (Cave: Zeitaufwand)
- genaue Notation der Ersatzlaute, möglichst in IPA *(International Phonetic Alphabet)* transkribieren

Differenzialdiagnostik

- phonologische Störungen (▶ Kap. 4.3), Differenzierungskriterien ▶ Kap. 4.3.2
- orofaziale Dysfunktion (▶ Kap. 4.1)
- auditive Wahrnehmungs- und Verarbeitungsstörung (▶ Kap. 6.2)
- verbale Entwicklungsdyspraxie (▶ Kap. 4.4), Differenzierungskriterien ▶ Kap. 4.4.2

Therapie

Therapieplanung

Therapiebeginn nach genauer Abwägung von relevanten und individuellen Zielen unter Berücksichtigung aller Bereiche der ICF-CY (WHO 2007; Fox-Boyer 2009). Ggf. notwendige Veränderung dieser ersten Ziele sollte v. a. hinsichtlich kombinierter Störungen mit phonologischen Anteilen im Therapieverlauf bedacht werden.

- Auswahl des ersten zu übenden Lautes abhängig vom Störungsprofil und u. a. folgenden Kriterien: ungestörte Erwerbsreihenfolge der Phone, Häufigkeit und Konstanz, Stimulierbarkeit, Ableitungsmöglichkeit von einem bereits vorhandenen korrekten Phon
- Therapie nichtsprachlicher Auffälligkeiten: Klärung der Behandlungsnotwendigkeit ursächlicher bzw. begleitender, nichtsprachlicher Auffälligkeiten, wie orofazialer Dysfunktion (▶ Kap. 4.1) bzw. auditiver Wahrnehmungs- und Verarbeitungsstörung (▶ Kap. 6.2), bei Therapieplanung, bei ursächlichen orofazialen Dysfunktionen zunächst primäre Behandlung dieser
- Wahl des Therapieansatzes nach Schwere und Auswirkung der Störung sowie nach person- (z. B. Alter, Persönlichkeit, Zahnwechsel) bzw. umweltbedingten (z. B. Qualifizierung der Therapeuten) Kontextfaktoren

Therapieansätze

Im Folgenden werden die gebräuchlichsten Ansätze zur Therapie von Fehlbildungen vorgestellt. Sie folgen alle einem störungsspezifischen Vorgehen und sind meist als in sich geschlossene Vorgehensweisen konzipiert, können aber in einzelnen Elementen kombiniert und individuell angepasst werden.

Therapie von Artikulationsstörungen nach Van Riper

Basis des Ansatzes ist Erkenntnis von Störung und Therapiebedürftigkeit durch den Patienten (Van Riper und Irwin 1976). Variationen finden sich bei: Patholinguistische Therapie bei Sprachentwicklungsstörungen (Siegmüller und Kauschke 2006) sowie SIGMA PLUS – Ein Konzept zur Gruppentherapie bei Sigmatismus (Grosstück 2001)

Ziel

Korrekte Lautbildung in allen Sprechsituationen.

Prinzip
Auswahl des therapierelevanten Lautes anhand des Vorliegens der meisten Schlüsselwörter (Wörter, in denen ein inkonstanter Laut bereits korrekt artikuliert und somit gefestigt wird).

Vorgehen
- korrekte auditive Wahrnehmung des Lautes in Fremdwahrnehmung (Fähigkeit, fremde Lautbildungen wahrzunehmen und gegen andere Lautbildungen abzugrenzen) sowie Eigenwahrnehmung (Fähigkeit, eigene Lautbildung wahrzunehmen und mit fremden Lautbildungen zu vergleichen) mittels auditivem Diskriminieren bzw. auditivem Identifizieren
- nach Verbesserung der auditiven Wahrnehmungsleistung:
  - Lautanbahnung: neues Erlernen des korrekten Lautbildungsmusters durch sog. Zielsuchen (Annäherung an korrektes Lautbildungsmuster durch Ausprobieren verschiedener Lautbildungsmöglichkeiten) bzw. mehrfach wiederholtes Betonen und Verlängern des Lautes in bereits korrekten Schlüsselwörtern, um unbewusst korrekt gebildetes Lautmuster bewusst werden zu lassen
  - Lautstabilisierung über Laut-, Silben-, Wort- und Satzebene
- Festigungsphase mit Zeit- und Emotionsdruck, d. h. von langsamer zu schnellerer Produktion sowie Produktion unter Anspannung
- Transfer in alle Sprechsituationen

Erlanger Konzept der bewegungsgestützten Lautanbahnung (BULA)
Genaue Beschreibungen finden sich in Weinrich und Zehner (2008).

Ziel
Unterstützung der korrekten Ziellautbildung durch gleichzeitige Ausführung einer zum Ziellaut passenden Bewegung.

Indirekte Methode
- Annahme des Zusammenhangs von Artikulations- und Bewegungsart
- Annahme des Zusammenhangs von Artikulationsort und eingesetzten Körperteilen
- Annahme des Zusammenhangs von Bewegungsrichtung der Zunge bei Ziellautbildung und Bewegungsrichtung von Händen und Füßen
- Behandlung nur auf Lautebene

Beispiel: Bewegungsgestützte Lautanbahnung des Lautes [s]
Da der Laut [s] ein Strömungslaut ist, sollten auch die ausgeführten Bewegungen fein strömend ausgeführt werden. Vorgeschlagen wird eine Bewegung der Fingerspitzen in Anlehnung an die Lautbildung mit der Zungenspitze. Die Bewegungsrichtung kann in Anlehnung an die Bewegungsrichtung der Zunge bei der Lautbildung nach oben oder nach unten (bei Sigmatismus interdentalis dagegen zum Körper hin) erfolgen. Spielvorschlag: Ziehen von Gegenständen an Schnüren mittels Zangengriff in bestimmter Richtung.

Lautassoziationsmethode nach McGinnis (1963)

Ziel

Strukturierung des sprachlichen Inputs zur Herstellung einer Verbindung und zur Optimierung von Aufnahme-, Verarbeitungs-, Speicher- und Abrufleistungen. Dadurch Verdeutlichung von formalen sprachlichen Aspekten und Bewegungsabläufen beim Sprechvorgang.

Indikationen

Primär zur Behandlung sehr schwerer Störungen mit Wahrnehmungs- und Konzentrationsstörungen als Begleitsymptome.

Vorgehen

- Multimodale Erarbeitung einzelner Laute mit Verbindung von (Schrift-)Symbolen als Assoziationshilfen
- Kombination der erarbeiteten Laute zu Wörtern
- visuelle Verdeutlichung der Lautabfolge im Wort durch (Schrift-)Symbolabfolge sowie durch Präsentation eines den Begriff repräsentierenden Bildes, dadurch Förderung einer systematischen Assoziation
- Aufbau eines Vokabulars von ca. 50 Wörtern, die spontan ohne Schriftbild abgerufen werden können
- nach sicherer Wortproduktion Erweiterung auf Satz- und Textebene
- stark strukturierte und bewusst sprachliche Therapie für Vorschulalter ohne spielerisches Angebot

Wissenschaftlich weiterführende Literatur

Dodd B. Differential diagnosis and treatment of children with speech disorder. London: Whurr Publishers, 1995.

Fox AV, Dodd B. Der Erwerb des phonologischen Systems in der deutschen Sprache. Sprache Stimme Gehör 1999;23:183–191.

Hacker D. Phonologie. In: Baumgartner S, Füssenich I (Hrsg.). Sprachtherapie mit Kindern. München: Ernst Reinhardt, 1994.

4.3 Phonologische Störungen

Saskia Konopatsch

Verzögerte Entwicklung oder abweichende Organisation des phonologischen Systems bei intakter Artikulationsfähigkeit.

Ursachen

- periphere Hörbeeinträchtigungen (auch vorübergehend bei häufiger Mittelohrentzündung)
- zentral-auditive Verarbeitungsstörungen
- genetische Disposition
- prä- bzw. perinatale Komplikationen

Häufig kann keiner der genannten Faktoren nachgewiesen werden.

4.3.1 Erscheinungsbild

Phonologische Prozesse

Abweichungen der Aussprache, die mithilfe phonologischer Ersetzungs- und Strukturprozesse (▶ Kap. 2.4) beschrieben werden:

- physiologische phonologische Prozesse (▶ Kap. 2.4) kommen auch im ungestörten Erwerb vor, werden jedoch zu einem früheren Zeitpunkt überwunden
- pathologische oder „idiosynkratische" Prozesse (▶ Tab. 4.3) nur im gestörten Erwerb, unabhängig vom Alter pathologisch, bedeutsam für Diagnostik und Therapie
- bedeutungsunterscheidende Funktion der Phoneme häufig noch unbekannt (▶ Kap. 2.4), Sprachproduktion kann zu Missverständnissen führen, weil phonologische Merkmale nicht genügend unterschieden werden: z. B. Verwechslung von „Topf" und „Kopf", wenn Merkmale des Artikulationsortes „alveolar" (hinter den oberen Schneidezähnen gebildet) und „velar" (am weichen Gaumen gebildet) nicht unterschieden werden

Tab. 4.3 Ungewöhnliche phonologische Prozesse (Fox 2005; Weinrich und Zehner 2003)

Prozesse	Kommentar	Beispiele
Ersetzungsprozesse		
Velarisierung/Rückverlagerung		Teddy → Keggy
Öffnung/Glottalisierung	physiologisch ist nur /R/ → /h/	Feder → Heder
Entstimmlichung/Devoicing	physiologisch in Konsonantenverbindungen	baden → paten
Denasalierung	Ersetzung eines Nasals	Nase → Dase
Lateralisierung	Ersetzung durch /l/	Nadel → Ladel
Vokalprozesse		Löwe → Lewe
Strukturprozesse		
Addition		Haus → Haust
Elision initialer Konsonanten		Dach → Ach
Elision finaler Konsonanten	physiologisch ist nur Elision des finalen /l/	Baum → Bau
Kontaktassimilation		Treppe → Kreppe
Elision betonter Silben		Tomate → Tote

Beschränkungen des phonologischen Systems

- Inventarbeschränkung: Verwendung nicht aller Laute der Zielsprache; fehlende Laute können zwar artikuliert werden, sind im phonologischen System des Kindes jedoch noch nicht etabliert
- Positionsbeschränkung: Laute kommen nicht an allen überprüften Wortpositionen vor
- das Lautinventar kann vollständig sein, selbst wenn viele Prozesse vorliegen

Ersetzungsprozesse

Konstanz/Konsequenz

- konstant: Ziellaut wird immer ersetzt
- inkonstant: Ziellaut wird teilweise ersetzt und teilweise realisiert
- konsequent: Ziellaut wird immer durch den gleichen Laut ersetzt
- inkonsequent: Ziellaut wird durch unterschiedliche Laute ersetzt

Fox bezieht den Begriff der Konsequenz nicht auf die Verwendung von Ersatzlauten, sondern auf die Produktion desselben Wortes. Zur Überprüfung der Konsequenz in diesem Sinne werden im Diagnostikverfahren PLAKSS (Psycholinguistische Analyse kindlicher Sprechstörungen, ▶ Kap. 4.3.2) 25 schwierige Wörter getestet, die jeweils drei Mal innerhalb derselben Diagnostikeinheit benannt werden sollen.

Anlautprozesse (Fox 2005) oder Lautpräferenzen (Weinrich und Zehner 2003)

- alle initialen Konsonanten werden durch einen bestimmten Laut, meist /h/ oder /d/, ersetzt
- Zielkonsonanten werden in anderen Wortpositionen realisiert

Belastung von Ersatzlauten

Bei gleichzeitigem Einsatz mehrerer phonologischer Prozesse fungieren oft bestimmte Laute als Ersatzlaute, z. B. /d/ und /t/ bei Alveolarisierung und Plosivierung. Diese funktionale Belastung einzelner Laute beeinträchtigt die Verständlichkeit der Sprache des Kindes stark, z. B. „Der tüttet Dant aut dein Datt." statt „Der schüttet Sand aus seinem Sack."

Konsonantenverbindungen

Ersetzungsprozesse von Einzelkonsonanten finden sich i. d. R. in Konsonantenverbindungen wieder, z. B. Beispiel: Blume → Glume, bei einer Velarisierung.

Strukturprozesse

- Wortstruktur: Veränderung der Wortstruktur durch Silbenauslassung (z. B. Banane → Nane) oder selten auch Silbenaddition (z. B. Sonne → Sononne)
- Silbenstruktur: Veränderung der Silbenstruktur durch Auslassung von Lauten (z. B. Ga-bel → Ga-be). Spezielle Form führt zur Reduktion von Konsonantenverbindungen, z. B. Blu-me → Bu-me, Schwein → Wein. Selten auch Addition von Lauten, z. B. Haus → Haust

4.3.2 Diagnostik

Zahlreiche Diagnostikverfahren ermöglichen die differenzierte Beschreibung des phonologischen Systems.

Gängige Verfahren

- LOGO-Ausspracheprüfung (Wagner 1994)
- Analyseverfahren zu Aussprachestörungen bei Kindern (AVAK, vgl. Hacker und Wilgermein 1998)
- Psycholinguistische Analyse kindlicher Sprechstörungen (PLAKSS, vgl. Fox 2002)
- Patholinguistische Diagnostik bei Sprachentwicklungsstörungen (PDSS, vgl. Kauschke und Siegmüller 2002)

Lautbefund

Wichtigster diagnostischer Schritt.

- Prinzip: das Kind benennt Bilder, die so ausgewählt sind, dass alle Laute in jeder Position mindestens zwei Mal vorkommen
- Informationen über: Phoneminventar, phonologische Prozesse sowie deren Konstanz und Konsequenz, funktionale Belastung einzelner Laute, Veränderung von Konsonantenverbindungen, mögliche Fehlbildungen
- zusätzlich Überprüfung, ob im Inventar fehlende Laute einzeln stimulierbar sind

Ergänzende Diagnostik

Für eine umfassende Beurteilung der phonetisch-phonologischen Ebene ist außer dem Lautbefund die Überprüfung folgender Bereiche notwendig:

- Mundmotorik: evtl. Einfluss auf artikulatorische (phonetische) Fähigkeiten
- Phonemdifferenzierung: rezeptive phonologische Fähigkeiten
- phonologische Bewusstheit: metasprachliche Fähigkeiten
- auditive Wahrnehmung: grundlegende auditive Fähigkeiten
- Kurzzeitgedächtnis: Fähigkeit zur Speicherung und Sequenzierung (Voraussetzung für Langzeitspeicherung)

Differenzierung phonologischer und phonetischer Störungen

Wichtiges Ziel der Diagnostik ist die Bestimmung des Störungsschwerpunktes:

- phonetischer Schwerpunkt
- phonologischer Schwerpunkt
- dyspraktischer Schwerpunkt (Störung der neuromotorischen Steuerung; ▶ Kap. 4.4)

Phonetische und phonologische Störungen können gleichzeitig auftreten, daher Zuordnung wichtig, welche Symptome auf welche Störung zurückgehen. ▶ Tab. 4.4 gibt Anhaltspunkte für die unterschiedlichen Störungen. Sie können jedoch nur als Hinweise dienen und lassen nur gemeinsam eine Abgrenzung der Störungen zu.

Tab. 4.4 Diagnostische Hinweise auf phonetische, phonologische und dyspraktische Störungen

	Phonetische Störung	Phonologische Störung	Verbale Entwicklungsdyspraxie
Art der Fehler	Fehlbildungen (▶ Kap. 4.2)	phonologische Prozesse	Fehlbildungen, Ersetzungen, Suchbewegungen
Stimulierbarkeit	fehlende Laute müssen angebahnt werden	fehlende Laute stimulierbar	Laute können nicht immer produziert werden
Konstanz	meist konstante Fehler	Fehler konstant oder inkonstant	inkonstante Fehler
Konsequenz	meist konsequente Fehler	Fehler konsequent oder inkonsequent	inkonsequente Fehler

Einteilung

Rückblick: Dyslalien

Störungen auf der Lautebene können nach verschiedenen Kriterien unterteilt werden. Die Unterteilung in partielle, multiple und universelle Dyslalie stammt aus einer Zeit, in der phonologische und phonetische Störungen noch nicht unterschieden wurden. Sie wird z. T. noch benutzt, verliert aber an Bedeutung, da ihr Aussagewert für die Therapie durch die rein quantitative Bewertung begrenzt ist.

- partielle Dyslalie: es werden 1–2 Laute fehlgebildet oder ersetzt
- multiple Dyslalie: mehr als zwei fehlgebildete Laute, Verständlichkeit vorhanden
- universelle Dyslalie: Kind spricht nahezu unverständlich

Der Begriff „Dyslalie" wird heute meist ohne die quantifizierenden Zusätze als übergeordnete Bezeichnung für phonetische und phonologische Störungen gebraucht.

Einteilung phonologischer Störungen nach Fox (2005)

Fox unterscheidet drei Untergruppen von phonologischen Störungen:

- phonologische Verzögerung: nur physiologische Prozesse, deren Überwindung lediglich zeitlich verzögert ist
- konsequente phonologische Störung: mindestens ein pathologischer Prozess, zusätzlich Verzögerungen möglich
- inkonsequente phonologische Störung: Kind realisiert im PLAKSS (Psycholinguistische Analyse kindlicher Sprechstörungen, „25-Wörter-Test") mindestens 40 % der Items inkonsequent. Kinder mit dieser Störung haben meistens eine extrem kurze Merkspanne.

4.3.3 Therapieplanung

Eine sinnvolle und individuelle Therapieplanung erfordert einige grundsätzliche Entscheidungen:

- bei gemischter Störung mit phonetischen und phonologischen Anteilen (▶ Tab. 4.4) wird im Voraus geplant, in welcher Reihenfolge Phonetik und Phonologie behandelt werden. Grundsätzlich kann die Therapie dabei in beiden Bereichen parallel durchgeführt werden. Allerdings müssen vor der produktiven phonologischen Therapie alle benötigten Laute phonetisch gefestigt sein
- Therapiebereiche, die eine phonologische Therapie oft begleiten müssen, werden in die Planung einbezogen. Zu berücksichtigen sind v. a.:
  - auditive Wahrnehmung
  - phonologische Bewusstheit (Erkennung und Manipulation von Sprache auf der Laut- und Silbenebene)
  - Konzentration und Aufmerksamkeit
  - Elternarbeit

Vorrangig zu behandelnde Prozesse

- normale Entwicklungsreihenfolge: frühe Prozesse vor späten
- i. d. R. ungewöhnliche vor normalen Prozessen
- Auswirkung auf die Verständlichkeit des Kindes beachten

- Kriterien sind Anhaltspunkte, deren Gewichtung von den Bedürfnissen des Kindes und seinem Störungsprofil abhängt (Hacker und Wilgermein 1999)

Grundsätze der phonologischen Therapie

Ziel ist es, dem Kind eine bessere Strukturierung seines phonologischen Systems und damit die *korrekte Verwendung der Laute* zu ermöglichen. Dazu muss die Unterscheidung aller relevanten phonologischen Merkmale eingeführt werden. Damit das Kind die Merkmale abstrahieren kann, wird immer mit Lautgruppen gearbeitet, die ein bestimmtes Merkmal tragen, z. B. der Gruppe der Frikative, auch wenn nur einzelne Laute betroffen sind. Dies steht in Kontrast zur Artikulationstherapie, bei der Einzellaute angebahnt und gefestigt werden.

Zwischenschritte in der Entwicklung sollten als Erfolge gewertet werden, da auch die ungestörte phonologische Entwicklung schrittweise vollzogen wird. Produziert ein Kind z. B. „Dat" statt „Dach", ist die Realisierung von „Das" als Überwindung der Plosivierung (t → s) ein sinnvoller Zwischenschritt auf dem Weg zur korrekten Äußerung.

Um die bedeutungsunterscheidende Funktion von Phonemen zu vermitteln, werden in den meisten Therapieverfahren hauptsächlich sinntragende Wörter verwendet – im Gegensatz zur Artikulationstherapie, die auf der Laut- und Silbenebene beginnt.

4

4.3.4 Therapieansätze

Im Folgenden werden die gängigsten Ansätze zur Phonologietherapie vorgestellt. Sie sind z. T. als in sich geschlossene Vorgehensweisen konzipiert, können jedoch kombiniert und auf jedes Kind individuell zugeschnitten werden.

Die Methoden zur Behandlung phonologischer Störungen unterscheiden sich in der Direktheit ihres Vorgehens, ihrer Anschaulichkeit, in ihrer Anforderung an die kognitiven Fähigkeiten des Kindes und darin, wie bewusst sich das Kind mit seinen Schwierigkeiten auseinandersetzen muss. Es werden verschiedene Aspekte des phonologischen Erwerbs fokussiert.

Bei der Wahl der Methode spielen deshalb Persönlichkeit, Leidensdruck, Alter und Störungsprofil des Kindes eine Rolle.

Modellieren

Hacker (1994) und Hacker und Wilgermein (1999) haben die Anwendung von Modellierungstechniken im Deutschen auf der phonologischen Ebene beschrieben.

Prinzip

Das fehlende phonologische Merkmal, z. B. „alveolar" bei Velarisierung, wird von der Therapeutin gehäuft verwendet. Die Methode orientiert sich stark am ungestörten Erwerb, bei dem das Kind phonologische Merkmale aus den Informationen in seiner Umgebungssprache ableitet. Erstes Ziel ist die Wahrnehmung der eingebauten Informationen, damit das Kind sein phonologisches System vervollständigen kann. Es wird zunächst keinerlei Sprachproduktion verlangt. Für das Kind erfolgt dieser Prozess unbewusst, so dass die Methode wenig konfrontativ ist. In einem weiteren Schritt soll das Kind die angebotenen Strukturen übernehmen.

Vorgehen

Vorbereiten einer Modellierungssequenz:

- Liste mit geeignetem Wortmaterial (Wörtern) erstellen, in dem Laute mit dem neuen phonologischen Merkmal gehäuft vorkommen, z. B. /t/, /d/, /s/, /n/ usw. bei Velarisierung. Dabei sollen folgende Kriterien beachtet werden:
  - alltagsrelevante Wörter wählen
  - verschiedene Wortarten einbeziehen
  - dem Kind unbekannte Eigennamen verwenden
  - Koartikulation beachten, z. B. eher „Schuh" als „Ski" einsetzen, da /ʃ/ und /u/ mit gerundeten Lippen gebildet werden
- aus der Wortliste Items auswählen, die sich inhaltlich gut in einen Spielkontext eingliedern lassen
- durch geeignetes Spielmaterial Vorgabe eines Handlungsrahmens, in dem das Kind das sprachliche Angebot prägnant und gehäuft hört und Gelegenheit zur eigenen Produktion bekommt
- Fehlleistungen werden nicht bewusst gemacht, sondern lediglich durch *Corrective Feedback*, d. h. durch Einbettung der korrigierten Äußerung in den Kommunikationsablauf, gespiegelt

4

Die Inputspezifizierung (Siegmüller und Kauschke 2006) stellt eine Abwandlung des Modellierens dar. Vorteil gegenüber dem Modellieren in Spielkontexten sind die bessere Fokussierung auf die Sprache und die Möglichkeit, Texte oder Kassettenaufnahmen auch mit nach Hause zu geben. Das Sprachangebot erfolgt durch das Erzählen oder Vorlesen von Geschichten, die durch Bilder oder Spielfiguren veranschaulicht werden können. Die Inputspezifizierung wird in der Regel in Kombination mit anderen Therapiemethoden eingesetzt.

Minimalpaartherapie

Die Minimalpaartherapie wurde zuerst beschrieben von Weiner (1981), im Deutschen von Hacker (1994) und Hacker und Wilgermein (1999).

Prinzip

Soll die bedeutungsunterscheidende Funktion von Phonemen aufzeigen. Die Erkenntnis dieser Lauteigenschaft gilt im ungestörten Phonologieerwerb als Motivation zur Ausdifferenzierung des phonologischen Systems (▶ Kap. 2.4). Missverständnisse, die zunächst zur Irritation und danach zur Einführung eines neuen Lautkontrastes führen, entstehen im normalen Spracherwerb zufällig. In der Therapie werden sie künstlich herbeigeführt.

Vorgehen

- Auswahl eines Minimalpaares für den zu behandelnden phonologischen Prozess, z. B. „Kanne/Tanne" für die Velarisierung
- Konstruktion einer Spielhandlung, in der Anweisungen gegeben werden, die zu Missverständnissen führen können

Beispiel

Eine Puppe soll Kaffee kochen oder den Weihnachtsbaum schmücken. „Geh zur Kanne!" und „Geh zur Tanne!" sind die Aufforderungen, auf die mit den entsprechenden Handlungen reagiert werden soll. Zunächst richtet die Therapeutin die Aufforderungen an das Kind, das somit das Minimalpaar auditiv differenzieren muss. Erst, wenn dies mühelos gelingt, findet ein Rollentausch statt. Nun wird das Kind in einen „produktiven Konflikt" geführt, d. h. mit Missverständnissen konfrontiert, die durch seine mehrdeutige Lautproduktion entstehen. Beachtet das Kind z. B. das Merkmal „alveolar" nicht, produziert es „Kanne", auch wenn es „Tanne" meint. Das Kind bekommt keine verbale Rückmeldung darüber, ob es korrekt oder falsch produziert hat. Die Korrektur der Produktion des Kindes soll ausschließlich aus seinem Bemühen entstehen, richtig verstanden zu werden.

Metaphon

Der Metaphon-Ansatz ist ursprünglich von Howell und Dean (1994) entwickelt und von Jahn (2000) ins Deutsche übertragen worden.

Prinzip

In der ersten, rein rezeptiven Phase der Therapie wird dem Kind Wissen über ein relevantes phonologisches Merkmalspaar, z. B. „plosiv-frikativ" bei der Plosivierung von Frikativen, bewusst vermittelt. Dieses Wissen soll es in einer zweiten Phase anwenden, wenn es durch das Benennen von Minimalpaaren in Missverständnissituationen gerät.

4

Vorgehen (▸ Tab. 4.5)

- vor Beginn der Therapie Übertragung des Merkmalpaares, das dem Kind vermittelt werden soll, in eine kindgerechte Terminologie, z. B. „kurz-lang" für „plosiv-frikativ" oder „vorne-hinten" für „alveolar-velar"
- Auswahl eines visuellen Symbolpaares für die beiden Begriffe, z. B. „Elefant von vorne" und „Elefant von hinten" oder „kurze Raupe" und „lange Raupe"

Psycholinguistisch orientierte Phonologietherapie (P.O.P.T.)

Die von Fox (2003) vorgeschlagene Behandlung wird als Intervalltherapie durchgeführt, d. h. Therapiephasen von 10–30 Einheiten wechseln mit 3-monatigen Therapiepausen ab (▸ Tab. 4.6).

Zyklischer Therapieansatz

Der Zyklische Therapieansatz („Cycles Remediation Approach") wurde von Hodson und Paden (1991) entwickelt und für das Deutsche von Hild (2008) vorgestellt.

Prinzip

Alle therapierelevanten Prozesse werden gleichzeitig behandelt, d. h. jeder Prozess ist Gegenstand von zwei bis drei Therapiesitzungen, bevor zum nächsten Prozess übergegangen wird. Ein „Zyklus" ist beendet, wenn jeder Prozess Therapiegegenstand gewesen ist. Der Zyklus wird so oft wiederholt, bis die Prozesse überwunden werden. Nach jedem Zyklus zeigt eine Zwischendiagnostik, ob der nächste Durchgang modifiziert werden kann, z. B. wenn das Kind bereits einen der Prozesse überwindet. Der Ansatz ist besonders für junge Kinder ab 2;6 Jahren mit schwerer phonologischer Störung geeignet.

Tab. 4.5 Vorgehen beim Metaphon-Ansatz

Ebene	Lernbereich	Beispiele
Phase 1: Vermittlung von Wissen über phonologische Merkmale		
Konzeptebene	Begriffe werden verdeutlicht. Kind mit dem Begriffspaar vertraut machen, das es verstehen und benutzen können soll; Handlungen durchführen, die den Inhalt der Begriffe veranschaulichen	Züge „vorne" und „hinten" beladen oder „lange" und „kurze" Ketten auffädeln
Geräuschebene	Zuordnung/Kategorisierung von Geräuschen; den eingeführten Begriffen und Symbolen Geräusche zuordnen	Lippenflattern für „vorne" und Gurgeln für „hinten" oder Klopfen für „kurz" und Reiben für „lang"
Lautebene	Zuordnung/Kategorisierung von Lauten	/t/ und /s/ für „vorne" und /k/ und /x/ (hinteres „ch") für „hinten"
Wortebene	Zuordnung/Kategorisierung von Wörtern	/Tee/ für „vorne" und /Kuh/ für „hinten" oder /Fee/ für „lang" und /Turm/ für „kurz"
	Bei Strukturprozessen (z. B. Auslassung von Lauten) abweichendes Vorgehen: statt Geräusch- und Lautebene wird Silbenebene einbezogen, z. B. Klassifikation von /ba/ und /bas/ zu den Merkmalen „mit" und „ohne" Endlaut	
Phase 2: Anwendung des Wissens im „produktiven Konflikt"		
Wortebene	Minimalpaartherapie: Auswahl von Minimalpaaren (z. B. „Tanne-Kanne"), mit denen Missverständnisse inszeniert werden	Spiel „Geheime Botschaften": Bildkarten der Minimalpaare werden auf einen Tisch gelegt. Die gleichen Bilder liegen noch einmal verdeckt und gemischt auf einem Stapel. Das Kind zieht eine der verdeckten Karten und benennt das Bild (z. B. /Tanne/). Der Therapeut zeigt das dazugehörige Bild auf dem Tisch. Durch den Vergleich der beiden Bilder wird deutlich, ob die Kommunikation erfolgreich war, d. h. ob das Kind den korrekten Laut eingesetzt hat. Erfolge und Misserfolge des Benennens der Bilder werden anhand der erarbeiteten Begriffe kommentiert, z. B. „Jetzt habe ich Dich nicht richtig verstanden, weil „Tanne" mit einem vorderen Laut beginnt, aber „Kanne" mit einem hinteren." Das Kind kann ableiten, wie es sein phonologisches System verändern muss, um verstanden zu werden
Satzebene	Spiel „Geheime Botschaften"; Minimalpaarwörter dabei in Sätze eingebettet	„Lege /Tanne/ in den Korb" oder „Klebe /Kanne/ auf"

4

Tab. 4.6 Struktur der psycholinguistisch orientierten Phonologietherapie (P.O.P.T.)

Phase	Modalität	Inhalt	Durchführung/Beispiele
Vorübung	rezeptiv (Fremdwahrnehmung)	Beurteilen von Äußerungen (richtig – falsch)	Eine von der Therapeutin gespielte Handpuppe verlangt verschiedene Lebensmittel, wobei sie sie zum Teil falsch ausspricht. Das Kind darf die Puppe füttern, wenn diese korrekt gesprochen hat
Phase 1	rezeptiv	Identifizieren und Diskriminieren der betroffenen Laute und Ersatzlaute	Für alle betroffenen und alle Ersatzlaute werden Symbolbilder eingeführt, z. B. „Gespenst" für /h/, „Sturm" für /f/, „Staubsauger" für /v/ usw., wenn Frikative durch /h/ ersetzt werden. Diese Laute werden dann ausführlich identifiziert und diskriminiert: als Einzellaute und auf Silben-, Unsinnwort- und Realwortebene
Phase 2	produktiv	zur Produktion der fehlenden Laute finden	Experimentieren mit der Bildung der bereits rezeptiv geübten Laute, dabei werden Ziel- und Ersatzlaut kontrastiert
Phase 3	rezeptiv und produktiv	Produzieren von Wörtern, wobei der Ziellaut vorher identifiziert wird	Wörter mit den problematischen Lauten werden abwechselnd von Therapeutin und Kind produziert, wobei vor dem Aussprechen der entsprechende Laut identifiziert wird

Vorgehen

Jede Therapiestunde beinhaltet folgende Sequenzen:

1. Wiederholung
   - Wörter, deren Produktion in der vorangegangenen Stunde geübt wurde, werden erneut benannt
2. Auditive Stimulation
   - Über Kopfhörer werden dem Kind Wörter mit der Zielstruktur vorgespielt/vorgesprochen. Die Präsentation dauert 30 Sekunden bis zwei Minuten, das Kind soll zuhören und kann sich bei Bedarf feinmotorisch beschäftigen, z. B. mit Knete.
3. Produktion
   - Die Aussprache von zwei bis fünf Wörtern wird geübt. Die Auswahl richtet sich danach, welche Wörter am besten stimulierbar sind. Dabei werden bei Bedarf visuelle und taktile Hilfen eingesetzt. Phonetisch sollte das Kind bereits in der Lage sein, die Wörter zu produzieren.
4. Vorbereitung für die kommende Stunde
   - Das Kind soll Bilder zum Wortmaterial der kommenden Stunde benennen. Aus den Ausspracheleistungen leitet sich die Wortauswahl für die nächste Stunde ab.
5. Übungen zur phonologischen Bewusstheit
   - Je nach Alter des Kindes werden Lieder oder Reime thematisiert, Silben segmentiert oder Übungen zur Lautanalyse oder -synthese durchgeführt.

6. Wiederholung der auditiven Stimulation
   - Der Ansatz sieht vor, die rezeptiven, produktiven und metaphonologischen Übungen regelmäßig als Hausaufgabe durchführen zu lassen.

Therapie bei inkonsequenter phonologischer Störung
Für Kinder mit inkonsequenter phonologischer Störung schlägt Fox (2005) eine Therapieform vor, die sich noch in der Erprobungsphase befindet.

Prinzip
Nach Fox ist es bei inkonsequenter phonologischer Störung wichtig, Wörter konsequent (immer gleich) zu produzieren. Dabei ist es zunächst nicht von Bedeutung, ob die Produktion zielsprachlich korrekt ist. Erst dann kann eines der oben genannten Verfahren zur phonologischen und ggf. zur phonetischen Therapie angewandt werden.

Vorgehen
- für jede Therapiestunde Auswahl eines Wortes, das überbetont, ständig korrigiert und auch zu Hause in festgelegten Situationen geübt werden soll
- Wahrnehmung von Lauten
- Nachsprechen von Lauten und Silben
- Silben segmentieren
- Gedächtnistraining zur Serialität von Lauten

4

4.3.5 Prosodische Störungen

Jeannine Schwytay

Beeinträchtigungen im Erwerbsverlauf der Prosodieentwicklung (▶ Kap. 2.4) als grundlegendem Bestandteil der Sprachentwicklung und Teil der phonologischen Entwicklung (▶ Kap. 2.4). Die Relevanz prosodischer Störungen bei SES wurde erst in den letzten zwei Jahrzehnten deutlich und durch die Forschung beobachtet. Betonungsfehler in einer frühen Phase des Spracherwerbs könnten wichtiger Hinweis auf Risiko für Sprachentwicklungsstörungen sein.

Zuordnung
Direkte Beobachtung der Entwicklungsschritte aufgrund der Geschwindigkeit der Prosodieentwicklung im ungestörten Erwerb nicht immer möglich, hingegen z. T. bei Verlangsamung im gestörten Spracherwerb (Annahme Fikkert et al. 1998).

Stagnation im Prosodieerwerb
Ein Beispiel für eine Stagnation im ersten Entwicklungsschritt des Wortprosodieerwerbs (überwiegend einsilbige Einheiten des Typs CV, noch keine relevante Betonung, meist nur Realisierung der betonten Silbe eines Zielwortes) mit dem Problem des Übergangs zum nächsten Entwicklungsschritt (Übergang zu zweisilbigen anfangsbetonten Wörtern – meist Typ CVCV, Erwerb des trochäischen Musters, keine Betonungsfehler, Zielwörter mit jambischem Betonungsmuster sind zunächst auf betonte (End-)Silbe reduziert oder trochäisches Muster wird übergeneralisiert) ist in Fikkert et al. (1998) beschrieben.

Abweichung vom normalen Spracherwerb

Aktuelle Forschungsergebnisse postulieren prosodische Auffälligkeiten als abweichend vom ungestörten Spracherwerb. Penner (2002) schließt dies aus Verletzungen der zeitlichen Struktur von Silben sowie Abweichungen bei der Realisierung des Schwa-Lautes.
Penner (2004) berichtet darüber hinaus von einer Untersuchung, in der SES-Risikokinder mit 24 Mon. signifikant mehr rhythmisch einfache anfangsbetonte Zweisilber mit Vollvokal, z. B. Baby oder Oma, verwendeten als Nicht-Risikokinder. Er sieht dies als Hinweis darauf, dass der nächste Entwicklungsschritt, der Erwerb des dreimoraischen Prinzips (Penner et al. 2006), mit der Realisierung rhythmisch schwierigerer anfangsbetonter Zweisilber mit wortfinaler Schwa-Silbe, z. B. im Wort *Hase*, noch nicht entdeckt wurde.

Verlauf

Prosodische Störungen bei SES treten hauptsächlich im Rahmen des kindlichen Dysgrammatismus auf (▶ Kap. 3.4). Folgeerscheinungen können außerdem Störungen des Wortschatzerwerbs (▶ Kap. 3.2) und Störungen des Wortabrufs (▶ Kap. 3.2.5) sein.

Diagnostik

Analyse einzeln elizitierter bzw. aus der Spontansprache entnommener Wörter in Bezug auf die maßgeblichen Entwicklungsschritte des Prosodieerwerbs (▶ Kap. 2.4). Durch die Zuordnung der analysierten Wörter zu den Entwicklungsschritten wird festgestellt, in welcher Phase Stagnationen bzw. Abweichungen aufgetreten sind.
Eine frühe diagnostische Erfassung bereits während der kanonischen Lallphase (▶ Kap. 2.2) wird diskutiert, da eine Überschreitung der Silbendauer von 500 ms in dieser Entwicklungsphase ein Hinweis auf prosodische Störungen sein kann (vgl. Penner et al. 1999). Gleiches gilt für eine verlangsamte Weiterleitung des Hörsignals über die Hörnervenbahnen in BERA-Untersuchungen im Alter von 6 Mon. (vgl. Penner 2004).

Hinweise auf prosodische Störungen nach Penner (2002)

- verändertes Silbendauerverhältnis innerhalb eines Wortes
- abweichende Realisierung der Schwa-Silbe bzgl. Dauer oder Intensität, z. B. /hazə/ wird realisiert als /haze:/

Differenzialdiagnostik

Verbale Entwicklungsdyspraxie

Therapie

Grundsätzliches Prinzip

Eine Therapie konzentriert sich auf benötigte Auslöser (Trigger), die den Übergang auf den der Stagnationsphase folgenden Entwicklungsschritt hervorrufen:

- Therapiematerial muss auf individuelles Stagnationsmuster zugeschnitten sein und das prosodische Muster enthalten, das der Stagnationsphase des Kindes folgt
- Präsentation des Musters: frequent, prägnant, kontrastierend, aber dennoch variabel und natürlich, d. h. in sinnvollen kommunikativen Zusammenhängen dem Entwicklungsniveau und Interesse des Kindes angepasst

4

- kontrastierende Darbietung ist ausschlaggebend
- Verdeutlichung häufig anhand prosodischer Wortbildungsregeln

Beispiel: Therapie mit Übernamen (Fikkert et al. 1998)
Therapie zur Etablierung des Trochäus (zweisilbiges Wort mit Anfangsbetonung) mittels Bildung sog. Übernamen (Spitznamen), die strikt nach dem trochäischen Muster gebildet werden:

- Paar-Zuordnungsspiel mit Bildern von Personen und Haustieren, deren Eigennamen dem Kind vertraut sind. Die Eigennamen werden im Spiel auf einen Trochäus reduziert (*Andreas* wird zu *Andi*, *Alexandra* wird zu *Alex*) und kontrastierend zu den Eigennamen angeboten
- im beschriebenen Einzelfall (Alter 3;8) deutliche Erhöhung von Trochäen in der Sprachproduktion sowie Weiterentwicklung in Richtung der nachfolgenden Erwerbsphase

Beispiel: Therapie mit Pluralbildung (vgl. Penner 2002)
Neben den Übernamen ist im Deutschen die Pluralbildung von Wörtern, die i. d. R. zu Wörtern, die auf dreimoraischen trochäischen Fuß enden, verändert werden, z. B. der Ball – die Bälle, ein wichtiges Muster zum Erkennen wortprosodischer Regeln.

4

Präventive Frühintervention
Penner (2002) bezeichnet SES-Risikokinder mit familienanamnestisch auftretender SES als grundsätzlich frühinterventionswürdig bzgl. der Prosodie und postuliert Inputtherapie vor dem 12.–18. Mon., also vor Auftreten typischer SES-Auffälligkeiten, in seinem Frühinterventionsprogramm „Kon-Lab" (vgl. Penner 2002, 2004, 2006).

4.4 Verbale Entwicklungsdyspraxie

Anne Schulte-Mäter

Auch: kindliche Sprechapraxie, Childhood Apraxia of Speech (CAS), Developmental Apraxia of Speech (DAS), Developmental Verbal Dyspraxia (DVD). Abkürzung VED
Meist schwere expressive Sprach- bzw. Sprechstörung bei Kindern. Zentrale Störung wie bei der erworbenen Form der Sprechapraxie (▶ Kap. 9.2) auf der Ebene der Planung und Programmierung von Sprechbewegungen mit Beeinträchtigung des gesamten sich gerade entfaltenden Sprachsystems (Wortschatzaufbau, Grammatikerwerb) (Schulte-Mäter 1996).

Ursachen

Nach bisherigen Erkenntnissen Störung zentraler Instanzen, die für die Steuerung von Sprechbewegungen zuständig sind.

- hirnorganische Läsionen wurden bisher nicht lokalisiert
- genetische Ursachen, in Einzelfällen wurden Genmutationen nachgewiesen (Vargha Khadem et al. 1998; Zeesman et al. 2006)
- Stoffwechselstörungen, v. a. Galaktosämie (Störung des Milchzuckerstoffwechsels) (Robertson et al. 2000; Webb et al. 2003)
- nicht ursächlich: neurophysiologische oder neuromuskuläre Defizite

4.4.1 Erscheinungsbild

- Kinder mit einer VED sind in ihrem expressiven Sprachvermögen extrem eingeschränkt, bei – zumindest nahezu – altersadäquaten, bzw. dem kognitiven Entwicklungsstand entsprechenden, rezeptiven Sprachleistungen (Schulte-Mäter 2009).

Mögliche frühe Merkmale

- „stille Babys", keine oder nur sehr reduzierte Lallproduktionen, (starker Hinweis auf eine VED; DD: Hörstörungen!)
- extrem später Sprechbeginn
- alternative Kommunikationsversuche über Gestik, Mimik und Stoßlaute
- kaum Konsonanten in den ersten Lautproduktionen (Vokalsprache)
- „Verlust" bereits erworbener Laute oder Wörter
- Probleme bei der Nahrungsaufnahme als Säugling und Kleinkind (orale Dyspraxie)
- Auffälligkeiten in der motorischen Entwicklung (Entwicklungsdyspraxie der Gliedmaßen)

Allgemeine sprachliche Merkmale

- Suchbewegungen und/oder stilles Positionieren der Artikulatoren vor und während einer Äußerung (starker Hinweis auf eine VED, jedoch nicht immer beobachtbar)
- Anstieg der Fehlerquote mit steigender Äußerungslänge (starker Hinweis auf eine VED)
- kaum verständliche Sprache
- Stottersymptomatik (tritt nicht selten nach intensiver sprachtherapeutischer Behandlung in Verbindung mit der Steigerung sprechmotorischer und sprachlicher Kompetenz auf)

Typische Auffälligkeiten der Lautbildung

- Lautbildungsfehler sind variabel, daher nicht vorhersagbar (starker Hinweis auf eine VED)
- Schwierigkeiten, Lautsequenzen zu produzieren
- Laut- und Silbenwiederholungen
- Vokalveränderungen (Substitutionen oder Distorsionen)
- Lautauslassungen am Wortende oder – noch häufiger – am Wortanfang
- Lautersetzung durch /h/-Laut am Wort- oder Silbenanfang
- Lauteinschübe (häufig Schwa-Laut)

Mögliche Begleitsymptome (Schulte-Mäter 2007)

- orale Dyspraxie (Synonyme: buccofaciale oder glossolabiale Apraxie/Dyspraxie): bei sprechdyspraktischen Kindern sehr oft auch Willkürmotorik von Lippen-, Zungen- und Wangenmuskulatur für nichtsprachliche Bewegungen betroffen. Auch Dysfunktion des Gaumensegels möglich, was zu nasalen Anteilen beim Sprechen führt
- Entwicklungsdyspraxie der Gliedmaßen, häufig Handmotorik betroffen
- Sekundärsymptomatik: gestörte Phonation, Sprechatmung, Intonation oder Prosodie (z. B. Schnappatmung, Lautstärke- und Tonhöheschwankungen)

4.4.2 Diagnostik

Bei Kindern, die nur über wenige Lautierungen oder Silbenkombinationen verfügen, lässt sich die diagnostische Einstufung noch nicht zweifelsfrei vornehmen; hier ergeben sich aus den anamnestischen Daten zunächst mögliche Hinweise. Falls möglich:

- Nachsprechleistungen auf Einzellautebene → Suchbewegungen?; variable Produktionen?
- Bei Kindern, die schon einige, wenn auch nicht unbedingt verständliche Wörter erworben haben, werden folgende Leistungen abgeprüft:
  - wiederholtes Nachsprechen gleicher Wörter (sinnvolles und sinnloses Wortmaterial) und gleicher Phoneme → bei Kindern mit einer VED ergeben sich variable Produktionen
  - diadochokinetische Silbenfolgen (z. B. „badabadabada", „patakapataka") → Kinder mit einer VED scheitern bei diesen Aufgaben

Häufig entsteht der Verdacht auf VED erst aufgrund mangelnder oder minimaler Fortschritte trotz sprachtherapeutischer Behandlung.

4

Differenzialdiagnostik

- kindliche Dysarthrie: neuromuskuläre Störung der Sprechmuskulatur; Abweichungen in der Lautbildung kaum variabel
- phonologische Störung: phonologische Prozesse, d. h. Regelmäßigkeiten innerhalb des abweichenden phonologischen Systems; bei konstanter phonol. Störung Vorhersagbarkeit der Lautbildungsfehler (▸ Kap. 4.3)
- Wortfindungsstörung: entsprechend anderer Verlauf der Sprachentwicklung (▸ Kap. 3.2.5)

4.4.3 Therapie

Zahlreiche Therapiemethoden zur Behandlung phonetischer und/oder phonologischer Störungen sind fast wirkungslos (Schulte-Mäter 2003).

Ziel

Erarbeitung verständlicher Äußerungen; notfalls zunächst Vermittlung alternativer Kommunikationsformen (z. B. Gebärden, Unterstützte Kommunikation)

Therapiebeginn

- Die therapeutische Intervention bzw. die Anleitung der Bezugspersonen sollte so früh wie möglich beginnen.
- Die Therapie muss zunächst sehr intensiv sein (häufigere – evtl. kürzere – Therapieeinheiten).

Therapieansätze

VEDiT (*VED-i*ntensiv-*T*herapie) nach A. Schulte-Mäter

Prinzip

Intensives, stark strukturiertes Therapieprogramm, basierend auf der multisensoriellen Assoziationstheorie und den Prinzipien zur Erlernung sprechmotorischer Programme. Zur Erarbeitung schwieriger Wörter Vorgehen nach dem Prinzip der sukzessiven Approximation.

Vorgehen

- Das Phonembestimmte Manualsystem (PMS nach VEDiT). Handzeichen vermitteln über den visuellen und taktil-kinästhetischen Kanal Informationen zu den einzelnen Phonemen über Artikulationsort und -modus, Luftstromlenkung und Stimmhaftigkeit bzw. -losigkeit.
- Weitere Verknüpfungen zu dem jeweiligen Phonem werden über Grapheme und Anlautbilder erstellt.
- Zunächst werden die Verknüpfungen zu Lauten, die das Kind produzieren kann, erstellt und darauf aufbauend, Lautsequenzen und kommunikative Äußerungen erarbeitet.
- Verfügt das Kind nur über eine Vokalsprache, so wird mit der Anbahnung von Konsonanten begonnen, deren Bildung über das Mundbild visuell wahrgenommen werden kann (/m/, /b/).
- Beim Aufbau eines Kernvokabulars sollten ideosynkratisch bedeutungsvolle und kommunikative Wörter, Phrasen und Sätze Vorrang haben.

PROMPT (*Prompts for restructuring oral muscular phonetic targets*, deutsche Version: Taktkin nach B. Birner-Janusch),

- taktil-kinästhetische Stimuli im Gesichts-, Hals- und Kopfbereich des Kindes zur Verdeutlichung und Anbahnung von Sprechbewegungsabläufen
- nicht immer gegebene Voraussetzung ist die Bereitschaft der betroffenen Kinder, manuelle Manipulationen an sich zuzulassen

McGinnis Mod. nach R. Meir

- Therapieansatz angelehnt an die Assoziationsmethode nach McGinnis (▶ Kap. 4.2.2)
- gesteuerte Verknüpfung sämtlicher am Sprechvorgang beteiligter Sinneswahrnehmungen (Hören, taktiles Empfinden, Sehen) durch systematisches Training von Aufmerksamkeit, Gedächtnis und der Fähigkeit des willkürlichen Abrufs
- Verknüpfung der Laute zu Großbuchstaben in Druckschrift
- Erarbeitung sinntragender Wörter gleich bei Therapiebeginn

5 Störungen des Schriftspracherwerbs bei Kindern

5.1 Vom Stufenmodell zur modellorientierten Therapie

Carola D. Schnitzler

5.1.1 Stufenmodell des Schriftspracherwerbs

Darstellung der Entwicklung von Lesen und Schreiben *(literacy acquisition)* meist durch das Stufen- bzw. Phasenmodell (*stage model*, ▶ Abb. 5.1) von Frith (1985). Es stammt aus dem Englischen und wurde grundsätzlich für das Deutsche bestätigt und spezifiziert (z. B. Scheerer-Neumann 2001a, 2001b).

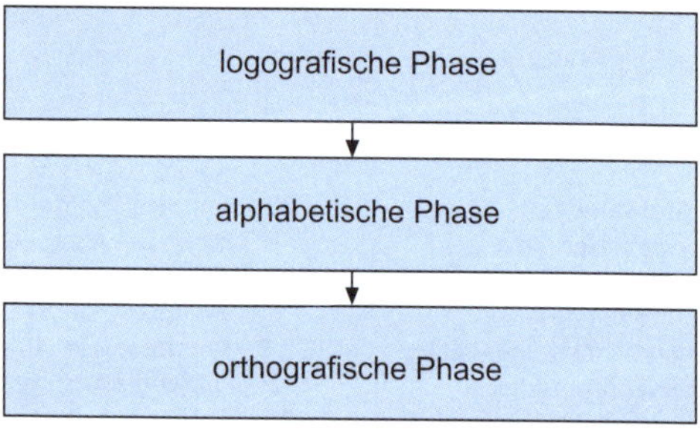

Abb. 5.1 Stufenmodell des Schriftspracherwerbs

Schriftsprachstrategien

Erfolgreiche Lerner alphabetischer Orthografien durchlaufen – mit einzelsprachspezifischen Ausprägungen – Phasen des Schriftspracherwerbs, die durch vorherrschende Schriftsprachstrategien gekennzeichnet sind. Die logografische Stufe ist dabei im Normalfall maximal ein Durchgangsstadium; die phonologische/alphabetische und die orthografische/lexikalische Strategie liegen nach dem erfolgreich abgeschlossenen Erwerb in automatisierter Form als integrativ operierende Schriftsprachstrategien vor.

- logografische Strategie: Wiedererkennen von Wörtern anhand von hervorstechenden visuellen Merkmalen (z. B. das <x> in Taxi); Malen von buchstabenähnlichen Formen, Buchstaben und geübten Wörtern (z. B. dem eigenen Namen)
- phonologische/alphabetische Strategie: Entdeckung des „alphabetischen Prinzips“, d. h. Buchstaben repräsentieren systematisch die Laute der gesprochenen Sprache (Liberman et al. 1989); Anwendung der Regeln zu Buchstaben-Laut-Verknüpfungen (*Grapheme-Phoneme-Conversion*) führt zum phonematischen Rekodieren, d. h. dem synthetisierenden Lesen und lautgetreuen Schreiben
- orthografische/lexikalische Strategie: bekannte Wörter und Wortteile werden direkt gelesen oder geschrieben und müssen nicht mehr über einzelne Buchstaben-Laut-Verknüpfungen konstruiert werden; flüssiges Lesen (*word recognition*) und orthografisch korrektes Schreiben

5.1.2 Komponentenmodell zur Schriftsprachverarbeitung

Fast alle Modelle zur Schriftsprachverarbeitung operieren ausschließlich auf Wortebene. Man unterscheidet Netzwerkmodelle mit paralleler Arbeitsweise und hierarchische Komponentenmodelle mit seriellem Ablauf.

Zweiwegemodell

Phonologische/alphabetische und orthografische/lexikalische Strategie finden im Zweiwegemodell (*Dual-Route-Model,* ▶ Abb. 5.2), das für das Lesen von Wörtern konstruiert wurde (Coltheart et al. 1993), sowie im Logogenmodell (▶ Kap. 7.1.4) ihre Entsprechung in unterschiedlichen Verarbeitungsrouten:

- phonologische/alphabetische Strategie: Vollzug über die nicht lexikalische bzw. segmentale Route (▶ Abb. 5.2, gepunktete Linie)
- orthografische/lexikalische Strategie: Vollzug über die lexikalischen bzw. „ganzheitlichen" Routen (▶ Abb. 5.2, durchgezogene Linien)

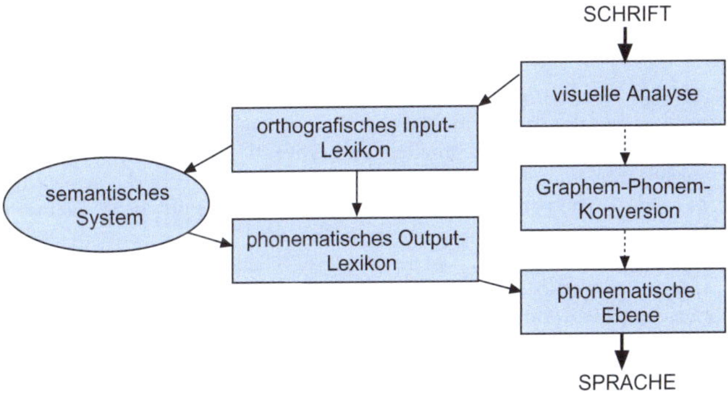

Abb. 5.2 Vereinfachtes Zweiwegemodell des Lesens (nach Ellis 1993)

Die im Analysesystem vorbereiteten Informationen durchlaufen die Verarbeitungsrouten parallel. Es wird das Output der Verarbeitungsroute realisiert, mit der am schnellsten ein eindeutiges Ergebnis erzielt werden konnte. Tab. 5.1 stellt am Beispiel des Wortes <UND> das Lesen mittels alphabetischer und lexikalischer Strategie gegenüber.

Tab. 5.1 Lesen mittels alphabetischer und lexikalischer Strategie: Lesen des Wortes <UND>

Alphabetische Strategie		Lexikalische Strategie	
Input zur visuellen Analyse	<UND> → <U> <N> <D>	Input zur visuellen Analyse	<UND>
Phonematischer Output über die Graphem-Phonem-Konversion	/u:/ /n/ /d/	orthografisches Input-Lexikon	<UND>

Tab. 5.1 Lesen mittels alphabetischer und lexikalischer Strategie: Lesen des Wortes <UND> *(Forts.)*

Alphabetische Strategie		Lexikalische Strategie	
Phonematischer Input zur sekundären Verarbeitung und Korrektur über das phonematische Input-Lexikon (in Abb. 5.2 nicht dargestellt)	/u:nd/ → /unt/	phonematisches Output-Lexikon	/unt/
Phonematischer Output	/unt/	phonematischer Output	/unt/

Erwerb der lexikalischen Routen
Die lexikalische Route basiert auf der zuvor dominierenden phonologischen/alphabetischen Strategie, die über die segmentale Route realisiert wird.
Schlüsselkompetenz für den erfolgreichen Schriftspracherwerb sind das Wissen um das alphabetische Prinzip und seine Anwendung über die phonologische/alphabetische Strategie bzw. die segmentale Route. Auf dieser Basis kann die orthografische/lexikalische Strategie entwickelt werden.

Paired-associate Learning nach Ehri (1992)
- Automatisierung des phonologischen Rekodierens, Übersetzen des Inputs in abstrakte phonologische Einheiten. Sukzessiver Aufbau, Erweiterung und Spezifikation komplexer, über das einzelne Segment hinausgehender Verbindungen zwischen orthografischen Zeichen (Buchstabengruppen) und ihren korrespondierenden phonologischen Einheiten
- Ableitung von Regelmäßigkeiten komplexer Buchstaben-Laut-Verbindungen (*Mappings*) während des bewussten segmentalen phonologischen Rekodierens ausgehend von erlernten, einfachen Graphem-Phonem-Konversionsregeln. Mappings können nach und nach unbewusst vollzogen werden

Orthografische Lexika
Orthografische Lexika und direkte, „ganzheitliche" Routen sind Produkte des wiederholten Durchlaufens gleichartiger *Mappings* zwischen Graphemgruppen und den entsprechenden phonematischen Outputs und umgekehrt. Bei den im orthografischen Input-Lexikon enthaltenen Einträgen kann es sich deshalb konsequenterweise nicht um rein visuelle „Wortbilder" handeln, sondern um phonologisch strukturierte Gedächtniseinträge.

5.1.3 Modellorientierte Diagnostik und Intervention

Die modellorientierte Diagnostik geht über die Beschreibung einer Störung hinaus. Das kognitive Verarbeitungsmodell (▶ Abb. 5.2) ist der theoretische Bezugsrahmen, um Symptome einer Schriftspracherwerbsstörung zu erklären.
Die unterschiedlichen Routen und ihre Komponenten werden gezielt untersucht, um die individuelle Schriftsprachverarbeitung darzustellen sowie individuelle Ressourcen und Defizite zu identifizieren (Stackhouse und Wells 1997, 2001; vgl. auch Costard 2007; Brandenburger und Klemenz 2009).
Hierbei werden zumindest drei Hauptaspekte der Sprachverarbeitung berücksichtigt:

- die Input- oder rezeptive Seite
- die Speicherung oder der Aspekt der zugrunde liegenden abstrakten Repräsentationen
- die Output- oder expressive Seite

Bei der Schriftsprachverarbeitung sind zudem die Schnittstellen zwischen der Verarbeitung gesprochener und geschriebener Sprache zu berücksichtigen. Ein derartiges diagnostisches Vorgehen ist die Voraussetzung zur Konzipierung einer spezifischen psycholinguistischen Intervention.

Fallbeispiel K., 5. Schuljahr

K. leidet unter einer massiven Schriftspracherwerbsstörung:

- beim Lesen und Schreiben von real existierenden Wörtern sind deutliche Leistungsdifferenzen zwischen geübten und ungeübten Wörtern zu beobachten
- beim Lesen und Schreiben von Pseudowörtern kommt es zu Abweichungen der Lautstruktur

Offensichtlich versucht K., ihre basalen Lese- und Rechtschreibprobleme durch das Auswendiglernen von Schriftwörtern zu kompensieren.

Diagnostik

- Überprüfung der Inputseite: phonologische Diskrimination (Hören sich /vako/ und /fako/ gleich an?); phonologische Bewusstheit/Identifikation (Hörst du ein /k/ in /huki/?) → ☺
- Überprüfung der Speicherung: lexikalisches Entscheiden (Gibt es /saken/?; Gibt es /laken/?) → ☺
- Überprüfung der Outputseite: Pseudowörter Nachsprechen (/kalimo/, /boRruki/); phonologische Bewusstheit/Manipulation (Was wird aus /nast/ ohne /s/?) → ☹

K. hatte nur Schwierigkeiten bei Aufgaben, mit denen die Outputseite überprüft wird → Outputproblem.

Therapie

K. soll durch entsprechende Übungen lernen, ihre Ressourcen auf der Inputseite zu nutzen, um ihre Defizite auf der Outputseite auszugleichen. Sie soll z. B. nach dem Schreiben eines (Pseudo-)Wortes das Geschriebene laut lesen und mit der auditiven Vorgabe bzw. intendierten Wortform vergleichen.

Einsatz der diagnostischen Modelle

Entwicklungsproximales Vorgehen: Das Stufenmodell (▶ Abb. 5.1) ist für ein psycholinguistisches Vorgehen unzureichend, da es nicht über die allgemeine Verhaltensbeschreibung einer Norm hinausgeht. Dabei Beobachtungen aus dem Stufenmodell jedoch als Ergänzung nutzen. Komponenten der alphabetischen bzw. der segmentalen Strategie sollten demnach immer zuerst behandelt werden, da sie die Grundlage für die Entwicklung der Komponenten der orthografischen bzw. „ganzheitlichen" Strategie bilden.

Die oben dargestellten Komponentenmodelle werden primär der Diagnostik und Therapie bei erworbenen Schriftsprachstörungen zugrunde gelegt. Ihr Einsatz bei entwicklungsbedingten Schriftsprachstörungen (▶ Kap. 5.3) ist nicht unumstrit-

ten, da diese Modelle die kognitive Verarbeitung nach dem erfolgreich abgeschlossenen Schriftspracherwerb modellieren.
Bei der modellorientierten Diagnostik von unterdurchschnittlichen Schriftsprachleistungen sowie der Identifikation von Risikofaktoren kommt den phonologischen Fähigkeiten ein besonderer Stellenwert zu.

5.1.4 Kernproblem phonologisches Defizit

Nicht mit dem Terminus „phonologische Störung" verwechseln, ▶ Kap. 4.3.

Entstehung von Lese-Rechtschreib-Schwierigkeiten

Das Phonologische Defizit (*phonological deficit*, Stanovich 1988) ist die derzeit empirisch am besten belegte Hypothese zur Verursachung von Lese-Rechtschreib-Schwierigkeiten (Landerl 1999):

- behindert das Rekodieren und Dekodieren geschriebener Sprache mittels der phonologischen/alphabetischen Strategie und somit die Basis des erfolgreichen Schriftspracherwerbs in alphabetischen Orthografien
- phonologische Wortformen liegen im mentalen Lexikon nur grob strukturiert und unterspezifiziert abstrakt vor (Hypothese der phonologischen Repräsentationen, vgl. Goswami 1999)
- kann zu Störungen der Sprachentwicklung, z. B. phonologischen Aussprachestörungen (▶ Kap. 4.3), führen, die mit erhöhtem Risiko für Lese-Rechtschreib-Schwierigkeiten verbunden sind. (Aber nicht jedes Kind mit Lese-Rechtschreib-Schwierigkeiten bei phonologischem Verarbeitungsdefizit zeigt Auffälligkeiten in seiner Sprachentwicklung!)

5

Diagnostik und Therapie

- phonologische Verarbeitung (*phonological processing*): Aufgaben, die ein phonologisches Enkodieren erfordern. Können mittels Sprachverarbeitungsmodellen den drei Bereichen der Sprachverarbeitung zugeordnet werden (▶ Tab. 5.2). Bei Aufgaben, die dem Bereich 3 zugeordnet werden, ist meist auch eine Inputverarbeitung notwendig. Daher Ermittlung von Leistungsdissoziationen zwischen den Bereichen 1 und 3 (Fallbeispiel K., ▶ Kap. 5.1.3)
- phonologische Bewusstheit (*phonological awareness*, ▶ Kap. 5.2): z. B. Identifizieren und Manipulieren von Phonemen. Hohe Anforderungen an phonologische Sprachverarbeitung. Diese metalinguistischen Fähigkeiten stehen in engem Zusammenhang mit dem erfolgreichen Erwerb der Schriftsprache, insbesondere der Rechtschreibung.

Tab. 5.2 Aufgabenbeispiele für die drei Bereiche der Sprachverarbeitung (Stackhouse und Wells 1997)

Bereiche		Übungsinhalte	Aufgabenbeispiele
1	Inputseite (phonologisches Enkodieren), *rezeptiv*	phonematisches Diskriminieren	Minimalpaare: Klingen /bune/ und /pune/ gleich?
		Identifizieren von phonologischen Einheiten	Hörst du ein /f/ in /sifa/?

Tab. 5.2 Aufgabenbeispiele für die drei Bereiche der Sprachverarbeitung (Stackhouse und Wells 1997) *(Forts.)*

Bereiche		Übungsinhalte	Aufgabenbeispiele
2	phonologisches Lexikon	Qualität und Zugriff auf phonologische Wortformen	schnelles Benennen *(Rapid Naming)* einer Anzahl von Ziffern oder bildlich dargestellter Objekte
			verbale Flüssigkeitstests *(Verbal Fluency)*: Aufzählen von Wörtern, die ein bestimmtes phonematisches Kriterium erfüllen, z. B. den gleichen Anlaut haben lexikalisches Entscheiden: Ist /mota/ ein richtiges Wort?
3	Outputseite, *expressiv*	Generieren eines phonologischen Outputs	Nachsprechen von Pseudowörtern: /manipuRra/
			Manipulieren von Phonemen: Rückwärtssprechen von /folat/

Spezifische Zusammenhänge zwischen phonologischen Fähigkeiten und Schriftsprachfähigkeiten im Deutschen (z. B. Landerl und Wimmer 2008)
Rechtschreibschwierigkeiten liegt ein neurokognitives Defizit im Bereich der phonologischen Bewusstheit zugrunde, basalen Leseschwierigkeiten ein Defizit beim schnellen Benennen.

5.2 Störungen der phonologischen Bewusstheit

Carola D. Schnitzler

Unfähigkeit, die lautliche Struktur gesprochener Sprache zu analysieren und zu verändern, ohne auf die Bedeutung des zu analysierenden sprachlichen Materials einzugehen.
Phonologische Bewusstheit *(phonological awareness)* ist eine notwendige, aber nicht hinreichende Bedingung für den erfolgreichen Schriftspracherwerb. Sie spielt eine Rolle bei der Identifikation und Förderung von Kindern mit vorhandenen oder einem Risiko für Lese-Rechtschreib-Schwierigkeiten (LRS, *reading and spelling disorder, dyslexia)*.

5.2.1 Definitionen

Phonologische Bewusstheit im weiteren Sinne
Schon bei 3- bis 5-Jährigen bestehen Fähigkeiten zur impliziten phonologischen Bewusstheit für die größeren und akustisch besonders hervorstechenden Silben und Onset-Reim-Einheiten (▶ Abb. 5.3). Diese knüpfen an Sprachleistungen an, die in konkrete Spielhandlungen eingebettet sind (Jansen et al. 1999), z. B.:

- Abzählreime (E-ne, me-ne, mis-te, was rap-pelt in der Kis-te …)
- Klatschspiele (Bei Mül-lers hat‘ ge-brannt, brannt, brannt …)
- Kinderreime (Muh, muh, muh; so ruft im Stall die Kuh …)

5

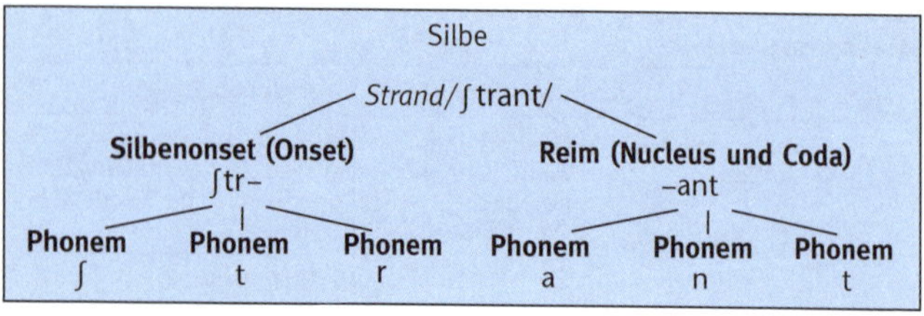

Abb. 5.3 Phonologische Einheiten

In der deutschsprachigen Literatur meist als „phonologische Bewusstheit im weiteren Sinne" bezeichnet, weil sie nicht direkt mit den Schriftsprachfähigkeiten am Schulanfang in Zusammenhang stehen, sondern als *Vorläuferfertigkeiten* zu verstehen sind (▶ Abb. 5.4).

Phonologische Bewusstheit im engeren Sinne

Bei 5-Jährigen ist die Hirnreifung so weit fortgeschritten, dass grundsätzlich bewusstere Sprachverarbeitungsprozesse, also auch Aufgaben zur expliziten phonologischen Bewusstheit, möglich sind:

- was wird aus Kreis ohne /k/? – Reis
- wie viele Laute hörst du in Schaf? – drei

In der deutschsprachigen Literatur häufig Bezeichnung als „phonologische Bewusstheit im engeren Sinne", weil sie direkt mit den Schriftsprachfähigkeiten am Schulanfang in Zusammenhang stehen (▶ Abb. 5.4).

Phonologische Bewusstheit und Schriftspracherwerb

Phonologische Bewusstheit auf der Phonemebene wird häufig auch als *Phonembewusstheit* (*phoneme awareness*) bezeichnet.

Fähigkeiten zur phonologischen Bewusstheit auf Phonemebene erfordern ein hohes Maß an Abstraktion und ein differenziertes Wissen um den Aufbau der Sprache (▶ Kap. 5.1.4). Phoneme müssen aus dem kontinuierlichen Sprachsignal konstruiert werden. Eine explizite Analyse auf der Phonemebene ist zum erfolgreichen Lesen- und Schreibenlernen erforderlich. Wechselseitiger Zusammenhang zwischen phonologischer Bewusstheit und Schriftspracherwerb:

- aktive Auseinandersetzung mit alphabetischer Orthografie zur Entwicklung von Fähigkeiten zur phonologischen Bewusstheit auf der Phonemebene erforderlich. Meist im Rahmen der schulischen Instruktion am Schulanfang (*synthetischer Ansatz, phonics approach*). Liegen bei Kindern zum Zeitpunkt des Schuleintritts Fähigkeiten zur phonologischen Bewusstheit vor (Vorläuferfähigkeiten), begünstigen diese den erfolgreichen Erwerb der alphabetischen/phonologischen Schriftsprachstrategie (▶ Kap. 5.1)
- wachsende Schriftspracherfahrung beeinflusst die Entwicklung komplexer Fähigkeiten zur phonologischen Bewusstheit. Wechselwirkung zwischen expliziter phonologischer Bewusstheit, auch auf Silben- und Onset-Reim-Ebene, und orthografischer Schriftsprachstrategie (▶ Kap. 5.1)

5.2.2 Zweidimensionales Konstrukt der phonologischen Bewusstheit

Überprüfung der phonologischen Bewusstheit durch Aufgaben auf Wort- bzw. Pseudowortebene, die immer auch ein gewisses Maß an Aufmerksamkeit, Konzentration und auditives Kurzzeitgedächtnis erfordern. Das zweidimensionale Konstrukt ermöglicht die systematische Unterscheidung der Aufgaben zur phonologischen Bewusstheit nach ihrem Schwierigkeitsgrad (vgl. Schnitzler 2008).

- Dimension der Größe der phonologischen Einheit: Silbenebene, Onset (= der/die Konsonant/en vor dem Vokal einer Silbe) und Reimebene, Phonemebene
- Dimension der Explizitheit der Operation: Identifizieren, Segmentieren und Synthetisieren (*blending*), Manipulieren (Elision, Addition, Substitution, Metathese)

Größe der phonologischen Einheit

- bezieht sich auf silbische und subsilbische Konstituenten (▸ Abb. 5.3), die akustisch in unterschiedlichem Ausmaß hervortreten: je größer, umso mehr
- Operationen mit größeren Einheiten lassen sich generell leichter durchführen als solche mit kleinen Einheiten

Explizitheit der Operation

- spiegelt sich in Aufgaben wider, die immer explizitere und somit komplexere mentale Verarbeitungsschritte erfordern
- Operationen, bei denen auf implizites Sprachwissen zurückgegriffen werden kann, z. B. den Gleichklang heraushören bei einer Aufgabe zum Identifizieren (Beginnen *Haus* und *Hand* mit dem gleichen Laut? – Ja.), lassen sich generell leichter durchführen als solche, bei denen explizites Sprachwissen aktiviert werden muss, z. B. den ersten Laut (Onset) bei der gleichen Aufgabe zu isolieren bzw. zu segmentieren (Womit beginnen *Haus* und *Hand*? – Mit /h/.)

5.2.3 Entwicklung der phonologischen Bewusstheit

Entwicklung der phonologischen Bewusstheit (Stackhouse und Wells 1997; vgl. für das Deutsche Schnitzler 2008; Schäfer et al. 2009):

- Größe der phonologischen Einheit: von den großen silbischen Einheiten über die subsilbischen Onset-Reim-Einheiten zu den kleinsten Einheiten, den Phonemen
- Explizitheit der Operation: von der impliziten zur expliziten phonologischen Bewusstheit

> **!** **Entwicklungsschritte der phonologischen Bewusstheit**
> Vorschulalter
> - implizite Silbenebene: Silben erkennen und lokalisieren, Silben segmentieren mit sprechbegleitendem Klatschen o.Ä., z. B. sage Lampenschirm und klatsche dabei: Lam(klatsch)-pen(klatsch)-schirm(klatsch)
> - implizite Reimebene: Reime erkennen, Reime bilden, z. B. reimen sich *Hapf* und *Mapf*? – ja

- implizite Onsetebene: Onsets erkennen, Alliterationen bilden, z. B. welches Wort hört sich am Anfang anders an als die anderen: *Mohn, Bus, Maus*? – Bus

Schulbeginn (erste Schulstufe)

- implizite Phonemebene: Phoneme erkennen und lokalisieren, z. B. hörst du ein /s/ in *Wasser*? – ja, in der Mitte
- explizite Phonemebene: Phoneme segmentieren, synthetisieren und manipulieren, z. B. was wird aus *Post* ohne /s/ ?- Pott

Späteres Grundschulalter

- explizite Silbenebene: Silben segmentieren, synthetisieren und manipulieren, z. B. was ist das für ein Tier: *Alako*? – Koala
- explizite Onset-Reim-Ebene: Onset-Reim-Einheitensegmentieren, synthetisieren und manipulieren, z. B. Schüttelreime (*Spoonerisms*) *Tina Schmitz* wird Schmina Titz

Relevanz für den erfolgreichen Schriftspracherwerb

Der phonologischen Bewusstheit kommt als Vorläuferfertigkeit im Vorschulalter und für die Initiierung der alphabetischen/phonologischen Phase am Schulanfang eine wichtige Rolle für den erfolgreichen Schriftspracherwerb zu:

- Zusammenhänge zwischen phonologischer Bewusstheit und Schriftspracherwerb
  - bestehen unterschiedlich ausgeprägt in alphabetischen Orthografien unabhängig von der Einzelsprache. Dies zeigen z. B. sprachvergleichende Studien Englisch/Deutsch
  - sind unabhängig, d. h. lassen sich auch nachweisen, wenn andere einflussreiche Faktoren wie Alter, sozioökonomischer Hintergrund, Intelligenz und frühe Buchstabenkenntnis kontrolliert wurden
- prädikative und parallele Zusammenhänge zwischen spezifischen Fähigkeiten zur phonologischen Bewusstheit und Schriftsprachfähigkeiten bzw. -strategien bestehen, so dass Schriftsprachfähigkeiten vorhergesagt werden konnten
- Relevanz der Fähigkeiten zur phonologischen Bewusstheit bleibt im Laufe des Schriftspracherwerbs grundsätzlich bestehen, nimmt aber zugunsten semantisch-lexikalischer und morphologisch-syntaktischer Fähigkeiten ab
- Defizite im Bereich des schnellen Benennens stehen in einem spezifischen Zusammenhang mit Lesestörungen, Defizite im Bereich der phonologischen Bewusstheit mit Rechtschreibstörungen. Diese spezifischen Zusammenhänge können derzeit nur zur Risikobestimmung bzw. Diagnostik von Lese- und/oder Rechtschreibstörungen eingesetzt werden, da für Förder- bzw. Therapieeffekte des schnellen Benennens auf die Lesefähigkeiten derzeit noch keine ausreichende Evidenz besteht.

5.2.4 Phonologische Bewusstheit im Vorschulalter

Diagnostik

Beispiel für ein standardisiertes Grobsiebverfahren (*screening*) zur Früherkennung von Lese-Rechtschreib-Schwierigkeiten durch Aufgaben zur phonologischen Bewusstheit (▶ Abb. 5.4) ist das Bielefelder Screening (BISC, Jansen et al. 1999):

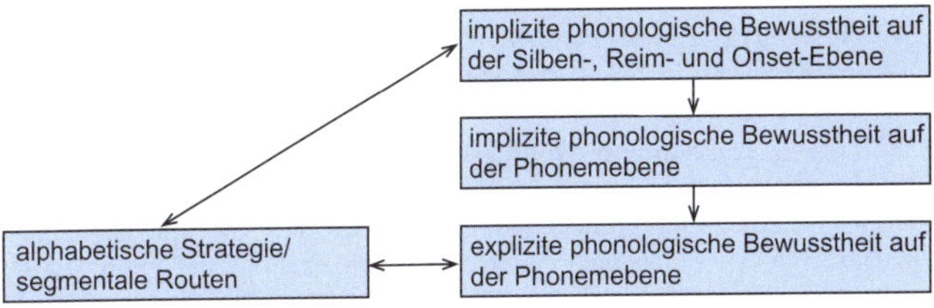

Abb. 5.4 Zusammenhänge zwischen Vorläuferfähigkeiten zur phonologischen Bewusstheit und dem Schriftspracherwerb am Schulanfang

- Aufgaben auf der impliziten Silben- und Reimebene
- zwei Testzeitpunkte im letzten Vorschuljahr
- Kinder, die bei den einfachen Aufgaben des BISC Schwierigkeiten zeigen, werden als LRS-Risikokinder identifiziert

Die hohe Vorhersagekraft des Screenings konnte in einer aktuellen Studie nicht bestätigt werden (Marx und Weber 2006). Die Zuverlässigkeit bzgl. der Vorhersage der Schriftsprachfähigkeiten am Ende des 2. Schuljahres ist nicht eindeutig (Martschinke et al. 2001; Marx et al. 2000).

Mit dem Test für phonologische Bewusstheitsfähigkeiten (TPB, Fricke und Schäfer 2008) können differenziertere Aussagen über die Leistungen von Vorschulkindern gemacht werden. Eine Evaluation der Vorhersagekraft des Verfahrens steht noch aus.

5

Prävention von Schriftspracherwerbsstörungen

Kinder mit auffälliger phonologischer Bewusstheit profitieren von Präventionsmaßnahmen im letzten Vorschuljahr bzw. ab dem 5. Lebensjahr:

- Gruppenprogramme, wie das Würzburger Trainingsprogramm (Küspert und Schneider 2003), sind spielerische Übungen zur Verbesserung der phonologischen Bewusstheit
- trainierte Risikokinder erreichen im Durchschnitt normale Schriftsprachfähigkeiten am Ende des 2. Schuljahres (Schneider und Küspert 2006)
- da bei Schulbeginn zunächst überwiegend die alphabetische/phonologische Strategie erlernt wird, sollte der Schwerpunkt der Verbesserung der phonologischen Bewusstheit auf der expliziten Phonemebene liegen

Evaluationsstudien zu Einzelpräventionsmaßnahmen liegen im deutschsprachigen Bereich bislang noch nicht vor.

! Übungen zur phonologischen Bewusstheit im Rahmen vorschulischer Präventionsmaßnahmen:

- Silben: sprechbegleitend zu Silben klatschen, Wörter in Silben unterteilen („Roboter-Sprache“), Silben zu Wörtern zusammenziehen
- Reime: Reime erkennen, in Gedichten Reime ergänzen, Reime zu einem vorgegebenen Wort selbst produzieren, Reime aufgrund von Bildvorlagen erkennen
- Onsets: Onsets erkennen, Onset und Reim zu einem Wort zusammen ziehen, Wort ohne Onset sprechen

- Phoneme: Phoneme erkennen, Phoneme im Wort lokalisieren, Wörter in Phoneme unterteilen, Phoneme zu einem Wort zusammen ziehen

Phonologische Verknüpfungshypothese
Durch Kombination von phonologischem Bewusstheitstraining und Übungen zu Buchstaben-Laut-Verknüpfungen größere Effekte auf die Entwicklung von schriftsprachlichen Fähigkeiten als bei alleinigem Training der phonologischen Bewusstheit oder der Buchstaben-Laut-Verknüpfungen. Die phonologische Verknüpfungstheorie (*phonological linkage hypothesis*, Hatcher et al. 1994) konnte auch bei Trainingsstudien mit deutschsprachigen Vorschulkindern nachgewiesen werden (Schneider et al. 2000).

5.2.5 Phonologische Bewusstheit im Schulalter

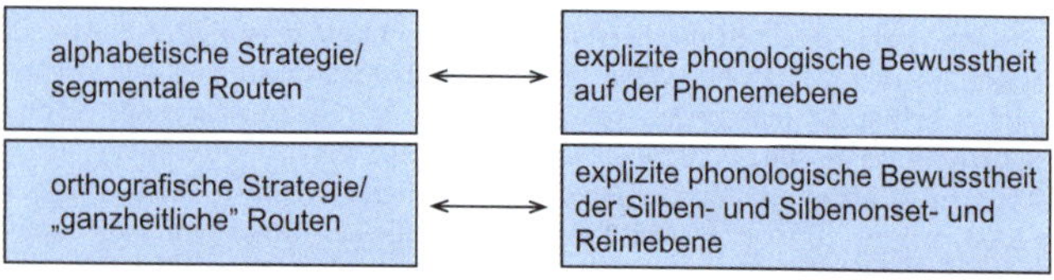

Abb. 5.5 Spezifische Zusammenhänge zwischen Fähigkeiten zur phonologischen Bewusstheit und den einzelnen Schriftsprachstrategien bzw. -routen

Diagnostik
Derzeit eingesetzte Testverfahren sind v. a. für den Schulbeginn aussagekräftig. Sie beziehen sich auf die zuerst zu erwerbende und für den weiteren Schriftspracherwerb kritische phonologische/alphabetische Strategie.
Verfahren mit Aussagekraft für das gesamte Grundschulalter müssen folgende Aspekte erfassen (▶ Abb. 5.5):
- Fähigkeiten auf der impliziten und expliziten Phonemebene (s.o. Schulbeginn)
- Fähigkeiten zur phonologischen Bewusstheit auf der impliziten Silben- und Onset-Reim-Ebene (= Vorläuferfähigkeiten, ▶ Kap. 5.2.4)
- Fähigkeiten zur phonologischen Bewusstheit auf der expliziten Silben- und Onset-Reim-Ebene

Dadurch ist eine individuelle Profilerstellung der Fähigkeiten zur phonologischen Bewusstheit auf allen Ebenen möglich. Derartige Verfahren liegen bisher nur in experimentellen Versionen vor (vgl. Schnitzler 2008).

Rundgang durch Hörhausen (Martschinke et al. 2001)
Wurde speziell für den Schulbeginn konzipiert.
- Berücksichtigung der impliziten und expliziten Phonemebene, die mit der alphabetischen Strategie im direkten Zusammenhang steht
- Berücksichtigung der Ebenen der phonologischen Bewusstheit, die als Vorläuferfähigkeiten gelten: implizite Silbenebene, implizite Onset-Reim-Ebene als Basis für die Entwicklung der phonologischen Bewusstheit auf Phonemebene, welche für die Entwicklung der alphabetischen Strategie maßgeblich ist

Die Vorhersagekraft des Verfahrens bezüglich des Risikos für Schriftspracherwerbsstörungen in der weiteren Schullaufbahn ist nach Aussage der Autorinnen nicht optimal. Es kann dennoch als Förderdiagnostikum empfohlen werden.

Test zur Erfassung von Basiskompetenzen für Lese-Rechtschreib-Leistungen (BAKO 1–4; Stock et al. 2004)

Wurde für das 1.–4. Grundschuljahr konzipiert. Aufgaben zur phonologischen Bewusstheit fast ausschließlich auf Phonemebene, dadurch solide Aussagen zu der Ebene möglich, die im Zusammenhang mit der alphabetischen Strategie steht. Folgende Erkenntnisse wurden im deutschsprachigen Raum bislang noch nicht in standardisierten Diagnostikinstrumenten umgesetzt:

- Vorhersage der Schriftsprachkompetenzen im 3. und 4. Schuljahr (orthografische/lexikalische Strategie) durch vorschulische Fähigkeiten zur phonologischen Bewusstheit auf der Silben-, Onset- und Reimebene (vgl. Wimmer et al. 1994)
- Erklärung der Varianz der Schriftsprachfähigkeiten am Ende des 2. und 4. Schuljahres (orthografische/lexikalische Strategie) durch Fähigkeiten auf der expliziten Silbenebene (z. B. Silben manipulieren) und der Onset-Reim-Ebene (z. B. Schüttelreime *Hans Peter* wird *Pans Heter)* (vgl. Scheerer-Neumann und Hofmann 2002)

Prävention und Therapie von Schriftspracherwerbsstörungen

Alphabetische/phonologische Strategie (segmentale Route)

- Ziel: Prävention von LRS/Verbessern der segmentalen Route
- Prinzip: Förderung der phonologischen Bewusstheit in Kombination mit der Vermittlung (und Anwendung) von Buchstaben-Laut-Verknüpfungen
- Therapiezeitpunkt/Zielgruppe: bei Schulbeginn, auch im Rahmen einer Therapie von Kindern im fortgeschrittenen Grundschulalter, deren Schriftsprachprobleme schwerpunktmäßig im Bereich der phonologischen/alphabetischen Strategie liegen
- Inhalte: entsprechen im Wesentlichen denen im Vorschulalter (▶ Kap. 5.2.4), wobei die explizite Phonemebene den Schwerpunkt bildet und mit schriftsprachlichen Problemlösestrategien verknüpft werden sollte

Beispiel: Leichter Lesen und Schreiben lernen mit der Hexe Susi (Forster und Martschinke 2001)

Vorbereitende Übungen auf Reim- und Silbenebene:

- Reime erkennen und bilden
- Silben segmentieren und synthetisieren

Schwerpunktübungen auf Phonemebene:

- Phoneme identifizieren, segmentieren und synthetisieren
- Anwendung der Übungen auf Phonemebene auf die Schriftsprache

Die Effizienz dieses Programms als didaktische Methode für den Schulanfang konnte in einer Studie nachgewiesen werden.

Tendenziell können Ergebnisse zu längerfristigen Auswirkungen der geschilderten Maßnahmen auf die Lese- und Rechtschreibfähigkeiten der Kinder in aktuelle Studien nicht repliziert werden. Hierfür werden unterschiedliche Gründe diskutiert, die aufgrund des derzeitigen Kenntnisstandes jedoch nicht dazu führen, dass solche Maßnahmen als unwirksam verworfen werden können. Evaluationsstudien für individuelle bzw. Einzelinterventionsmaßnahmen fehlen.

Orthografische/lexikalische Strategie („ganzheitliche" Route; ▶ Tab. 5.3)
Ziel: Förderung der expliziten phonologischen Bewusstheit für Silben- und Onset-Reim-Einheiten (theoretisch sinnvoll, wenn man die phonematische Struktur der deutschen Sprache und die Ergebnisse von den im Diagnostikteil erwähnten korrelativen Studien berücksichtigt).
Prinzip: Förderung der phonologischen Bewusstheit in Kombination mit der Operationalisierung größerer redundanter Struktureinheiten in der Orthografie (phonologisch basierte Buchstabengruppen vs. phonemisch basierte Einzelbuchstaben in der alphabetisch/phonologischen Strategie)
Therapiezeitpunkt/Zielgruppe: etwa ab dem 3. Schuljahr, bei Kindern, die die alphabetische/phonologische Strategie beherrschen, aber stark segmentorientiert lesen und schreiben

Tab. 5.3 Beispiele für phonologisch basierte größere orthografische Struktureinheiten

	Struktureinheit	Beispiel
Schreiben	Buchstabengruppen im Onset, für deren Verschriftung spezielle Rechtschreibregeln gelten	/ʃ/ + /p, t/ in *Sp-atz, St-ein*
	Reime werden häufig gleich geschrieben	*-ack* in *Fr-ack, L-ack, P-ack S-ack, Schn-ack, Wr-ack*
	Silbensegmentieren als Hilfe bei Konsonantendoppelungen nutzen (*Pilotsprache, Silbengelenk*)	*Af-fen, Son-ne, Ham-mer*
Lesen	Silben (statt einzelne Buchstaben) als Struktureinheit beim Lesen nutzen	Silbenbögen einzeichnen
	häufig wiederkehrende Silben direkt erfassen	*-ben, -sen, -fen* in *he-ben, le-sen, kau-fen*
	häufig wiederkehrende silbische Morpheme direkt erfassen	Verbpräfixe *ver-, ab-, an-, auf-, ein-* in *ver-kaufen, ab-kaufen, an-kaufen, auf-kaufen, ein-kaufen*

Es existieren im deutschsprachigen Raum nur wenige Trainingsstudien zur Überprüfung der Wirksamkeit von Übungen zur phonologischen Bewusstheit auf Ebenen, die mit der orthografischen Strategie im Zusammenhang stehen (Beispiele):

- Wimmer und Hartl (1991) führten eine Studie mit zehn lese-rechtschreibschwachen Zweitklässlern durch. Ihr „multisensorischer Ansatz" bestand im Wesentlichen aus Übungen zur Verbesserung der phonologischen und orthografischen Bewusstheit auf der Onset- und Reim-Ebene. Die nicht signifikante Verbesserung der Schriftsprachfähigkeiten kann dadurch erklärt werden, dass die Kinder ggf. eher eine Intervention zur Verbesserung der alphabetischen Strategie benötigt hätten. Entsprechend wären Übungen zur phonologischen Bewusstheit auf Phonemebene angezeigt gewesen.

- Bei den Evaluationsstudien zum Lesetraining PotsBlitz (Ritter und Scheerer-Neumann 2009) beherrschten die Dritt- und Viertklässler in der experimentellen Gruppe die alphabetische Strategie. In dem Programm ist die explizite Silbensegmentierung gesprochener und geschriebener Sprache zentraler Aspekt. Es konnten signifikante Verbesserungen bei den trainierten Kindern bezüglich ihrer Lesefähigkeit, insbesondere bei langen Wörtern nachgewiesen werden.

Aufgrund der geringen Anzahl von Studien und der unklaren Befundlage herrscht hier noch großer Forschungsbedarf. Insbesondere die Verschmelzung von orthografischem und phonologischem Wissen macht es schwer, differenzielle Effekte zu analysieren. Die Therapie von Fähigkeiten zur phonologischen Bewusstheit stellt im Rahmen der Therapie der orthografischen/lexikalischen Strategie allenfalls einen Teilbereich dar (vgl. Schnitzler 2008).

5.3 Störungen des Lesens und Schreibens bei Kindern

Julia Siegmüller und Bente von der Heide

Auch: Lese-Rechtschreib-Störung (LRS), Lese-Rechtschreib-Schwäche, Legasthenie; Entwicklungsdyslexie (Lesestörung), Entwicklungsdysgraphie (Schreibstörung), developmental dyslexia

Umschriebene Entwicklungsstörung, bei der das Niveau des Lesens und Schreibens kombiniert oder einzeln hinter gleichaltrigen Kindern zurückbleibt. Die Störung wirkt sich nachhaltig auf die schulischen Leistungen aus.

Nach der ICD-10-Definition darf die Störung nicht allein durch das Entwicklungsalter, Sehprobleme oder unzureichende Beschulung erklärbar sein. Kognitive Defizite, erworbene Hirnschädigungen oder -krankheiten werden als Ursache ausgeschlossen. Der LRS gehen häufig Sprachentwicklungsstörungen (▶ Kap. 3) voraus.

Maßgebliche statistische Fakten

Die Entwicklungsdyslexie/-dysgraphie gilt als die am häufigsten vorkommende umschriebene Entwicklungsstörung (Habib 2000).

Isolierte Schreibstörung tritt häufiger auf als die isolierte Lesestörung (Gasteiger-Klicpera und Klicpera 2004).

- Zuverlässige Aussagen über die Auftretenshäufigkeit von Entwicklungsdyslexie/-dysgraphie zu treffen, wird von vielen Autoren als schwierig eingestuft (Costard 2007)
- ca. 2–8 % aller Schüler in den industrialisierten Ländern (Schulte-Körne 2000a)
- Jugendliche bzw. Erwachsene: 5–10 %

5.3.1 Ursachen

Als Ursache für LRS werden verschiedene Faktoren in der Literatur diskutiert. Erklärungsmodelle stellen verschiedene Faktoren in den Vordergrund, z. B. Störung in der phonologischen Bewusstheit (▶ Kap. 5.2)

Einfluss von Sprachstörungen auf den Schriftspracherwerb

Schriftspracherwerb bedeutet Anknüpfen und Erweitern an bestehende sprachliche Fähigkeiten. Schrift ist eine höhere Komplexitätsebene der Auseinandersetzung mit Sprache. Einflüsse von Sprachentwicklungsstörungen (▶ Kap. 3) sind daher offensichtlich.

- Einstieg in Schriftspracherwerb wird negativ beeinflusst durch Störungen der verschiedenen sprachlichen Ebenen (Phonologie, Semantik, Lexikon, Grammatik, Pragmatik) sowie Sprachstörungen im metasprachlichen Bereich (Crämer und Schumann 2002)

Biologische/genetische Ursachen

Verschiedene Untersuchungen weisen auf genetische Einflüsse hin (Habib 2000; Klicpera und Gasteiger-Klicpera 1995). Längsschnittstudien haben gezeigt, dass eine familiäre Häufung bei LRS festzustellen ist.

Störung beim phonologischen Rekodieren

Phonologisches Defizit ▶ Kap. 5.1.4

Zugriffstörung auf das phonologische Lexikon

- Defizite bei serieller Benenngeschwindigkeit
- Zugriffstörungen auf das phonologische Lexikon behindern den lexikalischen/ganzheitlichen Leseprozess
- differenzialdiagnostische Abgrenzung von Wortfindungsstörungen als Ursache der LRS (vgl. ▶ Kap. 3.2.5)

5

Beeinträchtigung des Kurzzeitgedächtnisses

- Beeinträchtigungen im visuellen Kurzzeitgedächtnis können Ursache für ein Defizit im Aufbau der rezeptiv-visuellen Wortformen im graphematischen Input-Lexikon sein (Castles und Coltheart 1996)
- Beeinträchtigungen des auditiven Kurzzeitgedächtnisses: verschiedene Autoren nehmen Zusammenhang mit Defiziten im Aufbau einer nicht lexikalischen Lesestrategie an. Das Zusammenfügen der Wortsegmente im nicht lexikalischen Leseprozess beansprucht besonders das auditive Kurzzeitgedächtnis (u. a. Baddeley 1990)

Defizite im Lernverhalten

- häufig gleichzeitig Aufmerksamkeitsstörungen: Schwierigkeiten bei der Hausaufgabenbewältigung, selbstständig zu leistenden schulischen Anforderungen
- können auch als Verzögerung in der Entwicklung des Lernverhaltens auftreten (Crämer und Schumann 2002)
- dabei ist zu unterscheiden:
  - das Lernverhalten entwickelt sich langsamer und gleicht sich langsam an
  - Stillstand in der Lernentwicklung (= Lernstörung)

5.3.2 Erscheinungsbild und Prognose

Symptome

Frühe Grundschulzeit

- fehlerhaftes Lesen auf Wortebene: Fehler in der Umsetzung der Graphem-Phonem-Korrespondenz (Auslassungen, Hinzufügungen, Ersetzungen oder

Vertauschungen von Lauten), Regularisierungen unregelmäßiger Wörter, morphologische Fehler
- fehlerhaftes Schreiben auf Wortebene: Fehler beim lautgetreuen Schreiben, Fehler in der Umsetzung der Phonem-Graphem-Regeln (Vertauschungen, Auslassungen und Hinzufügungen von Graphemen), Regularisierungen von unregelmäßigen Wörtern

Spätere Schulzeit
- langsames stockendes Lesen (niedrige Lesegeschwindigkeit)
- orthografische Fehler beim Schreiben, Regularisierungen von unregelmäßigen Wörtern
- Beeinträchtigung im Lese-Sinn-Verständnis

Häufige Parallelstörungen
- Rechenschwäche (Dyskalkulie, in kombinierter Form dann auch *Kombinierte Schulleistungsschwäche*)
- emotionale Probleme, verbunden mit einem geringeren Selbstwertgefühl
- Aufmerksamkeitsschwierigkeiten
- Hyperaktivität bei bis zu 30 % der betroffenen Kinder

Prognose
- bei einer LRS ist in keinem Alter von einer Möglichkeit zu einer spontanen Überwindung (ohne therapeutische Intervention) auszugehen
- bei Schülern mit einem mühevollen Leseeinstieg kann sich die Spirale der Schwierigkeiten im Laufe der ersten Schuljahre bedenklich hochschaukeln. Diese Schüler
  - lesen außerhalb der Schule meist weniger als andere Schüler: Übungseffekte werden langsamer erzielt
  - lesen in der Schule durch ihr langsameres Lesetempo in der zur Verfügung stehenden Zeit weniger als andere Schüler: Vergrößerung des Abstands zu Kindern der gleichen Klassenstufe
  - tragen ein größeres Risiko, durch mangelnde Übung das Gelernte wieder zu vergessen
  - können in anderen schulischen Fächern ihr Weltwissen nur bedingt weiterentwickeln, da dieses in der Schule in der Regel durch Lesen vermittelt wird

5.3.3 Erklärungsansätze

Entwicklungsorientierter Ansatz (Frith 1985)

Grundannahme

Die Leistungsprofile von Kindern mit Störungen der Schriftsprache werden auf ein Modell zum normalen Schriftspracherwerb bezogen. Der Leseerwerb verläuft in drei Stadien, die auf unterschiedlichen Verarbeitungsstrategien basieren. Die Kinder durchlaufen die logographische, alphabetische und orthografische Phase (▶ Kap. 5.1).

Schädigungsprinzip

Die Ausprägungen von Störungen der Schriftsprache werden mit einer Entwicklungsstagnation auf den verschiedenen Entwicklungsebenen beschrieben. Frith

(1985) geht davon aus, dass der Erwerb der alphabetischen Phase bei den meisten Lesestörungen das Problem darstellt. Asymmetrische Entwicklungsprofile im Schriftspracherwerb können nicht mit dem Stufenmodell beschrieben werden.

Modellorientierter Ansatz (Jackson und Coltheart 2001)

Grundannahme

Analoge Betrachtung von erworbenen Störungen der Schriftsprache und Entwicklungsstörungen. Die Verarbeitungssysteme für den Lese- und Schreibprozess werden als modular organisiert angenommen, einzelne Module können selektiv beeinträchtigt sein. Untersuchung und Interpretation von entwicklungsbedingten Lese- und Schreibstörungen anhand von Sprachverarbeitungsmodellen (▶ Kap. 5.1).
Lese- und Schreibprozess bestehen aus der lexikalischen (ganzheitlichen) und sublexikalischen Verarbeitung (segmentalen) (▶ Kap. 5.1.1):

- lexikalisch-ganzheitliche Strategie und sublexikalisch-einzelheitliche Strategie werden parallel vom Kind erworben
- Die sublexikalische Route entwickelt sich kontinuierlich, auch dann, wenn viele Wörter bereits lexikalisch-ganzheitlich verarbeitet werden können
- Strategien werden im Erwerbsprozess automatisiert und gefestigt
- Irregularitäten beim Lesen und Schreiben von Wörtern sind in den modalitätsspezifischen Lexika gespeichert

Ansatz

- Diagnostik: detaillierte Untersuchung der am Schreib- und Leseprozess beteiligten Verarbeitungsprozesse auf der Grundlage des Sprachverarbeitungsmodells
- Therapie (▶ Kap. 5.3.5): gezielte Behandlung der lokalisierten Störungen im Verarbeitungsprozess, bezieht die bereits erworbenen schriftsprachlichen Fähigkeiten in die Therapiegestaltung ein

5.3.4 Diagnostik

Die Erfassung einer bestehenden LRS anhand von standardisierten Testverfahren ist momentan erst am Ende der ersten Klasse möglich! In der Vorschulzeit und während der ersten Klasse werden Risikofaktoren ermittelt.

Ziele

- Vorschulzeit: Erfassung der Kinder, die ein Risiko für die Entwicklung einer LRS tragen. Dies sind vor allem Kinder mit Auffälligkeiten in der phonologischen Bewusstheit (▶ Kap. 5.2)
- Schulzeit:
  - frühe Erfassung der betroffenen Kinder und genaue Beschreibung ihrer Leistungsdefizite
  - Lokalisation der Entwicklungsstagnationen im Schriftsprachprozess

Allgemeine diagnostische Maßnahmen (Gasteiger-Klicpera und Klicpera 2004)

- Untersuchung des phonologischen Wissens:
  - auditives Diskriminieren
  - Detektieren von Silben und Phonemen in Wörtern
  - Zusammenfügen von Phonemen und Silben

- Lesen:
  - Erfassung der Lesefähigkeiten (lautes Lesen), besondere Beachtung von Lesesicherheit und Lesetempo
  - Vergleich des Lesesinnverständnisses mit auditiv präsentiertem Textverständnis
  - Erfassung der Lesefähigkeiten von unbekannten Wörtern bzw. Pseudowörtern sowie langen Wörtern
- Schreiben:
  - junge Schulkinder: Erfassung des lautgetreuen Schreibens und des orthografischen regelgeleiteten Schreibens
  - ältere Kinder: Erfassung der schriftlichen Ausdrucksfähigkeit im Aufsatz
- spezifisch schriftsprachliche anamnestische Informationen: Leseverhalten des Kindes zu Hause und in der Schule
- Einholen anderweitiger Befunde:
  - Ausschluss von Störungen im Hör- und Sehvermögen
  - Ausschluss von Sprachentwicklungsstörungen
  - Ausschluss von Verhaltensstörungen

5.3.5 Therapie

Therapiezeitpunkt nach Gasteiger-Klicpera und Klicpera (2004)

Eine Intervention bei verfestigter LRS ist sehr zeitaufwändig und mühsam. Daher sollten Kinder mit LRS frühzeitig, d.h. während der Phase des ersten und zweiten Schuljahres, erfasst und entsprechend aufgefangen werden, um ein Zurückbleiben in späteren Schuljahren möglichst zu verhindern.

Modellorientierter Therapieansatz

Basiert auf modellorientierter Diagnostik, in der defizitäre und funktionable Module und Routen differenziert werden können (▶ Kap. 5.3.3).

- individuelle Ausrichtung der Therapie anhand des Patientenprofils
- größtmögliche Spezifizierung der Therapie auf die beeinträchtigten Module bzw. Komponenten
- Kontrolle des Übungs- und Therapiematerials hinsichtlich der kritischen Parameter des Zielmoduls
- anwendbar für Kinder verschiedenster Altersgruppen
- Therapieziele: Aufbau nicht ausgebildeter Routen und Module bzw. Kompensation durch andere Verarbeitungsprozesse

Tab. 5.4 Therapieprogramme bei Lese-Rechtschreib-Störung

Lesen lernen durch lautgetreue Leseübungen (Findeisen et al. 2000)	• Training der Phonem-Graphem-Zuordnung • lautgetreues Lesen vom Zusammenziehen von Einzellauten bis Lesen von Sätzen • lautgetreues Schreiben • parallel angelegtes Artikulationstraining und Übungen zur Lautdifferenzierung
Potsblitz-Potsdamer Lesetraining (Scheerer-Neumann und Ritter 2009)	• Aufbau der ganzheitlichen Leseverarbeitung • Steigerung der Lesegeschwindigkeit • Tachistoskopische Leseaufgaben (Blitzwortlesen) am Computer
Lautgetreue Lese-Rechtschreibförderung (Reuter-Liehr 2001)	• einsetzbar ab der 3. Klasse • Einüben des silbenweisen Lesens und Schreibens • Analyse von lautgetreuen Wörtern • Einsatz von Buchstabenhandzeichen
Kieler Lese-Rechtschreibaufbau (Dummer-Smoch und Hackethal 1993)	• richtet sich an schwerer gestörte bzw. ältere Kinder • vollständiger, kleinschrittig aufgebauter Leseerwerb • Unterstützung der Phonem-Graphem-Zuordnung durch Gebärden • Schreibtraining parallel zu Leselehrgang
Marburger Rechtschreibtraining (Schulte-Körne und Mathwig 2001)	• Einsatz bei Kindern, die lautgetreu lesen können, aber keine regelgeleiteten Leseroutinen entwickeln • Vermittlung der Rechtschreibregeln

6 Eingebettete Sprachentwicklungsstörungen

6.1 Hörstörungen

Johannes Fellinger

Störungen im Hörvermögen sind äußerst vielgestaltig und beeinflussen in unterschiedlichem Ausmaß die soziale, emotionale und kognitive Dimension (Entwicklung und Befinden). Prävalenz in der Gesamtbevölkerung 5–20 % je nach Definition. Zielführend ist eine altersbezogene Beschreibung der Prävalenz: angeborene Hörstörungen 1 % (hochgradige 1 ‰), Prävalenz im Jugendalter ca. 2 %, Prävalenz in der Altersgruppe über 75 Jahren über 50 %.

6.1.1 Hörvorgang

Physiologisches Hören

- Trommelfell: gerät durch Schallwellen aus dem äußeren Gehörgang in Schwingung
- Mittelohr: leitet die Schallimpulse vom Trommelfell durch die am Trommelfell befestigte Kette aus Hörknöchelchen (Hammer, Amboss, Steigbügel) zum runden Fenster des Innenohrs
- Innenohr: Stimulation des Sinneszellsystems (innere und äußere Haarzellen) durch Bewegung der Basalmembran
- Schnecke (Cochlea): Umwandlung von mechanischer Energie in elektrische Information durch die Sinneszellen in der Schnecke
- Hörbahn: die Fasern des Hörnervs (N. statoacusticus oder vestibulocochlearis; VIII. Hirnnerv) nehmen die Information in der Schnecke auf und leiten sie über die Kerngebiete im Hirnstamm und nach Kreuzung beider Seiten in den Schläfenlappen (primäre, sekundäre und tertiäre Hörrinde)
- Hörrinde: Dekodierung der Sprache und Verknüpfung mit Informationen aus anderen Sinnessystemen

6

Frühkindliche Hörentwicklung (▶ Tab. 6.1)

Tab. 6.1 Mindestanforderungen an die frühkindliche Hörentwicklung

Alter	Entwicklungsschritt
0–3 Lm.	• Erkennen der elterlichen Stimme und Beruhigung • Erschrecken bei lauten Geräuschen
3–6 Lm.	• Aufwachen bei Geräuschen oder Sprache • interessante Laute wecken Interesse
6–12 Lm.	• Verstehen erster Wörter (z. B. Mama, Papa, Wauwau) • Reaktion auf eigenen Namen • Freude an Geräuschen und Musik
12–18 Lm.	• bei Aufforderung zeigen auf Gegenstände • Reaktion auf entfernte Geräusche
18–24 Lm.	• Verstehen einfacher Entscheidungsfragen • Bezug auf eigenen Namen • Befolgen einfacher Anweisungen

6.1.2 Audiologische Grundbegriffe

Schall

Schall wird durch Tonhöhe und Lautstärke definiert.

Tonhöhe

Die Tonhöhe ist abhängig von der Frequenz (f), mit der eine Schallquelle schwingt und wird in Hertz (Hz) gemessen. Ein Hz ist 1 Schwingung pro Sekunde, ein kHz sind 1.000 Schwingungen pro Sekunde.

Lautstärke

Die Lautstärke ist abhängig von der Schalldruckamplitude, welche nur indirekt mit der empfundenen Lautstärke zusammenhängt. Der Schallpegel wird in Bel angegeben und drückt die empfundene Lautstärke aus. Für eine Verdopplung der Lautstärke ist ein zehnfacher Schalldruck erforderlich. Es hat sich eingebürgert, den zehnten Teil eines Bels anzugeben, das Dezibel.

Hörfeld – Sprachfeld

- Schmerzschwelle: verläuft relativ geradlinig unterhalb 130 dB Schallpegel
- Hörschwelle ist stark frequenzabhängig: zwischen 250 Hz und 5.000 Hz ist das Ohr besonders empfindlich. Hauptsprachbereich liegt in diesen Frequenzen bei Lautstärken von 40–70 dB

6.1.3 Einteilung der Hörstörungen

Nach Lokalisation der Schädigung

Schallleitungsstörungen

- Dämpfung der Schallwellen im äußeren Gehörgang oder Mittelohr
- Ursachen: z. B. Ergüsse im Mittelohr, Veränderungen am Trommelfell, Veränderungen der Gehörknöchelchenkette

Schallempfindungsstörungen

- mechanische Schallwellen gelangen bis in die Schnecke, das Cortiorgan kann sie nicht oder nicht ausreichend in elektrische Signale umwandeln
- Ursachen: angeborene oder erworbene Schädigung des Innenohrs

Schallwahrnehmungsstörungen

- Informationsverarbeitung in nachgeschalteten Teilen der Hörbahn oder in den entsprechenden Großhirnregionen beeinträchtigt
- Ursache: schwere Hirnschädigungen, z. B. Infektionen oder Entwicklungsstörungen

Nach dem Schweregrad der Hörstörung

- leichtgradig: Hörverlust ≤ 40 dB
- mittelgradig: Hörverlust 40–60 dB
- hochgradig: Hörverlust 60–90 dB
- an Taubheit grenzende Schwerhörigkeit: Hörverlust ≥ 90 dB
- Taubheit: keinerlei Hörwahrnehmung

Nach Zeitpunkt des Eintritts der Hörschädigung

- prälingual: Eintritt der Hörstörung vor Spracherwerb
- perilingual: Eintritt der Hörstörung bei noch nicht abgeschlossenem Spracherwerb
- postlingual: Eintritt der Hörstörung nach Abschluss des Spracherwerbs

Nach Ursachen der Hörschädigung

- hereditär bedingte Hörstörungen (dominanter oder rezessiver Erbgang): im Rahmen von Syndromen oder isoliert (> 50 %)
- postinfektiöse Hörstörungen: z. B. nach Röteln, Masern, Zytomegalie, Meningokokken
- posttraumatische Hörstörungen: z. B. Knalltrauma, chronischer Lärm, Schädelbasisbruch
- toxische Hörstörungen: z. B. nach Chemotherapien, Antibiotika
- degenerative Hörstörungen (Alter)

> **!** **Gehörlosigkeit**
> Mit dem Wort „gehörlos" wird meist nicht die audiologische Situation, sondern die kulturelle Zugehörigkeit zur Gehörlosengemeinschaft beschrieben. Diese definiert sich über den Gebrauch der Gebärdensprache und gemeinsame Erfahrungen (meist in Spezialschulen) sowie kulturelle und sportliche Aktivitäten. 90 % der Gehörlosen haben gehörlose Partner, 10 % haben auch gehörlose Kinder.

6.1.4 Diagnostik

6

Neugeborenen-Hörscreening

Ohne Hörscreening werden kindliche Hörstörungen oft erst durch das Ausbleiben des Spracherwerbs entdeckt. Durch das Neugeborenen-Hörscreening werden hörgeschädigte Kinder frühestmöglich erfasst und mit Hörgeräten versorgt (▸ Abb. 6.1). Allerdings entgehen mehrere progredient verlaufende Hörstörungen diesem Frühscreening.

Objektive Verfahren

Otoakustische Emissionen (OAE)

Gute Eignung als Screening-Verfahren.

Vorgehen

Beim ruhigen Patienten wird aus einer Sonde im Gehörgang ein Klicklaut abgegeben, der über das Mittelohr das Innenohr erreicht. Die äußeren Haarzellen ziehen sich kurz zusammen und erzeugen einen leisen Laut (ähnlich wie ein schwaches Echo), der den umgekehrten Weg vom Innenohr durch das Mittelohr in den äußeren Gehörgang wandert und vom Mikrofon der Sonde aufgenommen und elektronisch aufgezeichnet wird.

Auswertung

Die Antworten werden summiert, und es wird ein Mittelwert gebildet. Bei einem Hörverlust > 30 dB bleiben die Antworten aus.

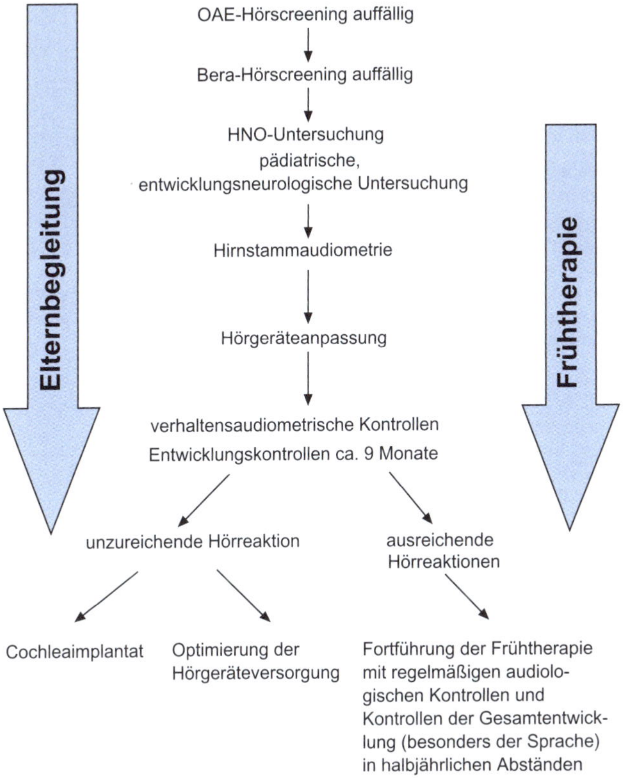

Abb. 6.1 Vorgehen beim Neugeborenen-Hörscreening

Tympanometrie

Verfahren zur Prüfung der Mittelohrfunktion und damit der Schallleitung. Der Widerstand des Trommelfells wird bei Über- und Unterdruck am Echo eines in den Gehörgang abgegebenen Tons gemessen. Druckunterschiede zwischen Mittelohr und äußerem Gehörgang werden so erfassbar.

Hirnstammaudiometrie (BERA; Brainstem Electric Response Audiometry)

Vorgehen

Die Potenzialschwankungen der Hirnnervenkerne entlang der Hörbahn werden nach akustischer Reizung beim ruhigen Patienten von der Kopfhaut abgeleitet und elektronisch gemittelt.

Auswertung

Am wichtigsten sind die Wellen, die in den ersten etwa 12 ms auftreten. Diese frühen akustisch evozierten Potenziale (FAEP) werden mit den römischen Zahlen I–VI durchnummeriert. Die Welle V ist am eindeutigsten zu erkennen. Ihr Fehlen zeigt an, dass der Patient den Ton in der getesteten Lautstärke nicht hören kann.

Subjektive Verfahren

Stimmgabelprobe

Differenzierung zwischen Mittelohr- und Innenohrschwerhörigkeit.

- Weber-Versuch: Vergleich beider Ohren über Knochenleitung. Dazu wird die schwingende Stimmgabel in Schädelmitte am Scheitel aufgesetzt und abgewartet, wie lange in welchem Ohr der Ton wahrgenommen wird
- Rinne-Versuch: Vergleich von Knochenleitung und Luftleitung des einzelnen Ohres, indem die Stimmgabel zunächst am knöchernen Schädel aufgesetzt und nach Abklingen des Tones vor das Ohr gehalten wird

Sprachabstandsprüfung

Quantitative Prüfung des Gehörs und des Verstehens, außerdem Hinweis auf Art der Hörstörung:

- Innenohrschwerhörigkeit: großer Unterschied in der Hörweite für Flüstersprache und Umgangssprache
- Mittelohrschwerhörigkeit: annähernd gleiche Einschränkung des Flüster- und Umgangsspracheverstehens

Verhaltensbeobachtungsaudiometrie

Auf einen akustischen Reiz hin kommt es beim Patienten zu beobachtbaren Verhaltensänderungen (Innehalten, Zuwendung zur Geräuschquelle etc.).

Spielaudiometrie (ab 2–4 Jahren)

Das Kind wird auf Töne konditioniert („Belohnung“ für richtige Reaktion auf gehörten Ton). Damit kann in eingeschränktem Maße eine Hörkurve erstellt werden.

Tonaudiometrie (ab 3–4 Jahren)

Anbieten verschiedener Töne in steigender Lautstärke. Sobald der Patient den Ton hört, bestätigt er dies. So wird die Hörschwelle für die verschiedenen Frequenzen aufgezeichnet. Grundsätzlich werden die Töne links und rechts getrennt mittels Kopfhörer angeboten. Die Prüfung über Lautsprecher dient vorwiegend der Hörgeräteanpassung (Aufblähkurve).

Sprachaudiometrie

Im Verlauf der Messung werden über Kopfhörer oder Lautsprecher mehrsilbige Zahlen in steigender Lautstärke vorgespielt. Anschließend wird der gleiche Test mit einsilbigen Wörtern durchgeführt. Für jede Lautstärke trägt der Prüfer in ein Sprachaudiogramm ein, wie viel Prozent der Zahlen der Patient richtig wiederholt hat.

6.1.5 Allgemeine Therapiemaßnahmen

> Um einem Menschen mit Hörbeeinträchtigung gerecht zu werden, muss man ihn „bevorzugen“.

Elternberatung

Durch die frühe Diagnosemöglichkeit trifft Eltern die Nachricht einer möglichen Hörstörung ihres Kindes vollkommen unvorbereitet und wird als schwerer Schock erlebt. Daher:

- sensible Diagnoseeröffnung mit anschließender Verfügbarkeit für Fragen und Begleitung zu einer positiven Sicht der neuen Herausforderung – Trauerarbeit
- ausreichende Information und Kontakte zu Gleichbetroffenen
- neben audiologisch rehabilitativen Bemühungen Unterweisungen in nonverbaler Kommunikation und klarer Körpersprache, damit die Eltern von Anfang an kompetente Kommunikationspartner ihres Kindes sind
- gute Bindungsentwicklung (stabile Bezugsperson, ausreichend Körperkontakt) ist Grundvoraussetzung für spätere psychosoziale Gesundheit
- Weiterbildung: elterliche Fähigkeit, auf kindliche Signale feinfühlig und angemessen zu reagieren, ist ständig weiterzuentwickeln (Responsivität). Dem heranwachsenden Kind wird so die Chance gegeben, selbst zu erleben, wie es kommunikativ seine Umwelt beeinflussen kann. Unter anderem können auch Videoanalysen dabei hilfreich sein. In der Förderdiagnostik sind Entwicklungshorizonte regelmäßig und offen mit den Eltern zu erörtern

Frühtherapie

Meist in den Fachbereichen Logopädie, Audiopädagogik und verwandten Berufsgruppen. Erforderlich ist ganzheitliche Sichtweise und rechtzeitige Hinzuziehung von Fachleuten anderer Disziplinen.

Ziel

Hinführung des Kindes zu einer möglichst hohen Gesprächskompetenz.

Vorgehen

Aktivitäten zur Anbahnung erster Hörerlebnisse und differenzierter Lautwahrnehmung, Förderansätze zum funktionalen Spracheinsatz mit optimaler Artikulation. Bewährt hat sich ein spezifisch auf die Bedürfnisse des Kindes zugeschnittener methodenpluraler Therapieansatz, bei dem gesicherter Kommunikation höchste Priorität eingeräumt wird (technologisch höchstwertige Versorgung und Gebärdensprachansatz schließen sich nicht aus). Dabei ist das Kind nicht isoliert, sondern mit seinem gesamten Umfeld Mittelpunkt der therapeutischen Bemühungen. Leider limitieren in vielen Fällen begrenzte familiäre Ressourcen (wie Alleinerziehungssituation, Verhältnisse nach Migration) den Therapieerfolg.

6

> **!** **Kinder mit Hörstörungen und Mehrfachbeeinträchtigungen**
> Bei ca. 40 % der Kinder mit Hörstörung liegen weitere Beeinträchtigungen vor (z. B. unterschiedliche Syndrome ▸ Kap. 6.5, Frühgeburtlichkeit), deren Auswirkungen sich potenzieren. Auf Beeinträchtigung des Sehsinnes ist besonders zu achten.
> Vorgehen: frühestmöglich breites heilpädagogisches Therapieangebot, das sehr stark Handeln mit Sprache verbindet.

Schule und Ausbildung von Kindern mit Hörstörungen

- Kinder mit Hörschädigungen sollten in ihrer gewohnten Umgebung und in ihrem natürlichen Umfeld aufwachsen. Soziale Integration (im Kindergarten und der ersten Grundschulzeit meist kein Problem) hat Indikatorfunktion für weitere Entscheidungen. Bei Störungen der Gesamtentwicklung und bedeutungsvollen sprachlichen Rückständen Beschulung in Spezialeinrichtungen für Hörgeschädigte
- beiläufiger Wissenserwerb ist oft erschwert (Gespräche anderer können oft nicht verfolgt werden), dadurch Wortschatzentwicklung und Ausmaß des erworbenen Weltwissens stark zuwendungsabhängig. Für eine adäquate Berufsausbildung oft Assistenz (Dolmetscher) vonnöten

Hörbeeinträchtigung und seelische Gesundheit

Bei ausgeprägter Hörbeeinträchtigung höhere Stressbelastung als Durchschnittsbevölkerung mit erhöhter Rate körperlicher und seelischer Beschwerden. Ursache v.a. frustrierende Kommunikationserlebnisse (Missverständnisse) und ständige Anspannung, um ausreichend Information zu bekommen. Für eine gesunde Identitätsentwicklung ist nicht nur bei Jugendlichen die Gruppe der Gleichbetroffenen von Bedeutung, um Mut zu gewinnen, sich zur Hörbeeinträchtigung zu bekennen (selbstbewusstes Nachfragen, Einhaltung von nötigen Erholungspausen etc.).

Kommunikation mit Menschen mit Hörbeeinträchtigungen

- Aufmerksamkeit gewinnen
- Blickkontakt halten
- auf gute Lichtverhältnisse achten (Lichtquelle hinter dem Betroffenen)
- Hintergrundgeräusche vermeiden
- klare, kurze Sätze verwenden
- deutlich artikulieren
- nicht schreien

6

> **!** **Gebärdensprache**
> Gebärdensprachen sind vollwertige Sprachsysteme mit eigener Grammatik, die vor allem durch die Nutzung räumlicher Beziehungen geprägt sind. Es existieren zahlreiche lokale Gebärdensprachdialekte, wobei sich Gehörlose aus unterschiedlichen Regionen dennoch gut verständigen können. Dolmetscher können fast alle Inhalte in Gebärdensprache übersetzen. Lautsprachbegleitende Gebärden orientieren sich an der Grammatik der jeweils gesprochenen Sprache. In Deutschland ist die Gebärdensprache als eigenständige Sprache anerkannt und das Recht, sie bei Behörden zu benutzen, festgeschrieben.

6.1.6 Technische Hilfsmittel

Hörgeräte

Anpassung sobald durch eine zuverlässige Schwellenbestimmung die Diagnose einer Hörbeeinträchtigung gesichert ist. Die Kompensation einer Innenohrschwerhörigkeit durch ein Hörgerät ist nur eingeschränkt möglich.

- unterschiedliche Gerätetypen
- Aufbau: Ohrpassstück (Otoplastik), Mikrophon zur Aufnahme des Schalls, elektronische Bauteile zur Bearbeitung des Signals, Verstärker und Lautsprecher

- Bauart: Hinter-dem-Ohr-Geräte (HdO) und Im-Ohr-Geräte (IO)
- Art der Schallbearbeitung: analog, digital programmierbar und voll digital
- für kindgerechte Hörgerätversorgungen sind spezielle Kenntnisse erforderlich

Cochlea-Implantat (CI)

Elektronische Hörprothese bei ertaubten Kindern und Erwachsenen sowie bei hochgradig hörbeeinträchtigt geborenen Kleinkindern. Mit Cochlea-Implantaten sind Hörschwellen um 30 dB erreichbar.

- bei taub geborenen Kindern liegt das optimale Implantationsalter im 1. Lj.
- normale Sprachentwicklung bei Implantation vor dem 4. Lj. in etwa 50 % der Fälle
- Aufbau: aus zwei Teilen, dem eigentlichen Implantat und dem außen getragenen Sprachprozessor. Dieser wandelt die akustischen Signale in elektrische Impulse um, die über die Sendespule mittels Funkwellen an den implantierten Empfänger/Stimulator übertragen werden. Von dort gelangen sie an die in die Cochlea platzierten Elektroden, die je nach Gerätetyp nach unterschiedlichen Strategien direkt den Hörnerv stimulieren
- in der ersten Zeit nach der Operation und der zeitlich versetzten Anpassung der Sprachprozessoren muss der Patient die neuen Höreindrücke richtig erkennen lernen

FM-Anlagen

FM-Anlagen sind drahtlose Hochfrequenzverstärker. Durch Ausschaltung von Umgebungsgeräuschen erfolgt eine Diskriminationssteigerung. FM-Anlagen sind besonders im schulischen Bereich unerlässlich.

Weitere Möglichkeiten zur Störschallreduktion

IR-Übertragung (Infrarot), Induktionsschleifen und Spulen.

Alltagserleichternde Hilfsmittel

Blitzanlagen, Licht und Vibrationswecker, Videotelefonie etc.

6.2 Zentral-auditive Verarbeitungsstörungen

Norina Lauer

Auch: Auditive Verarbeitungs- und Wahrnehmungsstörung (AVWS), auditive Wahrnehmungsstörung, auditive Perzeptionsstörung, (central) auditory processing disorders, Abkürzung ZAVS, im Englischen (C)APD
Störungen der zentralen Verarbeitung auditiver Stimuli bei intaktem peripherem Hören und normaler Intelligenz.

6.2.1 Theoretische Aspekte der zentral-auditiven Verarbeitung

Die zentral-auditive Verarbeitung (ZAV) ist die nach der peripheren Reizaufnahme stattfindende zentral-zerebrale Verarbeitung auditiver Reize. Der Terminus „Verarbeitung" bezieht sich auf den gesamten Prozess der Informationsweiterleitung. Eine Unterteilung in „Verarbeitung" und „Wahrnehmung" ist aus wahrneh-

mungspsychologischer und neurophysiologischer Sicht nicht sinnvoll. Daher ist der Begriff der zentral-auditiven Verarbeitungsstörung (ZAVS) dem der auditiven Verarbeitungs- und Wahrnehmungsstörung (AVWS) zu bevorzugen.
Die zentral-auditive Verarbeitung beginnt ab dem Eintritt des Nervus vestibulocochlearis in den Hirnstamm und führt über die zentrale Hörbahn bis zum Cortex. Auf Ebene der zentralen Hörbahn werden die akustischen Signale mehrfach umcodiert:

- je höher die Verarbeitungsebene, umso komplexer die Verarbeitung. Die komplexeste Verarbeitung findet in den primären akustischen Projektionsfeldern sowie in den sekundären und tertiären akustischen Rindenfeldern des Großhirns statt
- je analytischer die Verarbeitung, desto mehr linkshemisphärische Aktivität ist zu beobachten

Leistungen des auditiven Systems

- Verarbeitung von Lautstärke
- Verarbeitung von Tonhöhe
- Verarbeitung der Dauer akustischer Reize
- Lokalisation von Schallquellen
- Verarbeitung außersprachlicher Reize (Geräusche, Musik)
- Sprachverarbeitung
- Verarbeitung außersprachlicher und sprachlicher Stimuli in unterschiedlichen Hirnregionen

Modell der zentral-auditiven Verarbeitung (▶ Abb. 6.2)

Unterteilung in auditive Teilfunktionen (Lauer 2006):

- Aufmerksamkeit: bewusstes Wahrnehmen auditiver Stimuli generell (tonische und phasische Wachheit), selektiv (auf bestimmte Ereignisse gerichtet) oder geteilt (auf parallele Reize gerichtet). Vigilanz = längerfristige Beanspruchung der Aufmerksamkeit, bei der relevante Stimuli in unregelmäßigen Intervallen oder selten vorkommen
- Speicherung/Sequenz (auch: auditive Merkspanne bzw. Merkfähigkeit, Hörmerkspanne): kurzfristige Speicherung auditiver Stimuli im Arbeitsgedächtnis (Speicherung) unter Berücksichtigung der Reihenfolge (Sequenz)
- Lokalisation: Erkennen von Richtung und Entfernung auditiver Reize
- Diskrimination (auch: Differenzierung): Ähnlichkeiten und Unterschiede zwischen auditiven Reizen erkennen (z. B. „ta – ta" gleich, „ka – ta" verschieden)
- Selektion (auch Figur-Hintergrund-Unterscheidung): Unterscheidung bedeutungsvoller Informationen von Umgebungsgeräuschen
- Analyse: Herauslösen eines einzelnen Elementes aus einer akustisch komplexen Gestalt. Sprachspezifisch bedeutet dies Fähigkeit zur Identifikation (z. B. „Ist ein /t/ in Tasse?") und Positionsbestimmung von Lauten (z. B. „Ist das /t/ in Tasse vorne oder hinten?")
- Synthese: Zusammensetzen einer akustisch komplexen Gestalt aus Einzelelementen (z. B. „t – a – l" = Tal)
- Ergänzung: Vervollständigung fragmentarischer akustischer Gebilde zu sinnvollen Informationen (z. B. „Re-enschirm" = Regenschirm)

6

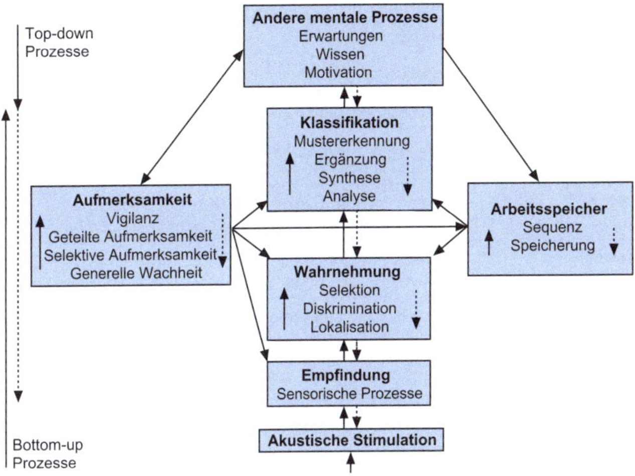

Abb. 6.2 Modell der zentral-auditiven Verarbeitung nach Lauer (2006)

Die Teilfunktionen Aufmerksamkeit und Speicherung/Sequenz sind die Basisfunktionen, auf denen die anderen Teilfunktionen aufbauen. Je höher die Anordnung der Teilfunktionen im Modell, desto komplexer und sprachspezifischer die Verarbeitungsprozesse. Die einzelnen Teilfunktionen interagieren miteinander und sind nicht klar voneinander zu trennen.
Der Prozess der auditiven Verarbeitung kann in zwei Richtungen verlaufen:

- „bottom-up": von der akustischen Stimulation über Wahrnehmungs- und Klassifikationsprozesse bis hin zu mentalen Prozessen
- „top-down": mentale Prozesse wie Erwartungen, Wissen oder Motivation beeinflussen Reizaufnahme und Reizverarbeitung

Das Zusammenwirken auditiver Teilfunktionen wird als intramodale Integration bezeichnet. Die intermodale Integration ist die Verbindung der auditiven Verarbeitung mit anderen Verarbeitungsprozessen wie der visuellen oder taktil-kinästhetischen Wahrnehmung.

6.2.2 Entwicklung der zentral-auditiven Verarbeitung

Während der kindlichen Entwicklung kommt es zur Ausdifferenzierung der auditiven Teilfunktionen. Die Leistungen werden mit zunehmendem Alter immer komplexer (▶ Tab. 6.2 und ▶ Tab. 6.3).
Die zentral-auditive Verarbeitung beeinflusst maßgeblich die Entwicklung der phonologischen Bewusstheit und bildet somit eine wesentliche Grundlage für Sprachentwicklung und Schriftspracherwerb.

6

Tab. 6.2 Entwicklungsschritte der zentral-auditiven Verarbeitung

Alter	Entwicklungsschritte
20. SSW	• Hörorgan ausgeformt und funktionstüchtig
22. SSW	• erste Reaktionen des Fötus auf akustische Reize
kurz nach der Geburt	• Tonhöhenunterschiede werden grob erkannt • Stimme der Mutter wird schnell erkannt
2. Mon.	• erste erworbene Anpassungsprozesse des Gehörs • lauschen, zielgerichtetere Reaktionen auf auditive Reize
4. Mon.	• erste Unterscheidung von stimmhaften und stimmlosen Lauten • Beginn der serialen Integration, z. B. auditive Lokalisation
bis 9. Mon.	• erste Ausbildung eines phonematischen Gehörs durch verbesserte Diskrimination auditiver Reize
bis ca. 6. Lj.	• weitere Ausdifferenzierung der auditiven Verarbeitung • Zunahme analytischer Leistungen • Entwicklung der phonematischen Bewusstheit
Grundschulalter	• Weiterentwicklung der Teilfunktionen Analyse und Synthese in engem Zusammenhang mit dem Schriftspracherwerb

Tab. 6.3 Entwicklung auditiver Teilfunktionen

Auditive Teilfunktionen	Entwicklungsschritte
Aufmerksamkeit	• 3 Entwicklungsstufen: über-selektiv/zu grob (bis Schuleintritt) über-inklusiv/zu feingliedrig (bis 12. Lj.) selektiv (ab 12. Lj.) • Zunahme der Vigilanzfähigkeit
Speicherung/ Sequenz	• größter Leistungszuwachs im Kindergarten- und Grundschulalter • mit ca. 4–7 J.: Lebensalter minus 1–2 = Speicherkapazität von Silben/Zahlen • bis zum 14. Lj. weitgehend abgeschlossen (7±2 Items)
Lokalisation	• 4.–7. Lm.: Lokalisation seitlich platzierter Signale • 16.–21. Lm.: Lokalisation unter- und oberhalb platzierter Signale • innerhalb des 1. Lj.: zunehmende Genauigkeit der Richtungsbestimmung der Schallquelle • Erkennen der räumlichen Entwicklung von Geräuschen (sich bewegende Signale) bleibt bis ins Vorschulalter problematisch • weitere Ausdifferenzierung zwischen dem 6. und 12. Lj.
Diskrimination	• beginnt direkt nach der Geburt, zunächst unbewusst • von grober außersprachlicher Diskrimination hin zur Diskrimination von Sprachlauten
Selektion	• Ausdifferenzierung auf der Basis von Diskrimination und selektiver Aufmerksamkeit • 5.–6. Lj.: mindestens 70 %-Leistung beim Verstehen von Wörtern (65 dB) im Störgeräusch (60 dB)

Tab. 6.3 Entwicklung auditiver Teilfunktionen *(Forts.)*

Auditive Teilfunktionen	Entwicklungsschritte
Analyse	• Lautidentifikation ab ca. 5. Lj. • Positionsbestimmung von Lauten in Wörtern ab ca. 7. Lj. möglich
Synthese	• entwickelt sich v. a. im Rahmen des Schriftspracherwerbs, ab ca. 7. Lj.
Ergänzung	• Aus- und Inlautergänzung im Vorschulalter z. T. möglich, im frühen Grundschulalter auch Anlautergänzung • Basis: gut entwickelter Wortschatz

6.2.3 Diagnostik

Eine zentral-auditive Verarbeitungsstörung liegt vor, wenn in mindestens zwei Teilfunktionen in spezifischen Testverfahren signifikante und modalitätsspezifische Auffälligkeiten nachweisbar sind. In der Diagnostik kommen audiologische und psychometrische Testverfahren zum Einsatz. Im Konsensus-Statement der DGPP (Nickisch et al. 2006) wird die Diagnosestellung bei Einschränkungen von mehr als zwei Standardabweichungen in mindestens zwei auditiven Funktionen empfohlen. Anamnestische Angaben allein geben keine zuverlässigen Hinweise auf das Vorliegen einer zentral-auditiven Verarbeitungsstörung (von Suchodoletz 2002).

- aus phoniatrisch-pädaudiologischer Sicht liegen audiologisch messbare Auffälligkeiten auf Ebene der zentralen Hörbahn vor
- die Störung ist von allgemeinen Aufmerksamkeits- und Konzentrationsstörungen sowie von kognitiven Defiziten abzugrenzen
- die Diagnostik erfordert die Einbeziehung sprachorientierter Tests (Nickisch et al. 2006) und sollte immer interdisziplinär (Logopädie und Phoniatrie/Pädaudiologie) erfolgen

Prävalenz von 2–3 % bei Kindern, Jungen : Mädchen = 2 : 1 (Chermak und Musiek 1997; Bamiou et al. 2001; Ptok et al. 2000). Mögliche Ursachen können medizinische Faktoren wie Hirnreifungsverzögerungen oder chronische Mittelohrentzündungen sowie Umwelteinflüsse durch Über- oder Unterangebot auditiver Reize sein. Die Ätiologie ist umstritten. Screeningverfahren (Lauer 2006; Nickisch et al. 2004) können erste Hinweise auf das Vorliegen einer zentral-auditiven Verarbeitungsstörung geben. Verifizierung mit standardisierten psychometrischen Testverfahren. Differenzierte Diagnosestellung nur durch Kombination von audiologischen und psychometrischen Testverfahren. Es existiert kein Goldstandard für eine gesicherte Diagnosestellung. Sowohl bei audiologischen als auch psychometrischen Verfahren fehlen Normwerte zum Vergleich mit Kindern ohne ZAVS.

Audiologische Testverfahren (▶ Tab. 6.4)

Werden von Phoniatern, Pädaudiologen oder spezifisch geschulten Hals-, Nasen-, Ohrenärzten durchgeführt.

- ein audiologisches Verfahren allein kann keine Diagnosestellung gewährleisten. Es muss immer eine Testbatterie von mindestens drei Verfahren eingesetzt werden, um zuverlässige Ergebnisse zu erhalten

Tab. 6.4 Audiometrische Testverfahren (Nickisch et al. 2001)

Audiometrische Verfahren	Getestete auditive Leistung
Objektive Verfahren	
Stapediusreflexschwellenmessung	Schutzfunktion
kortikale evozierte Potenziale (CERA)	Potenziale N1, P2, P3; mismatch negativity
Subjektive Verfahren	
Richtungshörmessung	Lokalisation
Sprachaudiometrie im Störgeräusch	Selektion
Binauraler Summationstest	binaurale Summation
Dichotische Diskriminationstests	Separation
Test mit zeitkomprimierter Sprache	Zeitauflösung
Hörfeldskalierung Unbehaglichkeitsschwelle	Hördynamik
Gap-Detection-Test Ordnungsschwellenmessung	Musteranalyse

- objektive Verfahren erfordern im Gegensatz zu subjektiven Verfahren keine aktive Mitarbeit des Patienten, liefern aber unsichere Ergebnisse

Psychometrische Testverfahren (▶ Tab. 6.5)

- werden von Logopäden bzw. Sprachtherapeuten eingesetzt

6

Tab. 6.5 Psychometrische Testverfahren

Psychometrische Testverfahren	Teilfunktion	Alter
Beobachtungsdiagnostik zur selektiven Aufmerksamkeit und Vigilanz Beobachtung des Leistungsverlaufs bei der Durchführung anderer Testverfahren Spezielle Vigilanzprüfung über AudioLog	Aufmerksamkeit	
Pseudowörter: „Mottier"-Test, „PGN" aus SETK 3–5, „PWN" aus BISC, „NK" aus IDIS	Speicherung und Sequenz	4–16 J. (je nach Test)
Zahlen: „Zahlenfolgengedächtnis" (PET, HVS, K-ABC)		3–10 J.
Wörter: „Wortreihe" (K-ABC)		3–12 J.
Sätze: „Imitation grammatischer Strukturen" (HSET)		3–9 J.
Texte: „Textgedächtnis" (HSET)		3–9 J.
PC-gestützte Untersuchung	Lokalisation	

Tab. 6.5 Psychometrische Testverfahren *(Forts.)*

Psychometrische Testverfahren	Teilfunktion	Alter
Schäfer-Schilling-Test (Minimalpaare)	Diskrimination	ab 4 J.
Bremer-Lautdiskriminationstest (Minimalpaare)		2. Klasse
Differenzierungsproben nach Breuer/Weuffen		5–7 J.
„Differenzierung" (Heidelberger Lautdifferenzierungstest)		2./4. Klasse
Phonematische Differenzierung (HVS)		Vorschulalter
PC-gestützte Untersuchung (AudioLog)	Selektion	
„Silbensegmentierung" (BISC, HVS) „Lautanalyse" (BISC, HVS)	Analyse	Vorschulalter
„Laute verbinden" (PET)	Synthese	3–10 J.
„Wörter ergänzen" (PET)	Ergänzung	3–10 J.

BISC = Bielefelder Screening; HSET = Heidelberger Sprachentwicklungstest; HVS = Heidelberger Vorschulscreening; IDIS = Inventar diagnostischer Informationen bei Sprachauffälligkeiten; K-ABC = Kaufman Assessment Battery for Children; PET = psycholinguistischer Entwicklungstest; SETK 3–5 = Sprachentwicklungstest für 3- bis 5-jährige Kinder

- dienen der differenzierten Untersuchung einzelner auditiver Teilfunktionen
- auch bei psychometrischen Verfahren kann ein Test allein keine gesicherte Diagnosestellung ermöglichen

Nickisch und Kiese-Himmel (2009) halten Mottier-Test, Sprachdiskrimination im Störgeräusch und Phonemdifferenzierung (aus HVS) bei 8- bis 11-jährigen Kindern für besonders geeignet. Verfahren zur Identifikation und Diskrimination ambivalenter akustischer Stimuli (/ba/ – /da/) nach Serniclaes et al. (2001) unterscheidet signifikant zwischen Kindern mit bzw. ohne ZAVS (Mühlhaus et al. 2007).

6

Zusammenhänge mit anderen Störungsbildern

- zentral-auditive Verarbeitungsstörungen werden häufig in Zusammenhang mit Sprachentwicklungsstörungen beobachtet. Umstritten ist, ob sie ein Symptom oder eine Ursache von Sprachentwicklungsstörungen sind
- Teilfunktionen: Analyse und Synthese bilden die Basis für die Entwicklung der metasprachlichen Fähigkeit der phonologischen Bewusstheit. Diese wiederum ist eine Grundlage des Schriftspracherwerbs. Eine gut ausgeprägte phonologische Bewusstheit reduziert die Auftretenswahrscheinlichkeit einer Lese-Rechtschreibschwäche
- eine im Rahmen einer zentral-auditiven Verarbeitungsstörung bestehende auditive Aufmerksamkeits- oder Speicherstörung ist von einem generellen, modalitätsübergreifenden Aufmerksamkeits- oder Speicherdefizit abzugrenzen

6.2.4 Therapie

Interventionen beziehen sich auf Elternberatung, Modifikation der Hörumgebung und gezielte Behandlung gestörter Teilfunktionen. In der Elternberatung ist über Diagnosestellung und Therapiemöglichkeiten aufzuklären. Günstige Hörbedingungen sind aufzuzeigen (störgeräuscharmes Umfeld, ruhige Kommunikationssituation). Im schulischen Umfeld sind die Hörbedingungen zu optimieren (günstige Sitzposition, kleine Gruppengröße, weniger als 50 % ZAVS-Kinder in einer Klasse, ggf. technische Unterstützung durch FM-Anlage). Spezifische Einzel- und ggf. Gruppentherapie durch Logopäden bzw. Sprachtherapeuten.

Teilfunktionsorientierte Therapie

Am weitesten verbreiteter Ansatz. Effektivität auditiver Übungen in Einzelfallstudien für einzelne Teilfunktionen (Lauer 2006), im Rahmen stationärer Therapie (Hesse et al. 2001) und im Rahmen einer Langzeitstudie zur Förderung auditiver Funktionen bei Vorschulkindern (Würzburger Trainingsprogramm, Küspert und Schneider 2006) nachgewiesen.

- als Einzel- oder Gruppentherapie möglich. In der Einzeltherapie kann am besten auf individuelle Schwierigkeiten des Kindes eingegangen werden. Je spezifischer in einer Gruppe gearbeitet werden soll, umso homogener muss deren Zusammensetzung sein
- unterstützend computerunterstützte Verfahren
- Arbeit an den als auffällig diagnostizierten Teilfunktionen, unspezifische Arbeit an allen Teilfunktionen mit unspezifischen Reizen ist zu vermeiden

Prinzip

Übungen auf sprachlicher Ebene mit entsprechender Auswahl auditiver Stimuli möglich:

- Laute, Silben, Wörter, Sätze, Texte

6

Da außersprachliche und sprachliche Reize in unterschiedlichen Hirnarealen verarbeitet werden, können keine Übertragungseffekte von außersprachlichen Leistungen auf sprachliche Leistungen erwartet werden. Übungen auf außersprachlicher Ebene (Geräusche, Töne, Klänge) dienen allenfalls kurzfristig zur Verdeutlichung der Aufgabenstellung sprachlicher Übungen. Der Schwerpunkt der Therapie liegt immer auf der Arbeit mit sprachlichen Stimuli (Lauer 2006).

Vorgehen

Bottom-up: Anbieten hierarchisch gegliederter Übungen, die am Entwicklungsstand des Kindes ansetzen. Schwierigkeitsgrad wird an die Leistung des Kindes angepasst und sukzessive erhöht. Schwerpunkt der Übungen liegt möglichst auf *einer* auditiven Teilfunktion, auch wenn eine Interaktion auditiver Teilfunktionen nicht vermeidbar ist.

- Therapieprogramme gibt es für Kinder im Vorschul- und Grundschulalter (Lauer 2006; Nickisch et al. 2001; Burger-Gartner und Heber 2003). Je älter die zu behandelnden Kinder sind, umso mehr sind höhere Teilfunktionen wie Analyse, Synthese und Ergänzung zu berücksichtigen. Die Teilfunktionen Speicherung und Sequenz sind für Kinder aller Altersstufen relevant
- Computerprogramme können unterstützend eingesetzt werden, sollten aber nicht als alleinige Behandlungsmethode gewählt werden. Gerade bei der Teil-

funktion Selektion bietet sich der PC-Einsatz an, um Signal und Störgeräusch kontrolliert anzubieten

Top-down: Erarbeitung hilfreicher Strategien, insbesondere zur Unterstützung von Speicherung und Sequenz über Rehearsal, musikalisches Chaining, Elaboration.

Beispiele für einsetzbare Computerprogramme

- AudioLog (Flexoft): sehr umfassendes und gut strukturiertes Übungsprogramm zu allen auditiven Teilfunktionen auf Geräusch-, Laut-, Silben- und Wortebene; auch Selektion und dichotisches Hören trainierbar; individuelle Übungskonzeption sehr gut möglich
- Hören-Sehen-Lernen: außersprachliche und sprachliche Stimuli, insbesondere für Training von Diskrimination, Analyse und Synthese geeignet
- MiniLÜK Hörspaß: Übungsprogramm mit außersprachlichen und sprachlichen Stimuli, wenig Anpassungsmöglichkeiten, für häusliches Üben geeignet
- Multimediaspiele aus dem Würzburger Trainingsprogramm: Übungsprogramm mit außersprachlichen und sprachlichen Stimuli zur Vorbereitung auf Schriftspracherwerb, individuelle Anpassung eingeschränkt, für häusliches Üben geeignet
- Smiley One: Aufbau ähnlich AudioLog, weniger umfassend, sprachliche Stimuli nicht optimal

Psychomotorische Therapieansätze

Gruppenübungen, die rhythmisch-melodische Elemente mit Motorik verbinden. Vielfach Kombination mehrerer auditiver Teilfunktionen. Übungsmaterialien stellen den spielerischen Aspekt in den Vordergrund und sind oft wenig hierarchisch gegliedert. Sie fördern die Freude der Kinder an der Auseinandersetzung mit auditiven Reizen und die auditive Aufmerksamkeit, können ein gezieltes zentral-auditives Training aber nicht ersetzen.

Technische Therapieansätze

Einsatz elektronischer Geräte zur Behandlung zentral-auditiver Verarbeitungsstörungen. Übungsreize vielfach nicht sprachlich. Übertragungseffekt auf sprachliche Stimuli nicht nachgewiesen. Generelle Verbesserung der auditiven Aufmerksamkeit möglich. Von einer ausschließlichen Anwendung dieser Therapieform ist abzuraten.

Ordnungsschwellentraining

Training der zeitlichen Verarbeitung z. B. mit Klickgeräuschen. Dadurch zwar Leistungsverbesserung der trainierten Funktion, Übertragungseffekte auf sprachliche Reize, wie die Phonemdiskrimination, sind aber nicht eindeutig nachgewiesen. Nach Beendigung des Trainings reduzieren sich die erzielten Leistungen wieder.

Lateral-Training

Verbesserung der zentral-auditiven Verarbeitung durch Beeinflussung der Koordination beider Hirnhälften konnte wissenschaftlich nicht nachgewiesen werden.

Horchtraining nach Tomatis

Anbieten spezifisch gefilterter Musik, Wirksamkeit ist nicht erwiesen (von Suchodoletz 2003), Verfahren steht im Widerspruch zu anerkannten neurophysiologischen Befunden.

Kompensatorische Therapieansätze

Beispielsweise visuelle Hilfsmittel in Form von PC-Programmen zur grafischen Darstellung auditiver Stimuli (z. B. Sprach-Farbbild-Transformation). Die Unterschiede zwischen auditiven Stimuli können visualisiert und verglichen werden. Werden selten eingesetzt, da eine Verbesserung der zentral-auditiven Verarbeitung vorrangiges Therapieziel ist und eine Kompensation nur bedingt angestrebt wird. Kompensatorische Aspekte zur Verbesserung der auditiven Speicherungsfähigkeit über externe visuelle Hilfen oder interne bildhafte Vorstellungshilfen können in der teilfunktionsorientierten Therapie unterstützend eingesetzt werden.

6.3 Blinde Kinder

Julia Siegmüller

Auch: kongenitale Blindheit, schwerste hochgradige Sehbehinderung

Blindheit ist die extremste Form der Sehbehinderung und somit die unterste Grenze der abnehmenden Sehfähigkeiten. Die Restsichtigkeit darf nicht mehr als 2 % betragen, wobei diese Einteilung international verschieden betrachtet wird. Bei mehr als 2 % Sehfähigkeit spricht man von Sehstörung oder visueller Störung.

Maßgebliche statistische Fakten

- Einteilung der Sehbehinderung in Sehbeeinträchtigung, wesentliche Sehbeeinträchtigung und Blindheit
- Häufigkeit: 1:4.000–1:6.000 Lebendgeburten
- Bei 10–20 Fällen auf 10.000 Lebendgeburten zeigen sich Folgen der Sehstörung in der Schullaufbahn der betroffenen Kinder (McConachie und Carr 2008) (Zahl gilt außerhalb der dritten Welt)
- Anteil Blinder bei Frühgeborenen 3–7 %; 40 % tragen Netzhautschädigungen davon

Ursachen

- erblich: z. B. Missbildung des Auges (z. B. Mikrophtalmus), Fehlbildung des Sehnervs (z. B. Hypoplasie)
- erworben: Schädigungen der äußeren Augenpartien (z. B. Katarakt)
- iatrogene Faktoren: z. B. Operationsschäden, Fehlbehandlungen
- entzündliche Formen: rückläufig, z. B. Meningitis
- Frühgeborenenblindheit: zunehmend! pathologische Wachstumsprozesse der noch unreifen Netzhaut
- kortikale Schäden: z. B. Verletzungen des primär visuellen Kortex verursachen Gesichtsfeldausfälle unterschiedlicher Ausdehnung

6.3.1 Erscheinungsbild

Ein großer Anteil von kongenital blinden Kindern ist mehrfachbehindert und/oder autistisch, was die Unterscheidung zwischen Primär- und Sekundärsymptom erschwert. Für mögliche Auswirkungen der Blindheit auf die allgemeine Entwicklung der Kinder siehe Beelmann und Hecker (1998).

! Neuere Studien zeigen, dass blinde Kinder sich als Ersatz für den visuellen Sinn vermehrt auf den Tastsinn und nicht auf auditiven Input verlassen.

Hypersensitivität im Mundraum

Hypersensitivität im Mundraum kann bei blinden Kindern mit und ohne weitere kognitive Symptome bestehen. Sie entsteht, weil die generelle taktile Zurückhaltung bei blinden Kindern häufig auf den orofazialen Bereich übertragen wird. Daraus entsteht bei fester Nahrung der Effekt, dass die Nahrung im Mund hin- und hergeschoben, nicht zerkaut und beim Schlucken häufig erbrochen wird. Meist entwickelt sich dieses Verhalten um den 8. Lm. Folgen sind:

- Schwierigkeiten bei der Umstellung auf feste Nahrung
- Hemmung der Selbstständigkeit bei der Nahrungsaufnahme

Kognitive und emotionale Entwicklung

- Es wird kontrovers diskutiert, ob Kinder mit kongenitaler Blindheit ein erhöhtes Risiko zu Störungen der Ich-Entwicklung aufgrund mangelnder Selbstrepräsentation tragen.
- Bindungsverhalten normal, kindliche Reaktionen aufgrund von auditivem Stimulus (Stimme der Eltern)
- frühes Explorationsverhalten normal, starkes Ertasten von Gesichtern
- Wahrnehmungsentwicklung verzögert, v. a. Wahrnehmung anderer Personen, dadurch verzögerte soziale Entwicklung
- verzögerte Theory of mind (McConachie und Carr 2008); kann sich im Erwerb bis ins Jugendlichenalter ziehen
- Symbolspiel stark verzögert; v. a. weniger Gebrauch von Ersatzobjekten im Spiel

Sprachentwicklungsstörung

- Aufgrund der geringen Zahl blinder Kinder ist kein unauffälliger Sprachentwicklungsverlauf (allein durch Blindheit beeinflusst) in Abgrenzung zu Blindheit und Sprachentwicklungsstörung beschrieben (Mills 1988).
- Bis etwa 2000 wurde beginnende Sprachproduktion generell als verzögert beschrieben. Neue Fallstudien belegen unauffälligen Start des produktiven Wortschatzerwerbs bei kleineren Studien. Von der Entwicklung im 1. Lj. werden keine Auffälligkeiten beschrieben.
- im Bereich Artikulation vorübergehend Fehlbildungen von Lauten mit gut sichtbarem Artikulationsvorgang
- lexikalische und syntaktische Entwicklung: v. a. Verblexikon und Schnittstelle der Verben zur grammatischen Entwicklung (▶ Kap. 3.2.4) von Auffälligkeiten betroffen. Ursächlich hierfür sind die fehlenden Erfahrungsmöglichkeiten (Beobachten von Handlungen), die durch visuelles Input optimal gestützt würden. Bei blinden Kindern ohne eigenständige Sprachentwicklungsstörung

6

werden dagegen i. d. R. gut erworben Verben mit taktiler Wahrnehmungsmöglichkeit (z. B. *baden*). Insofern wird die syntaktische Ebene von der lexikalischen Störung beeinflusst. Eine Differenzialdiagnostik zwischen Lexikon und Syntax muss entscheiden, ob daneben eine eigenständige syntaktische Störung vorliegt.
- Überwindung der Einwortebene kann sich bis zum Ende des 3. Lj. ziehen
- besondere Schwierigkeiten beim Erwerb der Wortbedeutung (Semantik, vgl. ▶ Kap. 3.3). Dabei werden konkrete Objekte besser gelernt als abstrakte. Generell werden Wortbedeutungen selten auf handlungsbezogene Kontexte abgebildet (Beelmann und Hecker 1998). Auswirkungen auf Entwicklung des Symbolspiels: semantische Aspekte von Wörtern werden weniger elaboriert
- besondere Probleme bereiten daneben:
  - räumlich-deiktische Begriffe wie Adverbiale (z. B. hier, dort)
  - lokale Präpositionen (z. B. auf, in)
  - Personalpronomen, die sich mit einem Sprecherwechsel verändern (z. B. ich, du)
  - Echolalie: kann bis zu 25 % aller Sprachäußerungen ausmachen. Ursachen sind autistische Züge, v. a. bei Mehrfachbehinderung, oder Kommunikationsstrategie, bei der das Kind zunächst unanalysierte Sprachteile ganz übernimmt, um das Kommunikationserlebnis zu erfahren und zu erproben (Beelmann und Hecker 1998). Bei Kindern ohne Mehrfachbehinderung teilweise Abbau im/ab dem 3. Lebensjahr (McConachie und Carr 2008).

6.3.2 Diagnostik

Im deutschen Sprachraum existieren keine psychometrischen Verfahren zur Erfassung der Sprachfähigkeiten bei blinden Kindern; schlechte Testleistungen reflektieren u.U. Reaktionen auf nicht lösbare Aufgaben bzw. höhere kognitive Anforderungen (McConachie und Carr 2008).

Die Diagnostik konzentriert sich auf Artikulation, Semantik und Lexikon.
- semantisch-lexikalische Ebene: Verteilung der Wortarten im Wortschatz, v. a. schwierige Wortarten (Verben) dokumentieren. Rückgriff auf Spontansprachprobe.

6.3.3 Therapie

Behandlung der Sprachstörung

- Sprechfreude im Alltag: Räumliche Sicherheit ist Voraussetzung für den Versuch der eigenständigen Kommunikationsaufnahme. In Kita daher häufiger Kommunikation mit Kindern innerhalb der Gruppe als im Außengelände; hier häufig sehr zurückgezogen bis autistisch. Aufbau Kommunikationsverhalten innen stärken und nach außen übertragen; hier ebenfalls Aspekt der räumlichen Sicherheit (z. B. Sandkiste als Spielfläche für blindes Kind begreifbar eingrenzen)
- Entwicklung des Lexikons muss im Vordergrund stehen, wobei die Untersuchung der Welt ohne visuelle Verarbeitung in der Therapie geübt werden muss. Entsprechend muss der Aufbau semantischer Felder erfolgen, ohne visuell orientierte semantische Merkmale einzubeziehen. Die Etablierung erster Wörter muss im wahrsten Sinne des Wortes die *Begreifbarkeit* der Konzepte beinhalten. So wird die vermehrte Fokussierung auf den Tastsinn geübt

- Entwicklung der Semantik erfolgt in Interaktionssituationen bekannter Routineabläufe, in denen räumliche Orientierung der Kinder gewährleistet ist. In diesem Setting Merkmalsaspekte von Objekten besser integrierbar, mehr Explorationsaktivität beim Kind stimulierbar
- Aufbau des Verblexikons: Idee des Handlungsbezeichnens kann an körperlich erfahrbaren Verben, z. B. sitzen, berühren, streicheln, angebahnt werden. Direkt danach sollte sich eine Therapie transitiver Verben mit vollständigen syntaktischen Rahmen anschließen, um den Einstieg in die Mehrwortebene zu ermöglichen
- Abbau der Echolalie: als letztes Ziel, da sie als Ersatzstrategie betrachtet werden sollte, durch die das Kind die Generierung eigener Sätze ersetzt. Das positive Kommunikationserlebnis, das das Kind hierdurch erlebt, kann nur durch ein anderes positives Kommunikationserlebnis, nämlich die Generierung eigener Mehrwortäußerungen, ersetzt werden

Behandlung der orofazialen Störungen

Eltern sollten den Kindern möglichst viel unterschiedliche Nahrung anbieten. So wird der Erfahrungsschatz mit verschiedenen Texturen im Mund geschult. Dadurch kann der Entwicklung einer Hypersensitivität im Mundraum in der kritischen Entwicklungsperiode (s.o.) entgegengewirkt werden.
Bei den weiter verbreiteten ernsthaften Störungen der Nahrungsaufnahme bei Blindheit aufgrund einer neurologischen Ursache sind häufig keine präventiven Maßnahmen möglich (vgl. ▶ Kap. 4.1).

6.4 Geistige Behinderung

Ernst G. de Langen

Auch: Intelligenzminderung, Oligophrenie, intellektuelle Minderbegabung
Nach der Definition des Expertengremiums des Deutschen Bildungsrates ist geistig behindert, „wer infolge einer organisch-genetischen oder anderweitigen Schädigung in seiner psychischen Gesamtentwicklung und in seiner Lernfähigkeit so sehr beeinträchtigt ist, dass er voraussichtlich lebenslanger sozialer und pädagogischer Hilfen bedarf. Mit den kognitiven Beeinträchtigungen gehen solche der sprachlichen, sozialen, emotionalen und motorischen Entwicklung einher“ (Kanter 1977).

Niederländische und deutsche Studien berichten über folgende Prävalenz der geistigen Behinderung bezogen auf die Gesamtpopulation:
- IQ < 50: 0,4 %
- IQ 50–70: 2,5–2,9 %

Ursachen

Die statistische Verteilung der Ursachen ist bei den Gruppen der schweren bzw. leichten geistigen Behinderung unterschiedlich:
- > 50 % der schweren Behinderungen haben pränatale Ursachen, v. a. chromosomale und nicht chromosomale Dysmorphiesyndrome (Sarimski 2001). Es dominiert das Down-Syndrom mit ca. 30 %

- in vielen Fällen bleibt die Ursache für eine geistige Behinderung ätiologisch unklar, d. h. weder metabolisch-genetische noch chromosomale oder exogene Faktoren können eindeutig festgestellt werden. Remschmidt (1979) nennt eine Anzahl von ca. 75 % ungeklärter Fälle. Erhebliche Fortschritte in der Humangenetik und daraus folgende Beschreibungen weiterer genetischer Syndrome führen dazu, dass die Anzahl ungeklärter Fälle zurückgeht (▶ Kap. 6.5)

6.4.1 Erscheinungsbild und Klassifikation

Der Begriff „Geistige Behinderung" ist synonym mit der Bezeichnung „Intelligenzminderung", die im Klassifikationsschema in der ICD-10 (Dilling et al. 1993) verwendet wird. Operationalisiert wird die Klassifikation durch den Grad der Intelligenzminderung.

Definitionen (▶ Tab. 6.6)

- geistige Behinderung: die intellektuellen Fähigkeiten liegen psychometrisch um mehr als zwei Standardabweichungen unter dem Durchschnitt der jeweiligen Altersgruppe bei bedeutsamem Entwicklungsdefizit der sozial-adaptiven Fähigkeiten
- Oligophrenie: psychiatrischer Oberbegriff der verschiedenen Formen der intellektuellen Minderbegabung, wenn diese angeboren, ererbt oder frühkindlich vor, während oder nach der Geburt erworben ist. Die Defekte sind dauerhaft
- Intelligenz: in der Psychologie das Ganze der Denkvollzüge und ihre Anwendung auf die praktisch-theoretischen Aufgaben des Lebens sowie Fähigkeit, unter zweckmäßiger Verfügung über Denkmittel neuartige Situationen und Probleme zu meistern (Martin 1979)

Tab. 6.6 Schweregradeinteilung der geistigen Behinderung

Schweregrad	ICD-10	Intelligenzbereich	Symptomatik
Minderbegabung, Grenzdebilität		IQ 70–80	Kinder häufig in der Schule überfordert, manche können Grund- und Hauptschule abschließen, die meisten sind später sozial und beruflich unabhängig
Leichte intellektuelle Behinderung, Debilität	F70	IQ 50–69	praktische Begabung häufig besser als theoretische, Sonderschule für Lernbehinderte im Erwachsenenalter, z. T. selbstständig (Entwicklungsalter als Erwachsene: 7–10 Lj.)
Mäßige intellektuelle Behinderung, Imbezilität	F71	IQ 35–49	Sonderschule für praktisch bildungsfähige Kinder, als Erwachsene nicht selbstständig, einfache Tätigkeiten in Behindertenwerkstätten (Entwicklungsalter als Erwachsene: 4–6 Lj.)
Schwere intellektuelle Behinderung	F72	IQ 20–34	können einfache Verrichtungen erlernen, müssen jedoch ständig betreut leben, meist Heimunterbringung (Entwicklungsalter als Erwachsene: 2–4 Lj.)

Tab. 6.6 Schweregradeinteilung der geistigen Behinderung *(Forts.)*

Schweregrad	ICD-10	Intelligenzbereich	Symptomatik
Schwerste intellektuelle Behinderung, Idiotie	F73	IQ < 20	ständige Betreuung, oft wird weder Laufen noch selbstständiges Essen oder Sprechen erlernt (Entwicklungsalter als Erwachsene: 0–2 Lj.)
Eine genauere Beschreibung der Schweregradeinteilung findet sich in den Leitlinien der Deutschen Gesellschaft für Kinder- und Jugendpsychiatrie und Psychotherapie (2003)			

Sprachentwicklungsstörung

Bei geistiger Behinderung muss von einer gestörten Entwicklung der kommunikativen Kompetenz ausgegangen werden, eine physiologische Entwicklung ist eher die Ausnahme. Bei einer Stichprobe von 800 Teilnehmern wurden folgende Häufigkeiten fehlender oder gestörter Sprach- und Kommunikationsmöglichkeiten beschrieben (Goldbart 1990):

- keine sprachliche Kommunikation: 80,9 %
- gestörte sprachliche Kommunikation: 15,4 %
- Verwendung von Sprache und Zeichen: 0,6 %
- Verwendung von Zeichen und Symbolen: 2,6 %
- nicht zu beschreiben: 0,5 %

Eine Sprachstörung bei geistiger Behinderung ist demzufolge nicht zwangsläufig mit einer Kommunikationsunfähigkeit gleichzusetzen. Alternative nonverbale Kommunikation, wie Gebärden, Zeichen, Symbole und technische Kommunikationshilfen können in manchen Fällen die gestörte Sprachentwicklung teilweise kompensieren.

Störungen der sprachlichen Kompetenz bei geistiger Behinderung sind nicht mit spezifischen Sprachentwicklungsstörungen vergleichbar, weil die intellektuelle Minderbegabung zusätzlich den Erwerb der Konzeptbildung und der pragmatisch-kommunikativen Fähigkeiten beeinträchtigt.

Abbeduto und Hesketh (1997) nennen folgende, nicht sprachspezifische Gründe für Verständigungsprobleme im Dialog.

- störende stereotype Verhaltens- und Sprachmuster
- Blickkontaktvermeidung
- unzureichende Abstimmung des thematischen Bezugs der Äußerungen
- unzureichende Mitteilung inhaltlich notwendiger Informationen
- fehlende Strategien zur Auflösung von Missverständnissen

6.4.2 Diagnostik

Altersnormierte Sprachentwicklungstests

- sind bei einem Teil der Kinder mit geistiger Behinderung sinnvoll; nicht angebracht bei Kindern mit Mehrfachbehinderungen, die oft ein invariables Nullprofil zeigen
- Ziel: Aufdeckung dissoziativer Entwicklungen des Spracherwerbs, um durch eine spezifische phonetische bzw. linguistische Therapie im Bereich von Arti-

kulation, Phonologie, Lexikon, Semantik oder Morphologie und Syntax funktional bedeutsame Fortschritte im Spracherwerb zu erzielen
- Vergleich mit nicht behinderten Altersgenossen wenig hilfreich

Differenzialdiagnostik
Eine Lernbehinderung ist von einer geistigen Behinderung zu unterscheiden. Letztere ist gemäß der internationalen Terminologie als grenzwertige Intelligenz im Bereich von einem IQ von 85–70 definiert (▶ Tab. 6.6 und Leitlinien der Deutschen Gesellschaft für Kinder- und Jugendpsychiatrie und Psychotherapie 2003). Das deutsche Sonderschulwesen hat eine Grenzziehung vorgenommen, bei der bei drei Standardabweichungen unterhalb des Mittelwerts, also einem IQ < 55, Schüler einer Schule für geistig Behinderte zugewiesen werden. Schüler mit einem IQ zwischen 55 und 85 werden dagegen als lernbehindert eingestuft (Sarimski 2001).

6.4.3 Therapie

Methoden aus dem Bereich der spezifischen Sprachentwicklungsstörungen sind nur eingeschränkt anwendbar, da die erforderlichen kognitiven Rahmenbedingungen oft fehlen. Die Sonderpädagogik hat deshalb mehrere Ansätze entwickelt, die eine Sprachentwicklungsförderung in Kombination mit verschiedenen alternativen Methoden ermöglichen.
Grundsätzlich sollte die Förderung immer zweigleisig sein: Ausbau der laut- und/oder schriftsprachlichen Möglichkeiten auf spezifisch linguistischer Ebene in Kombination mit der Anbahnung von alternativen Kommunikationsformen und Interaktionsgestaltung.

Förderung der Kommunikation
Die untenstehenden Ansätze bei Kindern und Jugendlichen können zur Anwendung kommen (Fröhlich 1995). Welchem Ansatz jeweils der Vorzug gegeben werden sollte, ist zum einen vom Schweregrad der Sprachentwicklungsstörung abhängig, zum anderen spielt der Entwicklungsgrad der jeweils erforderlichen kognitiven bzw. motorischen Fähigkeiten eine wichtige Rolle. Mitentscheidend ist auch, auf welche Kommunikationsformen sich die nächste Umgebung des Kindes einlassen will und kann.
- somatischer Dialog
- basale Kommunikation
- Gestalttherapie
- nonverbale Kommunikationsförderung
- Förderung von emotionalem Ausdruck und Gestik
- Gebärden
- Zeichen und Symbole
- technische Kommunikationshilfen
- allgemeine Sprachentwicklungsförderung

Neuropsychologische Förderung
Ergänzend zur Kommunikationsförderung.
- neuropsychologische Förderung basaler kognitiver Kompetenzen, wie verbalem Kurzzeitgedächtnis und Aufmerksamkeit, da diese für weiterführende Therapien notwendig sind

- früher standen eher verhaltenstherapeutisch strukturierte Übungssituationen im Vordergrund, heute besteht die kommunikative Sprachanbahnung bei geistig behinderten Kindern aus der Förderung von Gelegenheiten zur Kommunikation und der Beratung der Eltern in der alltäglichen Interaktionsgestaltung (Sarimski 2001)

6.5 Genetische Syndrome

Julia Siegmüller

Pränatal entstandene Fehlbildung durch Veränderungen des Erbmaterials auf chromosomaler oder genetischer Ebene. Als Folge können geistige Behinderungen unterschiedlicher Schwere entstehen, wobei aus chromosomalen Störungen typischerweise mittlere bis schwere geistige Behinderungen (▶ Kap. 6.4.1) entstehen (Strömme und Hagberg 2000). In neueren Studien wird mehr als jede zweite schwere geistige Behinderung auf ein Syndrom mit genetischer Ursache bezogen (Sarimski 2001), geistige Behinderungen ohne bekannte Ursache werden dagegen seltener. Genetische Syndrome können konstanten oder progressiven Verlauf (z. B. Rett-Syndrom, ▶ Kap. 6.5.11) aufweisen.

6.5.1 Formen genetischer Störungen

> **!** Beim gesunden Menschen besteht das Erbgut in einem diploiden Chromosomensatz aus 46 Chromosomen, davon 22 identische Paare (nummeriert nach abnehmender Größe von 1 bis 22), das letzte ungleiche Paar bilden die Geschlechtschromosomen (XX bei Frauen und XY bei Männern).

Chromosomenabberationen

10–25 % aller Schwangerschaften, Hauptursache von Fehlgeburten, häufigste bekannte Ursache von angeborenen Fehlbildungen und geistiger Minderbegabung.

Nummerische Aberrationen

- Monosomie: Fehlen vollständiger Chromosomen. Einzige lebensfähige Monosomie ist das Turner-Syndrom (X0)
- vermehrtes Auftreten vollständiger Chromosomen: Trisomie weitaus am häufigsten. Wurde für alle Chromosomen nachgewiesen (z. B. Down-Syndrom ▶ Kap. 6.5.7)

Strukturelle Aberrationen

- Deletion: große Anteile eines Chromosoms fehlen, z. B. Crit-du-Chat-Syndrom (▶ Kap. 6.5.5)
- Mikrodeletion: Deletion einer kleinen Anzahl eng zusammen liegender Gene. Zur Manifestierung eines Syndroms Verlust von ca. 20–30 Genen notwendig. Zytogenetisch nicht nachweisbar. Durch molekulare Techniken bislang > 20 Mikrodeletionssyndrome bekannt (z. B. Williams-Beuren-Syndrom, ▶ Kap. 6.5.13)
- Translokation: ein Arm eines Chromosoms wird auf ein anderes übertragen. Unbalancierte Translokationen führen zu Trisomien (s.o.)

6

Mutationen

Die Mutation, d.h. die spontane Veränderung des Erbguts während der Zellteilung, d.h. jede Veränderung der primären Nukleotidsequenz in der DNS. Hierdurch wird die natürliche Produktion eines Proteins vermindert oder verhindert. Größte Anzahl Mutationen bleibt ohne Effekt auf Phänotyp (Skuse und Seigal 2008).

- Punktmutation ist die Veränderung von nur einem Gen
- Keimbahnmutationen entstehen in Samen- oder Eizelle und werden an die Nachkommen weitergegeben. Neue Punktmutationen in männlicher Keimbahn (Spermatogenese) mit zunehmendem Alter immer wahrscheinlicher
- Mosaik: Mutationen während der Embryogenese/Entwicklung betreffen nur einen Teil der Körperzellen

Multifaktorielle Störungen

Mutationen in mehreren Genen, oft verbunden mit äußeren Umständen, z.B. Strahleneinwirkung.

Mitochondriale Störungen

Sehr selten. Entstehen durch Mutationen im Bereich der Mitochondrien (nonchromosomaler Bereich der DNA) und werden nur von der Mutter an das Kind weitergegeben, da die Eizelle Mitochondrien enthält.

Störungen aufgrund von gestörter Genaktivität

Noch nicht ausreichend erforscht. Genaktivität ist abhängig von

- ererbten genetischen Faktoren (Epigenetik)
- endogenen biologischen Faktoren wie Hormonen (Stresshormone, Sexualhormone)
- Umweltfaktoren (Toxine, psychologischer Stress ausgelöst durch Mutter)

Alle drei Bereiche drücken sich auf dem phänotypischen Level aus (verursachen Symptome).

6.5.2 Sprachentwicklungsstörungen bei genetischen Syndromen

Sprachentwicklungsstörungen treten mit den meisten geistigen Behinderungen auf. Sprachentwicklungsstörungen sind Symptom bei vielen Syndromen, teilweise auch völlig ausbleibende Sprachproduktion.

- i.d.R. ist die Sprache schwerer betroffen als nicht-sprachliche Kognition (z.B. Down-Syndrom, ▶ Kap. 6.5.7)
- Ausnahme ist das Williams-Beuren-Syndrom (▶ Kap. 6.5.13): sprachliche Entwicklung kann weiter voranschreiten als die nichtsprachliche kognitive Entwicklung (Rondal und Edwards 1997)

Sprachproduktion und Sprachrezeption

Ältere Quellen gehen häufig noch davon aus, dass der Spracherwerb bei bestimmten Syndromen generell ausbleibt (z.B. beim Cri-du-Chat-Syndrom bei ca. 50% der Betroffenen). Diese Angaben beziehen sich i.d.R. auf die Entwicklung der Sprachproduktionsfähigkeiten.

Seitdem die Sprachdiagnostik differenzierter auf die expressiven und rezeptiven Anteile der Sprache eingeht, sind die Profile der einzelnen Syndrome genauer beschreibbar:

- defizitäre Sprachproduktion ist bei vielen genetischen Syndromen Leitsymptom
- Sprachrezeption ist in aller Regel besser entwickelt, zumindest das Wortverstehen oder das Anwenden einer Schlüsselwortstrategie beim Satzverständnis ist den meisten Kindern auch mit schweren geistigen Behinderungen möglich. Die Anteile des Satzverstehens entwickeln sich dann normalerweise stark verzögert, d. h. bis ins Schulalter hinein

Bei ausbleibender Sprachproduktion sind unterstützende Maßnahmen zum Kommunikationsaufbau auf der Basis der sprachrezeptiven Fähigkeiten möglich, daher ist die Diagnostik des Sprachverständnisses bei Kindern mit schwerer geistiger Behinderung von besonderer Bedeutung.

Variation und Prognose

Wichtiges Merkmal ist die große Variation in der Ausprägung, z. B. beim Down-Syndrom: Fälle mit ausgesprochen gut entwickelter Sprache (Rondal 1995) und mit nahezu ausgebliebener Sprachentwicklung. Dies ist bei Prognosestellungen zu beachten. Generelle Angaben über die Sprachentwicklung sind bei vielen Syndromen daher kaum möglich. Neuere Studien zeigen i. d. R. bessere Entwicklungschancen, als Ursache wird die im Vergleich zu früher bessere Förderung und Integration betroffener Kinder diskutiert.

6.5.3 Angelman-Syndrom

Marita Böhning, Klaus Sarimski

Auch: Happy-Puppet-Syndrom (veraltet), Abkürzung: AS

Ursachen

Gemeinsam mit dem Prader-Willi-Syndrom (▶ Kap. 6.5.9) durch Imprinting entstehende Krankheit. In 75 % Mikrodeletion von genetischem Material am proximalen langen Arm des 15. Chromosoms (15q11–13), die von der Mutter weitergegeben wird. Bei Patienten ohne Deletion in 2 % beide Chromosomen vom Vater (uniparentale paternale Disomie); Rest durch Imprinting-Mutation (maternales Allel), UBE3A-Gen-Mutationen oder unbekannte Ursache (Laan et al 1999).

Maßgebliche statistische Fakten

- Häufigkeit: 1 : 10.000–1 : 20.000
- gleiches Verhältnis von Jungen zu Mädchen
- Lebenserwartung: normal
- klinische Diagnose kann in > 80–85 % durch molekulargenetische Analyse bestätigt werden

Erscheinungsbild

Klinische Merkmale werden im Alter von 1–4 J. deutlich (Williams et al. 1999a, b).

Konsistente Merkmale (100 % der Fälle)

- schwere Entwicklungsstörung (geistige Behinderung): IQ < 40 (Sarimski 2003); schwere Sprachentwicklungsstörung, meist völlig ausbleibende pro-

duktive Sprachentwicklung; rezeptive und nonverbale Kommunikationsfähigkeiten besser ausgebildet als produktive verbale Kompetenzen
- Bewegungs- oder Gleichgewichtsstörungen: ataktisches Gangbild, zitternde Bewegungsmuster
- Verhaltensauffälligkeiten: häufiges Lächeln oder Lachen (oft ohne erkennbaren Anlass), ausgeprägte Fröhlichkeit, Impulsivität, hypermotorisches Verhalten, kurze Aufmerksamkeitsspanne

Häufige Merkmale (> 80 %)

- verlangsamtes, disproportionales Kopfwachstum, führt im Alter von 2 J. zu Mikrozephalie
- Krampfanfälle, setzen vor Vollendung des 3. Lj. ein
- verändertes EEG-Muster

Assoziierte Merkmale (20–80 %)

- flacher Hinterkopf, okzipitale Furche, hervorstoßende Zunge, prominentes Kinn, weiter Zahnabstand
- Ernährungsprobleme im Kleinkindalter durch Schluck- und Saugstörungen, Speichelfluss, exzessives Kauen und in den Mund nehmen von Objekten
- Strabismus
- hypopigmentierte Haut, helles Haar und helle Augen (nur bei Mikrodeletion, s.o.)
- hyperaktive Muskeleigenreflexe der unteren Gliedmaßen, gebeugte, erhobene Armhaltung beim Laufen
- erhöhte Hitzeempfindlichkeit, Schlafstörungen
- Faszination durch Wasser

Sprachliche Symptomatik

Probleme in der Sprach- und Sprechentwicklung können sowohl auf die geistige Behinderung (Williams et al. 1995a) als auch auf Einschränkungen der oralen Funktionen zurückgeführt werden. Hörstörungen liegen nicht vor, oft jedoch chronische Mittelohrentzündungen (Alvares und Downing 1998).

- produktiver Wortschatz meist < 5 Wörter, oft völlig ausbleibende Sprachproduktion (Jolleff und Ryan 1993; Andersen et al. 2001); bei Patienten mit UPD oder Imprinting-Mutation etwas günstigere Prognose (Wortschatzumfang 10–30 Worte; Loosie et al. 2001); Wörter semantisch unpräzise und phonologisch auffällig (Alvares und Downing 1998)
- einfache Aufforderungen und Sätze werden verstanden
- Dissoziation von rezeptiven und produktiven sprachlichen Leistungen durch motorische Einschränkungen des Sprechapparates mitbedingt, aber nicht vollständig zu erklären
- nonverbale Kommunikationsformen:
  - Gebärdensprache durch eingeschränktes Imitationsverhalten und motorische Probleme erschwert (Laan et al. 1999)
  - Einsatz von Gestik oder von Bildern ebenfalls nicht so erfolgreich, wie aufgrund der rezeptiven sprachlichen Leistungen zu erwarten wäre (Alvares und Downing 1998); häufiger körpernahe Gesten als Gebärden zur Verständigung; in Einzelfällen ist der Aufbau eines umfangreichen Handzeichen-Repertoires möglich (Clayton-Smith 1993)

6

Diagnostik

Sprachliche Diagnostik erfolgt im Idealfall in vertrauter Umgebung, da ansonsten soziale Interaktion und Kommunikation noch eingeschränkter sind, als dies im Rahmen des Syndroms ohnehin der Fall ist:

- Untersuchung von symbolischer Entwicklung, rezeptivem und produktivem Wortschatz
- im Elterngespräch klären, ob Patient mithilfe von Gesten und Gebärden interagieren kann
- Einschränkungen von Sprechmotorik und visuellen Fähigkeiten abklären

Therapie

Die Methodik der Übungen ist dem jeweiligen sprachlichen Niveau sowie der geistigen Behinderung des Kindes angepasst:

- defizitäre Sprachproduktion: Einsatz von Gesten und Vokalisationen (Alvares und Downing 1998). Ziel ist der Einsatz von Handzeichen (Gebärden) oder der Gebrauch eines Kommunikationssystems mit Symbolen (z. B. Bildkarten als nicht-elektronisches Kommunikationsmittel oder einfache elektronische Kommunikationsgeräte)
- seltene oder gar keine Kommunikation: bevorzugten Kommunikationsweg ermitteln und ausbauen. Ein wichtiges Ziel ist die Einbeziehung von Kommunikationspartnern aus dem sozialen Umfeld und Anleitung zum Gebrauch unterstützter Kommunikationsformen im Alltag.
- Förderung des Verstehens von Wortbedeutungen, Aufforderungen und Sätzen mit Alltagsrelevanz
- chronische Mittelohrentzündungen behandeln lassen, da sonst weitere Verzögerungen bei der Ausbildung sprachlicher Fähigkeiten
- mundmotorische Übungen, z. B. zur Behandlung des Speichelflusses

6.5.4 Cornelia-de-Lange-Syndrom

6

Marita Böhning, Klaus Sarimski

Auch: Brachmann-de-Lange-Syndrom, de-Lange-Syndrom. Abkürzungen: CdLS, BdLS

Ursache

Noch nicht vollständig aufgeklärt; fast immer sporadisches Auftreten als Neumutationen. Autosomal-dominante oder X-gebundene Vererbung. Molekulargenetischer Nachweis einer Mutation des NIPBL-Gens bei etwa 50 % der Patienten mit der klinischen Diagnose eines CdLS.

Maßgebliche statistische Fakten

- Häufigkeit: noch unklar, Schätzungen reichen von 1 : 10.000–1 : 30.000
- ausgeglichenes Verhältnis von Jungen zu Mädchen

Erscheinungsbild

Charakteristische Merkmale

- Hirsutismus (ausgeprägte Körperbehaarung)
- vorgeburtliche Wachstumsverzögerung, Minderwuchs

- Telekanthus (vergrößerter Abstand zwischen den medialen Augenlidwinkeln), zusammengewachsene, dichte, buschige Augenbrauen (Synophrys); lange, dichte Wimpern und andere craniofaziale Merkmale
- Mikrozephalie
- Vierfingerfurche, proximal ansetzender Daumen
- Sichelfuß, Syndaktylie der Zehen, kurzer Fuß/Brachydaktylie der Zehen
- Hyperreflexie, muskuläre Hypertonie, Rigidität und Spastik
- gastroösophagealer Reflux, schwere Ernährungsprobleme
- geistige Behinderung (meist schweren Grades)
- Sprachentwicklungsstörungen
- Hörbeeinträchtigung (geringgradig bis hochgradig)

Gelegentliche Merkmale
- Reduktionsfehlbildungen der Arme, Hände oder Finger, Oligodaktylie (Hemmungsfehlbildung mit verringerter Finger- oder Zehenzahl)

Sprachliche Symptomatik
- sehr heterogenes Sprachprofil von weitgehend ausbleibender produktiver Sprachentwicklung bis zu relativ umfangreichem Wortschatz und der Fähigkeit zur Formen- und Satzbildung (Sarimski 2003)
- häufig phonetisch-phonologische Störungen: z. B. Substitution oder Elision von Konsonanten, sprechdyspraktische Symptome
- rezeptive Sprachleistung meist besser als produktive: etwa zwei Drittel der Kinder mit CdLS verfügen im Alter von vier Jahren über einen Wortschatz von 3–10 Worten (Goodban 1993)
- sowohl bei nicht sprechenden Kindern wie auch bei Kindern mit sprachlichen Kompetenzen häufig geringe kommunikative Eigeninitiative und soziales Rückzugsverhalten (Sarimski 2002a)

6

Stimmsymptomatik

Stimme in den ersten 12 Mon. auffällig schwach oder tiefer als normal

Ungünstige Prognose für die Sprachentwicklung bei (Goodban 1993):
- Geburtsgewicht < 2.500 g
- mäßigen oder schweren Hörbehinderungen
- Reduktionsfehlbildungen der oberen Extremitäten
- geringer sozialer Kontaktfähigkeit
- stark verzögerter motorischer Entwicklung

Diagnostik
- reguläre Sprachentwicklungsdiagnostik zu den linguistischen Ebenen Lexikon/Semantik, Phonetik/Phonologie und Syntax/Morphologie
- Überprüfung des Hörvermögens, um einen möglichen Einfluss auf sprachliche Leistungen einschätzen zu können
- Abklärung entwicklungsdyspraktischer Probleme

Therapie
- sprachtherapeutische Intervention möglichst frühzeitig
- bei Bedarf Behandlung von Ernährungsproblemen, z. B. Therapie des Schluckaktes

Kinder ohne Sprachproduktion

- Alternative Kommunikationsformen einführen, z. B. Gesten oder Gebrauch einfacher bildgestützter oder elektronischer Kommunikationsmittel. Methode wird abhängig von kognitiven sowie rezeptiven sprachlichen Fähigkeiten, der Motivation zu kommunizieren und ggf. motorischen Einschränkungen gewählt. Abstimmung auf die Kommunikationsbedürfnisse des Kindes.

Sprachproduktion vorhanden

- Wortschatzarbeit besonders wichtig, bei geringem Wortschatz steht Alltagsrelevanz im Vordergrund
- wenn ein Grundwortschatz vorhanden ist und/oder erste Mehrwortäußerungen produziert werden, ist auch Arbeit auf syntaktischer Ebene sinnvoll
- Auffälligkeiten auf phonetisch-phonologischer Ebene sollten einbezogen werden. Abgeklärt werden muss, ob die Probleme in der Artikulation liegen oder ob das Lautsystem noch nicht voll entwickelt ist (▶ Kap. 4.3 und ▶ Kap. 4.2.1)
- Aufmerksamkeit und Motivation zur Kommunikation berücksichtigen

6.5.5 Cri-du-Chat-Syndrom

Julia Siegmüller

Auch: Katzenschreisyndrom, Cat-Cry-Syndrom, Deletion-5p-Syndrom. Abkürzung: CDC

Ursache

Verlust von genetischem Material am Ende des kurzen Arms (p) von Chromosom 5, auch in Translokationsform und Mosaik (Carlin 1988).

Maßgebliche statistische Fakten

- Häufigkeit: 1:50.000
- Verhältnis Mädchen zu Jungen ca. 4:3

6

Erscheinungsbild

- monotoner, schriller Schrei im Säuglingsalter (bis 24 Mon., dann Rückgang bei 30 %)
- monotoner Klang der Sprache mit relativ hoher Stimmlage (Sarimski 1997)
- Mikrozephalie, kraniofaziale Dysmorphien
- vermindertes Wachstum, psychomotorische und orthopädische Störungen (Hypotonie) bzw. verzögerte Entwicklung
- Atembeschwerden, Herzfehlbildungen, erhöhte Anfälligkeit für (Mittelohr-) Entzündungen
- Hyperaktivität gepaart mit Handstereotypien
- schwere geistige Behinderung, Einzelfälle mit IQ im Bereich der Lernbehinderung

Sprachliche Symptomatik

- Spanne zwischen Verstehen und Produzieren oft vergrößert, bzw. es bleibt v. a. die Sprachproduktion aus. Sprachliches Leitsymptom ist starkes Sprachproduktionsdefizit. Grund für den teilweise fehlenden oder extrem späten Übertrag des passiven Wortschatzes in die Sprachproduktion ist unbekannt

- oft Schlüsselwortstrategie beim Verstehen auf Satzebene; auch bei vollständig ausbleibender Sprachproduktion
- wesentlich besser entwickeltes Wortverständnis mit erkennbarer semantischer Struktur (Kauschke und Siegmüller 1998)
- außersprachliche Anteile, die für den markanten Schrei verantwortlich sein könnten und sich auf die Sprachentwicklung übertragen lassen, wurden bislang vergebens im Kehlkopfbereich gesucht

Sprachentwicklung

In den 1980er-Jahren prognostizierten Studien ein Ausbleiben der Sprache bei ca. 50 %. Neuere Studien sehen bessere Chancen, v. a. bei früher kontinuierlicher Förderung (gilt auch für die anderen kognitiven Entwicklungsdomänen, v. a. für die Entwicklung der Selbstständigkeit). Trotzdem gibt es Fälle mit ausbleibender Sprachproduktion, Sprachverstehen entwickelt sich in Ansätzen (s.o.).

- erstes Wort kann zwischen dem 12. und 72. Lm. auftreten
- Einwortebene erreichen etwa ⅔ der Kinder (Sarimski 1997)
- einfache Sätze bzw. Mehrwortäußerungen entwickelten in einer deutschen Stichprobe 4–15 %, amerikanische Daten nennen ca. 25 %

Diagnostik

Die Sprachentwicklungsdiagnostik bei CDC-Kindern muss eine gründliche Untersuchung der rezeptiven Seite beinhalten:

- Wortverständnis für relevante Wortarten (Nomen, Verben, Adjektive)
- Satzverständnis (Schlüsselwortstrategie?)

Die Untersuchung der Sprachentwicklung reduziert sich damit auf die Ebenen Lexikon, Semantik und Grammatik (allgemein). Die Untersuchung der Aussprache ist nur bei CDC-Kindern mit einer produktiven Mehrwortebene anzuraten, ein therapeutisches Ziel in diesem Bereich ist in der Regel sekundär.

Weitere diagnostische Anteile: produktive Untersuchung (so bereits vorhanden).

- Wortproduktion
- Wortkombinationen (in freier Situation)

Therapie

- Wortverständnis: Förderung v. a. alltagsrelevanter semantischer Kategorien, Aufbau der lexikalischen Einträge in diesen Kategorien. Ziel ist Festigung und Elaboration des Wortverständnisses, um Einstieg in die Produktion eventuell zu ermöglichen
- semantische Therapie zur Absicherung einer adäquaten semantischen Vernetzung (rezeptiv)
- alternative Kommunikationsmittel bei Ausbleiben der produktiven Sprachentwicklung: v. a. ist der Einsatz von Gebärden oder Kommunikationsbüchern Erfolg versprechend. Diese greifen auf semantische Basis der Kinder zurück, daher erst nach semantischer Therapie einsetzen!
- Kombination von Wortverständnis und Gebärden/Kommunikationsbüchern als Übergang zur Sprachproduktion und/oder als Alternative zur verbalen Kommunikation sinnvoll

6.5.6 22q11-Deletionssyndrom

Julia Siegmüller

Auch: DGS, (kongenitale) Thymusdysplasie bzw. -aplasie, DiGeorge-Syndrom, CATCH 22, Velo-cardio-faziales Syndrom (VCFS), Shprintzen-Syndrom (zum Teil Synonym verwandt)

Ursache

- Verlust von Genmaterial auf Chromosom 22. Deletionsbereich wahrscheinlich uneinheitlich groß und umfasst mehrere Gene, Genort ist 22q11.2. Anteil vererbter Deletionen liegt bei 6 %, dann autosomal dominant; präferiert über das mütterliche Erbgut
- Hemmungsfehlbildung der 3. und 4. Schlundtasche in der Embryonalphase

Maßgebliche statistische Fakten (Valsangiacomo 2002)

- Häufigkeit: 1:3.000–1:5.000
- Letalität im Kindesalter sehr hoch
- Art des Syndroms: Immundefekt

Erscheinungsbild

- große klinische Bandbreite, klinische Phänotypen überlappen mit Shprintzen-Syndrom (auch Velo-cardio-faziales Syndrom), das teilweise auch als Synonym genannt wird
- Leitsymptomatik: Thymushypoplasie oder -aplasie mit nachfolgendem Immundefekt (hohe Infektanfälligkeit), primärer Hypoparathyreoidismus durch fehlende Anlage der Nebenschilddrüsen
- Herzfehler im Ausflusstrakt des Herzens und an den großen Arterien
- typische Gesichtsmerkmale, u. a. weiter Augenabstand, ungewöhnliche Gesichtsform, unterentwickeltes Kinn, dreieckiger Mund
- leichte bis mittlere geistige Behinderung, psychomotorischer Entwicklungsrückstand
- sehr häufig Schluckstörungen und starke Überempfindlichkeit im Mundbereich
- gespaltenes Zäpfchen, Lippen-Kiefer-Gaumenspalte, oft isolierte Gaumenspalte (teilweise verdeckt als submuköse oder okkulte Gaumenspalte)
- Gaumensegelverschluss-Insuffizienz auch teilweise funktionell bedingt durch syndrombedingte muskuläre Hypotonie (Wegener et al. 2008)
- Stimme hat typischerweise näselnden Klang durch die Anomalien in Hals und Kehlkopf

Sprachliche Symptomatik

Durch starke orofaziale Hypotonie oft Aussprachestörungen mit stark phonetischer Komponente, phonologische Anteile möglich.

Sprachentwicklung

Über den Verlauf ist wenig bekannt, Vorliegen syndrombedingter Sprachentwicklungsstörung bisher unklar (Wegener et al. 2008):

- bei ca. 37 % veränderter Schrei in Säuglingszeit: hoch, klar, monoton
- Lallphasen werden durch die starke orofaziale Belastung beeinträchtigt (Position verändert), dadurch atypischer Verlauf mit wenig Lallproduktion

- Sprachentwicklung wird generell als verzögert eingeschätzt und folgt verlangsamt den normalen Entwicklungsmeilensteinen des Spracherwerbs; erste Wörter nach deutschen Daten etwa um 21. Lm. Wortkombinationen mit 36 Lm.
- teilweise Ausbleiben der Sprachproduktion, wobei unklar ist, ob es sich um organische Ursachen handelt oder um Störungen im Sprachsystem; auch Atemkoordinationsstörungen, Stimmstörungen
- kognitive Entwicklung ist sprachlicher Entwicklung voraus mit zunehmendem Abstand über Vorschulzeit
- bei ca. 30 % als eigenständige Störungen eingeschätzte Sprachentwicklungsstörungen (Valsangiacomo 2002), in etwa gleichem Ausmaß Hörstörungen
- Sprechentwicklung: Lautrepertoire von Beginn an eingeschränkt mit inkonstanten, atypischen Lautbildungen. Ersatzlaute aus 4. oder 5. Artikulationszone

Diagnostik
- Sprachentwicklungsdiagnostik muss alle Anteile des Sprachsystems umfassen (Einsatz grundlegender sprachdiagnostischer Verfahren wie bei spezifischer SES, vgl. ▶ Kap. 3)
- zusätzlich sollte eine genaue Untersuchung der orofazialen Peripherie erfolgen
- gesonderte Untersuchung der Sprechentwicklung (Artikulation, vgl. ▶ Kap. 4.2)
- Schluckdiagnostik: apparative Diagnostik durch Nasenpharyngoskopie und Videofluoroskopie.

Therapie
- Förderung sollte abgestimmt erfolgen, Erfolg versprechend im multidisziplinären Team
- je nach Ausprägung (z. B. Spaltung des Zäpfchens oder LKG) operative Eingriffe erforderlich, die anschließend einer genau abgestimmten Therapie (▶ Kap. 4.1) bedürfen
- Desensibilisierung im Mundraum v. a. oft bei Kindern mit Sondenernährung. Elternberichten zufolge Sondenentwöhnungen ab ca. 18 Lm. (z. B. orofaziale Programme, wie Castillo-Morales-Therapie)
- Aussprachestörungen mit stark phonetischen, aber auch maßgeblichen phonologischen Anteilen, notwendig ist eine individuell auf das Verhältnis von Phonetik und Phonologie abgestimmte Therapie der Aussprache. Bei starker Hypotonie besteht die Gefahr der Vernachlässigung der phonologischen Komponente!
- Sprachtherapie bei 22q11-Kindern muss genauso strukturiert angeboten werden wie für andere Kinder. Keine Belege für andersartige Entwicklungswege von Betroffenen, so dass die Maßstäbe einer spezifischen Sprachentwicklungstherapie angelegt werden können
- in später Kindheit Motivationsprobleme durch starke Stimmungsschwankungen

6.5.7 Down-Syndrom

Marita Böhning, Klaus Sarimski

Auch: Trisomie 21, Morbus Down, Mongolismus (veraltet). Abkürzung: DS

Ursache
Chromosom 21 oder ein Teil davon ist dreifach vorhanden:

- meist freie Trisomie 21: Verdreifachung des gesamten Chromosoms 21
- seltener Translokationstrisomie 21: ein Abschnitt von Chromosom 21 ist dreimal vorhanden
- Mosaik-Trisomie 21: Teilungsfehler erst während der ersten Zellteilungen nach der Befruchtung, Patient besitzt Körperzellen mit 46 und mit 47 Chromosomen. Klinische Symptome schwächer ausgeprägt

Bei 95 % aller Kinder mit Down-Syndrom liegt eine freie Trisomie 21 vor, bei 4 % eine Trankslokationstrisomie 21, bei 1–2 % eine Mosaik-Trisomie 21. Die Häufigkeit des Down-Syndroms nimmt mit dem Alter der Mutter bei der Befruchtung zu.

Maßgebliche statistische Fakten
- Häufigkeit: 1 : 600–1 : 700
- Lebenserwartung: 50–60 J.

Erscheinungsbild

- flaches, rundes Gesicht
- schräg gestellte Augen mit Epikanthus; weiße Flecken am Rand der Iris
- leicht abgeflachter, breiter Kopf (Brachyzephalie) und Mikrozephalie
- weiche, glatte Haare
- kleine Extremitäten und Ohren
- Muskelhypotonie
- kleine, breite Hände mit kurzen Fingern; Vierfingerfurche
- verminderte Körpergröße
- Herzfehler (bei 40 %): offenes Foramen ovale (Kammerseptumdefekt), Funktionsstörungen der Herzklappen oder Verengungen großer Gefäße
- Mundhöhle mit schmalem, hohem Gaumen; oft ungenügender Mundschluss; Makroglossie
- intellektuelle Fähigkeiten variabel, meist im Bereich einer mittelgradigen geistigen Behinderung

6

Sprachliche Symptomatik

Allgemein: Dissoziation sprachlicher Ebenen sowie zwischen Produktions- und Verständnisleistungen (Rezeption > Produktion). Sie wird durch Schwerhörigkeit (z. T. temporär verursacht durch Mittelohrentzündungen) und ein beeinträchtigtes auditives Kurzzeitgedächtnis negativ beeinflusst (Übersicht: z. B. Martin et al. 2009).

Sprachentwicklung

- Sprachverständnis ungefähr auf dem Niveau nicht sprachlicher kognitiver Leistungen
- Sprachproduktion oft stärker verzögert als allgemeines kognitives Niveau vermuten lässt
- qualitativ kaum Unterschiede zu sprachlichen Leistungen jüngerer, nicht behinderter Kinder (Laws und Bishop 2003)
- produktiver Spracherwerb setzt später ein und wird später abgeschlossen
- Syntax/Morphologie schwerer betroffen als Lexikon/Semantik
- pragmatische Fähigkeiten gut, solange kein oder wenig linguistisches Wissen notwendig ist

Phonetik und Phonologie

Verständlichkeit der Sprache oft eingeschränkt:

- Patienten brauchen länger für die Überwindung phonologischer Prozesse (▶ Kap. 4.3). Lange Substitutionsprozesse oder Auslassungen unbetonter Silben. Teilweise werden die Prozesse auch im Erwachsenenalter nicht überwunden

Lexikon und Semantik

- erste Wortbildung setzt meist verspätet ein (Stoel-Gammon 2001)
- Wortschatzentwicklung ist auch nach dem Auftreten erster Wörter langsamer als bei Kindern ohne Down-Syndrom; etwa zwei Drittel haben im Alter von fünf Jahren einen Wortschatzumfang von mindestens 50 Worten erreicht (Berglund et al. 2001)
- Erwerb offener Wortklassen wie Nomen, Verben, Adjektive und Adverbien fällt leichter als der Erwerb geschlossener Wortklassen, z. B. Funktionswörter. Bedeutungserwerb von Verben wird nicht vollständig abgeschlossen (Naigles et al. 1995)

Syntax und Morphologie

- Zweiwortkombinationen ab 4.–5. Lj. (Schaner-Wolles 2000), viele Kinder mit Down-Syndrom haben dann ein Entwicklungsalter von etwa 24 Mon. und beginnen somit im gleichen mentalen Alter mit Wortkombinationen wie nicht behinderte Kinder
- Störungsschwerpunkt: Flexionsmorphologie und Morphosyntax, Probleme halten bis ins Erwachsenenalter an. In der Spontansprache Auslassen von Funktionswörtern (z. B. bestimmter Artikel oder Präpositionen), Fehler in der Kasusmorphologie und der Subjekt-Verb-Kongruenz
- im Kindesalter entspricht das Satzverstehen dem von Kindern im gleichen nonverbalen Entwicklungsalter, bei älteren Patienten liegt es unterhalb ihres mentalen Alters

Sprech- und Redeflussstörungen

- durch Anomalien im Artikulationsapparat und Probleme bei der Kontrolle der Artikulationsmotorik (Schaner-Wolles 2000)

Diagnostik

- reguläre Sprachentwicklungsdiagnostik zu den linguistischen Ebenen Lexikon/Semantik, Phonetik/Phonologie und Syntax/Morphologie (▶ Kap. 4.3.2 und ▶ Kap. 3.4.3)
- Überprüfung des Hörvermögens, um einen möglichen Einfluss auf sprachliche Leistungen einschätzen zu können
- Untersuchung von Anomalien im Artikulationsapparat und deren Folgen auf die Artikulationsmotorik
- Abklärung von Redeflussstörungen

Therapie

Studien zu Sprachtherapie und Sprachentwicklung bei Kindern und Jugendlichen mit Down-Syndrom zeigen, dass das sprachliche Niveau nicht generell ab einem bestimmten Alter stagniert (Buckley 1995; Chapman et al. 2002). Sprachtherapie also auch im Jugendalter erforderlich.

- Förderung von Basiskompetenzen für die Sprachentwicklung, z. B. Mundmotorik, Kurzzeitgedächtnis
- Förderung sprachlicher Kompetenzen: Therapieschwerpunkt meistens im Bereich Syntax/Morphologie. Oft muss Produktion auf allen linguistischen Ebenen gefördert werden. Grobes Ziel ist die Erhöhung der Äußerungslänge und die Verbesserung der Verständlichkeit:
  - Phonologie: Überwindung phonologischer Prozesse
  - Lexikon/Semantik: Förderung kategoriellen Wissens, Wortschatzarbeit mit Fokus auf Verben
  - Syntax/Morphologie: Erarbeitung einfacher bis komplexer Sätze sowie von Flexions- und Kasusmorphologie
  - bei Schwierigkeiten, Wörter aus dem Lautstrom zu filtern, weil prosodische Muster der Muttersprache nicht entdeckt werden, Einbeziehung einer entsprechenden Förderung, z. B. in die Wortschatzarbeit

6.5.8 Fragiles-X-Syndrom

Julia Siegmüller

Auch: Martin-Bell-Syndrom; Abkürzungen FraX, fra(X)

Ursache

Brüchige Stellen auf dem langen Arm des X-Chromosoms durch Veränderung in einer Trinukleotidsequenz der FMR-1-Gen-Region. Dadurch überhöhte Wiederholung dieser Sequenz aus den 3 Basisbausteinen Cytosin-Guanin-Guanin (CGG) von normal 6–50 auf 50–200 Wiederholungen.

Maßgebliche statistische Fakten

- Häufigkeit der voll ausgeprägten Form bei Männern: 1:2.000–1:5.000 (Sarimski 1997), bei Frauen 1:8.000
- zweithäufigstes genetisches Syndrom mit einer geistigen Behinderung nach dem Down-Syndrom (▶ Kap. 6.5.7); häufigste vererbte geistige Behinderung
- Häufigkeit des Überträgerstatus bei Frauen 1:4.200. In der Regel dann weniger ausgeprägter Phänotyp bei Vollmutation, hier geistige Behinderung bei ca. 50 % der Betroffenen (Paul 2007)

Erscheinungsbild (Paul 2007)

- geistige Behinderung oder beeinträchtigtes Lernvermögen mit IQ um 50, teilweise mit abnehmendem IQ ab/nach der Pubertät
- uneinheitliches kognitives Profil mit Störungen in der sequenziellen Verarbeitung
- langes, schmales Gesicht, große Ohren, große Hoden, überstreckbare Gelenke
- kardiologische Auffälligkeiten
- Hyperaktivität, Aufmerksamkeitsprobleme
- erhöhtes Risiko für Epilepsien
- erhöhte Anzahl Otitis media

Assoziation zu autistischen Verhaltensweisen wurde in der Forschung vielfach angenommen. Ein erhöhtes Aufkommen autistischer Verhaltensweisen bei FraX-Kindern konnte jedoch nicht nachgewiesen werden (▶ Kap. 6.7).

Sprachliche Symptomatik

- Sprachentwicklungsstörung kann Leitsymptom der Störung sein, allerdings:
  - sehr heterogene sprachliche Symptome
  - Sprachstörung schwankt zwischen vollständig fehlenden sprachlichen Strukturen und lediglich subtilen Kommunikationsdefiziten (Fowler 1998); teilweise auch Kommunikationsstörung mit sozialem Rückzug. Kommunikationsverhalten bei einigen Kindern in Zusammenhang mit kognitivem Niveau (Paul 2007).
  - detailliertere sprachsystematische Untersuchungen zum FraX-Syndrom kommen zu sehr uneinheitlichen Ergebnissen (▶ Tab. 6.7) und weisen nicht immer auf Störungen hin
- Wortfindungsstörungen
- vermehrt Echolalie bzw. Perseverationen, häufig als Wiederholungen von Wörtern, Sätzen oder Phrasen. Beides erscheint sehr früh in der Spontansprache. Einige Autoren stellen die Perseveration in Beziehung zu den Wortfindungsstörungen
- Selbstgespräche
- Prognosestellung für Sprachentwicklung kaum möglich, erreichbarer Level der Sprachentwicklung individuell unterschiedlich. In Einzelfallbeschreibungen lässt das chronologische Alter bei FraX keine Aussage über das Spracherwerbsalter oder den Zustand des Sprachsystems zu. Kinder mit einem Altersunterschied von < 1 J. können sich auf völlig unterschiedlichen Sprachentwicklungsniveaus bewegen. Die Spanne reicht dabei von altersgemäß entwickelter Grammatik bis zu dem noch nicht erfolgten Auftreten des ersten Wortes (Siegmüller et al. 2001)
- Langzeitgedächtnis häufig eine Stärke, kann Leseerwerb unterstützen

Sprech- und Redeflusssymptomatik (Sarimski 1997; Paul 2007)

- Artikulationsprobleme durch niedrigen Muskeltonus im orofazialen Bereich
- auffälliges Sprechtempo (Poltern)
- Impulsivität der Äußerungen

Sprachentwicklung (▶ Tab. 6.7)

- verspätete Sprachentwicklung mit ersten Wörtern zwischen dem 2. und 6. Lj.; ein Teil der FraX-Kinder verbleibt auf dieser Stufe
- bei weiterer Sprachentwicklung sind Artikulation und Grammatik besonders betroffen
- Hauptauffälligkeiten: betreffen pragmatischen Bereich (Kommunikationsstörung)
- Redeflussstörungen oft als Poltersymptomatik, teilweise gemeinsam mit genereller Hyperaktivität (Siegmüller et al. 2001)
- Teile der sprachlichen Entwicklung – v. a. Wortschatzumfang und Wortverständnis – sind stärker entwickelt als andere, nichtsprachliche Bereiche der Kognition

Tab. 6.7 Zusammenfassung der verschiedenen Ergebnisse bei FraX-Sprachentwicklungsstudien (Siegmüller et al. 2001)

Linguistische Ebene	Symptomatik
Phonologie	• Einzelfall: Prosodie besser als es dem chronologischen Alter entspricht • anderer Einzelfall befindet sich im 5. Lj. und produziert Sprache auf Lallebene
Syntax	• Bildung längerer Satzkonstruktionen • Probleme bei Wortstellung und Flexion • Verbzweitstellung kann im Einzelfall erreicht werden
Semantik/Lexikon	• umfassendes sprachliches Wissen • Wortschatz besser als chronologisches Alter • relative Stärke im expressiven Wortschatz • Zugriffsstörungen mit semantischen Fehlleistungen • Semantik kann leitsymptomatisch betroffen sein • gute rezeptive lexikalische Leistungen • besseres expressives als rezeptives Lexikon • häufig Wortfindungsstörungen • in Einzelfällen leitsymptomatische Störung des Verblexikons mit Auswirkung auf die Syntax
Pragmatik	• teilweise leitsymptomatisch betroffen • sprunghafte Themenwechsel • keine adäquate Einhaltung von Dialogsituationen • pragmatische Störung entspricht nicht den Auffälligkeiten bei Autismus

Diagnostik

Die Sprachentwicklungsdiagnostik muss das gesamte Sprachsystem umfassen und sollte das Entwicklungsniveau, auf dem das Kind sich bewegt, im Anschluss vertiefender umreißen. Besonders muss dabei auf die Erfassung der pragmatischen Fähigkeiten der Kinder geachtet werden. Bei Kindern, die den produktiven Spracherwerb noch nicht begonnen haben, sollte eine Analyse der Lalläußerungen durchgeführt werden. Bei Kindern mit einem kleinen Wortschatz ist die Anlage eines Sprachtagebuchs (durch die Eltern) sinnvoll.

Zusätzlich zur Sprachentwicklungsdiagnostik sollten Redeflussstörungen und Sprechstörungen diagnostisch abgeklärt werden.

6

Therapie

Durch die große Spanne zwischen dem Sprachentwicklungsniveau der einzelnen Kinder ist eine pauschale Therapieempfehlung bei FraX nicht möglich. Insgesamt sollten die Therapieschwerpunkte an der normalen Entwicklungschronologie orientiert sein, da es keine Anzeichen für abweichende Spracherwerbsverläufe gibt.

Schwerpunkte der Sprachtherapie

- kommunikativer Bereich (▸ Kap. 3.5)
- Phonologie bzw. Phonetik (▸ Kap. 4.3 und ▸ Kap. 4.2)
- teilweise Grammatiktherapie (▸ Kap. 3.4)
- Aufbau der ersten Wörter bzw. im Bereich der Prosodie, wenn das entsprechende Kind den Spracherwerb noch nicht aktiv begonnen hat

Häufig steht neben der Sprachentwicklungstherapie die Therapie des Redeflusses im Vordergrund (Poltern, ▶ Kap. 14.2). Aufgrund des schwankenden kognitiven Niveaus im späteren Kindesalter ist frühe Intervention notwendig.

6.5.9 Prader-Willi-Syndrom

Marita Böhning, Klaus Sarimski

Auch: Prader-Willi-Labhart-Syndrom. Abkürzung: PWS

Ursachen

In 60–70 % Deletion des paternalen Allels in der Region 15q11.2-q13; in 25 % maternale uniparentale Disomie 15 (UPD 15); in 5–10 % Imprinting-Mutationen/ Methylierungsfehler; in 1–3 % chromosomale Anomalien.

Maßgebliche statistische Fakten
- Häufigkeit: 1 : 10.000–1 : 15.000
- Lebenserwartung: bei guter Gewichtskontrolle normal

Erscheinungsbild

- Kleinwuchs, schwere muskuläre Hypotonie im Säuglingsalter, Skoliose
- mandelförmige Augen, dreieckiger Mund, schmale Stirn
- kleine Hände und Füße (Akromikrie)
- anfänglich Ernährungsprobleme, später Adipositas bei Hyperphagie (ab 6. Lm.)
- überwiegend leichte oder mittelgradige geistige Behinderung (nur leichte kognitive Einschränkungen, d. h. IQ > 70, bei bis zu einem Viertel der Fälle)
- Hypogenitalismus, Hypogonadismus (hormonale Unterfunktion der Keimdrüsen)
- Zahnschmelzhypoplasien und Karies
- Hypopigmentierung
- Strabismus (Schielen)
- Wutanfälle und zwanghaftes Verhalten
- Herzinsuffizienz infolge der Adipositas, Diabetes (Typ 2)
- nasale Stimmgebung

Sprachliche Symptomatik

- heterogenes Sprachprofil, fast immer verzögerte Sprachentwicklung entsprechend der allgemeinen kognitiven Entwicklung (Akefeldt et al. 1997)
- eingeschränkter Wortschatz (Kleppe et al. 1990)
- syntaktische und morphologische Defizite (Kleppe et al. 1990; Akefeldt et al. 1997)
  - es werden v. a. Inhaltswörter benutzt
  - Funktionswörter werden ausgelassen
  - morphologische Markierungen fehlen
  - einfacher und häufig fehlerhafter Satzbau

Sprech- und Stimmsymptomatik

- Begleitsymptome: erhöhter Speichelfluss, hypotone Sprechmuskulatur, Stimmprobleme, Dysarthrie
- häufig Redeflussstörungen (Defloor et al. 2000)

- fehlerhafte Steuerung des Luftstroms bei Frikativen, Affrikaten und teilweise bei Plosiven (Hypernasalität; Kleppe et al. 1990; Akefeldt et al. 1997)

Sprachentwicklung
- verspäteter Beginn der Wortbildung (Wortschatz von > 10 Wörtern oft erst mit 3 ½ Jahren)
- mit 3–5 J. Verbesserung der sprachlichen Leistungen. Einige Kinder entwickeln große Sprechfreude
- phonetisch-phonologische Probleme (z. B. Substitutionen und Elisionen) bleiben bis ins Erwachsenenalter auffällig; phonologische Prozesse werden mit steigendem Alter weniger, phonetische Probleme halten an (Defloor et al. 2002)

Diagnostik
- reguläre Sprachentwicklungsdiagnostik zu den linguistischen Ebenen Lexikon/Semantik, Phonetik/Phonologie und Syntax/Morphologie (▶ Kap. 3)
- Nachweis/Ausschluss von Stimmstörungen, Untersuchung bei erhöhtem Speichelfluss (Schwäche der orofazialen Kontrolle) und Dysarthrie, welche die Sprachtherapie beeinflussen

Therapie

Je nach Störungsbild folgende Fördermöglichkeiten:
- Wortschatzerweiterung
- Überwindung phonologischer Prozesse
- Ausbau oder Korrektur der Satzstrukturen
- Einbau von Funktionswörtern
- Einführung oder Korrektur morphologischer Markierungen
- unterstützte Kommunikation sehr selten erforderlich (nur in wenigen Fällen ausbleibende Sprachentwicklung; Kleppe et al. 1990)

6

6.5.10 Opitz-G/BBB-Syndrom

Marita Böhning

Auch: BBBG-Syndrom, Hypertelorismus-Hypospadie-Syndrom, Hypospadie-Dysphagie-Syndrom, Opitz-BBB-Syndrom, Opitz-BBBG-Syndrom, Opitz-G-Syndrom, Telekanthus-Hypospadie-Syndrom

Ursachen
- Opitz-Syndrom Typ I: Genmutation (MID1 = *midline 1*) auf dem kurzen Arm des X-Chromosoms (Xp22.3)
- Opitz-Syndrom Typ II: autosomal dominant durch Deletion genetischen Materials auf dem langen Arm von Chromosom 22 (22q11.2)

Maßgebliche statistische Fakten

Häufigkeit unbekannt, aufgrund der X-Kopplung bei Typ I mehr Jungen als Mädchen betroffen

Erscheinungsbild

Sehr häufige Merkmale

- Epikanthus (Lidfalte am äußeren Augenwinkel), Hypertelorismus (überweiter Abstand zwischen den Augen), vorgewölbte Stirn, breite Nasenwurzel; Adontie oder Oligodontie (Fehlen oder verminderte Zahl der Zähne), dorsal rotierte, tief angesetzte Ohren; ausladender Hinterkopf
- Hypospadie oder Epispadie (Mündung der Harnröhre auf der Penisunter- oder -oberseite)
- Anomalie des Pharynx (Schluckstörung), Anomalie des Kehlkopfs (Laryngomalazie); komplette Gaumenspalte, beidseitige Lippenspalte, Ösophagusatresie oder ösophago-tracheale Fistel

Häufige Merkmale

- leichte geistige Behinderung, Gedeihstörung, Tod im Kindesalter (meist Folge von Aspiration)
- einseitige Hyperreflexie, vermindertes Schwitzen, angeborene Herzerkrankung
- Hodenektopie oder Kryptorchismus
- Nierenektopie oder Hufeisenniere, Harnleiteranomalie, Nierenbecken und Nierenkelchen
- Skelettanomalie
- imperforierter Anus, rekto-vaginale Fistel
- Schallleitungsschwerhörigkeit
- Lippenspalte, submuköse Gaumenspalte oder gespaltenes Zäpfchen, Gaumenspalte, breite, flache Nase
- Tracheomalazie

Gelegentliche Merkmale (National Organization for Rare Disorders 2003)

- Telekanthus (vergrößerter Abstand zwischen den medialen Augenlidwinkeln)
- Heterochromie der Iris
- Hypoplasie oder Aplasie der Lungen
- Sakralgrübchen, Pilonidalsinus

6

Sprachliche Symptomatik

SES sind ein Merkmal des Opitz-Syndroms. Detaillierte Studien stehen bislang leider noch aus. Siehe Kasten für sprachliches Beispielprofil.

Einzelfallstudie: Sprachentwicklung eines 9-jährigen Jungen, USA

- erstes Wort mit 3 Lj.
- enormer Wortschatzspurt zwischen 3 und 4 Lj.
- Beginn von Zweiwortäußerungen mit 3;4 Lj.
- Vier- und Fünfwortsätze mit 4 Lj., enthalten noch Vereinfachungen z. B. in der Flexion
- syntaktischer Entwicklungsstand mit 9;0 Lj.: korrekte Sätze, W-Frageelemente, Nebensätze
- Restauffälligkeiten durch Stimmproblematik und Hypotonie der orofazialen Muskulatur
- besucht 3. Klasse einer integrativen Schule
- gute Lesefähigkeiten

- Beeinträchtigung des Spracherwerbs durch Hypersensibilität im Mundraum aufgrund einer LKG- und einer Kehlkopfspalte sowie durch Mittelohrentzündungen
- Kehlkopfspalte führte im Kleinkindalter zu Aspiration und dadurch zu Lungeninfektionen
- Stimme durch Kehlkopfspalte heiser und krächzend
- sprachtherapeutische Schwerpunkte (im Alter von 3 Lj.) lagen im Bereich des Wortschatzes und später in der Artikulation

Sprachentwicklung

- meist verspäteter Spracherwerb, oft bis ins Erwachsenenalter nonverbale Kommunikation
- Sprach- und Sprechentwicklungsprobleme durch organische Störungen im Mund- und Rachenraum, Schluck- sowie Atemstörungen. Geistige Behinderung ist leicht bis gar nicht vorhanden und daher nicht primäre Ursache
- Schallleitungsschwerhörigkeit kann Spracherwerb beeinflussen
- autistische Verhaltensweisen in einigen Fällen für beeinträchtigte kommunikative Fähigkeiten verantwortlich

Stimm-, Schluck- und Atemproblematik

- Stimme teilweise schwach, pfeifend oder heiser, oft durch Luftröhrenerweichung (Tracheomalazie)
- Schluck- und Atemstörungen

Diagnostik

- vornehmlich Untersuchungen der rezeptiven Fähigkeiten auf den linguistischen Ebenen Lexikon/Semantik, Phonetik/Phonologie und Syntax/Morphologie (▶ Kap. 3)
- Abklärung einer Hörstörung
- Diagnostik der orofazialen Fähigkeiten, einer evtl. vorliegenden Dysphagie und von Respirationsstörungen

6

Therapie

Aufgrund des geschilderten Profils wird in drei Bereichen gearbeitet:

- Förderung der sensorischen und motorischen Fähigkeiten mit orofazialem Behandlungsschwerpunkt, z. B. orofaziale Regulationstherapie nach Castillo Morales
- Arbeit am rezeptiven Wortschatz (je nach Sprachentwicklungsstand) und – unter Berücksichtigung einer evtl. Überempfindlichkeit im Mund- und Rachenraum – an produktiver Sprache; je nach Entwicklungsgrad Arbeit auf Satzebene, dabei Beachtung der Alltagsrelevanz
- Atem- und Schlucktherapie

6.5.11 Rett-Syndrom

Julia Siegmüller, Peter B. Marschik und Christa Einspieler

Neurologische Entwicklungsstörung, die fast ausschließlich bei Mädchen auftritt; äußerst selten bei Jungen, z. B. in Kombination mit dem Klinefelter-Syndrom.

Erscheinungsformen

- klassisches Rett-Syndrom
- kongenitale Variante (Rolando Variante): deutliche Auffälligkeiten bereits in den ersten Lebensmonaten
- Preserved Speech Variante (Zappella Variante): sprachliche Fähigkeiten und zielgerichteter Handgebrauch vergleichsweise besser erhalten
- Early Seizure Variante (Hanefeld Variante): früh auftretende EEG-Abnormalitäten

Ursache

In etwa 95 % beim klassischen Rett eine MECP2 Mutation auf dem langen Arm des X-Chromosoms; bei atypischen Varianten in etwa 50–70 %; in seltenen Fällen FOXG1 oder CDKL5 Mutationen.

Maßgebliche statistische Fakten

- Häufigkeit: 1 : 10.000–1 : 15.000 (vgl. Sarimski 2002b; Laurvick et al. 2006)

Erscheinungsbild

Pathogenese: in der Regel ein vierphasiger Verlauf (Hagberg und Witt-Engerström 1986; Neul et al. 2011):

- Phase 1 (erstes Lj.): scheinbar unauffällige Entwicklung; bei genauerer Analyse jedoch subtile neurologische Auffälligkeiten erkennbar
- Phase 2 (Regression: 8.–18. Lm.): Verlangsamung und Stillstand der Entwicklung; langsamer Rückzug von der Umwelt; in kurzer Zeit Verlust bisher erworbener Fähigkeiten die Lokomotion, den Handgebrauch und die Sprache betreffend; Auftreten stereotyper Handbewegungen; häufige Schreiattacken
- Phase 3 (im Anschluss an die Regression): relative Stabilisierung des Entwicklungsniveaus; Wiedererlangung einzelner Fähigkeiten, insbesondere im Kommunikationsbereich; autistische Merkmale; apraktisches Verhalten; Epilepsie
- Phase 4 (spätes Stadium): motorische Beeinträchtigungen; Dystonie; Muskelschwäche; orthopädische Probleme (Skoliose); kardiovaskuläre und respiratorische Auffälligkeiten; Kommunikationsfähigkeiten bleiben stabil (Elternhilfe Rett-Syndrom 2003; Marschik et al. 2010b; Neul et al. 2011)

Genotyp (Art der Mutation) und unterschiedliche X-Inaktivierung bestimmen die phänotypische Ausprägung der Erkrankung, d.h. Alter des Auftretens von ersten Auffälligkeiten, Schweregrad der Symptome und Verlauf (Neul et al. 2011).
Die Hauptkriterien sind:

- teilweiser oder vollständiger Verlust bereits erworbenen zielgerichteten Handgebrauchs
- teilweiser oder vollständiger Verlust kommunikativ-sprachlicher Kompetenzen
- Auffälligkeiten in der Lokomotion: dyspraktischer Gang bzw. kein selbstständiges Gehen möglich
- Handstereotypien (reibende, knetende, waschende Bewegungen, Klatschen, repetitive Handbewegungen zum Mund)

Es zeigen sich weiterhin:

- ein abnehmendes Kopfwachstum nach dem 1. Lj. (sekundäre Mikrozephalie)
- sowie epileptische Anfälle bei etwa 60 % der Mädchen

Unterstützende Kriterien (Diagnose von Rett-Varianten):
- Atemstörungen im Wachzustand (Hyperventilation)
- Bruxismus
- Schlafstörungen
- Dystonie
- Periphere Durchblutungsstörungen
- Skoliose, Kyphose
- Wachstumsstörung
- inadäquates Schreien und Lachen
- herabgesetzte Schmerzempfindlichkeit
- stark ausgeprägtes Blickverhalten

Sprachstörung

Trotz großer Variabilität der Phänotypen sind schwerwiegende Probleme im Bereich der Kommunikation, des Sprechens und der Sprache ein charakteristisches Merkmal des gesamten Rett-Syndrom-Komplexes. Systematische Untersuchungen zum erhaltenen Wortverständnis liegen für das Rett-Syndrom nicht vor.
Sarimski (2002) findet bei einer Gruppe von 83 deutschsprachigen Kindern mit Rett-Syndrom im Alter von 2–18 J. neun Kinder mit mindestens drei Wörtern im produktiven Wortschatz. Fälle mit einem komplexeren sprachlichen Niveau als der Einwortebene sind selten (Uchino et al. 2001; Marschik et al. 2010a, c).
Die Kinder benutzen in erster Linie nonverbale Kommunikationsmethoden, um Aufmerksamkeit zu lenken bzw. Wünsche auszudrücken. Dies können Gesten, Berührungen von Objekten oder Personen bzw. Blickbewegungen sein.

Sprachentwicklung

- Phase 1: scheinbar normale sprachliche Entwicklung im 1. Lj. (▶ Kap. 2.2), Meilensteine werden z. T. erreicht, jedoch qualitativ abweichend (Marschik et al. 2010a, c). Bestenfalls Produktion der ersten Wörter, meist Protowörter – phonetisch konsistente Form, jedoch idiosynkratisch und kontextgebunden; geringe phonologische Komplexität. Wahrscheinlich Durchlaufen der Phasen der frühen Sprachwahrnehmung
- Phase des Verlusts kommunikativer Fähigkeiten:
  - Sprachproduktion geht verloren
  - vereinzelt Verlust des Wortverständnisses
  - Sarimski (1997) berichtet von Fällen, in denen keine Objektpermanenz mehr festgestellt wurde
  - allgemeine Motorik: Dyspraxie mit unbekannter Auswirkung auf die Sprache (generalisierte Dyspraxie)
  - Informationsverarbeitungsproblematik
  - autistische Merkmale
  - Zunahme der Handstereotypien
  - viele Mädchen entspannen sich in dieser Phase v. a. in musik-, hydro- oder hippotherapeutischer Behandlung

Diagnostik und Therapie

Für die sprachliche Diagnose und für die Ableitung einer zielgerichteten Therapie muss festgestellt werden, ob der Patientin eine Kontaktaufnahme möglich ist und ob sie Objekte über kurze Zeiträume fixieren kann. Ist dies möglich:

- Einübung von einfachen (non-) verbalen Interaktionsformen wie Blickkontakt und -lenkung sowie der Einsatz von Körpersprache
- Etablierung systematischer nonverbaler Kommunikationsformen, z. B. Gebärden, ist abhängig vom Ausmaß der Handstereotypien, u.U. kann auf Kommunikationsbilder und -bücher ausgewichen werden
- bei leichteren Fällen kann Ausweitung des Wortverständnisses sinnvoll sein
- jede Sprachtherapie sollte mit Entspannungsmethoden arbeiten

Es bedarf eines sehr stark individualisierten Zugangs, Nutzung augmentativer Kommunikationsmethoden und naturalistischer Strategien, d.h. Ansetzen und Nutzen von Spontanverhalten.

Weitere Ziele sprachtherapeutischer Intervention:

- Förderung von Nachahmungsfähigkeiten
- orofaziale Therapie, z. B. die Verbesserung des Lippenschlusses

Differenzialdiagnostik

Abgrenzung unter anderem zu frühkindlichem Autismus (▶ Kap. 6.7) und Angelman-Syndrom (▶ Kap. 6.5.3) notwendig.

6.5.12 Smith-Lemli-Opitz-Syndrom

Marita Böhning, Dorothea Haas und Klaus Sarimski

Auch: RSH-Syndrom (nach den Vornamen der ersten 3 Patienten); Abkürzungen: SLOS, RSH-S

Ursache

Autosomal-rezessiv vererbter Defekt in der Cholesterolbiosynthese: durch Mangel der 7-Dehydrocholesterol-Reduktase (Locus 11q13) wird der Cholesterolvorläufer 7-Dehydrocholesterol nicht zu Cholesterol reduziert (Haas et al. 2001).

Maßgebliche statistische Fakten

- Häufigkeit: 1 : 40.000–1 : 60.000 (Kelley und Hennekam 2000), Verhältnis von Mädchen zu Jungen ausgewogen
- Lebenserwartung abhängig von organischen Fehlbildungen; Überlebenschancen bei Plasmacholesterolkonzentration < 20 mg/dl geringer

Erscheinungsbild (Haas et al. 2001)

- Fehlbildungssyndrom mit leichter bis schwerster geistiger Behinderung, psychomotorischer Entwicklungsverzögerung, muskulärer Hypotonie, Ernährungsproblemen, Gedeihstörungen, Mikrozephalie, Kleinwuchs
- mögliche Fehlbildungen und Dysmorphiezeichen:
  - bei 95 % aller Patienten Syndaktylie zwischen 2. und 3. Zehe (zusammengewachsene 2. und 3. Zehe)
  - Mikrozephalie, Mikrognathie, Ptosis (hängende Augenlider), antevertierte Nase, tief sitzende, posterior rotierte Ohren, hoher Gaumen, evtl. Gaumenspalte, Katarakt (grauer Star)
  - Hypospadie (Mündung der Harnröhre auf der Unterseite des Penis), Kryptorchismus (Hodenhochstand), Intersexualität

  - Polydaktylie der Finger
  - oft zusätzliche Fehlbildungen der Extremitäten und der inneren Organe
- Hyperaktivität, Aufmerksamkeitsstörung, autistische Verhaltensweisen, Autoaggressivität

Orofaziale und Schluckproblematik

- Mundschluss oft nicht vorhanden mit übermäßigem Speichelfluss
- gestörter Kau- und Schluckakt

Sprachliche Symptomatik

- sehr heterogenes sprachliches Profil: einige Patienten sprechen gar nicht (Nwokoro und Mulvihill 1997), andere erwerben gute Sprachkenntnisse (breiteres Spektrum, seitdem der biochemische Nachweis der Diagnose auch bei Kindern mit leichterer Ausprägung der Symptome möglich ist)
- Dissoziation zwischen rezeptiven und produktiven Leistungen (Tierney et al. 2000)
- oft phonetisch-phonologische Auffälligkeiten
- nach Beginn einer Cholesteroltherapie vor allem Verbesserungen in der sozialen Anpassung im Alltag (Tierney et al. 2000)

Sprachentwicklung

Die produktive Sprachentwicklung wird von folgenden Faktoren negativ beeinflusst:

- geistige Behinderung
- Vermeidung von Reizen in Mund- und Rachenraum aufgrund hoher Sensibilität in diesem Bereich, lässt im Vorschul- und Schulalter nach
- mitunter auftretende Hörstörungen: Innenohrschwerhörigkeit und Schallleitungsstörungen bei wiederkehrenden Mittelohrentzündungen

Diagnostik

- reguläre Sprachentwicklungsdiagnostik zu den linguistischen Ebenen Lexikon/Semantik, Phonetik/Phonologie und Syntax/Morphologie (▶ Kap. 3)
- Überprüfung des Hörvermögens, um einen möglichen Einfluss auf sprachliche Leistungen einschätzen zu können
- Untersuchung von Anomalien im Artikulationsapparat und deren Folgen auf die Artikulationsmotorik (myofunktionelle Untersuchung)
- Abklärung von Kau- und Schluckstörungen

Therapie

Aufgrund des geschilderten Profils Arbeit in zwei Bereichen:

- Förderung der sensorischen und motorischen Fähigkeiten mit orofazialem Behandlungsschwerpunkt, z. B. orofaziale Regulationstherapie nach Castillo Morales
- Förderung des rezeptiven Wortschatzes und – wenn es der Patient trotz Hypersensibilität im Orofazialkomplex zulässt – der produktiven Sprache. Je nach Entwicklungsgrad kann auf Satzebene gearbeitet werden. Dabei spielt Alltagsrelevanz eine große Rolle

6.5.13 Williams-Beuren-Syndrom

Marita Böhning, Julia Siegmüller und Klaus Sarimski

Auch: Williams-Syndrom, infantile Hyperkalzämie, Beuren-Syndrom, Cocktail-Party-Syndrom (veraltet). Abkürzungen: WBS, WS

Ursache

Hemizygote Mikrodeletion am langen Arm des 7. Chromosoms (7q11.23), welche das Gen der LIMkinase-1 (LIMK1), das Elastin-Gen (ELN) und deren benachbarte Gene betrifft.

Maßgebliche statistische Fakten

- Häufigkeit: 1 : 10.000–1 : 20.000
- Lebenserwartung: normal

Erscheinungsbild

Körperliche Merkmale (Sarimski 2003)

- typische Gesichtsdysmorphien, sog. „Elfengesicht"
- supravalvuläre Aortenstenose (Aortenverengung dicht oberhalb der Aortenklappe) oder Pulmonalstenose (angeborene Verengung des Truncus bzw. einer Arteria pulmonalis)
- infantile Hyperkalzämie (vermehrter Kalziumgehalt im Blut) in den ersten Lj.
- verlangsamtes Körperwachstum
- sternförmige Irismuster (Iris stellata)
- Hypogenitalismus
- Zahnanomalien
- Geräuschüberempfindlichkeit (Hyperakusis)
- auffällig tiefe und raue Stimme

6

Kognitive Merkmale

- Gesamt-IQ zwischen < 40 und 90, durchschnittlich ca. 70, wobei Handlungs-IQ < verbaler IQ
- beeinträchtigte visuell-räumliche Wahrnehmung, relative Stärken im auditiven Kurzzeitgedächtnis
- verzögerte Sprachentwicklung; Aufholphase in der späten Kindheit/Pubertät, die bis zur sprachlichen Unauffälligkeit führen kann

Sprachliche Symptomatik

- erste Wörter oft erst im 2. oder 3. Lj., teilweise durch Aussprachestörungen schwer verständlich
- Wortschatz entwickelt sich langsamer als im ungestörten Spracherwerb (aber durchschnittlich 100 Wörter im Alter von 3;4 Jahren; Mervis 2003). Faktoren:
  - Mechanismen zur Erschließung des Wortschatzes werden nicht optimal genutzt
  - Defizite im sprachlichen Langzeitgedächtnis verhindern die Speicherung neuer Wörter
  - Mittelohrentzündungen beeinflussen die auditive Wahrnehmung negativ

- Echolalien im frühen Spracherwerb: echolaliertes Wort kann gut verständlich sein, dasselbe Wort in einer spontanen Äußerung jedoch phonologischen Prozessen unterliegen
- Wortschatz von Jugendlichen und Erwachsenen kann trotz des verzögerten Erwerbs ein sehr hohes Niveau erreichen, in seltenen Fällen bis zu einem verbalen IQ über 100
- gelegentlich Wortfindungsprobleme
- Stärken in Erzählfähigkeiten (Nutzung prosodischer Details, Lautmalereien, Emotionswortschatz u. a.)
- gemeinsames Merkmal mit Down-Syndrom-Kindern ist im Vorschulalter der Telegrammstil bei Mehrwortäußerungen, d. h. es werden Funktionswörter wie Artikel oder Präpositionen ausgelassen. Im Bereich Morphologie fällt eine falsche Verwendung des grammatischen Geschlechts (Genus) auf. Die Spontansprache der erwachsenen Patienten ist meist grammatisch unauffällig (Siegmüller et al. 2000)

Sprachentwicklung

- Einwortäußerungen häufig länger verwendet als im ungestörten Spracherwerb
- Satzverständnis ist ab dem späteren Spracherwerb gut entwickelt, erreicht jedoch nur selten das Niveau der ungestörten Erwachsenensprache. Es liegt meist oberhalb des nicht sprachlichen Entwicklungsalters, aber unterhalb des chronologischen Alters (Brock 2007)

Diagnostik

- reguläre Sprachentwicklungsdiagnostik zu den linguistischen Ebenen Lexikon/Semantik, Phonetik/Phonologie und Syntax/Morphologie (▸ Kap. 3)
- Überprüfung des Hörvermögens, um einen möglichen Einfluss auf sprachliche Leistungen einschätzen zu können. Außerdem kann die Überempfindlichkeit für Geräusche Auswirkungen auf die sprachlichen Leistungen haben, was jedoch leider schwer zu überprüfen ist
- Untersuchungen zum sprachlichen Kurz- und Langzeitgedächtnis, deren Ergebnisse Einfluss auf das therapeutische Vorgehen haben

Therapie

- ggf. Probleme im orofazialen Bereich und phonologische Auffälligkeiten behandeln (▸ Kap. 4.1 und ▸ Kap. 4.3)
- Nutzung der spezifischen Stärken der Kinder: ausgeprägtes Neugierverhalten, gute Fähigkeiten im rhythmischen und musischen Bereich, hohe Motivation zum Kontakt mit anderen Menschen, teilweise gute Fähigkeiten in der auditiven Wahrnehmung
- Sprachtherapie wird durch Schwächen der Kinder beeinflusst: z. B. verkürzte Aufmerksamkeitsspanne, verlangsamtes Lerntempo, kognitive Schwierigkeiten, Hörproblematik (Hyperakusis oder Schwerhörigkeit), Störungen der visuell-räumlichen Wahrnehmung, beeinträchtigte grob- und feinmotorische Entwicklung

Förderung der Möglichkeiten von Vorschulkindern zum Erwerb von Wortschatz und Syntax, um die Entwicklung sprachlicher Fähigkeiten auch in späteren Phasen sicherzustellen.

- bei Verzögerung kann Wortschatzaufbau mit Auftreten der ersten Wörter beginnen

- Einstieg in Wortkombinationen begleiten bzw. ermöglichen
- grammatische Förderung, sobald Grundwortschatz vorhanden

Fortsetzung der Therapie in der Grundschulzeit anstreben, um auch in der späten Entwicklungsphase optimale Förderung der sprachlichen Entwicklung sicherzustellen.

6.6 Mutismus

Astrid Fröhling

Auch: psychogenes Schweigen, Sprachverweigerung, Sprechhemmung, Sprachneurose, angstbedingtes Schweigen

6.6.1 Ausprägungsformen

Der Begriff Mutismus (lat. mutus – stumm) eng. mutism, wurde von Tramer 1934 geprägt. Kommunikationsstörung, die sich in einer Redehemmung zeigt. Zeitweiliges partielles oder vollständiges Nichtsprechen bei intakter Hör-, Sprach- und Sprechfähigkeit, die rezeptiv und expressiv im Regelfall im Normbereich liegen.

(S)elektiver Mutismus

- bisweilen nahezu normale Kommunikation
- Schweigen partiell gegenüber einer bestimmten Personengruppe, welche nicht zum engeren Familienkreis gehört und/oder in definierten Situationen (im Kindergarten, in der Schule)
- häufig zwei Seiten einer Person: introvertierter, gehemmter Schweiger und sprechfreudiger, anhänglicher und lebhafter Mensch, je nach Situation und Personenkreis (Hartmann 2004)
- Das Schweigen zeigt sich häufig von Sozialängsten oder anderen Angststörungen begleitet.

6

Den kommunikativen Rückzug wertet Bahr (2002a, b) als „sinnvolle Bewältigungsstrategie", um in ihrem Lebenskontext zu bestehen.

ICD-10 Code für F94.0 (s)elektiven Mutismus

„Diese Störung ist durch eine deutliche, emotional bedingte Selektivität des Sprechens charakterisiert. Das Kind zeigt seine Sprachkompetenz in einigen Situationen, in anderen definierten Situationen jedoch nicht. Meistens tritt die Störung erstmals in der frühen Kindheit auf, mit ungefähr gleicher Häufigkeit bei beiden Geschlechtern. Meist ist der Mutismus mit deutlichen Persönlichkeitsbesonderheiten wie Sozialangst, Rückzug, Empfindsamkeit oder Widerstand verbunden. Typischerweise spricht das Kind zu Hause oder mit engen Freunden, es ist jedoch in der Schule oder bei Fremden mutistisch (…)."

Totaler Mutismus

- Völlige Kommunikationshemmung, vollständige Verweigerung der Lautsprache. Die Person spricht weder innerhalb noch außerhalb der Familie
- häufig traumatisch, bei psychischer Grunderkrankung (Psychose, endogene Depression) oder als dramatische Verlaufsvariante eines in der Kindheit begonnenen partiellen Schweigens (Hartmann 2003)

- häufig werden sämtliche anderen phonischen Leistungen verweigert, wie Weinen, Husten, Lachen, Atemgeräusche u. a.
- ausdrucksarme Mimik, Blickkontakt wird vermieden
- betroffene Person agiert durch Einsetzen kommunikativer Hilfsmittel (Gestik, schriftliches Aufzeichnen)

Akinetischer Mutismus
Störung bei hirnorganischer Schädigung und Hemmungsphänomen der zentralen Sprechfunktionen.

6.6.2 Ursachen und Differenzialdiagnosen

Ursachen
Eine direkte Ursache ist nicht bekannt, grundsätzlich muss von einer multifaktoriellen Verursachung ausgegangen werden. Abzuklären sind psychogene, psychophysiologische und physiologische Ursachen.

- Diathese-Stress-Modell (Hartmann 1997): „Wechselhaftigkeit von Prädispositionen und seelischer Verarbeitung von negativ empfundener Umweltkonfiguration".
- diskutiert werden neurobiologische Bedingungsfaktoren für Angststörungen; Neurotransmitterstörungen
- Modellverhalten der Eltern
- überprotektives Verhalten von Bezugspersonen
- anamnestisch häufig verzögerte Sprachentwicklung (Bahr 2002a), Sprachentwicklungsstörung und/oder Artikulationsprobleme sowie andere Sprech- und Stimmstörungen
- sensible Phasen sind Eintritt in Kindergarten und Schule
- Immigrationsproblematik
- Misshandlung und sexueller Missbrauch

Anteile einer grundlegenden Anamnese und Diagnostik

- allgemeine Patienten- und Familienanamnese
- fachärztliche Untersuchungen (Pädiatrie, HNO, Neurologie)
- psychische Diagnostik
- sprachtherapeutische Diagnostik, z. B. Patholinguistische Diagnostik bei Sprachentwicklungsstörungen (Kauschke und Siegmüller 2010)
- Ermittlung des zugrunde liegenden Kommunikationsverhaltens und der emotionalen Motivationskriterien, z. B. Evaluationsbogen für das sozialinteraktive Kommunikationsverhalten bei Mutismus (Hartmann und Lange 2003)

Differenzialdiagnosen
Generalisierte Angststörung, Depression, tiefgreifende Entwicklungsstörungen, Hörstörung, fehlende Kenntnis der gesprochenen Sprache (Fremdsprache), Schizophrenie, Aphasie.

6.6.3 Intervention und Therapie

In der Regel multimodale Behandlung der Disziplinen Psychiatrie, Psychologie und Sprachtherapie (s. dazu Grohnfeldt 2010) je nach Befund, Alter und individu-

eller Komplexität des Hemmungsphänomens und Primärätiologie (Hartmann 2010). Kann ambulant oder stationär erfolgen.
Therapeutische Verfahren: verhaltenstherapeutisch orientierte, psychoanalytische, familientherapeutische, pharmakotherapeutische, musiktherapeutische, spieltherapeutische und sprachtherapeutische Therapien.

Theraplay

Direktive kommunikative Spieltherapie bei spracherwerbsgestörten und mutistischen Kindern (Franke 1990, 1994, 1996b). Begründet durch die Psychologin Jernberg (1987).
Von den inneren, psychischen Bedürfnissen des Kindes ausgehend, werden von der Therapeutin strukturierte, gut durchschaubare Interaktionsspiele konzipiert (in denen keine verbalen Äußerungen verlangt werden!), um dem verweigernden Kind neue Erfahrungen zu ermöglichen und somit das kindliche Selbstbild positiv zu verändern. Daraus resultiert ein verändertes (Sprech-)Verhalten.

SYMUT (Konzept der systemischen Mutismustherapie, Hartmann 2004)

In 4 Phasen verlaufende Therapie (Kombination aus Verhaltens- und Sprachtherapie):
1. präverbale Phase, 2. lexikalisch-syntaktische Phase, 3. kommunikativ-sozialinteraktive Phase und 4. Nachbetreuungsphase.
Neben Beratung und Elternarbeit wird ausgehend von der Evozierung von flüsternden und phonischen Lautäußerungen über gelenkte Spontansprache in ein ungehemmtes freies Kommunikationsmuster geführt.

IMT (Integrative Mutismustherapie, Lepper/Braun-Scharm 2009)

Zentrales Therapieziel ist die Reduktion von (Sprech-)ängsten durch Kontaktaufbau zum Kind, das Evozieren von Lauten und Ausbau zu einer kommunikativen Sprachanwendung über aufbauende Schwierigkeitsgrade hin zur Spontansprache.

The Selective Mutism Resource Manual (Johnson/Wintgens, 2005)

Das Manual ist ein Programm, welches in kleinschrittiger Weise die Planung und Verwaltung der Interventionen bei der selektiven Mutismustherapie in sehr praktischer Weise, vor allem auch in der schulischen Situation, aufgezeigt.
Mutismus Selbsthilfe Deutschland e.V. (seit 2004) mit seiner Fachzeitschrift Mutismus.de (2009) für Mutismustherapie, Mutismusforschung und Selbsthilfe

> **!** **Mutismus und Sprachentwicklungsstörung**
> Gesondert sollte auf die Therapie bei Sprachentwicklungsstörung mit mutistischen Ausprägungen verwiesen werden:
> - das Kind kann den kommunikativen Anforderungen sprachlich (z. B. durch zu geringen Wortschatz) nicht entsprechen, entwickelt für diese Interaktionsfrustrationen ein Störungsbewusstsein und zeigt sich gehemmt in ihm nicht vertrauten Umfeldern
> - frühzeitige spezifische Sprachentwicklungstherapie, um die Sprachentwicklungsstörung *als primäre Verursachung* zu beheben (▶ Kap. 3)

Mutismus im Heilmittel-Report

In dem neubearbeiteten Heilmittel-Report von 2008 ist die Mutismustherapie zum Bereich der sprachtherapeutischen Behandlungen gezählt worden und in den Indikationen SP1 (Störungen der Sprache vor Abschluss der Sprachentwicklung) oder RE1 (Redeflusstörung) eingegliedert worden (Bode et al. 2008).

6.7 Autismus

Marita Böhning und Svenja Ringmann

Auch: autistische Störung, Störung im autistischen Spektrum
Dieses Kapitel bespricht den frühkindlichen Autismus.

Unterformen

- Kanner-Syndrom/frühkindlicher Autismus (Kanner 1943): Störungen der sozialen Interaktion, verbalen und nonverbalen Kommunikation sowie der Fantasie (z. B. kreatives Spiel)
- Asperger-Syndrom (Asperger 1944): sprachliche Entwicklung kaum beeinträchtigt; IQ mindestens im Normalbereich, teils überdurchschnittlich, jedoch ebenfalls Störungen der sozialen Interaktion und der Fantasie
- von einigen Autoren wird weiterhin der High Functioning Autismus abgegrenzt: IQ im Normalbereich bei Störung der Sprachentwicklung
- atypischer Autismus: autistische Symptomatik, es werden jedoch nicht alle Diagnosekriterien erfüllt

Krankheitsbilder mit autistischer Komponente

- Rett-Syndrom (▶ Kap. 6.5.11)
- tuberöse Sklerose
- Fragiles-X-Syndrom (▶ Kap. 6.5.8)
- desintegrative Störung des Kindesalters

Ursache

Bis heute nicht geklärt. Wahrscheinlich vor, während oder nach der Geburt oder genetisch bedingte Hirnschädigung. Diskutiert werden Chromosomenanomalien der Chromosomen 3, 7, 15 und des X-Chromosoms (Online Mendelian Inheritance in Man).

Maßgebliche statistische Fakten

- Häufigkeit: 1 : 1.000–1 : 2.500 (Online Mendelian Inheritance in Man)
- Verhältnis von Jungen zu Mädchen ist 3:1

6.7.1 Erscheinungsbild

Beim frühkindlichen Autismus handelt es sich um eine tiefgreifende Entwicklungsstörung, die sich vor dem 3. Lj. manifestiert.

- jeder IQ ist denkbar; 80 % haben jedoch einen IQ unter 70
- gestörte Verarbeitung und Interpretation von Sinneseindrücken im Gehirn. Diese Überreizung hat zur Folge, dass die Patienten sich von der Welt zurückziehen

- Defizit im Verstehen von Gedanken und Gefühlen anderer Menschen, ihrer Motivationen und Intentionen
- etwa 10 % haben außergewöhnliche Talente, z. B. in der Musik, Kunst oder Mathematik
- teilweise Beschäftigung mit ausgeprägten Sonderinteressen, z. B. Waschmaschinen oder Zugfahrpläne
- Bedürfnis nach Gleichheit der Umgebung
- repetitive Verhaltensweisen wie z. B. motorische Stereotypien

Sprachliche Symptomatik

Sprachprofil

- Pragmatik: Leitsymptomatik ist die Störung der Pragmatik. Sprache oft zur Befriedigung eigener Bedürfnisse, nicht zur Kommunikation. Das Fehlen eines vorsprachlichen gemeinsamen Aufmerksamkeitsfokus mit einer Bezugsperson (s.o.) setzt sich in der Sprachentwicklung fort. Problematik, das Gesagte dem Wissensstand des Zuhörers anzupassen, gegebene von neuer Information zu unterscheiden und Themen außerhalb der Sonderinteressen und Turn Taking aufrecht zu erhalten (Tager-Flusberg et al. 2005). Sprachgebrauch teilweise an den Kontext geknüpft, klassisches Beispiel von Kanner (1943): Ein autistischer Junge wiederholte den Satz „Wirf den Hund nicht vom Balkon!" immer, wenn er den Impuls hatte, etwas Verbotenes zu tun. Er hatte den Satz einmal von seiner Mutter gehört, als er einen Spielzeughund vom Balkon werfen wollte.
- Prosodie und Stimme: Intonation, Rhythmus und Wortbetonung sind auffällig. Sprache wird als monoton, mechanisch oder arrhythmisch beschrieben. Erschwerte Verarbeitung prosodischer oder emotionaler Merkmale. Oft stimmliche Auffälligkeiten wie Heiserkeit und Hypernasalität. Unangebracht leises oder lautes Sprechen möglich
- Phonologie: Auffälligkeiten entsprechen denen nicht autistischer Kinder. Am besten entwickelte sprachliche Ebene
- Wortschatz: verspätete und langsamere Entwicklung als bei normal entwickelten Kindern. Expressiver und rezeptiver Wortschatz liegen im Alter von 2 J. auf einem lexikalischen Entwicklungsstand von 9 Mon. (Lord und Paul 1997). Idiosynkrasien, sog. Privatsprache, häufig, werden aber meist mit steigendem Alter weniger
- Syntax: Entwicklung verzögert, aber nicht abweichend zur ungestörten Entwicklung (Kastner-Koller und Deimann 2000)
- weitere Merkmale: Mutismus (▶ Kap. 6.6); Echolalien, dienen vermutlich dem Zweck, Kommunikation aufrecht zu erhalten, da ihr Anteil mit steigenden sprachlichen Fähigkeiten abnimmt (Prizant 1996); Pronomenverwechselung und -vermeidung, vermutlich bedingt durch mangelndes Verständnis des Wechsels der Sprecher-Hörer-Perspektive (Fay 1993)

Sprachentwicklung

- im 1. Lj. werden weniger Laute, v. a. weniger Konsonanten produziert als bei gleichaltrigen Kindern (Kastner-Koller und Deimann 2000; Prizant 1996)
- wenig nonverbale Kommunikationsmittel, z. B. der sog. gemeinsame Aufmerksamkeitsfokus (*joint attention*) zwischen Kind und Erwachsenem, Zeigegesten
- weniger Symbolspiel als Vorausläufer der Sprachentwicklung (Paul 2006)

- später Sprachbeginn und langsamerer Erwerb
- ca. 60 % der Kinder entwickeln keine produktive Sprache (Remschmidt 2001), deren Anteil nimmt jedoch ab durch frühere Identifikation und Intervention (Rogers 2006). Ausbleibende Sprache wird nicht durch kommunikative Gesten ersetzt, teils maladaptive Strategien, z. B. Schlagen mit dem Kopf, um Ablehnung auszudrücken
- ca. 25 % der Kinder erwerben einige Wörter bis zum Alter von 18 Lm., verlieren diese aber wieder oder lernen keine neuen Wörter hinzu (Lord et al. 2004)

6.7.2 Diagnostik

Diagnostik mit autistischen Patienten muss (ebenso wie Therapie) eine klare Struktur aufweisen:
- Untersuchungsraum darf das Kind nicht zu sehr mit Sinneseindrücken belasten
- in diagnostischen Sitzungen aufeinander folgende, ähnliche Aufgabenstellungen, da die Gefahr besteht, dass das Kind an einem Aufgabentyp festhält und z. B. beim Wort-Bild-Zuordnen die Bilder benennt, weil dies vorher Aufgabe war
- rezeptive Aufgaben spiegeln die Sprachkompetenz des Kindes eher wider als produktive, da Nullreaktionen auf produktive Aufgaben eher pragmatisches Problem als Problem sprachlicher Kompetenzen sind
- neben sprachsystematischer Diagnostik Erfassen der sprachlichen Vorausläuferfähigkeiten wie Joint Attention und Symbolspiel und der kommunikativen Fähigkeiten, dynamisches Assessment: Was erleichtert/erschwert die Kommunikation des Kindes? Zum Beispiel taktile und visuelle Reize, Unterstützung durch Schriftsprache (Paul 2006)

6.7.3 Therapie

Beste Wirksamkeit von Frühförderprogrammen zeigte sich bei Interventionsbeginn zwischen zwei und vier Jahren und bei intensiver Intervention von 15 oder mehr Stunden pro Woche über einen Zeitraum von mehr als zwei Jahren (Rogers 2006).

Kommunikationsförderung/verhaltenstherapeutische Maßnahmen

Hauptziel sprachlicher Intervention ist die Förderung der Motivation zum Einsatz expressiver Sprache. Sprache soll als Auslöser von Ereignissen begriffen werden. Erzieher und Therapeuten müssen zusammenarbeiten, um verbale Kommunikation herauszufordern. Reaktion auf nonverbale Kommunikation ist hier möglichst zu vermeiden. Konsequentes Vorgehen ist hierbei extrem wichtig.

Methode des operanten Konditionierens: Der Therapeut arbeitet mit positiven oder negativen Verstärkern oder dem Weglassen des positiven Verstärkers bei nicht erwünschtem Verhalten (Buschbauer und Fox 2003):
- neue Bezugsperson, z. B. der Sprachtherapeut, richtet sein Handeln nach dieser Methode aus
- entwickelt sich das Kind aufgrund dieser verhaltenstherapeutischen Maßnahmen positiv, können weitere Bezugspersonen ihr Verhalten ebenso ausrichten

Dieses Verfahren sollte sich bei der sprachtherapeutischen Arbeit, z. B. bei der Wortschatzarbeit, wiederfinden, damit sich das Kommunikationsverhalten des Kindes dauerhaft verändern kann.

Beispiele möglicher Vorgehensweisen
- im Spiel benötigte Gegenstände werden erst freigegeben, wenn danach in irgendeiner Form verbal gefragt wird
- eine Handlung wird vom Therapeuten erst fortgeführt, wenn verbale Kommunikation stattfindet
- Hilfen werden erst auf verbale Anforderung gegeben

Schwerpunkte sprachtherapeutischer Arbeit
- Entwicklung des Symbolverständnisses als Voraussetzung zum Erwerb von Wortbedeutungen und für das Verständnis, dass Wörter zum Kommunizieren benötigt werden. Setzt ein Kind beim Spielen kein Symbolspiel (z. B. Verwendung eines Bauklotzes als Auto) ein, hat es wahrscheinlich noch kein Symbolverständnis entwickelt
- Aufbau von Joint Attention und gestischer und verbaler Imitation (Paul 2006)
- Aufbau von Sprachproduktion
- je nach individuellem Entwicklungsstand Arbeit auf allen sprachlichen Ebenen denkbar, für Kinder mit formalsprachlichen Auffälligkeiten eignet sich ggf. Therapiemethodik für Kinder mit spezifischen Sprachentwicklungsstörungen (▶ Kap. 3)
- pragmatische Ebene: Orientierung an der Abfolge der kommunikativen Entwicklung im ungestörten Erwerb; Training funktionaler kommunikativer Situationen in natürlichen Interaktionen; Ausweitung des Lexikons für soziale und mentale Wörter (Paul 2006); Zuordnung von Gefühlen oder Geisteshaltungen, z. B. mithilfe von Bildern oder Fotos, üben
- alternative Kommunikationsformen: autistisches Kind kann expressive Sprache ablehnen, aber per Gebärden, Schriftsprache, Kommunikationstafeln oder Computereinsatz mit der Umwelt in Kontakt treten. Arbeit an expressiver natürlicher Sprache im Vordergrund, da Erwerb verbaler Sprache bis zum Schuleintritt neben dem IQ entscheidender Prädiktor für den weiteren Verlauf ist (Howlin 2005)

6.8 Fötales Alkoholsyndrom

Julia Siegmüller

Auch: Alkoholembryopathie, Fetal Alcohol Syndrome, *Abkürzung* FAS
Leichtere Manifestation: FAE (Possible Fetal Alcohol Effects), synonymhaft auch ARND (Alcohol-related Neurodevelopmental Disorder)
Zur Schädigung des Kindes kommt es durch die toxische Einwirkung des Ethanols oder der alkoholischen Abbauprodukte auf den Organismus des Föten. Ein Zusammenhang zwischen Grad der Alkoholkrankheit der Mutter und dem Risiko des Kindes wird angenommen. Abgrenzung zu Kindern mit Drogenembryopathien.

Maßgebliche statistische Fakten

- FAS seit 1974 wissenschaftlich beschrieben
- Feststellung von FAS oder FAE häufig erst im 3. Lj.
- Häufigkeit:
  - USA: 1,9 : 1.000 (Carmichael Olson und Burgess 2000)
  - Deutschland: pro Jahr ca. 2.200 Neugeborene mit FAS (geschätzte Häufigkeit 1 : 500–1.000), FAE-Kinder sind häufiger (Drozella 2001)

6.8.1 Erscheinungsbild

Betroffene Kinder sind v.a. in ihren neurologischen Funktionen beeinträchtigt. Dies betrifft die physikalische und die funktionelle Reifung des Gehirns. Die Gehirne bleiben u.a. kleiner, sind weniger entfaltet (Mikrogyrie), bestehen aus einer kleineren Anzahl von Neuronen und einer verminderten Anzahl von Synapsen (Drozella 2001). Teilweise kommen Störungen im Corpus Callosum vor, in einigen Fällen fehlt es ganz.

Drei diagnostische Kriterien zur klinischen Erfassung (Paul 2007):

- Kleinwuchs und Untergewicht
- spezifisches Muster Gesichtsdysmorphien
- neurobehaviorale Effekte

Insgesamt zeigen die Kinder ein asynchrones Störungsprofil über verschiedene Entwicklungsbereiche:

- Mikrozephalie teils schon bei der Geburt möglich; häufig Entwicklung im späteren Leben
- charakteristische kraniofaziale Dysmorphie (bildet sich mit zunehmendem Lebensalter zurück): niedrige Stirn, Epikanthus, Blepharophimose, Ptose, abfallende Lidachse, kurzer Nasenrücken, fehlendes oder abgeflachtes Philtrum, schmale Oberlippe, hoher Gaumen oder Gaumenspalte, hypoplastischer Unterkiefer, dysplastische, tief sitzende Ohren
- Hände: Klinodaktylie 5 und veränderte Hautlinien (z. B. tiefe Daumenfurche und stark abknickende Dreifingerfurche, die zwischen Zeige- und Mittelfinger endet)
- Herzfehler (30 %): meistens Ventrikelseptumdefekt und Vorhofseptumdefekt
- Genitalanomalien (30–40 %): z. B. Hodenhochstand, Hypoplasie der Labia maiora
- Nierenfehlbildungen (10 %)
- Skelettfehlbildungen: z. B. Trichterbrust
- fein- und grobmotorische Störungen
- Wahrnehmungs- und Verhaltensstörungen: z. B. Konzentrationsschwäche, Impulsivität, Stimmungslabilität, erhöhte Risikobereitschaft, fehlende soziale Kompetenz, Distanzlosigkeit
- Epilepsien, Tremor
- Ess- bzw. Schluckstörungen im Säuglingsalter (30 %) teilweise mit Hypersensibilität im Mundraum
- Schlafstörungen: extremer Wechsel zwischen Tiefschlaf- und Schreiphasen
- leichte bis mittlere geistige Behinderung bei ca. 75 % aller FAS-Kinder, ebenfalls mit asynchronem Profil über die verschiedenen kognitiven Bereiche

Kognitive Symptome

- Aufmerksamkeitsstörung, Hyperaktivität
- Gedächtnisstörungen
- Lernstörung
- unstabiles Lerntempo
- Störung im Erkennen des Ursache-Wirkung-Prinzips
- Störungen im Sozialverhalten und in der sozialen Kognition
- Störungen der mentalen Planung, Merkfähigkeit bleibt erhalten
- Dyskalkulie
- Einschränkung z. B. von logischem Denken
- Abstraktionsvermögen, Störungen im Erkennen von Zusammenhängen

Sprachentwicklung

> **!** Die Sprachentwicklung ist bei ca. 80–95 % der Kinder mit FAS gestört (Drozella 2001), wobei sich ein ebenso heterogenes Bild zeigt wie bei den nicht sprachlichen Entwicklungsbereichen (s.o.). Die Sprachentwicklung ist der am wenigsten untersuchte Störungsbereich von FAS-Kindern.

Aufgrund der großen Heterogenität zwischen betroffenen Kindern ist Diagnostik detailliert für jede sprachliche Ebene zwingend notwendig. Von einer SES können alle sprachlichen Ebenen betroffen sein:

- Wortschatz und Pragmatik sind zentrale Auffälligkeitsbereiche; gepaart mit sozialer Auffälligkeit
- erste Wörter werden verspätet produziert
- Sprachproduktion auf Satzebene wird als verkürzt beschrieben
- Sprache wirkt inhaltsleer, was auf semantische Störungsaspekte schließen lässt; häufig gepaart mit starken Arbeitsgedächtnis- und/oder Langzeitgedächtnisbeeinträchtigungen
- formal-sprachliche Bereiche (Phonologie, Syntax) eher weniger betroffen
- häufig Störungen der Artikulation, die teilweise mit Gaumenspalten oder kieferorthopädischen Störungsbildern einhergehen
- Stottern
- starke Kommunikationsstörung (Carmichael-Olson und Burgess 2000): während der Kindheit erweisen sich die schlechten sprachlich-kommunikativen und sozial-kognitiven Fähigkeiten der Kinder als Störungsherde, die die Eingliederung der Kinder sowie die Akzeptanz sozialer Normen negativ beeinflussen bzw. verhindern

> **!** **Störungen an der Schnittstelle Semantik und Pragmatik**
> - Informationsentnahme aus dem Input (Satz, Kontext, Dialog)
> - Informationsintegration in bestehenden Kontext und Weltwissen
> - Informationsspeicherung (wird durch die allgemein bestehende Gedächtnisstörung zusätzlich beeinflusst)
> - Abruf komplexerer Informationen in neuen Situationen (Übertragung von Informationen)
> - Leistung abhängig von der Tagesform!

Lesen und Schreiben

- Lese-Rechtschreiberwerb verläuft verzögert
- Analyse der Phoneme einer Wortform scheint am wenigsten gestört zu sein
- im Jugendlichenalter Gedächtnisstörungen und Störungen im logischen Denken

6.8.2 Therapie

In der neueren Forschung wird in den USA insbesondere für FAS-Kinder eine Therapieform gefordert, die sich ausschließlich an den spezifischen Schwierigkeiten des einzelnen Kindes orientiert. Pauschale Programme werden abgelehnt (Carmichael-Olson und Burgess 2000). Therapiekonzepte sind familienintegriert, v. a. um Kommunikationsverhalten der Kinder im Alltag nachhaltig zu unterstützen (→ Verstehen der Problematik bei Bezugspersonen). Dies ist besonders wichtig, da Betroffene besonders häufig in sozial schwachen Familien aufwachsen.

Problem Reizüberflutung

- mehrere Stimuli zur gleichen Zeit können leicht zur Reizüberflutung führen
- auch ein Raum voller Spielzeug kann bereits eine Reizüberflutung auslösen (Drozella 2001)
- Zeichen der Reizüberforderung
  - Vermeidung von Blickkontakt
  - Weinen

Vorgehen

Für die Therapie ist es wichtig, die Störungen der Integration verschiedener Informationen zu bedenken:

- langsame Folge von Reizen und Aufgaben
- starke Strukturierung sprachlicher Aufgaben
- wenige Arbeitsschritte pro Anforderung
- Herleiten der Lernanforderung direkt aus der Alltagswelt des Kindes, da die abstrakte Einordnung von Informationen zu den stärker gestörten Bereichen zählt (s.o.)

7 Erworbene Sprachstörungen bei Erwachsenen

7.1 Aphasien

Henrik Bartels

Auch: Aphemie (ursprüngliche Bezeichnung durch P. Broca ▶ Kap. 7.1.1)
Erworbene Sprachstörungen im Kindesalter (▶ Kap. 8).

Maßgebliche statistische Fakten
Nach Angaben der dt. Gesellschaft für Neurologie in Deutschland 85.000–100.000 Patienten mit Aphasien (Prävalenz) sowie etwa 25.000 Neuerkrankungen pro Jahr (Inzidenz).

Ursache

Ursache sind Störungen des zentralen Nervensystems mit Mangeldurchblutung der sprachrelevanten Areale in der Großhirnrinde der sprachdominanten Hemisphäre (vorwiegend perisylvischer Kortex, Inselrinde) oder in subkortikalen Strukturen wie Thalamus oder Basalganglien:

- 80 % Schlaganfälle (ischämische Insulte)
- 20 % Blutungen, Traumata, Hirntumoren, entzündliche oder degenerative Erkrankungen des Gehirns sowie Anfallsleiden (können zu vorübergehenden oder dauerhaften aphasischen Störungen führen)

Erscheinungsbild

- produktive und/oder rezeptive Funktionen der Sprachverarbeitung können vollständig oder teilweise betroffen sein
- meistens, jedoch nicht zwangsläufig, gleichzeitig Störungen der schriftsprachlichen Verarbeitung. Oft weicht Schädigungsgrad der Lese- oder Schreibleistung deutlich von den sprachlichen Leistungen ab (▶ Kap. 7.2 und ▶ Kap. 7.3)

Prognose

Verschiedene Faktoren beeinflussen den Verlauf einer aphasischen Erkrankung. Sind initial noch etwa ⅓ aller Schlaganfallpatienten als aphasisch einzustufen, reduziert sich dieser Anteil im Verlauf des ersten Jahres nach dem Ereignis um die Hälfte.

Bestimmende Faktoren für die Prognose der Erkrankung:

- initialer Schweregrad
- Größe der Hirnläsion
- Lokalisation der Hirnläsion

Differenzialdiagnostik

- Störungen der Sprechmotorik oder der sprechmotorischen Planung zählen nicht zu den Aphasien, sondern werden als Dysarthrien bzw. Sprechapraxien bezeichnet (vgl. ▶ Kap. 9)
- Abgrenzung sprachlicher Auffälligkeiten im Zuge von:
  - Demenzen
  - Verwirrtheitszuständen
  - neuropsychologischen Störungen bei Frontalhirnläsionen

7.1.1 Standardsyndrome

Die Einteilung aphasischer Erkrankungen in verschiedene Syndrome ist insbesondere im Hinblick auf die Anwendbarkeit am einzelnen Patienten wegen des heterogenen Störungsprofils in der neueren Literatur umstritten. Die Betrachtung aphasischer Störungen verlagert sich stattdessen hin zu individuellen Profilbeschreibungen anhand von psycholinguistischen Sprachverarbeitungsmodellen (▶ Kap. 7.1.4).

Broca-Aphasie

Auch: verbale Aphasie, motorische Aphasie, efferent-motorische Aphasie. Benannt nach Paul Broca (1824–1880)

Aphasie mit dem Leitsymptom Agrammatismus bei weitgehend erhaltenem Wortverständnis.

Läsionsorte

- vordere Mediaastgruppe
- vordere Insel
- Brodmann-Areale 44/45 (▶ Kap. 1.1.3)

Erscheinungsbild

- Produktion sehr kurzer Sätze unter Auslassung von Funktionswörtern und Morphologie (sog. „Telegrammstil“)
- Verben werden oft in der Infinitivform produziert
- allgemeines Sprachverständnis ist auch auf Satzebene vergleichsweise gering beeinträchtigt
- stark verlangsamter Sprachfluss
- oft parallel Sprechapraxie (▶ Kap. 9.2)
- Wortfindungsstörungen
- Kommunikation der Patienten ist schwer bis mittelschwer gestört
- oft hoher Leidensdruck durch ausgeprägtes Störungsbewusstsein

Beispiel

ja … Frau … bahol … Bahnhof … auf einmal … ooh … und Krankenwagen … und dann … Karkenhau … Krankenhaus … und dann … weg … alles weg … konnt‘ ich nicht spech … sprechen

Therapie (▶ Kap. 7.1.9)

- Reaktivierung einfacher Satzstrukturen aufgrund des syntaktischen Schwerpunkts der Störung
- Erarbeitung komplexerer, nicht kanonischer Strukturen (z. B. Frage- und Relativsätze), sofern es die Leistung des Patienten zulässt
- Reaktivierung des Verbabrufs kann aufgrund der zentralen Funktion des Verbs im Satz zur Verbesserung produktiv-syntaktischer Leistungen führen
- Satzverständnis ist nur Therapieinhalt, wenn spezielle Probleme des Agrammatikers mit nicht kanonischen, semantisch reversiblen Sätzen im Focus der Therapie stehen

Wernicke-Aphasie

Auch: sensorische Aphasie

Benannt nach Carl Wernicke (1848–1905). Aphasie mit den Leitsymptomen Paragrammatismus, semantische und phonematische Paraphasien sowie Neologismen (Logorrhoe).

Läsionsort

Versorgungsgebiet der Arteria temporalis posterior.

Erscheinungsbild

- Produktion langer, oft in sich verschachtelter Sätze („Satzverschränkungen")
- Verdopplung von Sätzen oder Satzteilen
- in schweren Fällen sog. „Jargonaphasie" mit flüssiger, jedoch unverständlicher Sprachproduktion
- meist schwere Beeinträchtigung des Sprachverständnisses
- besonders in der frühen Krankheitsphase nur gering ausgeprägtes Störungsbewusstsein, daher meist kein Versuch der Selbstkorrektur

Beispiel

Untersucher: Ist es mit der Sprache denn seitdem besser geworden?
Patient: Mittlerweile ja. Und dann mach' das will ich das machen. Und ich mussen ja machen. Wie das kommt und das geht so. Zum Beisch … geht die Arbeit krönke muss ich ja gehen … und dann machen wenn die gengte eine Sache die ich tun kann. Wie es soll.

Therapie

- zunächst steht in vielen Fällen Aufbau eines grundlegenden Störungsbewusstseins sowie Verbesserung des Sprachverständnisses im Vordergrund
- später v. a. Verbesserung der semantischen Leistungen und Reduktion der überschießenden Sprachproduktion hin zu kürzeren, strukturierten Äußerungen

Amnestische Aphasie

7

Auch: Anomie

Aphasie mit dem Leitsymptom Wortfindungsstörungen.

Läsionsort

Bei der amnestischen Aphasie liegt kein typischer Läsionsort vor.

Erscheinungsbild

- Wortfindungsstörungen in der Spontansprache und beim konfrontativen Benennen
- flüssige Sprachproduktion
- oft Umschreibungen oder Floskeln
- selten semantische Paraphasien mit großer Nähe zum Zielwort
- Sprachverständnis nicht oder nur geringfügig beeinträchtigt
- vereinzelt Satzabbrüche, die nicht durch eine syntaktische Problematik, sondern durch die Wortfindungsstörungen bedingt sind

Beispiel
Und da bin ich in das … Haus … das Kra das Krankenhaus und der … der Mann … der Arzt sagt mir: da werden wir … da werden wir Sie eine … äh … Weile da behalten und mein mein … Mann ist dann auch dageblieben.

Therapie

- Schwerpunkt sind die Wortfindungsstörungen, mit dem Ziel, den lexikalischen Zugriff durch spezifische Strategien zu verbessern (▸ Kap. 7.1.7)
- Abklärung, inwieweit die Umwegstrategien des Patienten zu seiner Kommunikationsfähigkeit beitragen oder eher hinderlich sind und modifiziert werden müssen

Globale Aphasie

Auch: totale Aphasie
Schwerste Form einer aphasischen Störung mit Leitsymptom Sprachautomatismen, insbesondere Recurring Utterances (▸ Kap. 7.1.10).

Läsionsort

Ausgedehnte Läsion im Mediastromgebiet.

Erscheinungsbild

- Störung rezeptiver und produktiver Modalitäten, so dass in den meisten Fällen keine Kommunikation mehr möglich ist
- Äußerungen manchmal einzelner Wörter, oft jedoch ausschließlich Sprachautomatismen (▸ Kap. 7.1.10), die wiederholt ohne sprachliche Intention abgerufen werden
- Recurring Utterances (wiederkehrende Äußerungen), Untergruppe der Automatismen mit Dominanz einzelner Silben oder Wörter ohne Sinnbezug in der Sprachproduktion
- schwer gestörtes Sprachverständnis, meist werden nur einzelne Wörter des Gesprächspartners verstanden oder aus dem pragmatischen Kontext erschlossen
- häufig zusätzliche neuropsychologische Störungen durch die massive Läsion in der sprachdominanten Hemisphäre, welche die sprachlichen Symptome überlagern und sich negativ auf diagnostische Einschätzung und therapeutische Intervention auswirken

Beispiel
dododo … jajajaja … dodo … do

Therapie

Bei Patienten mit globaler Aphasie gelingt es in vielen Fällen nicht, die Sprachfähigkeit in einem alltagstauglichen Maß wieder herzustellen. Insofern ist es häufig notwendig, mit den Patienten Ersatzstrategien zu trainieren, die eine basale Kommunikation im Alltag ermöglichen (▸ Kap. 7.1.11).

7.1.2 Nicht-Standardsyndrome

Leitungsaphasie

Auch: Nachsprechaphasie, afferent-motorische Aphasie
Aphasie mit den Leitsymptomen phonematische Paraphasien und herausragend beeinträchtigtem Nachsprechen.

Läsionsort

Schädigung des Fasciculus arcuatas als Verbindung zwischen Wernicke- und Broca-Areal.

Erscheinungsbild

- Sprachproduktion durch phonematische Entstellungen beeinträchtigt
- spontansprachlich oft Störung der Sprechinitiierung
- wiederholte Selbstkorrekturversuche im Umgang mit den eigenen phonologischen Fehlern
- hohes Störungsbewusstsein
- beim Nachsprechen größte Schwierigkeiten mit deutlicher Abhängigkeit von der Länge der Stimuli
- ungestörtes Sprachverständnis

Beispiel
Geholt ham' die mich mit dem Hubkr … krau … krau … kau … nee. Hubkra … Hubschra … Hubschraber … schrader. Nee. Hub … schrauber.

Therapie (▸ Kap. 7.1.7)

- abhängig vom individuellen Erscheinungsbild Therapie der phonematischen Beeinträchtigungen im Vordergrund
- Leitsymptomatik, das herausragend gestörte Nachsprechen, ist Oberflächensymptom und damit nicht Gegenstand der Therapie

Transkortikale Aphasien

Besondere Aphasieform mit den Leitsymptomen Echolalien und gut erhaltenem Nachsprechen, oft ohne Sinnentnahme.

7

Läsionsort

Ausgedehnte Läsion in der Verbindung zwischen sprachrelevanten Zentren und den sensorischen Assoziationskortizes, Nähe zu Broca-Areal.

Erscheinungsbild

Die Sprachverarbeitung ist mittelschwer bis schwer beeinträchtigt. Je nach Störungsschwerpunkt weitere Unterteilung in:

- transkortikal-motorische Aphasie (Störungsschwerpunkt Sprachproduktion)
- transkortikal-sensorische Aphasie (Störungsschwerpunkt Sprachverständnis)
- gemischt-transkortikale Aphasie (gleichmäßig betroffene Modalitäten)

Therapie

Aufgrund der großen Heterogenität des Störungsbildes bei transkortikaler Aphasie erscheint es wenig sinnvoll, typische oder allgemeine Therapieziele für diese Patientengruppe zu formulieren.

7.1.3 Sprachsystematische Diagnostik

Henrik Bartels

Konfrontation des Patienten in unterschiedlichen Tests mit produktiven und rezeptiven Aufgabenstellungen, die Sprachleistungen wie Benennen, Sprachverständnis, Lesen, fordern.

Formalisierte Tests

- Konstruktion erfüllt mittels Normierung oder Standardisierung die Anforderungen der Testgütekriterien
- auch Untersucher ohne lange Erfahrung können ein valides Testergebnis erzielen, da die diagnostische Vorgehensweise hochstandardisiert ist und die Auswertungsrichtlinien klare Schemata zur Beurteilung der Leistungen des Patienten vorgeben

Screeningverfahren

- nicht oder gering formalisiert
- sind dazu gedacht, in relativ kurzer Zeit einen Überblick über das Störungsbild eines Patienten zu vermitteln
- meist individuelle Anpassung der Testteile an die Erfordernisse des Patienten
- durch mangelnde Formalisierung sind die Ergebnisse nicht ohne weiteres austauschbar
- korrekte Interpretation nur durch Therapeuten mit ausreichender Erfahrung möglich

In beiden Fällen eher quantitative Beschreibung der Fähigkeiten und Einschränkungen, da nicht zwingend eine Hypothese über die Genese der sprachlichen Auffälligkeiten formuliert wird. Je nach Umfang des Verfahrens erfolgt mehr oder weniger ausführliche Beschreibung des unmittelbar beobachtbaren sprachlichen Verhaltens.

Aachener Aphasie-Test (AAT, Huber et al. 1983)

Grundlagen

- Syndromansatz (vgl. ▶ Kap. 7.1.1 und ▶ Kap. 7.1.2)
- supramodalitätsorientiert
- psychometrisch abgesichertes und normiertes Verfahren zur Diagnose aphasischer Störungen

Ziele

- Auslese aphasischer Patienten vs. hirngeschädigter Patienten ohne Aphasie
- Syndrom- und Schweregradklassifizierung
- Identifizierung von Nicht-Standard-Aphasien sowie nicht klassifizierbaren Aphasien
- Identifizierung verschiedener modalitätsspezifischer Sprach- bzw. Sprechstörungen

Testaufbau

Vorgehen anhand von sechs Testteilen, die weitere Subtests beinhalten:

- Spontansprache
- Token-Test
- Nachsprechen

- Schriftsprache
- Benennen
- schriftliches und verbales Sprachverständnis

Auswertung
- Bewertung der einzelnen Aufgaben nach spezifizierten Punkteskalen
- aus Summenergebnissen der Subtests errechnet sich mittels manueller oder computerbasierter Auswertung das diagnostische Ergebnis
- Einordnung in das korrespondierende Aphasiesyndrom mit Angabe zum Schweregrad
- komplexere Analysen der Ergebnisse einzelner Subtests sind möglich
- durch Vergleich verschiedener Untertests beim gleichen Patienten zu unterschiedlichen Zeitpunkten Dokumentation signifikanter Veränderungen in den verschiedenen Testteilen über den Bezugszeitraum

Durchführungsdauer
60–90 Min. (innerhalb einer Sitzung)

Bielefelder Aphasie Screening zur Diagnostik akuter Aphasien (BIAS, Richter et al. 2006)

Ziele
- Diagnostik aphasischer Störungen
- differenzierte Erfassung sowohl schwerer als auch leichterer Symptomatik
- Minimierung der Belastung für Patienten
- therapierelevante Hinweise durch Stimulierung der Reaktionen in einzelnen Untertests
- Eignung für Einsatz als Verlaufsdiagnostik

Testaufbau
Überprüfung von sechs Leistungsbereichen:
- Spontansprache
- Auditives Sprachverständnis auf Wort- und Satzebene
- Automatisierte Sprache (Reihensprechen)
- Semantisch-lexikalische Leistungen (produktiv)
- Lesesinnverständnis
- Schriftliche Produktion

Auswertung
Identifikation aphasischer Patienten, Einordnung der Patienten innerhalb aphasischer Normstichprobe, Festlegung des Schweregrads

Durchführungsdauer
30–40 Min.

Aphasie-Checkliste (ACL, Kalbe et al. 2002)

Ziele
- schnell durchzuführende Diagnostik zentraler Sprachstörungen mit unterschiedlichen Hirnschädigungen
- Erstellung eines Sprachprofils unterschiedlicher Teilfunktionen inkl. Beeinträchtigungsgrade

- Rating der verbalen Kommunikationsfähigkeit
- Überprüfung auf Beeinträchtigung wesentlicher kognitiver Funktionen wie Gedächtnis, Aufmerksamkeit und logisches Denken

Testaufbau

Zwei Teile (Sprache und Kognition), die in insgesamt 10 Untertests unterteilt sind; innerhalb dieser eine weitere Unterteilung in 21 verschiedene Aufgabenstellungen

Auswertung

- Bewertung der einzelnen Aufgaben nach drei- oder vierstufigen Punkteskalen mit durch Normierung erhobenen Cut-Off-Werten für die einzelnen Aufgaben, an denen eine Beeinträchtigung identifiziert werden kann
- anhand der erhobenen Punktwerte Erstellung eines Profils der sprachlichen Leistungen
- Entscheidung über das Vorliegen einer aphasischen Erkrankung anhand des Gesamtwertes

Durchführungsdauer

ca. 30 Min.

7.1.4 Modellorientierte Diagnostik

Henrik Bartels

Diagnostikverfahren dieser Art legen den Fokus auf die Ermittlung einer oder mehrerer funktioneller Störungsorte, die zu einer beobachtbaren sprachlichen Einschränkung führen. Das ist nur möglich, sofern ausreichend spezifizierte theoretische Annahmen über den angestrebten Teilbereich der Sprachverarbeitung bestehen, welche die Grundlage für ein klinisch anwendbares Modell über die beteiligten Verarbeitungsmechanismen bilden.
Modellorientierte Verfahren wie LeMo (s. u.) oder die Untersuchungsverfahren von Blanken (s. u.) beschränken sich nicht auf die quantitative Beschreibung einer Benennstörung. Sie versuchen, aufgrund der qualitativen Charakteristika der Symptomatik deren funktionelle Ursache zu ermitteln. Bei einer Benennstörung könnten dies z. B. das phonologische Outputlexikon oder die semantische Verarbeitung des Patienten sein.

Logogenmodell

Neuere modellorientierte Therapie- und Diagnostikverfahren stützen sich im Wesentlichen auf das Logogenmodell von Morton (1980) und dessen Erweiterungen sowie auf das Modell von Patterson und Shewell (1987; ▶ Abb. 7.1). Diese Modelle beschreiben die Verarbeitungsmechanismen der monomorphematischen Einzelwortverarbeitung anhand eines Systems von:

- Langzeit-Wissensspeichern
- Routen, die diese Mechanismen verbinden, aber auch eigene Verarbeitungsleistungen erbringen
- Kurzzeitspeichereinheiten, den sog. Buffern

7

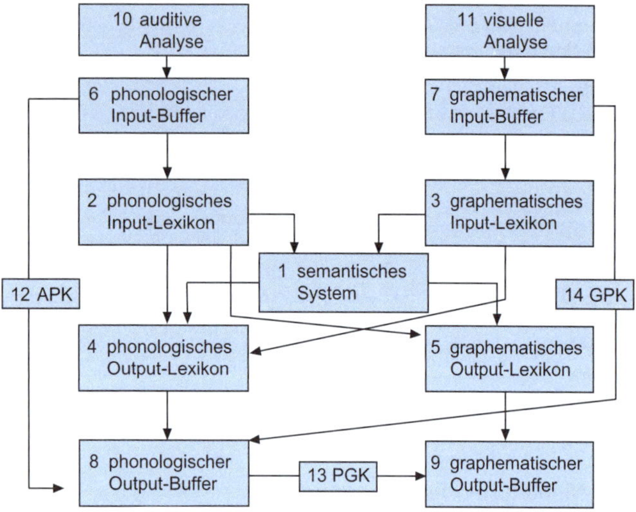

Abb. 7.1 Logogenmodell in Anlehnung an Patterson und Shewell (1987). (Aus: De Bleser et al. 2004)

Auditive und visuelle Analyse (▶ 10, 11 in Abb. 7.1)

Das Inputsignal wird auditiv oder schriftlich auf seine zielsprachlichen Charakteristika (segmentale Merkmale) analysiert:

- auditive Modalität: z. B. Identifizierung der lautlichen Einheiten
- schriftliche Modalität: Erkennen der gelesenen Graphen (Buchstaben) unabhängig von der Darstellungsweise wie Druckschrift, Kursivschrift oder Handschrift

Lexika (▶ 2, 3, 4, 5 in Abb. 7.1)

Lexikalische Komponenten sind rezeptive bzw. produktive Wortspeicher. Hier werden bekannte Wortformen zum Abruf bereitgehalten. Als entscheidender Parameter dieser Komponenten gilt die Frequenz (Vorkommenshäufigkeit) des jeweiligen Wortes in der Zielsprache. Je häufiger ein Wort vorkommt, desto weniger zusätzliche Aktivierung wird zum Abruf benötigt. Hierüber lässt sich u. a. der Frequenzeffekt, der im Wortabruf bei vielen aphasischen Erkrankungen, aber auch im Experiment mit Normalsprechern beobachtet werden kann, erklären.

Semantisches System (▶ 1 in Abb. 7.1)

Diese Komponente ist ein zentrales Modul der Sprachverarbeitung. An dieser Stelle werden Bedeutungsmerkmale aktiviert und spezifiziert. Eine Störung des Systems führt aufgrund seiner zentralen Stellung zu übergreifenden Beeinträchtigungen von Sprachproduktion und -rezeption sowohl in der schriftlichen als auch in der mündlichen Modalität. Dabei kann es in allen Sprachleistungen, die von der semantischen Komponente abhängen, zu Konkretheitseffekten kommen. Demnach werden konkrete Begriffe, z. B. „Hammer“, zuverlässiger verarbeitet als Abstrakta, z. B. „Neid“, oder Funktionswörter.

Arbeitsspeicher (Buffer, ▶ 6, 7, 8, 9 in Abb. 7.1)

Die Kurzzeitspeicher befinden sich im Modell an Stellen, an denen von segmentaler auf ganzheitliche Verarbeitung gewechselt wird und umgekehrt. So muss beim Erkennen eines Wortes wie „Hand" zunächst segmental-temporär vorgegangen werden, d. h. dem Sprachfluss wird die Lautfolge /h-a-n-t/ entnommen und danach der lexikalische Eintrag als Ganzes im Inputlexikon aktiviert. Ein Buffer sorgt dafür, dass die Information, die im ersten Schritt aufgenommen wird, nicht innerhalb der Zeitspanne, die bis zur vollständigen Verarbeitung der Lautfolge vergeht, zerfällt. Bei einer Beeinträchtigung des Buffers kommt es zu Längen- oder Positionseffekten. Demnach werden Wörter und insbesondere Neologismen mit zunehmender Länge schlechter verarbeitet, oder es kommt zu Fehlerhäufungen am Beginn oder am Ende der Stimuli.

Segmentale Verarbeitungsrouten (▶ 12, 13, 14 in Abb. 7.1)

Das Logogenmodell beschreibt drei Routen, die für die Konvertierung einzelner sprachlicher Segmente in eine andere Modalität benötigt werden:

- Auditiv-phonologische-Konvertierung (APK): Übersetzung eines rezeptiven auditiven Eingangssignals in ein entsprechendes produktives Outputsignal. Auf diese Weise ist es z. B. möglich, nicht lexikalisches Material wie einen Neologismus oder ein nie zuvor gehörtes Wort nachzusprechen
- Phonem-Graphem-Konvertierung (PGK): ordnet einem Laut ein entsprechendes Graphem der Schriftsprache zu, was für das Diktat von Neologismen unabdingbar ist
- Graphem-Phonem-Konvertierung (GPK): vollzieht umgekehrt die Umwandlung einer gelesenen Buchstabenfolge in ein passendes Sprachsignal. Ohne GPK können Neologismen nicht laut gelesen werden

Bei ausschließlicher Nutzung einer segmentalen Route im Verarbeitungsprozess entsteht das Problem, dass Unregelmäßigkeiten beim Transfer von einer Modalität in die andere nicht verarbeitet werden können.

> **Beispiel**
> Das Wort „Bus" wird mit kurzem /u/ gelesen, obwohl die deutschen Konvertierungsregeln vorgeben, dass ein Vokal, dem ein einfacher Konsonant folgt, lang ausgesprochen wird. Die korrekte Lesart dieses Wortes entsteht in der *lexikalischen* Verarbeitung, die für eine direkte Passung der entsprechenden Einträge im graphematischen Inputlexikon und im phonologischen Outputlexikon sorgt. Dementsprechend lesen Patienten mit Beeinträchtigung der lexikalischen Routen und intakter GPK dieses Wort zunächst falsch, worauf häufig eine Selbstkorrektur folgt.

Lexikon modellorientiert (LEMO, De Bleser et al. 2004)

Grundlagen

Auf dem Logogenmodell basierendes, normiertes Verfahren zur Einzelfalldiagnostik.

Ziele

- modellorientierte Erfassung der funktionellen Ursache verbaler und schriftlicher Wortverarbeitungsstörungen, z. B. lexikalischer Zugriff oder Störung der Graphem-Phonem-Konversion

- Erstellung individueller Patientenprofile
- Ermittlung von Dissoziationen zwischen verschiedenen Aufgabenstellungen, von parameterspezifischen Leistungsunterschieden und von Häufungen bestimmter Fehlertypen in verschiedenen Aufgaben

Testaufbau

In insgesamt 33 Subtests werden den Patienten Bildstimuli, monomorphematische Wortstimuli oder daraus abgeleitete Neologismen präsentiert.
Aufgabenstellungen sind u. a.:

- schriftliches sowie mündliches Benennen
- rezeptive Zuordnungsaufgaben
- gleich-ungleich-Entscheidung
- Lexikalitätsentscheidung

Auswertung

- im Verlauf der manuellen oder computergestützten Auswertung werden die einzelnen Testergebnisse einem von drei Leistungsniveaus (normal, beeinträchtigt, Ratebereich) zugeordnet
- mittels eines statistischen Vergleichs werden Dissoziationen und Parametereffekte im Sinne eines individuellen Leistungsprofils erfasst
- anhand des Profils können Funktionsfähigkeit und Beeinträchtigung einzelner oder mehrerer Komponenten der Sprachverarbeitung auf der theoretischen Basis des Logogenmodells diagnostiziert werden

Durchführungsdauer

Es gibt keine Vorgaben hinsichtlich des Umfangs der Durchführung. So können für ein umfassendes Leistungsprofil alle 33 Tests durchgeführt werden. Ebenso ist es möglich, einzelne Teilmodule des Sprachverarbeitungssystems anhand der assoziierten Tests zu beurteilen. Insofern kann die Durchführungsdauer äußerst stark variieren.

Neurolinguistische Aphasiediagnostik (Blanken 1996, 1999; Blanken et al. 1999)

Grundlagen

- basierend auf kognitiv-neurolinguistischen Wortverarbeitungsmodellen
- Kontrolle der Testitems nach den kritischen Parametern des jeweils zu überprüfenden Moduls

Ziele

Je nach Test:

- Diagnose semantischer Wortverständnisstörungen in der schriftlichen und mündlichen Modalität
- Diagnose rezeptiver lexikalischer Wortabrufstörungen
- Diagnose produktiver Sprachstörungen mündlich/schriftlich, lexikalisch/segmental

Auswertung

Die Ergebnisse der Untersuchungen werden quantitativ (Fehlerzahl) und qualitativ (Fehlerart) auf den entsprechenden Protokollbögen vermerkt. Da keine Normdaten vorliegen, nur informelle Beurteilung von Vorhandensein bzw. Schweregrad einer Beeinträchtigung.

Durchführungsdauer

Es gibt keine Vorgaben hinsichtlich des Umfangs der Durchführung. Dieser kann stark variieren, da die Tests z. T. im Schwierigkeitsgrad gestaffelt sind. Einfachere Tests können bei leichter betroffenen Patienten ausgelassen werden.

Bogenhausener Semantik-Untersuchung (BOSU, Glindemann et al. 2002)

Grundlagen

Semantik wird als zentrale Komponente der Sprachverarbeitung gesehen, die eng, jedoch nicht zwangsläufig mit lexikalischem Wissen interagiert und selektiv beeinträchtigt sein kann, z. B. semantische Demenz oder Alzheimer Erkrankung.

Ziele

Befundung assoziativer und kategorieller Störungen der Semantik bei aphasischen Patienten und bei Patienten mit Störungen des semantischen Gedächtnisses ohne Aphasie.

Testaufbau

Fünf Subtests mit jeweils zehn Aufgaben, die das Zuordnen und Sortieren von Objektabbildungen in assoziativer und kategorieller Beziehung sowie das Zuordnen von Farben zu Objekten überprüfen.

Auswertung

Die richtigen bzw. falschen Reaktionen des Patienten werden in den Untersuchungsbogen eingetragen. Für die einzelnen Untertests liegen Cut-Off-Werte vor, anhand derer eine Beeinträchtigung festgestellt werden kann. Im Vergleich der Ergebnisse der Untertests 2 und 3 (semantische Haupt- vs. Nebenmerkmale) ergeben sich Hinweise auf den Schweregrad der semantischen Störung.

Durchführungsdauer

20–45 Min.

Texte verstehen (Claros Salinas 1993)

Grundlagen

Verstehen von Texten als „komplexe sprachlich-kognitive Leistung, bei der die Fähigkeit von Wort- und Satzverständnis vorausgesetzt wird und darüber hinaus die Fähigkeit, kohärente Strukturen des Textes zu erfassen bzw. durch Inferenzbildung herzustellen“; Unterscheidung von Mikro- und Makrostruktur (van Dijk und Kintsch 1983).

Ziele

Orientierendes Screening zur Erfassung rezeptiver Textverarbeitungsstörungen bei aphasischen Patienten.

Testaufbau

Ein Screeningtext und sechs Verständnisaufgaben. Überprüfung auf:

- Aufbau von Makrostrukturen
- globales Textverständnis

Zusätzlich wird ein Therapieprogramm mitgeliefert, das aus zehn von der Anforderung her komplexen Texten besteht.

Auswertung
Die Bearbeitung des Textes wird ebenso wie die Bearbeitungsdauer protokolliert, es liegen jedoch keine Normdaten vor.

Durchführungsdauer
ca. 30 Min. (innerhalb einer Sitzung)

7.1.5 Funktionale Diagnostik

Ernst G. de Langen

Untersuchung der Funktionsbeeinträchtigung bzw. Integrationsstörung eines Patienten bezogen auf seinen Alltag. Funktionale Diagnostik unterscheidet sich deutlich von der neurolinguistisch-formalen Diagnostik, indem sie ausgeprägt kommunikations- und interaktionsorientiert ist.
Formale Diagnostik kann neurolinguistisch-deskriptiv oder kognitiv-neurolinguistisch orientiert sein und hat das Ziel, die Störungen als Phänomene bzw. als Läsionen in einem funktionalen Modell zu beschreiben. Dies geschieht zunächst losgelöst von der individuellen Konsequenz der jeweiligen Störung für einen Patienten (de Langen 2003, 2010).

- konzeptueller Rahmen der funktionalen Diagnostik ist die ICF-Klassifikation der Weltgesundheitsorganisation (WHO), die zwischen den Ebenen *Körperstrukturen, Körperfunktionen, personenbezogene Faktoren, Umweltfaktoren* sowie *Aktivität* und *Partizipation* unterscheidet (WHO 2005)
- wird u. a. in den USA standardmäßig als Eingangsdiagnostik und zur Evaluation eingesetzt. Sie ist in vielen Fällen Grundlage für die Entscheidung, ob eine Therapie vom Kostenträger weiterfinanziert wird, sie dient der Therapieplanung in der pragmatisch orientierten Aphasietherapie und ist ein Maß für die Messung der Effektivität einer Therapie
- in Deutschland befindet sich die funktionale Aphasiediagnostik noch in einem Entwicklungsstadium, wobei man sich überwiegend an Verfahren orientiert, die bereits im Ausland eingesetzt werden

Tab. 7.1 Übersicht derzeit in Deutschland eingesetzten Verfahren der funktionalen Aphasiediagnostik*

Akronym	Erklärung	Methodischer Ansatz
FIM	Functional Independence Measure	Messung der Leistung bei Aktivitäten des täglichen Lebens (Activities of Daily Living, ADL), wobei der Bedarf an Hilfe bei der Kommunikation gemessen wird
ANELT	Amsterdam-Nijmegen Everyday Language Test	direkter Test der funktionalen Kommunikation im Quasi-Rollenspiel

Tab. 7.1 Übersicht derzeit in Deutschland eingesetzten Verfahren der funktionalen Aphasiediagnostik* *(Forts.)*

Akronym	Erklärung	Methodischer Ansatz
ACSI	Assessment of Communicative Skills Interview	Messung der funktionalen Kommunikation im standardisierten Interview mit differenzierten Beurteilungsskalen
CETI	Communicative Effectiveness Index	Fremdbeurteilung durch einen Fragebogen
APPLS	Assessment Protocol of Pragmatic-Linguistic Skills	(Konversations-) Analyse der Kommunikation zwischen Aphasiker und Angehörigen
Dyadenanalyse		

* Die Verfahren werden unterschiedlich häufig angewendet.

Functional Independence Measure (FIM, de Langen et al. 1995)

Weltweit am meisten verbreitetes Instrument zur Erfassung funktionaler Selbstständigkeit. Es wird in der Rehabilitation unterschiedlicher Störungen eingesetzt und ist in deutscher Übersetzung vorhanden (de Langen et al. 1995).

- operationalisierte Bewertungskriterien
- Gewichtung der Skalenpunkte kann mittels Rasch-Analyse von einer Ordinalskala in eine Intervallskala transformiert werden
- erfüllt die Hauptgütekriterien Objektivität, Reliabilität, Konstruktvalidität und differentielle Validität

Testaufbau

Umfasst 18 Items, die Aktivitäten des täglichen Lebens sowohl im motorischen als auch im kognitiven Bereich betreffen. Zwei Items beschreiben die Kommunikation. Überprüft werden:

- Spontansprache
- Sprachverständnis
- Lesen und Schreiben

Auswertung

- Einstufung erfolgt auf einer 7-stufigen Skala
- Bewertung orientiert sich am Bedarf an Hilfe, die der Patient zur Bewältigung der Kommunikation benötigt
- Bildung von Summenscores ist kritisch zu bewerten (de Langen et al. 1995)

Durchführungsdauer

20–30 Min. pro Patient

Amsterdam-Nijmegen Everyday Language Test (ANELT, Blomert und Buslach 1987)

Psychometrisch voll abgesicherter Test zur Messung der funktionalen Kommunikation (Blomert et al. 1994).

- die gemeinsame niederländisch-deutsche Normierungsstichprobe erlaubt eine valide Aussage über die tatsächlich vorhandenen lautsprachlichen Fähigkeiten eines Patienten in der Alltagskommunikation

- ANELT eignet sich insbesondere für eine ökologisch valide Evaluation von Therapieverläufen

Testaufbau
Das niederländische Verfahren mit deutscher Adaptation umfasst zwei Parallelversionen mit jeweils zehn Items. Bei einem Quasi-Rollenspiel soll der Patient verbal auf eine vom Untersucher geschilderte Alltagssituation reagieren.

Auswertung
- Bewertung der sprachlichen Reaktionen auf zwei 5-stufigen Skalen
- Bewertung hinsichtlich inhaltlicher und auditiver Verständlichkeit
- sinnvoll bei leichten und mittelschweren Aphasien

Durchführungsdauer
Mit Auswertung durchschnittlich 30 Min.

Assessment of Communicative Skills Interview (ACSI, Herrmann et al. 1989)
Standardisiertes Interview.
- psychometrisch nicht abgesichertes Verfahren
- Vorteile:
  - neben der sprachlichen Leistung fließt das paralinguale Verhalten des Patienten in die Bewertung ein
  - liefert spezifische Informationen für die Therapieplanung

Testaufbau
Der Test beinhaltet insgesamt 20 Fragen mit drei Fragetypen:
- 5 Ja/Nein-Fragen
- 7 W-Fragen
- 8 Erzählaufforderungen

Auswertung
Für die Beurteilung der kommunikativen Fähigkeit sind zwei Skalen vorgesehen:
- eine 5-stufige Skala zur Einschätzung der kommunikativen Beeinträchtigung
- eine 7-stufige Skala zur Beurteilung der verwendeten Kommunikationsstrategien

Bewertung der sprachlichen Strategien sowie der nonverbalen Kompensationsstrategien, geeignet für alle Schweregrade.

7

Durchführungsdauer
Mit Auswertung durchschnittlich 60 Min.

Communicative Effectiveness Index (CETI, Schlenck und Schlenck 1994a)
Fragebogen für Angehörige, mit dem durch eine Fremdbeurteilung ein Maß für die Effektivität der Kommunikation des Patienten mit seiner vertrauten Umgebung erhoben werden soll (Lomas et al. 1989; dt. Übersetzung Schlenck und Schlenck 1994).
- keine Gewichtung der Items, weshalb die Bildung von Summenscores methodisch fragwürdig ist
- problematisch ist die geringe Interrater-Reliabilität
- am ehesten für die Messung der Effektivität der Angehörigenberatung geeignet

Testaufbau
Der Fragebogen enthält ein Polaritätsprofil für jeweils 16 Items.

Auswertung
Der Beurteiler soll auf einer Analogskala seine Einschätzung ankreuzen, die vom Untersucher nachträglich quantifiziert wird. Der als Maß ermittelte CETI-Index ist der Mittelwert der 16 Bewertungen.

Durchführungsdauer
Für den Beurteiler ca. 10 Min., für den Auswerter ca. 5 Min.

Assessment Protocol of Pragmatic-Linguistic Skills (APPLS) und Dyadenanalyse
Beide Verfahren, die unmittelbar der Therapieplanung dienen, sind naturgemäß nicht psychometrisch fundiert.

APPLS (Gerber und Gurland 1989; Bongartz 1998)
- Konversationsanalyse eines Gesprächs zwischen Aphasiker und Partner auf Makro- und Mikroebene
- besondere Berücksichtigung der Repairstrategien

Das zeitaufwändige Verfahren (mit Auswertung 4–6 Stunden) eignet sich für mittelschwere und leichte Aphasien und erlaubt qualitative Aussagen über die verbale Interaktion.

Dyadenanalyse
- für schwer und schwerst gestörte Aphasiker entwickelt
- in einer PACE-Situation entstandene Kommunikation wird anhand von Videoanalysen gemeinsam mit Patient und Partner analysiert
- Zeitaufwand ist erheblich, jedoch irrelevant, weil die Analyse einen festen Bestandteil des Therapieablaufs darstellt

7.1.6 Modalitätsorientierte Therapieansätze

Henrik Bartels

Auditive Stimulierung nach Schuell (Schuell et al. 1964)
Klassischer Ansatz der Aphasietherapie. Wird in ihren Grundzügen auch heute noch oft bei Patienten in der frühen Phase einer aphasischen Erkrankung zur Reaktivierung eingesetzt.

7

Grundannahme
Holistischer Ansatz, wonach es nur eine grundlegende Aphasieform gibt. Unterschiedliche Ausprägungen sind Folge verschiedener Schweregrade und der Beteiligung neuropsychologischer Symptome.

Prinzip
- Reaktivierung gestörter Modalitäten durch sehr häufige Wiederholung der Übungen mit vorwiegend auditiver Vorgabe, Nach- und Mitsprechen sind gebräuchliche Methoden
- Länge und Komplexität der Stimuli müssen der aphasischen Störung angepasst sein

- konnte durch den Einsatz eines „Language Master" unterstützt werden, auf dem mittels Magnetstreifen Nachsprechvorlagen abgespeichert werden konnten

Problem

Zentraler Kritikpunkt ist ihr theoretisches Gerüst. Da von einer unitären aphasischen Störung ausgegangen wird, ist auch das Vorgehen nicht an die Bedürfnisse des Patienten angepasst.

Deblockierungsmethode (Weigl 1979)

Erstmalig vorgestellt an der Akademie der Wissenschaften in Ost-Berlin als „Programm zur Rehabilitierung aphasischer Störungen". Bestimmte Grundgedanken lassen sich in aktuellen Therapiemethoden, wie MODAK (s. u.), oder bestimmten modellorientierten Vorgehensweisen wieder finden.

Grundannahme

Eine beeinträchtigte Sprachleistung kann durch eine unbeeinträchtigte deblockiert werden, sofern die dafür notwendigen Grundvoraussetzungen vorliegen:

- beide Leistungen müssen den gleichen Output besitzen, wie das Benennen und Nachsprechen den verbal-motorischen Output
- Input muss bei Blockant (die gestörte Leistung, z. B. Benennen) und Deblockant (die nicht oder nur gering beeinträchtigte Leistung, z. B. Nachsprechen) intakt sein (hier müsste der Patient über intakten „gnostischen" sowie „verbal-auditiven" Input verfügen)

Prinzip

- bei Störung des Benennens erfolgt mittels Nachsprechübungen mit dem gleichen Item eine Deblockierung der Benennleistung
- zur Vermeidung eines echolalischen Effektes bei der nachfolgenden Benennleistung wird ein neutrales Item zwischengeschaltet
- Ziel: Generalisierung der deblockierten Items auf das semantische Feld mit verbessertem Abruf ungeübter Items

Probleme

Wegen starrer, schematischer Vorgehensweise wird die Deblockierung in ihrer Reinform heute selten eingesetzt.

Modalitätenaktivierung (MODAK, Lutz 1997)

Integration verschiedener Therapieverfahren mit dem Ziel der multimodalen Aktivierung. Besonderes Merkmal ist die starke Einbeziehung von Verben als Stimulus zur Wortfindung. So sollen kollokative Assoziationen von Nomen und Verben zur gegenseitigen Aktivierung genutzt werden.
Zielgruppe sind schwere und mittelschwere Aphasiker mit gewisser Fähigkeit zur konzentrierten Arbeit (20–25 Min.), welche die störungsspezifische Übungsphase erreicht haben.

Prinzip

- Einteilung des Materials mit steigendem Schwierigkeitsgrad in 5 Blöcke, anhand derer spezifische Satzmuster aktiviert werden (▶ Tab. 7.2)
- anschließend Übungseinheiten mit dialogischem Charakter

- methodisches Vorgehen umfasst u. a. Übungsformen wie das Zeigen von Bildvorlagen, Zuordnen von Schrift und Bildkarten bis hin zum schriftlichen Benennen der Stimuli

Tab. 7.2 Materialblöcke der MODAK

Block	Inhalt	Beispiel
1	intransitive Verben	malt, bügelt, kocht
2	transitive Verben, Akkusativobjekt, kein Artikel	isst Eis, fährt Auto, gießt Blumen
3	transitive Verben, Akkusativobjekt, Artikel	schiebt das Rad, liest ein Buch, singt ein Lied
4	zusammengesetzte Verben	macht das Fenster zu, hängt das Bild auf
5	Verben, Akkusativobjekt, präpositionale Erweiterung	schiebt den Kuchen in den Ofen, gießt den Tee in die Kanne

! **Als Inhalte der dialogischen Übungen empfiehlt Lutz:**
- Frage nach den Objekten: „Was trinkt die Frau? Sie trinkt ...."
- Frage nach den Verben: „Was macht die Frau mit dem Kaffee?"
- Nachfragen: „Trinkt sie Wein? Nein, Kaffee."
- Erweiterungen: „Was trinken Sie denn gern ...?"

7.1.7 Linguistisch-modellorientierte Therapieansätze

Henrik Bartels

Modellorientierte Therapieformen gehen davon aus, dass die Beeinträchtigung einer spezifischen Komponente der Sprachverarbeitung eine spezifische Behandlungsweise erfordert. Dies bedeutet jedoch nicht, dass die funktionale Lokalisation der Beeinträchtigung zwangsläufig in einer 1:1-Zuordnung auf das entsprechende Therapieverfahren verweisen muss.
- die komponenten- bzw. modellorientierte Analyse aphasischer Fehlleistungen der Wortverarbeitung orientiert sich am Logogenmodell (▶ Kap. 7.1.4)
- diagnostische Verfahren sind so konstruiert, dass sie die funktionale Ursache erworbener Beeinträchtigungen der Sprachverarbeitung anhand vorhandener kognitiv-neurolinguistischer Modelle identifizieren. Beispiele: Diagnostikbatterien von Blanken (1996, 1999) und De Bleser et al. (2004)

Modellorientierte Aphasietherapie/patholinguistischer Ansatz

Möglichst spezifisches Eingehen auf die funktionale Ursache der aphasischen Störungen der Wortverarbeitung. Vorwiegend bei Störungen der verbalen und schriftlichen Wortverarbeitung, allerdings sind auch für syntaktische Störungen theoriegeleitete Therapiekonzepte vorhanden (Übersicht in Schwartz et al. 1994, ▶ Kap. 7.1.9).
Da die Vorgehensweise sehr stark von den bezogenen Sprachverarbeitungsmodellen abhängt, erfordert die Methodik auf Seiten der Sprachtherapeuten gute theoretische Kenntnisse bezüglich dieser Modelle und der damit verbundenen Konzepte.

Therapieziele orientieren sich an neurolinguistischen Sprachverarbeitungsmodellen, insbesondere das Logogenmodell (▶ Kap. 7.1.4).

- Konstruktion der Aufgaben nach den kritischen Parametern der betroffenen Module (z. B. Lexika, Semantik, Arbeitsspeichersysteme). Parameter werden durch die Verarbeitungsweise der Module festgelegt und bestimmen z. B. den Schwierigkeitsgrad verschiedener Aufgaben (▶ Tab. 7.3)
- beispielhafte Übungen, welche die jeweilige Verarbeitungsleistung gezielt ansprechen:
  - für Zugriffsstörungen auf die rezeptive lexikalische Verarbeitungsleistung → häufig Wort-Nichtwort-Entscheidungsaufgaben
  - Beeinträchtigungen der Arbeitsspeicher → Aufgaben zur Segmentierung und Synthese von Neologismen
  - nähere Beschreibungen des Vorgehens bei neurolinguistisch-kognitiven Therapieverfahren finden sich u. a. bei Bartels (2001) und Stadie und Schröder (2009)

Tab. 7.3 Mögliche Therapiebereiche der modellorientierten Aphasietherapie

Linguistische Ebene	Therapiebereiche	Kritische Parameter
Semantik	Semantisches Kategorisieren und Assoziieren	Konkretheit, Abbildbarkeit
Phonologie	Zugriff auf die phonologischen Lexika im Input oder Output	Worthäufigkeit (Frequenz), Familiarität
	Arbeitsspeichersysteme	Wortlänge
Graphematik	Zugriff auf graphematische Input- oder Output-Lexika	Wortfrequenz, Familiarität, Regularität
	Graphem-zu-Phonem-, Phonem-zu-Graphem-Konvertierung	Häufigkeit, graphematische Komplexität, visuelle Ähnlichkeit zwischen verschiedenen Graphemen

Neurolinguistische Aphasietherapie (NAT, Neubert et al. 2005)

Im deutschsprachigen Raum starke Verbreitung.

- keine Therapiemethode im eigentlichen Sinne
- Sammlung neurolinguistisch strukturierten Materials
- umfangreiche, im Verlag der Autoren veröffentlichte Arbeitshefte mit ausführlicher Sammlung von Übungsvorlagen, die auf verschiedenen sprachlichen Ebenen linguistisch fundiertes Arbeiten ermöglichen

Everyday Language Activities (ELA) (Stark 1993)

- umfassende Sammlung von Fotokarten zur Therapie des Verbabrufs und der Erarbeitung von Sätzen
- die auf den Karten dargestellten Handlungen sind in ihrer sprachlichen Repräsentation nach der Wertigkeit der Verben strukturiert, daher strukturiertes, schrittweites Vorgehen möglich
- enthält ein in der syntaktischen Komplexität ansteigendes Screening zum agrammatischen Satzverständnis

7.1.8 Kommunikativ-pragmatisch orientierte Therapieansätze

Ernst G. de Langen

Umfasst mehrere pragmatische Ansätze, die sich von der sprachsystematischen Aphasietherapie unterscheiden, indem sie die alltagsrelevante Kommunikation unabhängig von der linguistischen Qualität in den Mittelpunkt stellen.

- Zielformulierung: Orientierung an den Ergebnissen der funktionalen Diagnostik, d.h. Therapie konkreter und für den individuellen Alltag des Patienten relevanter Kommunikationsprobleme
- Vorgehen: Einbezug kompensatorischer Strategien; daher oft sog. Kommunikationstherapie, für die im Folgenden einige Beispiele genannt werden

Es gibt eine Vielzahl weiterer Methoden in der funktionalen Aphasietherapie, die unterschiedliche Zielsetzungen haben und für unterschiedliche Schweregradgruppen entwickelt wurden. Alternative Kommunikationstechniken, Rollenspiele und die Einbeziehung von Bezugspersonen sind dabei zentral. Eine gute Übersicht über die Möglichkeiten der funktionalen Therapie bei Globaler Aphasie findet sich in dem von Ostermann (2003) herausgegebenen Sammelband.

Promoting Aphasics Communicative Effectiveness (PACE)

Am weitesten verbreiteter sprachpragmatisch orientierter Ansatz (Davis und Wilcox 1985).

Ziel

Erfolgreiche Informationsvermittlung

Vorgehen

- Einüben unterschiedlicher Sprachhandlungen, wobei besonders auf eine in der verbalen und nonverbalen Interaktion gleichberechtigte Verteilung von Kommunikationsanteilen zwischen Patient und Gesprächspartner geachtet wird
- Patient und Therapeut befinden sich abwechselnd in Sender-Hörer-Rollen. Gegenstand des Rollenspiels ist der Austausch unbekannter Information, beide können frei verbale und nonverbale Strategien wie Gestik, Pantomime oder Zeichnen wählen
- Therapeut interveniert durch Hilfestellungen und Rückkopplungsstrategien

Die PACE-Methode hat verschiedene Therapeuten (Glindemann und Springer 1989; Greitemann und Eckhard 1991) dazu motiviert, spezielle Variationen der Methode zu entwickeln und in situativen Übungen einzusetzen.

Partner-Aphasiker-Kommunikations-Training (PAKT)

Pulvermüller (1989) hat verschiedene Sprachübungsspiele entwickelt, die von Roth (1989) zum PAKT ausgebaut wurden.

Gegenstand des Trainings, das überwiegend in Rollenspielen stattfindet, sind nicht nur kommunikative Defizite, sondern auch psychosoziale Probleme. Daher ist eine familientherapeutische Ausbildung erforderlich.

Alltagsorientierte Therapie (AOT)

Von Götze und Höfer (1999) entwickelt.

Ziel

Lösung einer Problemsituation, z.B. die Nutzung öffentlicher Verkehrsmittel, Einkaufen, Cafébesuch usw.

Vorgehen

Kommunikative Kompetenz wird in konkreten Situationen auch außerhalb eines Therapiezimmers eingeübt.

- Vorbereitung: z. B. Kommunikationsbuch, dessen Verwendung in der realen Situation erprobt wird. Aufbauend auf dieser Erfahrung wird die jeweils eingesetzte Methode in der Nachbereitung optimiert
- häufig Vermittlung nonverbaler Techniken im Vordergrund

Conversational Coaching von Holland (1991)

Für das Einüben kommunikativer Strategien bei leichteren Aphasien geeignet.

- Evaluation der funktionalen Aphasietherapie durch entsprechende Verfahren der funktionalen Aphasiediagnostik (▸ Kap. 7.1.5), die vorwiegend die lautsprachliche Kommunikation überprüfen
- auch für die schriftsprachlichen Fähigkeiten auf elementarer und komplexer Ebene lassen sich konkrete und funktional relevante Zielsetzungen formulieren (de Langen 2001)

7.1.9 Syntaktische Störungen – Agrammatismus

Antje Lorenz

Auch: Produktionsagrammatismus

Symptomenkomplex, der eng mit der Broca-Aphasie assoziiert ist. Symptomatik auch bei anderen Aphasiesyndromen möglich (▸ Kap. 7.1).

Ursache

Vorwiegend nach prärolandischen Läsionen (Versorgungsgebiet der A. praecentralis) der linken Hirnhemisphäre.

Erscheinungsbild

- Leitsymptome in der Spontansprache: verkürzte Satzlänge, vereinfachte syntaktische Strukturen, Auslassung/Ersetzung von morphosyntaktischen Elementen, Unterrepräsentation von Verben
- häufige Begleitsymptome: unflüssige Spontansprache, verlangsamte Sprechgeschwindigkeit, viele Sprechpausen, beeinträchtigte Prosodie, mühsames Sprechen, Wortfindungsstörungen

Abgrenzung zum Paragrammatismus

Typisch paragrammatische Symptome:

- Produktion langer und komplex angelegter Sätze, die sich durch Satzverschränkungen, Satzteilverdoppelungen sowie durch Ersetzungen und weniger durch Auslassungen funktionaler Elemente auszeichnen
- Spontansprache meist flüssig
- häufig bei Wernicke-Aphasie

Ursprünglich wurde der Agrammatismus ausschließlich als Störung der Sprachproduktion definiert. Bei den meisten Patienten mit Produktionsagrammatismus zeigen sich jedoch auch Satzverständnisstörungen (s. u.). Häufig zusätzlich funktional unabhängige Störungen der morpho-lexikalischen und lexikalisch-phonologischen Wortverarbeitung sowie schriftsprachliche Störungen auf Wort- und Satzebene (▸ Kap. 7.2 und ▸ Kap. 7.3).

Agrammatismus in der Produktion

- syntaktisch einfache, meist unvollständige Strukturen in der Spontansprache
- Satzstruktur auf einzelne, kommunikativ wichtige Inhaltswörter, d. h. Nomen, Verben und Adjektive reduziert („Telegrammstil“)
- Abruf von Verben häufig schwerer gestört als Abruf von Nomen
- Funktionswörter wie Artikel, Konjunktionen, Präpositionen und Pronomen sowie Deklinations- und Konjugationsformen fehlen oder werden ersetzt
- Wortfolge überwiegend kanonisch, d. h. zuerst Subjekt bzw. Agens und danach Objekt bzw. Thema einer Handlung (SVO-Sätze)
- unflüssige Spontansprache mit Wortfindungsstörungen („Sprachanstrengung“)
- häufig zusätzlich artikulatorische Sprechstörung, wie Sprechapraxie und/oder Dysarthrophonie („Sprechanstrengung“) (▶ Kap. 9)

Agrammatismus in der Rezeption

- Verständnis auf Einzelwortebene und von einfachen syntaktischen Strukturen, die *semantisch irreversibel* sind (z. B. „Der Junge malt das Bild“), charakteristischerweise nicht beeinträchtigt
- beeinträchtigtes Verständnis von syntaktischen Strukturen, die *semantisch reversibel* sind; Verständnis kann hierbei nur über eine morphosyntaktische Analyse erfolgen, da beide Aktanten belebt sind (z. B. „Der Junge sucht den Vater.“); semantisch reversible Sätze mit *nicht kanonischer* Wortstellung i. d. R. herausragend betroffen (OVS-Struktur, z. B. „[Den Vater]$_{\text{Akk}}$ sucht [der Junge]$_{\text{Nom}}$.“)
- durch Anwendung einer *Default-Strategie* zur Zuweisung der thematischen Rollen wird bei *semantisch reversiblen* Sätzen die erste Nominalphrase im Satz häufig als Subjekt (bzw. Agens) interpretiert, auch wenn es sich um das Objekt (bzw. Thema) des Satzes handelt, daher häufig bessere Leistungen bei SVO- als bei OVS-Sätzen (*Kanonizitätseffekt*)

Definitionen

- „semantisch irreversible Sätze“: Zuweisung der thematischen Rollen kann über die Bedeutungen der einzelnen Nominalphrasen erschlossen werden, d. h. aufgrund der Plausibilitätsbeschränkung ist es eindeutig, welche Nominalphrase Agens und welche Nominalphrase Thema der Handlung ist (z. B. „[Der Junge]$_{\text{Agens}}$ malt [das Bild]$_{\text{Thema}}$.“)
- „semantisch reversible Sätze“: sowohl Subjekt als auch Objekt können Agens oder Thema der Handlung sein (z. B. „[Der Junge]$_{\text{Agens}}$ sucht [den Vater]$_{\text{Thema}}$“)
- „Kanonizität“: bezieht sich auf Abfolge der Nominalphrasen im Satz; (OVS-Strukturen: nicht kanonisch, z. B. „[Den Vater]$_{\text{Akk.}}$ sucht [der Junge]$_{\text{Nom.}}$“; SVO-Strukturen: kanonisch, z. B. „[Der Junge]$_{\text{Nom.}}$ sucht [den Vater]$_{\text{Akk.}}$“)
- „Kanonizitätseffekt“: häufiger Effekt im agrammatischen Satzverständnis, SVO-Strukturen werden besser verstanden als OVS-Strukturen (auch: Wortstellungseffekt)

Beispiele für semantisch reversible, nicht kanonische Satztypen, bei denen sich häufig Verständnisstörungen zeigen:

- topikalisierter Aktivsatz: „Den Vater küsst der Sohn.“
- Passivsatz: „Der Vater wird vom Sohn geküsst.“
- eingebetteter Objekt-Relativsatz: „Der Vater, den der Sohn küsst, ist im Garten.“

Allerdings wurden einzelne Patienten mit Produktionsagrammatismus ohne derartige Satzverständnisstörungen beschrieben (Berndt et al. 1996). Außerdem wurde auch bei anderen Störungsbildern (z. B. Paragrammatismus) über diese Symptomatik im Satzverständnis berichtet (Bastiaanse und Edwards, 2004). Unter anderem hat diese Heterogenität in der rezeptiven Symptomatik zu unterschiedlichen Erklärungsansätzen geführt.

Tab. 7.4 Erklärungsansätze bei Agrammatismus

Erklärung	Auswirkung auf	
	Rezeption	Produktion
Spezifische lexikalische Störung	Lexikalistische Hypothese (auch: "Closed-class-deficit-hypothesis") lexikalische Störung beim Abruf der funktionalen Elemente	
Syntaktisch-semantische Zuordnungsstörung	Mapping-Hypothese: Störung beim Transfer zwischen unbeeinträchtigter syntaktischer und semantischer Repräsentationsebene (Schwartz et al. 1987)	
Selektive Syntaxstörung	Spurentilgungshypothese (auch: „Trace deletion hypothesis, TDH"): Störung bei der Zuweisung der thematischen Rollen im Satz, wenn Nominalphrasen bewegt wurden (Grodzinsky 1995)	Tree-Pruning-Hypothese (TPH): Repräsentationsstörung des syntaktischen Baums (Friedmann und Grodzinsky 1997). Der syntaktische Baum ist – je nach Schweregrad der Störung – ab einer bestimmten Stelle nicht mehr verfügbar. Dadurch Bildung von Satzstrukturen unmöglich, die auf diesen Strukturen beruhen. Hierarchisch niedrigere Strukturen können weiterhin aufgebaut werden.
Folge einer Kompensationsstrategie	–	Adaptationshypothese: Sprechen in Ellipsen, d. h. in kurzen vereinfachten Phrasen, als Folge der bewussten Anpassung an eine verminderte Verarbeitungskapazität bei der Satzplanung (Kolk und Heeschen 1990)

7

Erklärungsansätze

▶ Tab. 7.4 fasst Erklärungsansätze zusammen, die jedoch jeweils nur einen Teil des Störungsbildes erklären.

Diagnostik

Untersuchungsmethoden für produktive Leistungen

Zusätzlich zur Analyse der Spontansprache überprüfen die folgenden Untersuchungsmethoden, ob eine spezifische Struktur produziert werden kann, die in der Spontansprache nicht auftrat.

- Satzergänzungstest: Vorgabe von Lückensätzen, die der Patient ergänzen soll. Beispiel: Ergänzung des kasusmarkierten Artikels: „Der Junge sucht … Schlüssel."
- Satzelizitation: Produktion einer bestimmten Satzstruktur durch den Patienten, ohne den Satz vom Untersucher nur nachzusprechen, verschiedene Verfahren, z. B.

- zwei Handlungsabbildungen mit vertauschten thematischen Rollen: Untersucher modelliert Zielstruktur an einem Ablenkerbild, Patient soll gleiche Struktur zu einem Zielbild produzieren, auf dem die gleiche Handlung mit vertauschten thematischen Rollen dargestellt ist (z. B. KOMPLEXE SÄTZE, Schröder et al. 2009)
- Vorgabe von Kontexten, die einen bestimmten Satztyp (z. B. Fragesätze) bei dem Patienten elizitieren. Beispiel: „Sie haben Ihre Uhr verlegt und möchten wissen, wo sie ist. Was fragen Sie?"

Untersuchungsmethoden für rezeptive Leistungen

- Satz-Bild-Zuordnungsaufgabe: mündliche oder schriftliche Präsentation eines Satzes und von zwei (oder mehr) Handlungsabbildungen. Patient soll Zielbild auswählen (z. B. SÄTZE VERSTEHEN, Burchert et al. im Druck)
- Objektmanipulation: Patient soll zu vorgegebenen Sätzen Handlungsabfolgen mit Gegenständen ausführen
- Grammatikalitätsurteile: auditive oder visuelle Vorgabe von grammatischen und ungrammatischen Sätzen, die danach beurteilt werden sollen, ob sie korrekt oder fehlerhaft sind. Beispiel: Während Satz (1) ein grammatischer Satz ist, weist Satz (2) eine Regelverletzung auf (hier die Verletzung der Subjekt-Verb-Kongruenz) und ist somit ungrammatisch:
  - (1) Der Sohn küsst den Vater.
  - (2) *Der Sohn küssen den Vater.

Therapie

Therapieinhalte

Orientieren sich an Art und Schwere der morphosyntaktischen Störung:

- neben Produktionsstörung häufig auch rezeptive Symptome auf Satzebene; beide Modalitäten in der Therapie berücksichtigen
- ggf. zusätzlich morphologische Beeinträchtigungen auf Wortebene behandeln (Komposition, Derivation, Flexion)
- ggf. Verbabruf (Wortebene) behandeln → positive Auswirkung auf Satzebene möglich
- häufige Begleitstörungen, die eine gesonderte Therapie erfordern: Sprechapraxie/Dysarthrophonie (▶ Kap. 9), Dyslexie/Dysgraphie (▶ Kap. 7.2, 7.3), lexikalisch-semantische und/oder -phonologische Störungen auf Einzelwortebene (▶ Kap. 7.1.6–▶ 7.1.8)

Übungsaufgaben (▶ Tab. 7.5)

ggf. Einsatz von schriftlichem Therapiematerial (z. B. Texte, Lückensätze und Satzkarten)

Tab. 7.5 Beispiele für Übungsaufgaben

Indikation	Aufgabenform	Beispiel
Therapie expressiver Störungen	Satzergänzungsaufgaben	mündliche und/oder schriftliche Ergänzung von funktionalen Elementen in Lückensätzen
	Satzlegeaufgaben mit Konstituentenkarten	visuelle Vorgabe von flektierten Satzkonstituenten (Wortstellung), z. B. [DER SOHN] [DEN VATER] [HAT] [GEKÜSST]

7

Tab. 7.5 Beispiele für Übungsaufgaben *(Forts.)*

Indikation	Aufgabenform	Beispiel
	Satzlegeaufgaben mit Konstituentenkarten	visuelle Vorgabe von unflektierten Satzkonstituenten (Wortstellung, Ergänzung der notwendigen morphosyntaktischen Markierungen), z. B. [DER SOHN] [DEN VATER] [KÜSSEN]
	Benennen von Handlungsabbildungen	Strukturierung durch Verwendung von Zielitems mit gleicher Verb-Argument-Struktur (z. B. SVO oder SV oder SVOO), unterstützend Einsatz von flektierten oder unflektierten Wortkarten
	Satzelizitationsaufgaben mit visueller Unterstützung	Handlungsabbildungen und Konstituentenkarten
Therapie rezeptiver Störungen	Abgeben von Grammatikalitätsurteilen zu gesprochenen und/oder geschriebenen Sätzen mit korrektivem Feedback	Auslassung/Ersetzung funktionaler Elemente in Ablenkersätzen, (Verbflexionsfehler, Kasusflexionsfehler an den Nominalphrasen, Präpositionen), z. B. *Der Sohn küssen den Vater. *Sohn küsst Vater.
	Auditive/visuelle Satz-Bild-Zuordnungsaufgaben mit semantisch reversiblen Sätzen, mit korrektivem Feedback	Abwechseln zwischen Aktiv- und Passivsätzen; Identifikation der thematischen Rollen im Satz z. B. [Der Junge]$_{\text{AGENS}}$ sucht [den Vater]$_{\text{THEMA}}$. [Der Vater]$_{\text{THEMA}}$ wird [vom Jungen]$_{\text{AGENS}}$ gesucht.

Beispiele für theoretisch motivierte Behandlungsansätze

Training der Zuordnung der thematischen Rollen (Mapping-Therapie)

Effizienz für rezeptive Leistungen nachgewiesen, zusätzlich bei einigen Patienten cross-modale Generalisierung (Verbesserung der Satzproduktion nach Rezeptionstherapie) (Schwarz et al. 1994).

Grundannahme

Mapping-Hypothese: Agrammatismus als syntaktisch-semantische Zuordnungsstörung (Schwartz et al. 1987).

Gezielte Therapie der Zuordnung der thematischen Rollen in unterschiedlichen Satztypen führt zu einer Verbesserung bei der Satzverarbeitung.

Therapieziel

Verbesserung des Transfers zwischen semantischer und syntaktischer Satzrepräsentation und somit Verbesserung der Verarbeitung semantisch reversibler Sätze in Rezeption und Produktion.

Vorgehen

- Identifikation der thematischen Rollen in unterschiedlichen Satztypen, z. B. Kontrastierung von Aktiv- und Passiv-Sätzen (überwiegend metalinguistische Aufgaben)

- unterschiedliche Aufgabentypen möglich:
  - Erfragen des Verbs und der thematischen Argumente in geschriebenen/gesprochenen Sätzen sowie auf entsprechenden Handlungsabbildungen; hilfreich ist die farbliche Kodierung des Verbs und der thematischen Rollen (z. B. Unterstreichen der Satzteile in unterschiedlichen Farben oder Markierung der beiden Aktanten mit farblichen Steinen auf einer Handlungsabbildung)
  - Satz-Bild-Zuordnungsaufgaben mit korrektivem Feedback (z. B. Kontrastierung von kanonischen und nicht kanonischen Sätzen)

Erforderliches Material
Handlungsabbildungen, geschriebene Sätze

Training syntaktisch komplexer Strukturen

(auch: „Treatment of underlying forms", TUF, Thompson et al. 2003). Effizienz für produktive und rezeptive Leistungen nachgewiesen.

Grundannahme
Agrammatismus als selektive Syntaxstörung. Die Behandlung von syntaktisch komplexen Strukturen führt zu einer Verbesserung bei der Verarbeitung von syntaktisch einfacheren Strukturen, die linguistisch relationiert sind („Komplexitätsannahme", auch: „Complexity account of treatment efficacy, CATE"; Thompson et al. 2003).

Therapieziel
Verbesserung der Produktion bzw. Rezeption der Trainingsstruktur und Übertragung auf Satzstrukturen, die nicht direkt trainiert wurden.

Vorgehen
- störungsspezifischer Ansatz; Training der Produktion oder Rezeption einer syntaktisch möglichst komplexen Satzstruktur (nicht kanonischer, semantisch reversibler Satztyp mit Einbettungen)
- Aufgabentypen in der Therapie produktiver Leistungen: z. B. Satzelizitationsaufgaben mit Hilfestellung, wobei auf Korrektheit der produktiven Äußerungen Wert gelegt wird, d. h. Präsenz morphosyntaktischer Markierungen, korrekte Wortstellung
- Aufgabentypen in der Therapie rezeptiver Leistungen: z. B. Satz-Bild-Zuordnungsaufgaben und das Abgeben von Grammatikalitätsurteilen zu syntaktisch komplexen Sätzen

Erforderliches Material
z. B. Handlungsabbildungen, Satzkarten, Konstituentenkarten (für die Behandlung von Satzproduktionsstörungen siehe z. B. KOMPLEXE SÄTZE, Schröder et al. 2009).

Training syntaktisch einfacher Strukturen

Reduzierte Syntax-Therapie (REST) (Schlenck et al. 1995), Effizienz für produktive Leistungen nachgewiesen, für Patienten mit chronischen, schweren Störungen empfohlen.

Grundannahme
Adaptations-Hypothese: Agrammatismus als Folge einer Kompensationsstrategie (Kolk und Heeschen 1990).

Durch Training syntaktisch vereinfachter Strukturen, d. h. unter anderem Auslassung morphosyntaktischer Markierungen, Aktivation der rechtshemispärischen Fähigkeiten und Zugewinn von Verarbeitungskapazitäten. Dadurch bessere Satzplanung. Patient kann sich schneller und effektiver mitteilen; kompensatorischer Ansatz, der auf Verbesserung der Kommunikation und nicht auf perfekte Äußerungen ausgerichtet ist. Grundlage für ein störungsspezifisches Arbeiten an der morphosyntaktischen Verarbeitungsstörung kann geschaffen werden.

Therapieziel
Abruf von ellipsenartigen, d. h. vereinfachten Strukturen, z. B. Kaffee trinken, und somit Verbesserung der kommunikativen Fähigkeiten des Patienten.

Vorgehen
Es werden bis zu fünf Trainingsstufen hintereinander durchlaufen. Dabei nimmt die Komplexität der Trainingsstrukturen zu.

- Training der Produktion einfacher ellipsenartiger Strukturen, überwiegend Elizitierung dieser Strukturen durch Vorgabe bestimmter Kontexte
- Auslassung morphosyntaktischer Markierungen
- bei allen Trainingsstrukturen werden folgende linguistische Restriktionen der Zielsprache eingehalten:
  - alle Strukturen enthalten ein Hauptverb im Infinitiv mit seinen obligatorischen Argumenten, d. h. Verb + direktes Objekt oder Verb + Subjekt oder Verb + Subjekt + Objekt
  - Wortstellung der Zielsprache wird eingehalten
  - ABER: sämtliche Kasusmarkierungen an den Nomina werden ausgelassen (Artikelauslassungen)

Satzbeispiele
1. Trainingsstufe (einfache Zwei-Wort-Äußerungen):
   - Kaffee trinken (N–V); schnell laufen (Adv.–V)
5. Trainingsstufe (Vier-Wort-Äußerungen):
   - Lisa Leo Brief geschrieben (N–N–N–V)

Erforderliches Material
Handlungsabbildungen, Satzkarten, geschriebene Texte (vgl. Schlenck et al. 1995).

Materialsammlungen (▶ Tab. 7.6)
Können ergänzend bei Diagnostik und Therapie von morphosyntaktischen Störungen eingesetzt werden.

Tab. 7.6 Materialsammlungen

Quelle	Material
Burchert, F., Lorenz, A., Schröder, A., De Bleser, R., Stadie, N. (im Druck) *SÄTZE VERSTEHEN – Neurolinguistische Materialien für die Untersuchung von syntaktischen Störungen beim Verstehen von Sätzen.* NAT, Hofheim.	Ziel: *Diagnostik des syntaktischen Satzverständnisses* Satz-Bild-Zuordnungsaufgaben

7

Tab. 7.6 Materialsammlungen *(Forts.)*

Quelle	Material
Engl, E.-M. (5. Aufl. 1996) *Sprachübungen zur Aphasiebehandlung. Ein linguistisches Übungsprogramm mit Bildern.* Logotherapia. Volker Spieß, Berlin.	Ziel: *Therapie von Satz- und Textverarbeitungsstörungen in Rezeption und Produktion* zur Behandlung des Agrammatismus siehe Teil 2, Gegenstands- und Handlungsabbildungen, Sammlung von Arbeitsblättern
Gröne, B., Engl, E.-M., Kotten, A., Ohlendorf, I., Poser, E. (2000) *Bildmaterial zum Sprachverständnis: Übungen zu Phonologie, Semantik und Syntax.* Borgmann-Verlag, Dortmund.	Ziel: *Therapie des Satzverständnisses* zur Behandlung des Agrammatismus siehe Teil 2 Satz-Bild-Zuordnungsaufgaben: Handlungsabbildungen und Satzkarten
Neubert, C., Rüffer, N., Zeh-Hau, M. (2. revidierte Aufl. 1995) *Neurolinguistische Aphasietherapie Teil 2: Agrammatismus.* NAT, Hofheim.	Ziel: *Therapie der Satzverarbeitung* Schriftsprachliches Material aus 156 Arbeitsblättern rezeptive Auswahlaufgaben und expressive Ergänzungsaufgaben
Schröder, A., Lorenz, A., Burchert, F., Stadie, N. (2009) *KOMPLEXE SÄTZE. Störungen der Satzproduktion: Materialien für Diagnostik, Therapie und Evaluation.* NAT, Hofheim.	Ziel: *Diagnostik, Therapie und Therapieevaluation bei Störungen der Satzproduktion* Handlungsabbildungen und Wortkarten, semantisch reversible nicht kanonische Satztypen

7.1.10 Sprachliche Automatismen

Gerhard Blanken

Auch: Sprachautomatismen (Huber et al. 1997), Recurring Utterances (Jackson 1879), permanente verbale Stereotypien (Alajouanine 1956)
Aphasische Sprachautomatismen sind quasi-zwanghaft wiederholte, formstarre Lautäußerungen ohne adäquate semantisch-kommunikative Funktionen. Form, Frequenz und Dauer sind für die einzelnen Patienten charakteristisch.

Ursachen

Meistens bei schweren Aphasien (Globalaphasien), selten bei Broca- oder Wernicke-Aphasien.

7

Theorien zum Schädigungsort

- Jackson (1879): Sprachautomatismen (als Teil der sog. nicht propositionalen Sprache) werden durch Leistungen der inferioren Hemisphäre erzeugt bei weitgehendem Verlust der Sprachmechanismen der dominanten Hemisphäre (propositionale Sprache)
- Diana Van Lancker und Chris Code (Wallesch 1990): Sprachautomatismen haben einen emotionalen, automatischen bzw. ganzheitlich-informativen Charakter und sind Folge non-propositionaler Kodierungen
- Blanken (1991a): alle Sprachautomatismen werden durch Störungen phonologisch-phonetischer Planungsprozesse hervorgebracht

Erscheinungsbild

- wiederholte Produktion, weitgehende phonologische Invarianz, Beschränkung auf die artikulierte Sprache
- Formate: CV-Verbindungen oder andere Silben (z. B. do-do; bam), Neologismen, Morpheme bzw. Wörter, Eigennamen oder Wortfolgen (Phrasen bzw. Sätze). Patienten, die in ihrem Ausdruck nicht völlig auf Sprachautomatismen reduziert sind, produzieren ihre Automatismusformen neben möglichen korrekten Äußerungen bzw. neben anderen Sprachpathologika wie Paraphasien, Neologismen, Echolalien etc.
- Verlust der semantisch-propositionalen Funktion, eingeschränkte kommunikative Funktion
- Recurring Utterances (Poeck et al. 1984): längere Ketten flüssig hervorgebrachter Automatismen, oft CV-Formen wie „do-do-do-do-do …" etc., werden von der Aachener Gruppe als Unterform von Sprachautomatismen eingestuft. Cave: oft Verwendung des Begriffs Recurring Utterance im Sinne von Jackson synonym mit dem Begriff Sprachautomatismus
- Aphasiker, die keine längeren Automatismusketten, sondern z. T. nur sporadisch Automatismus produzieren, bringen die Automatismusform flüssiger hervor als andere Sprachelemente

Diagnostik

- Prüfung der automatismusfreien Modalitäten, v. a. Sprachverständnis und Schreiben, um partiell verschonte Leistungen aufzudecken
- beim Nachsprechen und Benennen oft Leistungsreste
- Analyse der Spontansprache führt i. d. R. zu sehr niedrigen Bewertungen und kann den Blick auf noch vorhandene sprachliche Ressourcen erschweren

Differenzialdiagnostik

- schwere Perseverationen können Ähnlichkeiten mit Sprachautomatismen aufweisen. Im Gegensatz zu Automatismen heften sie sich an wechselnde Stimuli und treten potenziell in allen Modalitäten auf
- echolalische Reaktionen sind gut von Automatismen zu unterscheiden, da hier ausschließlich Äußerungen des Gesprächspartners wiederholt werden
- häufig verwendete Redefloskeln treten im Unterschied zu Automatismen nicht quasi-zwanghaft auf und sind oft Ausdruck vorübergehender Sprachnot (Wallesch 1990)

Therapie

Schwer therapierbar bzw. oft therapieresistent, insbesondere in chronischer Phase. In Akutphase bei einer Teilgruppe der Patienten bessere Behandlungsmöglichkeiten.

- Unterdrückung der Automatismen und Förderung kreativ gebrauchter Sprache ist nur sinnvoll, wenn dem Patienten durch die Therapie mindestens gleichwertige kommunikative Mittel bzw. andere Ausdrucksmittel angeboten werden können
- falls keine Unterdrückung möglich, prüfen, ob formstarre Sprache für kommunikative Funktionen einsetzbar ist: Anbahnung der Kontrolle über Antwortvolumen, Intonation, Lautstärke, paraverbale Eigenschaften

7.1.11 Spezielle Therapieverfahren bei schweren aphasischen Störungen

Henrik Bartels

Da insbesondere global-aphasische Patienten oft wenig von sprachspezifischer Therapie profitieren, Entwicklung von Therapiemethoden mit Schwerpunkten in der pragmatisch-kommunikativen Arbeit. Die folgenden Beispiele versuchen, nicht verbale oder musische Aspekte zu betonen oder zur Reaktivierung von Kommunikation einzusetzen.

Visual Action Therapy (VAT) (Helm-Estabrooks et al. 1982)

Ziel: schwer betroffene Aphasiker sollen gestische Mittel als alternative Kommunikationsform etablieren:

- Training über abgestuftes Programm, Informationen über sowohl einzelne Objekte als auch Handlungssequenzen gestisch zu übermitteln
- gesamte Therapie ohne Einsatz verbaler Mittel
- Ablauf von 30 Therapieschritten mit drei verschiedenen Schwierigkeitsgraden:
  - 1.Stufe: einfache repräsentierende Gesten werden mit Realgegenständen und assoziierten Bildkarten verbunden
  - ab der 2. Stufe: Verzicht auf Realgegenstände. Der zunehmende Abstraktionsgrad sowie die ansteigende visuelle Komplexität der Vorlagen sollen den späteren Einsatz in der täglichen Kommunikation ermöglichen

Melodic Intonation Therapy – MIT (Albert et al. 1973)

Grundannahme

Reaktivierung sprachlicher Produktion durch Nutzung verbliebener musischer Fähigkeiten.

Prinzip

- mit Hilfe eines detaillierten abgestuften Programms werden über melodische und rhythmische Stimulation hochfrequente Äußerungen und Floskeln fazilitiert
- Aufgreifen der natürlichen Intonation einfacher (großenteils elliptischer) Äußerungen wie „Aufstehen!", „Guten Morgen!" oder „Zähne putzen!". Transposition der sprachlichen Konturen in ein melodisches Intonationsmuster. In der Folge wird die unnatürliche melodische „Singweise" abgebaut, um die trainierten Floskeln in der Spontansprache einzusetzen

Wirksamkeit

Wirksamkeit wurde in verschiedenen Studien, die z. T. auch modifizierte Varianten einsetzten, belegt. Verbesserungen waren unspezifisch, lassen nur begrenzt Hinweise auf funktionale Wirkungsweise der Intervention zu. In einer niederländischen Studie (Lugt et al. 1989) werden positive Auswirkungen der MIT bei Patienten mit Recurring Utterances (▶ Kap. 7.5.2) beschrieben.

7.2 Dyslexien

Henrik Bartels

Auch: erworbene Lesestörung, häufig auch Alexie
Dyslexien sind erworbene Lesestörungen bei erwachsenen Patienten mit neurologischer Ätiologie – oft begleitend zu einer aphasischen Sprachstörung (▶ Kap. 7.1). Einzelfallstudien der kognitiven Neurolinguistik über dyslektische Patienten belegen die relative Unabhängigkeit der schriftsprachlichen Störungen.

7.2.1 Verarbeitung des schriftlichen Inputs

Generell zwei Verarbeitungsmechanismen:

- ganzheitlich (auch als *Sichtwortschatz* bezeichnet): Erkennen des Wortbildes, danach Verknüpfung mit semantischer Information und Abruf der korrespondierenden Wortform. Auf diese Weise lassen sich auch Wörter korrekt lesen, die falsch ausgesprochen würden, wenn jeder Buchstabe in den entsprechenden Laut konvertiert würde (z. B. *Jeans*)
- einzelheitlich: Lesen durch Übersetzung der einzelnen Buchstaben in die entsprechenden Laute (Graphem-Phonem-Konversion). Auf diese Weise ist es auch möglich, Neologismen, die keine lexikalische Information beinhalten, zu lesen

Für das Nachvollziehen der einzelnen erhaltenen und gestörten Verarbeitungswege benutzen Sie bitte das Logogenmodell in Kapitel 7.1.4.

7.2.2 Einteilung der Dyslexien

In der therapeutischen Praxis lassen sich verschiedene Dyslexieformen mit charakteristischer Symptomatik beobachten (▶ Tab. 7.7). Die individuellen Erscheinungsformen können jedoch erheblich von dieser grundsätzlichen Beschreibung abweichen:

Tab. 7.7 Übersicht Dyslexien

Dyslexieform	Funktionelle Beeinträchtigung	Symptome
Tiefendyslexie	Lesen über semantische Route	• semantische und morphologische Paralexien • kein Lesen von Neologismen
Oberflächendyslexie	Lesen über Graphem-zu-Phonem-Konvertierung	• regelmäßige Wörter werden besser gelesen als unregelmäßige • Neologismen werden gelesen
Phonologische Dyslexie	selektive Beeinträchtigung der GPK	• Lesen von Pseudowörtern beeinträchtigt bis unmöglich • existierende Wörter können gut gelesen werden
	Beeinträchtigung des graphemischen Input-Buffers	• mit zunehmender Wortlänge höhere Wahrscheinlichkeit von Fehlern • wobei weder Worthäufigkeit noch Regelmäßigkeit der Graphem-Phonem-Zuordnung Einfluss haben

Tab. 7.7 Übersicht Dyslexien *(Forts.)*

Dyslexieform	Funktionelle Beeinträchtigung	Symptome
Reine Alexie	Störung der visuellen Analyse	buchstabierendes Lesen
Neglektdyslexie	Neglektstörung	• meist wird nur die rechte Hälfte eines Wortes gelesen • Auslassung von Buchstaben und Buchstabenteilen

Zentrale Dyslexien

Oberflächendyslexie

Abhängig vom Ort der Unterbrechung der lexikalischen Verarbeitungsrouten kann die Oberflächendyslexie im Erscheinungsbild stark variieren.

- Patienten benutzen ausschließlich die Graphem-Phonem-Konversion (GPK; Logogenmodell, ▶ Kap. 7.1.4)
- direkte Leseroute vom graphematischen Input zum phonologischen Output und Weg über Semantik nicht nutzbar
- Neologismen und Wörter mit regelmäßiger Konvertierung (z. B. „Bann") können korrekt, wenn auch verlangsamt, gelesen werden, bei Wörtern mit unregelmäßiger Lesart (z. B. „Bus") kommt es zu Regularisierungsfehlern (der Patient realisiert diese den deutschen Konvertierungsregeln folgend zunächst als /buıs/, anschließend evtl. Korrektur über die auditive Rückkopplung)
- Betonungsfehler bei Wörtern, die nicht der im Deutschen typischen, trochäischen Betonung entsprechen (z. B. „Fabrik")
- Verständnis bei nicht zur Verfügung stehender lexikalischer Verarbeitung nur über Rückkopplung möglich

Tiefendyslexie

- Ausfall der direkt-lexikalischen Route sowie der GPK
- Lesen nur durch Nutzung semantischen Wissens möglich. Dabei deutliche Konkretheitseffekte. Je geringer die semantische Spezifizierung des Stimulus ist, je abstrakter das dargebotene Wort, desto höher wird die Fehleranzahl
- Wortarteneffekt beim Lesen von Funktionswörtern, die nicht gelesen oder aus dem Kontext erraten werden
- besonders bei gleichzeitiger Beeinträchtigung der Semantik semantische Paralexien (z. B. wird das Wort „See" als „Wasser" gelesen)

Phonologische Dyslexie

- weitgehend ungestörte lexikalische Verarbeitung schriftsprachlichen Materials
- segmentale GPK-Routine ist nicht nutzbar:
  - bekannte Wörter können fehlerfrei, korrekt betont und mit Verständnis gelesen werden
  - neologistische Wörter und unbekannte Fremdwörter können nicht verarbeitet werden
- in Abgrenzung zur Tiefendyslexie (s. o.) keine semantischen Paralexien

Direkte Dyslexie

- ausschließlich direkt-lexikalische Leseroutine verfügbar
- unregelmäßige Wörter werden korrekt gelesen
- Wortverständnis ist nur gegeben, wenn die rezeptive verbal-phonologische Verarbeitung intakt ist und eine phonologische Schleife genutzt werden kann

Periphere Dyslexien

Neglektdyslexie

- bei visueller Neglektsymptomatik oft Vernachlässigungssymptome hinsichtlich einer Hälfte des zu lesenden Wortes. Da Neglekte vorwiegend im Zusammenhang mit einer rechtshemisphärischen Läsion auftreten, ist dies meist der (linksseitige) Anfang des Wortes
- oft Leistungsverbesserung, wenn die Wörter von oben nach unten geschrieben werden oder sich bei Komposita der Sinn erst durch das vollständige Lesen des Wortes ergibt

Reine Alexie

Diskonnektionssyndrom – meist Läsion linksokzipitaler Strukturen mit Hemianopsie nach rechts sowie des Spleniums, einer hinteren Region des Corpus callosum. Dadurch keine Wahrnehmung des rechten Gesichtsfeldes und kein Transfer der visuell-graphematischen Information aus der unbeeinträchtigten rechten Hirnregion zum Sprachzentrum. Diskutiert wird die mögliche Beteiligung rechtshemisphärischer Strukturen am Leseprozess.

- Patient liest buchstabierend, ist danach oft in der Lage, das vollständige Wort abzurufen
- Schreiben und verbale Sprachleistungen unbeeinträchtigt

7.2.3 Diagnostik

Lese- und Schreibleistung

Literalität

- 15–20 % der Erwachsenen in den Industrienationen funktionale Analphabeten (OECD-Studie 1995), in Deutschland wird von 14,4 % ausgegangen
- Befragung von Patient und Angehörigen, Begutachtung vor der Erkrankung angefertigter Schriftstücke zur Ermittlung der prämorbiden Lesekompetenzen

Flüssigkeit, Wohlgeformtheit und Geschwindigkeit

Beobachtung und Beschreibung der Lesegeschwindigkeit und Schriftqualität gibt wichtige Hinweise auf Lese- und Schreibroutinen des Patienten, Ermittlung des Störungsortes

Buchstabieren und Maschinenschrift

- differenzialdiagnostische Abgrenzung zentraler Schreibstörungen von subgraphematischen Beeinträchtigungen durch Dissoziation zwischen hand- und maschinenschriftlichen Leistungen sowie der Fähigkeiten zum Buchstabieren
- mehrere Fälle bekannt, in denen Patienten handschriftlich Fehler machten, jedoch fehlerfrei buchstabieren konnten (Hinweis auf subgraphematische funktionale Störung)

Implizites graphematisches Wissen

Implizites Wissen über schriftliche Zeichen kann auch bei vollständiger Unfähigkeit zur schriftlichen Äußerung erhalten sein, insbesondere allographisches Wissen wie die Zuordnung Groß- zu Kleinbuchstabe oder Druck- zu Schreibschrift.

Zentrale schriftsprachliche Verarbeitung

Primäres Ziel der Diagnostik bei erworbenen Dyslexien sowie Dysgraphien ist die Ermittlung des funktionalen Störungsorts der Beeinträchtigung. Dieser im deutschsprachigen Raum relativ neue Ansatz impliziert die Frage nach den benutzten Schreibrouten und dem Zustand der nicht benutzten Routinen:

- Können die segmentalen Verarbeitungsrouten genutzt werden?
- Schreibt und liest der Patient mithilfe der Lexika?
- Wird die Semantik beim Schreiben und Lesen aktiviert?
- Kommt es zu semantischen Paragraphien bzw. -lexien?
- Handelt es sich bei den Störungen um zentral oder subgraphematisch relatierte Beeinträchtigungen?

Sprachspezifische Diagnostik

Neurolinguistische Testbatterien des deutschsprachigen Raumes: verschiedene Tests von Blanken et al. (1999) und LeMo-Lexikon Batterie von De Bleser et al. (2004)

7.2.4 Therapie

Konzeption der Dyslexietherapie nicht lediglich aus den beobachtbaren Funktionsdefiziten heraus, sondern anhand kognitiv-neurolinguistischer Modellvorstellungen über das zugrunde liegende funktionelle Defizit.

Übungsbereich ganzheitlich-lexikalische Leseleistung

- kurzzeitige Präsentation von Wörtern und Nichtwörtern, die Patienten entscheiden dabei über den lexikalischen Status
- Erkennen von Wörtern in Buchstabenreihen (wie FOTEREDTISCHERATZDRICK); Aufgabe nur über ganzheitlichen Verarbeitungsprozess in kurzer Zeit lösbar

In beiden Beispielen ist die Steigerung bzw. Senkung des Schwierigkeitsgrades über die Variation der Wortfrequenz möglich.

- Wort-Bild-Zuordnungsaufgaben: je nach funktionalem Störungsort – Aufgaben mit semantischem oder phonologischem Ablenker
- Auswahlaufgaben: aus einer kleinen Menge schriftlicher Stimuli sollen semantisch unpassende Wörter oder Neologismen selektiert werden
- Training des schnellen Erkennens von Funktionswörtern

Übungsbereich Anwendung der erlernten Lesestrategien im Alltag, Effektivierung der angewandten Lesestrategie

Mögliche Übungsinhalte:

- schnelles Lesen von Überschriften aus Zeitschriften (authentisch oder konstruiert), Werbesprüchen, Straßen-, Warn- und Hinweisschildern mit Kontextvorgabe durch ein mit dem Artikel assoziiertes Foto
- Finden bestimmter Sendungen in Fernsehzeitungen

Die erforderliche Zwischendiagnostik sollte zuvor folgende Fragen beantworten:

- Welche Alltagsanforderungen zwingen den Patienten zu lesen?
- Welche Lesestrategien kann der Patient nutzen?
- In welchem Umfang tut er dies?
- Wo benötigt er Hilfe, wo kann er völlig selbstständig operieren?
- Inwieweit ist er bereit, eine geminderte Leseleistung in Kauf zu nehmen?

Übungsbereich Training der Graphemanalyse

- Differenzieren von Graphen (also regulär existierender Buchstaben der Zielsprache) versus Neographen (buchstabenähnlicher graphischer Zeichen), die in ihrer Komplexität variiert werden
- Identifikation von Neographen in Buchstabenketten

Übungsbereich Training der Graphem-Phonem-Konvertierung

- Assoziationsübungen: Patienten sollen die Verbindung von Graphemen mit bestimmten Lauten reaktivieren oder erlernen
- Übungen mit Realwörtern oder auch Neologismen, in denen die zuvor assoziierten Grapheme zu Silben oder kurzen Wörtern zusammengezogen werden

7.3 Dysgraphien

Henrik Bartels

Auch: Agraphie, Schreibstörungen

Erworbene Schreibstörungen neurologischer Genese bei Erwachsenen. Können begleitend zu einer Aphasie auftreten. Die früher gültige Auffassung, wonach erworbenen Schreibstörungen immer eine verbale Störung zugrunde liegt, kann nicht aufrechterhalten werden.

7.3.1 Einteilung der Dysgraphien

Zentrale Dysgraphien

Symptomatik oft analog zu den erworbenen Dyslexien, daher wird überwiegend entsprechende Nomenklatur angewandt. Einheitlichkeit der Formenzuordnung, die bei erworbenen Dyslexien weitgehend besteht, ist geringer.

7

Oberflächendysgraphie

Wird oft zusammen mit Oberflächendyslexie beobachtet, tritt jedoch nicht zwangsläufig in dieser Verbindung auf. Äußerst vielgestaltige Ausprägungsgrade, immer schwerpunktmäßige Nutzung einer segmentalen Schreibroutine.

- Neologismen können geschrieben werden
- lexikalisch abgespeicherte, besonders im Deutschen häufig unregelmäßige Wortformen können nicht abgerufen werden (für das Modell ▶ Kap. 7.1.4)
- Patienten schreiben nach den Regeln der PGK („wie man es spricht"), die bei den im Deutschen häufigen Wörtern mit unregelmäßiger oder mehrdeutiger PGK problematisch ist (wie *Clown* oder *Boot*, hier führt die segmentale Routine zu Regularisierungen. So wären typische Patientenreaktionen hier KLAUN oder BOHT)
- einzelheitliche Vorgehensweise belastet Arbeitsspeichersystem, daher werden kurze Wörter deutlich besser geschrieben als lange

Tiefendysgraphie

- Patienten verwenden ausschließlich den Weg über das semantische System zum Schreiben. Dadurch semantische, visuelle und morphologische Paragraphien (Hocker → Stuhl, Zahn → Zahl, Haus → Häuser), v. a. bei gleichzeitig beeinträchtigter Leseleistung ohne Möglichkeiten der Selbstkorrektur
- Funktionswörter können meistens nicht geschrieben werden
- Neologismen: können durch Nichtfunktion oder -nutzbarkeit einer segmentalen Verarbeitungsroutine nicht geschrieben werden
- Konkretheits- und Wortarteneffekt

Direkte Dysgraphie

Selten in der Literatur beschrieben.

- ausschließliche Nutzung einer angenommenen direkten Verbindung zwischen rezeptivem phonologischem Lexikon und produktivem graphematischem Lexikon
- Patienten können trotz fehlendem Verständnis regelmäßige und unregelmäßige Wörter nach Diktat schreiben
- Neologismen können nicht geschrieben werden, Ersatz z. B. durch ein ähnliches Realwort (z. B. Tate → Tante)

Phonologische Dysgraphie

Wird häufig nur unter einer dezidierten Diagnostik auffällig, die das Schreiben von Neologismen beinhaltet.

- segmentaler Verarbeitungsweg über die PGK nicht verfügbar
- existierende Wörter werden richtig und mit Verständnis geschrieben
- Neologismen führen zu Nullreaktionen oder Lexikalisierungen (Munsch → Mensch)
- semantische Paragraphien treten trotz nahezu vollständiger Unterbrechung der nichtlexikalischen Verarbeitung nicht auf

Periphere Dysgraphien

Der zentralen Verarbeitung schriftlicher Produktion folgt ein hier als peripher bezeichneter Abruf der allographischen (vermutlich visuell repräsentierten) Buchstabenform mit Selektion der Groß- oder Kleinbuchstabenvariante.

Nachdem in einem weiteren Schritt das graphomotorische Muster, das zur Ausführung benötigt wird, aktiviert wurde, kommt es schließlich zur neuromuskulären Ausführung des Schreibvorgangs (▶ Abb. 7.2).

Eine Beeinträchtigung einer oder mehrerer dieser Verarbeitungsprozesse führt ebenfalls zu spezifischen Störungsmustern.

Allographische Dysgraphie

- abstrakte Repräsentationen der Grapheme können nicht mit den entsprechenden Buchstabenrepräsentationen verknüpft werden
- fehlerfreies Buchstabieren
- keine hand- oder maschinenschriftliche Ausführung
- typisch sind Fehler, die die Groß- bzw. Kleinschreibung von Buchstaben betreffen

Transitionale Agraphie

- Verbindung vom allographischen Niveau zum Speicher der graphomotorischen Muster gestört

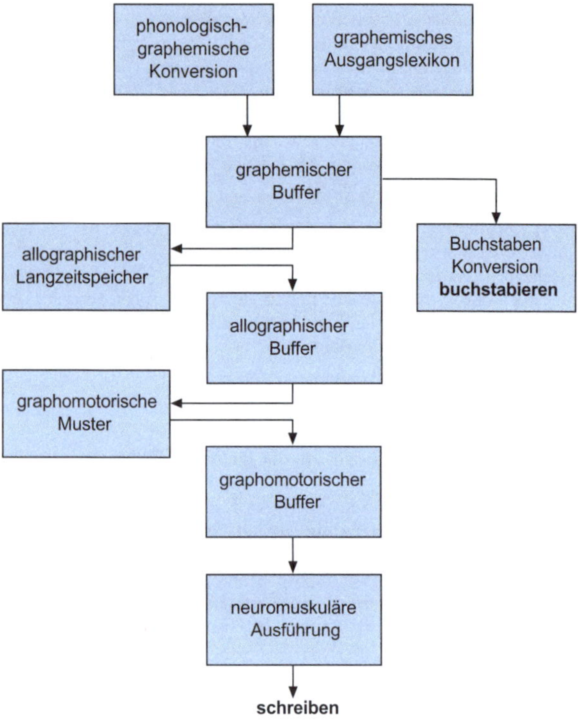

Abb . 7.2 Subgraphematischer Verarbeitungsweg beim Schreiben (in Anlehnung an Ellis 1993)

- keine Auswirkungen auf das mündliche Buchstabieren oder Maschineschreiben
- wohlgeformte Buchstaben, die auf einen erhaltenen Speicher für graphomotorische Muster hinweisen
- Auswahl der Buchstaben wird beeinflusst: oft Ersetzungen bei Buchstaben, die visuell ähnlich sind, z. B. n/h und p/d

Graphomotorische Dysgraphie

- Abrufstörung des graphomotorischen Musters
- Gestalt der benötigten Buchstaben kann aktiviert werden
- Zugriff auf passendes graphomotorisches Muster nicht möglich, dadurch ungewöhnlich geformte Buchstaben oder nicht existente Buchstabenformen. Gelegentlich scheinen die Patienten die Buchstaben aus ihrem visuellen Gedächtnis abzuzeichnen und in ungewöhnlicher Strichführung zu realisieren

Ataktische Dysgraphie

- Störung der neuromuskulären Ausführung der Schreibbewegungen
- Zeichnen gleichermaßen betroffen

Tab. 7.8 Schädigungsorte bei Dysgraphien

Dysgraphieform	Funktionale Lokalisierung	Symptomatik
Tiefendysgraphie	Schreiben über semantische Route	• semantische Paragraphien beim Schreiben nach Diktat • keine Neologismen
Oberflächendysgraphie	Schreiben über Phonem-zu-Graphem-Konvertierung	• regelmäßige Wörter werden deutlich besser geschrieben als unregelmäßige • Pseudowörter bereiten keine Schwierigkeiten • Schreibfehler oft phonologisch plausible Neologismen
Phonologische Dysgraphie	selektive Beeinträchtigung der PGK	• Schreiben von Pseudowörtern schwer beeinträchtigt bis unmöglich • Wörter werden gut geschrieben • Schreibfehler oft visuell relatiert
	Beeinträchtigung des graphemischen Buffers	• mit zunehmender Wortlänge erhöhte Wahrscheinlichkeit von Fehlern • weder Worthäufigkeit noch Regelmäßigkeit der Phonem-Graphem-Zuordnung von Bedeutung
Transitionale Agraphie	allographische Selektion	• falsche Selektion von Buchstabenformen • Buchstabieren erhalten • „wohlgeformte" graphomotorische Ausführung • Neigung zu formähnlichen Ersetzungen (d ↔ b ↔ p ↔ q)
Graphomotorische Dysgraphie	Abruf des graphomotorischen Musters	• unsichere Ausführung der Buchstaben • ungewöhnliche und langsame Strichführung • Buchstabieren möglich
Neglektdysgraphie	Neglektstörung	• meist wird nur auf der rechten Seite des Blattes geschrieben • oft Auslassung von Buchstaben und Buchstabenteilen

7.3.2 Diagnostik

Wie bei der Diagnostik von Lesestörungen (vgl. ▶ Kap. 7.2.3) gibt es nur wenig spezifisches Material für eine qualitative Diagnostik. Auch hier sei auf die Wortproduktionsprüfung von Blanken et al. (1999) oder die LeMo Lexikon-Batterie von De Bleser et al. (2004) verwiesen.

Eine rein quantitative Diagnostik der Schreibstörungen ist auch aufgrund der mangelnden therapeutischen Implikationen nicht sinnvoll.

7.3.3 Therapie

Ganzheitlich-lexikalisches Schreiben

Die Leistung des Patienten hängt mit großer Wahrscheinlichkeit von der Häufigkeit des Zielitems im alltäglichen Schreiben ab.

- schriftliches Benennen nach Bildvorgabe: Geeignetes Bildmaterial fordert unregelmäßige oder zumindest ambige Wortform als Benennleistung (z. B. Saat, Stuhl oder Wald). Möglicherweise auch aus dem Englischen oder Französischen eingedeutschte Wörter (z. B. Jeans, Clown, Computer oder Shop). Auf diese Weise wird sichergestellt, dass der Patient zur Lösung der Aufgabe keine segmentale Konvertierungsroutine benutzt
- Schreiben nach Diktat: Unregelmäßigkeit der Stimuli muss berücksichtigt werden. Abschreiben nur sehr begrenzt sinnvoll, da die Aufgabe ohne jegliche lexikalische Beteiligung gelöst werden kann
- Förderung der Selbstkorrektur:
  - Reaktivierung ganzheitlichen Lesens als Korrekturstrategie
  - Korrektur von Texten mit Fehlern
  - Aufzeichnen des Wortes nach zeitlicher Verzögerung mit anschließendem Abgleich

Reaktivierung der Phonem-Graphem-Konvertierung: Assoziationstherapie

Oft innerhalb von ca. 20 Sitzungen Erarbeitung der meisten Grapheme des Deutschen. Meist keine flüssige Schreibweise, jedoch als Kompensationsstrategie denkbar.

- Stufe 1: Patient produziert zu einem vorgegebenen Buchstaben mehrere Wörter, die mit diesem Buchstaben beginnen. Zu den Wörtern werden skizzenhaft Bilder angefertigt. Nach einer ablenkenden Aufgabe soll Patient die Bilder benennen, woraus sich das Wort ergibt, das als Schlüsselwort genutzt werden kann
- Stufe 2: Patient soll die Karten hochfrequent mit dem entsprechenden Buchstaben benennen und diesen Buchstaben mehrfach aufschreiben. Für einen Lerneffekt müssen die Übungen frequent in Eigenarbeit durchgeführt werden
- Stufe 3: sobald 2–3 Grapheme erarbeitet sind, Schreiben von Neologismen nach Diktat, um die Relevanz der Übungen für den Patienten zu verdeutlichen. Sobald genügend Grapheme erarbeitet worden sind, kann auf Realwörter übergegangen werden

7

Training der phonologischen und graphematischen Buffer

- Schreiben über PGK bedeutet segmentales Vorgehen, was mit hoher Belastung des verbalen und visuellen Arbeitsspeichersystems einhergeht (▶ Kap. 7.1.4)
- verzögertes Kopieren von Neologismen (schwierig) oder Realwörtern (leichter)

Training graphomotorischer Muster

- hochfrequentes Üben der Strichführung von Einzelbuchstaben und Silben, orientiert an der Standardschreibweise
- Standardschreibweise kann vernachlässigt werden, wenn die ursprünglichen Muster nicht reaktivierbar sind, oder der Patient aufgrund einer Parese nicht in der Lage ist, mit der früheren dominanten Seite zu schreiben

8 Erwobene Sprachstörungen bei Kindern

Judith Heide und Julia Siegmüller

8.1 Einleitung

Auch: Kindliche Aphasie, Acquired Childhood Aphasia (ACA)
Innerhalb der sprachsystematischen Störungen sind die kindlichen Aphasien die am wenigsten beschriebene und systematisierte Störung. Anders als bei Sprachentwicklungsstörungen (▶ Kap. 3) oder erworbenen Sprachstörungen im Erwachsenenalter (▶ Kap. 7) liegen nur wenige systematische Einzelfallbeschreibungen vor (Pitchford 2000; Fiori et al. 2006; Schröder und Stadie 2009).
Ursache für die unzureichende Forschungslage ist u. a. die relative Seltenheit dieses Störungsbildes, da kindliche Aphasiker nur etwa 2 % aller sprachgestörten Kinder ausmachen (Grimm 2003). Der Bundesverband für die Rehabilitation der Aphasiker e.V. schätzt, dass in Deutschland jährlich ca. 3.000 Kinder und Jugendliche neu an einer Aphasie erkranken (Bundesverband Aphasie 2010). Es wird allerdings eine höhere Dunkelziffer vermutet. Umfassend beschrieben ist hingegen das Landau-Kleffner-Syndrom (LKS; ▶ Kap. 8.10), das von Temple (1997) als die eigentliche Aphasie des Kindesalters bezeichnet wird.

8.2 Definition

Eine kindliche Aphasie ist eine im Kindesalter erworbene Sprachstörung. Kindliche Aphasien fallen nicht unter die Richtlinien der WHO für Entwicklungsstörungen. Sie beginnen zwar im Kindesalter, werden jedoch durch äußere Einwirkungen herbeigeführt und weisen einen klaren Beginn auf.

- Neurologische Schädigungen im frühen Kindesalter (0–2 Jahre) führen zu Entwicklungsstörungen (▶ Kap. 3). Der Spracherwerb wird verzögert bzw. verhindert, noch bevor dieser produktiv eingesetzt hat.
- Kindliche Aphasien entstehen durch neurologische Schädigungen nach Beginn des primären Spracherwerbs bzw. wenn dieser bereits weitgehend abgeschlossen ist. Sprachverluste sind eindeutig beobachtbar, da bereits erlerntes sprachliches Wissen zerfällt oder eingeschränkt wird (Van Hout 2003). Der kindliche Spracherwerbsmechanismus wird durch die Aphasie nicht beeinträchtigt.

8.3 Ursachen

Fokale Hirnläsionen

- Schlaganfall/Insult (vgl. Hähnel und Ertl-Wagner 2007)
  - bei Kindern sehr viel seltener als bei Erwachsenen (ca. 300 Fälle pro Jahr, Stiftung Deutsche Schlaganfall-Hilfe 2010)
  - Ursachen: Gefäßerkrankungen oder -fehlbildungen, Herzerkrankungen

Diffuse Hirnläsionen

- Schädel-Hirn-Trauma (SHT)
  - häufigste Art kindlicher Hirnschädigungen
  - Ursachen: Stürze, körperliche Gewalt, Autounfälle
  - geschlossenes SHT: Kopf des Kindes wurde frei hin und her geschleudert; offenes SHT: offene Verletzung des Schädels

- Epilepsie
- Tumorerkrankungen
- Enzephalitis, Gehirnabszess
- degenerative Erkrankungen

Hemisphärektomie
Operative Entfernung einer Gehirnhälfte. Indikationen sind:
- sehr schwere, fokale, pharmakoresistente Epilepsien
- infantile Hemiparese
- Rasmussen-Syndrom (chronisch-progrediente Enzephalitis)
- Sturge-Weber-Syndrom (Gefäßfehlbildungen an Haut und Hirnhäuten)

Landau-Kleffner-Syndrom (LKS, ▶ Kap. 8.10)

8.4 Erscheinungsbild

Bis etwa 1970 war die gängige Lehrmeinung, dass kindliche Aphasien ein atypisches klinisches Erscheinungsbild zeigen. Im Gegensatz zu der vielschichtigen Symptomatik bei Erwachsenen ging man bei Kindern von einem einheitlichen Störungsbild mit folgender Ausprägung aus:
- ausschließliche Störung der Sprachproduktion
- dabei ausschließlich sog. negative Symptome: Mutismus, nichtflüssige Spontansprache, Agrammatismus, Benennstörungen

Neuere Studien (Van Hout et al. 1985) berichten jedoch auch sog. positive Symptome (z. B. Paraphasien und Jargon). Eine pauschale Charakterisierung von kindlichen Aphasien ist daher nicht möglich. Symptomatik und Prognose (▶ Kap. 8.6) hängen vielmehr von verschiedenen Faktoren ab:
- Alter des Kindes
- Stand der Sprachentwicklung
- Ausprägung der Hemisphärenspezialisierung/Plastizität des kindlichen Gehirns (▶ Kap. 8.5)
- Art und Ausmaß der neurologischen Schädigung: meist stärkere Symptomatik bei diffusen als bei fokalen Hirnschädigungen

Kindliche Aphasien sind nur in den wenigsten Fällen nach den Aphasiesyndromen (▶ Kap. 7.1) klassifizierbar. Grimm (2002) beschreibt verschiedene klinische Störungsbilder in Abhängigkeit vom Alter des Kindes.
- 2- bis 3-jährige Kinder: völliger Sprachverlust (Mutismus, ▶ Kap. 6.6), ohne dass typische aphasische Standardausprägungen zu erkennen sind
- 4- bis 10-jährige Kinder: Störungsbild ähnelt einer globalen Aphasie und bildet sich über eine amnestische Aphasie als Restsymptomatik zurück (▶ Kap. 7.1.1)
- ab 10. Lebensjahr: Störungsbilder ähneln den klassischen Aphasiesyndromen (▶ Kap. 7.1.1). Für die Zeitspanne zwischen dem 15. und 18. Lebensjahr liegen auch Befunde von Jargonaphasien vor

Eine andere Unterscheidung erfolgt in Abhängigkeit von der Ausprägung der Hemisphärenspezialisierung (▶ Kap. 8.5)
- Symptome bei Läsionen vor der Hemisphärenspezialisierung
  - Verzögerungen in der nicht-sprachlichen Kommunikation (frühe und symbolische Gesten)

  - Verzögerungen in den Lallphasen (▶ Kap. 2.2)
  - Symptomatik ähnelt Late Talkern bzw. SES (▶ Kap. 3)
  - unklar, ob rezeptive und expressive Anteile einer sprachlichen Ebene selektiv gestört werden können oder ob immer beide Modalitäten, bei Wahrung der normalen Dissoziation, in ihren Entwicklungszuständen betroffen sind
- Symptome bei Läsionen nach der Hemisphärenspezialisierung
  - Linkshemisphärische Läsionen führen zu syntaktischen Störungen (rezeptiv und produktiv); Wortproduktion ist stärker beeinträchtigt als das Wortverständnis
  - Rechtshemisphärische Läsionen haben eher Wortverständnisstörungen zur Folge

Neben der sprachlichen Symptomatik müssen neuropsychologische, emotionale und soziale Begleiterscheinungen berücksichtigt werden.

Sprachliche Symptome

- eingeschränkter Wortschatz (▶ Kap. 3.2)
- Wortfindungsstörungen (▶ Kap. 3.2.5)
- Agrammatismus/Dysgrammatismus (▶ Kap. 7.1.9, Kap. 3.5)
- Artikulationsstörungen (▶ Kap. 4.2)
- Störungen des Redeflusses (▶ Kap. 14)
- Störungen des Lesens und Schreibens (▶ Kap. 5)

Sprachliche Restsymptomatik

Diese ist v. a. bedeutend, da sie u. a. zu einer Einschränkung der Schulleistungen führen kann.

- Wortfindungsstörungen
- Einschränkungen im abstrakten Wortschatz
- Probleme bei Aufgaben auf der Textebene
- Einschränkungen im metasprachlichen Bereich

Nicht-sprachliche Folge- und Begleiterscheinungen

Insbesondere durch die schwierige Schulsituation können u. a. folgende soziale und emotionale Probleme auftreten (Baur 2003; Grimm 2002):

- Aufmerksamkeitsstörungen, Konzentrationsmangel, Ablenkbarkeit
- zwanghaftes Festhalten an bekannten Regeln und Abläufen
- senso-motorische Störungen
- Hyper- oder Hypoaktivität
- agressiv-feindseliges und negativistisches Verhalten
- Angst
- Depression oder depressive Verstimmungen
- gestörtes Selbstwertgefühl
- Rückzug aus der Umgebung (verminderte Kommunikationsbereitschaft).

8.5 Hemisphärenspezialisierung

Sprachstörungen nach frühen fokalen Hirnläsionen sind aufgrund ihrer Aussagekraft über die *Plastizität des Gehirns für Sprachfunktionen* in den Interessenfokus gerückt. Zwei Hypothesen stehen sich gegenüber:

Äquipotenzialhypothese (Lenneberg 1977)

Beide Gehirnhälften können sich gleichermaßen auf sprachliche und nichtsprachliche Funktionen spezialisieren. Die Lateralisierung der Funktionen beginnt mit ca. 2 Jahren und reicht bis zur Pubertät.

Vorhersagen

- in der frühen Kindheit führen Schädigungen der linken und der rechten Hemisphäre zu denselben Verhaltensauffälligkeiten
- in der frühen Kindheit führen sowohl links- als auch rechtshemisphärische Läsionen zu einer Aphasie:
  - bei Kindern < 2 Jahren sollte die relative Häufigkeit von Aphasien nach rechtshemisphärischer Läsion demnach höher sein als bei Erwachsenen
  - die Häufigkeit von gekreuzten Aphasien (erworbene Sprachstörung aufgrund rechtshemisphärischer Läsion bei Rechtshändern) sollte mit dem Alter der Patienten abnehmen
- aufgrund der Plastizität des Gehirns in der frühen Kindheit können die aufgrund von einseitigen Läsionen beeinträchtigten (sprachlichen) Funktionen vollständig kompensiert werden, indem diese anderen Hirnbereichen zugewiesen werden

Kritik

- auch bei Kindern treten Aphasien häufiger nach linkshemisphärischen Läsionen auf
- die wenigsten kindlichen Aphasien bilden sich vollständig zurück
- Lateralisierung ist nicht erst in der Pubertät, sondern bereits mit ca. 5 Jahren abgeschlossen

Invarianzhypothese (Kinsbourne und Hiscock 1977)

a) Strikte Invarianz: Nur die linke Hemisphäre besitzt die genetische Prädisposition, die sprachlichen Funktionen zu übernehmen.

Vorhersagen

- die rechte Hemisphäre hat keine Möglichkeit, sprachliche Funktionen zu übernehmen
- wie bei Erwachsenen treten auch bei Kindern Aphasien fast ausschließlich nach linksseitigen Läsionen auf und es gibt bei Kindern kein höheres Aufkommen gekreuzter Aphasien (vgl. auch Rother 2005)

Kritik

- Bei frühkindlicher Hirnschädigung kann es sowohl zu einer intrahemisphärischen als auch einer interhemisphärische Reorganisation der sprachlichen Fähigkeiten kommen.

b) Gemäßigte Invarianz: Die linke Hemisphäre ist zwar prädisponiert, die sprachlichen Funktionen zu übernehmen. Allerdings ist das kindliche Gehirn noch so plastisch, dass bei einer Hirnschädigung auch andere Areale sprachliche Funktionen übernehmen können.

Derzeitiger Forschungsstand

- die Hemisphären sind nicht äquipotenzial
- es findet eine frühe Hemisphärenspezialisierung der Sprachfähigkeiten statt, die der zerebralen Repräsentation im Erwachsenenalter ähnlich ist
- die Reorganisation sprachlicher Fähigkeiten nach einer kindlichen Hirnverletzung wird eher der Plastizität nicht geschädigter Hirnareale als einer hemisphärischen Äquipotenzialität zugeschrieben
- aufgrund der neuronalen Plastizität des kindlichen Gehirns kann von der Sprachleistung nicht auf die Lokalisation der Läsion geschlossen werden (Eisele und Aram 1995).

8.6 Prognose

Bis etwa 1970 wurde die Lehrmeinung vertreten, dass sich die Symptome einer kindlichen Aphasie immer vollständig zurückbilden. In aktuellen Untersuchungen (z. B. Baur 2003; Rother 2005) wird diese Ansicht so jedoch nicht mehr vertreten. Sprachliche Restsymptome bleiben in vielen Fällen bestehen und sind auch noch bei Jugendlichen zu erkennen (▶ Kap. 8.4). Es wird allerdings davon ausgegangen, dass eine sprachliche Leistungsverbesserung gerade bei jungen Patienten auch in der chronischen Phase möglich ist.

Allgemeine Prognosekriterien

- Alter des Kindes bei Auftreten der Schädigung: Meist bessere Prognose bei jüngeren Kindern (aufgrund der Plastizität des Gehirns, ▶ Kap. 8.2.1), jedoch besteht kein eindeutiger Zusammenhang zwischen Alter und Rehabilitation. Das Alter des Kindes hat vielmehr einen Einfluss in der Zusammenwirkung mit weiteren Variablen:
- sprachlicher Entwicklungsstand bei Auftreten der Schädigung
- Ätiologie: Prognose bei diffusen Hirnschädigungen ist schlechter als bei fokalen Läsionen
- Größe der Läsion: Prognose bei großen Läsionen nur teilweise als ungünstig eingeschätzt (Läsionsgröße wird bei zunehmendem Alter der Kinder prognostisch relevanter)
- Ort der Läsion: kein klarer Zusammenhang, teilweise schlechtere Prognose für posteriore als für anteriore Läsionen
- Vorhandensein von Anfällen führt zu schlechterer Prognose. Genaue Prognose ist abhängig von Anfallshäufigkeit, Schweregrad, Art der Anfälle und Medikation
- Aphasietyp bzw. Schweregrad der Aphasie
- Umfang der Spontanremission in der Akutphase

8.7 Diagnostik

Abgrenzung der kindlichen Aphasien gegen Sprachentwicklungsstörungen (▶ Kap. 3) und gegen Aphasien im Erwachsenenalter (▶ Kap. 7). Kern der Diagnostik ist die Untersuchung der sprachlichen Fähigkeiten des Kindes. Da bisher kein normierter Aphasietest für Kinder existiert, muss in der Regel auf Diagnostiken aus dem Bereich der Sprachentwicklungsstörungen oder bei älteren Kindern auf Material zur Aphasiediagnostik zurückgegriffen werden.

- bis 3;6 J.: Kinder sind oft den Testsituationen nicht gewachsen (bedingt durch neuropsychologische Begleitsymptomatik); die Einschätzung der sprachlichen Fähigkeiten erfolgt daher meist über Beobachtungen in Spielsituationen
- 4–10 J.: umfassende Sprachentwicklungsdiagnostik; muss die Untersuchung aller sprachlichen Ebenen beinhalten
- ab 11 J.: Aphasiediagnostik, wobei die Standardtests der Aphasie (z. B. AAT, BMTDA; ▶ Kap. 7.1.3–7.1.5) ohne Normierung benutzt werden müssen, da keine Normwerte für Kinder vorliegen. (Ausnahme: Für den Token-Test des AAT liegt eine Normierung für Kinder ab 5 J. vor, Gutbrod und Michel 1986)

Neben der Feststellung der sprachlichen Fähigkeiten sollte eine gründliche Diagnostik folgende Punkte erfassen:

- prämorbides Sprachniveau (auch für die Differenzialdiagnose zur Sprachentwicklungsstörung) durch Elternfragebögen oder Schulzeugnisse
- bisheriger Verlauf der Aphasie (auch als Prognosekriterium für den weiteren Verlauf) durch bisherige Befunde
- Kommunikationsverhalten
- (neuro-)psychologische, soziale, emotionale Begleitsymptome

8.8 Therapie

- spezifische Methoden bzw. Ansätze zur Therapie werden nicht berichtet. Die therapeutische Umsetzung richtet sich je nach Alter/Leistungsvermögen des Kindes an einer SES- und/oder Aphasie-Therapie aus (▶ Kap. 3 und ▶ Kap. 7.1.6–▶ Kap. 7.1.11)
- Ausrichtung des grundlegenden Therapieansatzes (sprachsystematische Therapie vs. ganzheitliche Therapie) sollte sich an der Anzahl der gestörten Entwicklungsdomänen orientieren

Orientierung an der SES-Therapie

- Aufbau des sprachlichen Wissens ab dem diagnostizierten Niveau, analog zum Erwerbsprozess des ungestörten Spracherwerbs (▶ Kap. 2)
- Remission in der Akutphase wird symptomorientiert begleitet. Therapie sollte hier relativ ganzheitlich ausgerichtet sein
- in der chronischen Phase kann sprachliches Wissen (mit langsamerem Erwerbstempo) reaktiviert werden bzw. der Spracherwerb weitergeführt werden. Es ist notwendig, das Kind auf spezifische Therapieinhalte zu fokussieren

Orientierung an der Aphasietherapie

- theoriegeleitetes, modellorientiertes Vorgehen mit der Fokussierung einer sprachlichen Ebene pro Therapiephase
- Dyslexie- und Dysgraphietherapie (▶ Kap. 7.2.4 und ▶ Kap. 7.3.3) sollte in Betracht gezogen werden

8.9 Fallbeispiele

Mareen Hartwig

8.9.1 Fallbeispiel: Tobias

Anamnese

Tobias erlitt im Alter von 11;11 Jahren aufgrund eines Verkehrsunfalls ein offenes SHT mit Schädelfraktur links parietal mit nachfolgender Sprachstörung. In den ersten Wochen post Onset zeigte Tobias kein Störungsbewusstsein für seine sprachlichen Defizite. Zusätzlich litt er unter einem Durchgangssyndrom und war anfänglich nicht zu Person, Ort und Zeit orientiert.

Symptomatik

Die Spontansprache war flüssig ohne sprachliche Überproduktion und gekennzeichnet durch viele inhaltsleere Redefloskeln und Wortfindungsstörungen. Außerdem wich er auf nonverbale Kommunikation (Gesten, Geräusche) aus. Weiterhin wurden einige phonematische und semantische Paraphasien beobachtet.

Diagnostik

Zur genaueren Beschreibung der Sprachstörung wurden sowohl die Patholinguistische Diagnostik für Sprachentwicklungsstörungen (Kauschke und Siegmüller 2002) als auch neurolinguistische Diagnostiken zur Erfassung von Aphasie (Kalbe et al. 2002: Aphasie-Checkliste [ACL]) durchgeführt. Die Ergebnisse der Tests deuteten auf eine amnestische Aphasie mit Störungsschwerpunkten auf der semantischen Ebene („Wortbedeutungen") und beim Zugriff auf phonologische Wortformen hin.
Dies hatte im rezeptiven Bereich ein Sprachverständnisdefizit zur Folge. In Wort-Bild-Zuordnungsaufgaben für Nomen wählte Tobias bei jedem dritten Item das semantisch nahe Ablenkerbild. Einfachen Handlungsanweisungen („Klopfe bitte auf den Stuhl!") konnte er Folge leisten.
Auf der produktiven Ebene kamen die sprachlichen Defizite vermehrt zum Tragen. Bei Bildbenennungsaufgaben traten zwei Wochen post Onset sehr viele Perseverationen, viele phonematische Paraphasien und einige semantische Paraphasien bis hin zu Neologismen auf.

Therapie

Aufgrund der beschriebenen Symptomatiken wurden folgende Therapieinhalte abgeleitet, die sich an der neurolinguistischen Aphasietherapie für Erwachsene orientierten. Um dem Sprachverständnisdefizit entgegenzuwirken, wurde das semantische System durch die Arbeit mit

- taxonomischen Hierarchien,
- Teil-Ganzes-Beziehungen,
- semantisch ähnlichen Konzepten und
- Homophonen

neu organisiert und strukturiert.
Zum Abbau der Wortfindungsstörungen wurde der Zugriff auf die Wortform im phonologischen Outputlexikon durch folgende Therapieinhalte optimiert:

- Aufbau und Festigung alltagsrelevanter Nomen aus unterschiedlichen semantischen Feldern (z. B. „Kleidung“, „Nahrungsmittel“, „Schule“) sowie
- formal-lexikalische und semantisch-lexikalische Wortgenerierungsaufgaben („Nenne mir Tiere, die mit einem /k/ beginnen“; „Nenne mir Kleidung, die man im Sommer anzieht!“)

Verlauf

Sieben Monate post Onset konnte Tobias von 85 Nomen (Patholinguistische Diagnostik für Sprachentwicklungsstörungen bei Kindern, Kauschke und Siegmüller 2002) 92 % korrekt benennen. Dabei traten keine Perseverationen oder phonematische Paraphasien mehr auf. In fünf Fällen kam es zu semantischen Paraphasien („Fuchs“ → „Löwe“). Laut Aphasie-Checkliste zeigte sich jedoch nach wie vor bei den Wortgenerierungsaufgaben eine mittelschwere Beeinträchtigung. Die Leistungen des auditiven Sprachverständnistest lagen dagegen im Normalbereich.

8.9.2 Fallbeispiel: Martin

Anamnese

Martin, ein ehemaliges Frühgeborenes, kam mit rechtshemisphärischen diffusen intrazerebralen Blutungen in der 38. Schwangerschaftswoche zur Welt. Seine motorische Entwicklung verlief komplikationslos, aber verzögert. Mit 1;3 Jahren konnte er frei laufen.

Symptomatik

Im Alter von 2;1 Jahren wurde er das erste Mal sprachtherapeutisch vorgestellt. Zu diesem Zeitpunkt umfasste sein produktiver Wortschatz etwa fünf Wörter („Mama, Papa, da, nein, so“). Sein erstes Wort produzierte er mit 1;9 Jahren. Martin babbelte im Vergleich zu anderen Kindern wenig, produzierte jedoch im freien Spiel mehr Geräusche. Seine rezeptiven Fähigkeiten waren zu Beginn der Therapie schwer einzuschätzen. So antwortete Martin auf alle an ihn gerichteten Fragen und Anforderungen mit „nein“. Seine abwehrende und verschlossene Haltung gegenüber der Sprachtherapie machte die Durchführung einer Diagnostik unmöglich. Im Therapieraum bewegte er sich auffallend unsicher und ängstlich und hatte große Schwierigkeiten, sich von der Mutter zu trennen.

Therapie

Die Therapiestunden mussten fast zwanghaft einem identischen Ablauf folgen, ansonsten kam es bei Martin zu Wutausbrüchen oder einer Verweigerungshaltung. Er tolerierte auch kein neues Material (z. B. Buch) oder Spielzeug. Sein freies Spiel kommentierte er nie sprachlich und trat auch mit der Therapeutin in keine Interaktion. In der ersten Therapiephase wurde Martins Fähigkeit überprüft, das semantische Konzept eines Objektes zu erwerben und mit dem dazugehörigen Wort zu verknüpfen. Nach mehreren Inputsequenzen, rezeptiven und produktiven Übungen produzierte er in einem „Rufspiel“ das Wort „Ball“. Die Mutter berichtete allerdings, dass Martin dieses Wort nie außerhalb der Therapie produziert und selbst in der Therapie fiel auf, dass Martin nur in diesem Spiel und niemals spontan das Objekt benannte.

Da sich im Laufe der Therapie der Verdacht erhärtete, dass bei Martin ein Defizit in den rezeptiven Sprachleistungen vorliegt, wurde in der zweiten Therapiephase mit dem Einsatz von Gebärden begonnen. Diese wurden sprachbegleitend für die Schlüsselwörter, vorrangig für hochfrequente Nomen und Verben, im Satz produziert. Martin zeigte sofort ein großes Interesse an den Gebärden und begann ab diesem Zeitpunkt vermehrt auf Fragen mit „ja" oder einem Kopfnicken zu antworten. Nach etwa vier Therapieeinheiten zeigte sich auch eine Veränderung in seinem gesamten Verhalten. Martin wurde aufgeschlossener und selbstsicherer. Wutausbrüche traten innerhalb der Therapie nicht mehr auf. Martin war nun in der Lage, einfachen Aufforderungen, die mit einer Gebärde produziert wurden („Hol mir das Auto"), Folge zu leisten. Nach einigen Wiederholungen konnten dabei die Gebärden auch weggelassen werden. Auch produktiv traten Veränderungen auf. So verwendete Martin das Wort „Ball" nun auch spontan außerhalb der Therapiesituation und begann einzelne Worte nachzusprechen.
Somit liegt der Verdacht nahe, dass die nicht altersgerechten Leistungen im produktiven sprachlichen Bereich durch ein Defizit im rezeptiven Bereich (Sprachverständnis) zumindest zum Teil begründet liegen.

8.10 Landau-Kleffner-Syndrom

Astrid Fröhling

Auch: Aphasie-Epilesie-Syndrom, erworbene epileptische Aphasie, erworbene Dysphasie im Kindesalter mit Krampfanfällen, erworbene Aphasie mit Epilepsie (nach ICD 10, F 80.3)
Erstmals 1957 von Landau und Kleffner als „syndrome of acquired aphasia with convulsive disorder" beschrieben. Die Ätiologie ist unbekannt, diskutiert werden enzephalitische Prozesse, organisch-strukturelle Veränderungen oder gestörte Autoimmunprozesse der betroffenen Hirnregionen (Baur 2004).

8.10.1 Erscheinungsbild

- Beginn typischerweise im Alter von 3–7 J.
- paroxysmale epilepsietypische EEG-Veränderungen nur im Schlaf nachweisbar und immer im Temporallappenbereich
- Hörfähigkeit nicht eingeschränkt
- nonverbale Intelligenz liegt im Normbereich, keine Demenz
- häufig schwere Verhaltensauffälligkeiten und emotionale Störungen

Sprachstörung
- nahezu vollständiger Verlust der expressiven und rezeptiven Sprachfähigkeiten (meist Sprachverständnisstörung), oft innerhalb von Tagen und Wochen
- Sprachentwicklung vor dem Auftreten meist unauffällig (SES bei 15 %)
- Beginn häufig mit ausgeprägter Stottersymptomatik und Schwierigkeiten, Gehörtes zu verstehen
- einige Kinder werden stumm, andere beschränken sich auf jargonähnliche Laute, andere zeigen leichtere Defizite in der Wortflüssigkeit und Sprachmenge, oft mit Artikulationsfehlern (nach ICD 10, F 80.3)

Verhaltensauffälligkeiten
Unterschiedliche Ausprägung (Breitenbach 1999): Aggressivität, Schmerzunempfindlichkeit, Hyperaktivität, Konzentrationsmangel, emotionale Labilität, geringe Frustrationstoleranz, Regression, Stereotypien (Umstellungsprobleme)

Verlauf
Unterschiedlich, Varianz von schwerster Störung bis zur Gesundung. Die sprachlichen Bereiche Phonologie, Lexikon, Syntax und Semantik zeigen individuell stark variierende aphasische Symptome. Syndromtypische Fluktuationen der sprachlichen Symptome werden beschrieben.

8.10.2 Diagnostik

Ausschlussdiagnose nach medizinischer, psychiatrischer und sprachtherapeutischer Abklärung möglicher Differenzialdiagnosen. Danach frühzeitige störungsspezifische, systematische Sprachdiagnostik und Therapie.

Differenzialdiagnosen
- erworbene kindliche Aphasie bei Hirntrauma, Tumor oder anderen bekannten Krankheitsprozessen
- Electrical Status Epilepticus during Slow-wave Sleep (ESES)
- Autismus (▶ Kap. 6.7)
- Dementia infantilis
- Pseudo-Lennox-Syndrom
- Rett-Syndrom (▶ Kap. 6.5.11)
- tiefgreifende Entwicklungsstörung
- Rolandi-Epilepsie
- Sprachentwicklungsstörung (▶ Kap. 3)
- Sprechhemmung
- Hörstörung (▶ Kap. 6.1)

8.10.3 Therapie

Neben früher medikamentöser Behandlung (Antiepileptika und Glukokortikoide) und verhaltenstherapeutischer Intervention mit Elternberatung steht Therapie der Sprachstörung im Mittelpunkt.
Das Alter des Kindes und der Sprachentwicklungsstand vor und nach Krankheitsbeginn bestimmen die Lernprozesse und die Therapieinhalte und -ansätze: frühzeitige störungsspezifische, systematische Therapie (kindliche Aphasietherapie und SES-Therapie) und altersgerechte Präsentation.
- flexible Therapiebausteine besonders im Hinblick auf die syndromtypischen Fluktuationen innerhalb der sprachlichen Fähigkeiten während des Verlaufs
- früher Einsatz von Schriftsprache und Bildmaterial als visuellem Input und Gebärdensprache als Kommunikationshilfe werden als positiv bewertet (Baur 2004)
- gutes Ansprechen auf nonverbale Kommunikationshilfen (Mimik, Gestik, Handlungskompetenz), da Symbolsprache nicht betroffen

Therapeutischer Ansatz von Dohmen und Vogt (2004)

Erfassung kindlicher pragmatischer Fähigkeiten als Ressourcen für den Lexikonerwerb:

- Screeningbogen beurteilt die vorhandenen Kommunikationsstrategien (Intentionen ausdrücken und Interaktion organisieren), was auch hilfreich für die Therapie mit LKS-Kindern scheint, um die pragmatischen Fähigkeiten voll auszuschöpfen
- elektronische Kommunikationshilfen (z. B. Dynamo) mit Bildmaterial je nach Alter des Kindes sinnvolle Kompensationsmöglichkeit zur ersten Interaktion bei besonders ausgeprägter rezeptiver und expressiver Störung

9 Erworbene Sprechstörungen bei Erwachsenen

9.1 Dysarthrie

Wolfram Ziegler

Auch: Dysarthrophonie, *engl.:* dysarthria
Erworbene neurogene Sprechstörung durch Schädigung des zentralen oder peripheren Nervensystems mit Beeinträchtigung der Steuerung und Ausführung von Sprechbewegungen. Die Bewegungsstörung kann alle beteiligten Muskelgruppen betreffen: Atemmuskulatur, Kehlkopfmuskulatur und supralaryngeale Muskulatur. Nicht sprachliche Bewegungen der beteiligten Muskelgruppen müssen nicht betroffen sein.

9.1.1 Ursachen

- zerebrovaskuläre Erkrankungen
- Parkinson-Syndrome und andere Stammganglienerkrankungen
- Schädel-Hirn-Traumen
- Multiple Sklerose
- Erkrankungen des motorischen Neurons, z. B. Amyotrophe Lateralsklerose (ALS)
- degenerative Kleinhirnerkrankungen

Zu dysarthrischen Störungen kommt es, wenn eine oder mehrere der folgenden Strukturen des zentralen oder peripheren Nervensystems betroffen sind:

- primärer motorischer Kortex, insbesondere dessen untere Abschnitte nahe der sylvischen Furche
- die vom primären motorischen Kortex absteigenden kortiko-fugalen Bahnen
- die im Hirnstamm gelegenen Kerne der Hirnnerven V, VII, IX, X, XI und XII
- für die Atmungskontrolle relevante motorische Kerne im zervikalen und thorakalen Rückenmark
- eine „Stammganglienschleife", die von den motorischen Kortexarealen über das Striatum und den ventrolateralen Thalamus zurück auf das supplementärmotorische Areal (SMA) und den dorsolateralen prämotorischen Kortex projiziert
- eine „Kleinhirnschleife", die reziproke Verbindungsbahnen motorischer Kortexareale mit dem Kleinhirn umfasst (Ziegler und Vogel 2010).

Pathophysiologie

Die den Dysarthrien zugrunde liegenden Bewegungsstörungen lassen sich, wie die Bewegungsstörungen der Gliedmaßen, nach unterschiedlichen Pathomechanismen klassifizieren:

Schlaffe Parese

- tritt v. a. bei Läsionen der Hirnnervenkerne und des peripheren Neurons oder bei einer Schädigung des neuromuskulären Übergangs auf
- Sprechbewegungen sind durch eine schlaffe Lähmung gekennzeichnet, sie sind verlangsamt und in ihrer Amplitude eingeschränkt

Spastische Parese

- tritt bei bilateralen Läsionen des motorischen Gesichtskortex und der kortikonukleären Verbindungsbahnen auf

- Sprechbewegungen sind durch eine Lähmung bei erhöhtem Tonus charakterisiert
- Reflexe und emotionale Ausdrucksbewegungen sind erhalten

Rigor und Akinesie
- tritt bei Basalganglienläsionen auf, z. B. im Rahmen eines Parkinson-Syndroms
- Sprechbewegungen sind durch eine rigide Tonuserhöhung und/oder eine Akinesie beeinträchtigt
- akinetische Störungen können auch bei bilateralen Läsionen der medialen präfrontalen Rinde (SMA, vorderer zingulärer Kortex) auftreten

Dyskinetische Störungsformen
- können ebenfalls als Folge einer Stammganglienschädigung auftreten
- dazu zählen verschiedene Formen unwillkürlicher Muskelaktivität, z. B. choreatische Störungen, Tics, Dystonien oder Myoklonien

Ataxie
- tritt bei Läsionen des Kleinhirns und dessen afferenter und efferenter Projektionen auf
- Sprechbewegungen sind durch Verlangsamung, Zielungenauigkeit (Dysmetrie), zeitliche und räumliche Koordinationsprobleme und Tremor gekennzeichnet

Tremor
- kann im Rahmen verschiedener Syndrome auftreten, z. B. beim Parkinson-Syndrom, oder bei zerebellärer Ataxie, aber auch als essenzieller Tremor
- unwillkürliche rhythmisch-oszillierende Bewegungen unterschiedlicher Frequenz (ca. 2–12 Hz) von Kehlkopf, Gaumensegel, Zunge, Unterkiefer oder Lippen

In vielen Fällen treten diese Pathomechanismen in unterschiedlichen Kombinationen auf und führen zu Mischformen dysarthrischer Störungen, z. B. spastisch-ataktisch bei Patienten mit Multipler Sklerose oder bei Infarkten oder Blutungen im Bereich der Brücke (Duffy 2005; Ziegler und Vogel 2010).

9.1.2 Erscheinungsbild

Beeinträchtigte Funktionskreise

Sprechatmung
- erhöhte Einatmungshäufigkeit, inadäquate Einatmungspausen
- Überziehen der Atemmittellage, angestrengte Einatmung

Sprechstimme
- veränderte Tonhöhe oder Lautstärke
- veränderte Stimmqualität, z. B. behaucht, rau oder gepresst, oder stimmlose Phonation (Flüstern)
- Instabilität der Stimme, z. B. Schwankungen von Tonhöhe oder Lautstärke, Tonhöhensprünge, Stimmabbrüche, Stimmzittern

Artikulation

- veränderte Vokalartikulation, z. B. Zentralisierung, Entrundung
- veränderte Konsonantenartikulation, z. B. Lenisierung, Fortisierung, Spirantisierung
- Hypernasalität oder nasaler Durchschlag, Hyponasalität oder Denasalierung

Prosodie

- verlangsamtes oder beschleunigtes Sprechen
- Unterbrechungen des Redeflusses durch Sprechpausen, Lautdehnungen, Iterationen
- Veränderungen des Akzents durch Fehlbetonungen, Dehnungen oder Verkürzungen von Silben, silbisches Sprechen
- Veränderungen der Intonation, z. B. monotones Sprechen

Die Symptome der Atmungs-, Stimm- und Artikulationsfunktionen beeinflussen sich gegenseitig. So kann z. B. eine erhöhte Einatmungshäufigkeit auftreten:

- infolge einer Schwäche der Inspirationsmuskulatur
- infolge eines erhöhten Luftverlusts an der Glottis bei laryngealer Dysfunktion
- infolge einer velopharyngealen Insuffizienz oder bei mangelnder Verschlusskraft der Artikulatoren

Einschränkungen im Alltag

- in schweren Fällen völlig unverständliche Sprache. In leichteren Fällen Verständlichkeitsminderung nur in spezifischen Situationen, z. B. in lauter Umgebung, am Telefon, bei Ermüdung oder mangelnder Konzentration oder gegenüber weniger vertrauten Gesprächspartnern
- langsames Sprechen und erhöhte Sprechanstrengung bedingen mühsame und zeitraubende Kommunikation mit der Folge, dass die Patienten in komplexen Kommunikationssituationen wie Gruppengesprächen oder Diskussionen inaktiv und wenig flexibel sind
- stimmliche, artikulatorische und prosodische Störungen führen zu einer Beeinträchtigung persönlichkeitsspezifischer und ästhetischer Aspekte des Sprechens
- Verminderung der kommunikativen Aktivität und sozialer Rückzug; v. a. in Berufen mit hohen Anforderungen an die mündliche Sprachproduktion kann bereits bei leichter Störungsausprägung ein Verlust der Arbeitsfähigkeit eintreten

Syndrome

Tab. 9.1 Dysarthriesyndrome und deren Leitsymptomatik (Duffy 2005; Ziegler und Vogel 2010)

	Sprechatmung	Sprechstimme	Artikulation	Prosodie
Schlaffe Dysarthrie (*engl.:* flaccid d.)	erhöhte Einatmungshäufigkeit, angestrengte Einatmung	zu tief, zu leise; behaucht; bei schwerer Ausprägung Aphonie	Konsonanten reduziert, oft vorverlagert; in schweren Fällen durchgängig vokalische Artikulation; hypernasal	verlangsamt, monoton; bei schwerer Ausprägung viele und lange Sprechpausen

9

Tab. 9.1 Dysarthriesyndrome und deren Leitsymptomatik (Duffy 2005; Ziegler und Vogel 2010) *(Forts.)*

	Sprechatmung	Sprechstimme	Artikulation	Prosodie
Spastische Dysarthrie (*engl.:* spastic d.)	erhöhte Einatmungshäufigkeit, angestrengte Einatmung	eher zu hoch; gepresst; bei schwerer Ausprägung Aphonie	Konsonanten reduziert, oft rückverlagert; in schweren Fällen durchgängig vokalische Artikulation; hypernasal	verlangsamt, monoton; bei schwerer Ausprägung viele und lange Sprechpausen
Ataktische Dysarthrie (*engl.:* ataxic d.)	Überziehen der Atemmittellage, manchmal inspirator. Sprechen; Einatmungspausen innerhalb von Wörtern oder Phrasen	wechselnde Stimmqualität, oft gepresste Stimme; Tonhöhen- und Lautstärkeschwankungen; Stimmzittern (ca. 3 Hz)	überwiegend reduzierte Konsonanten, manchmal „explosive" Artikulation; wechselnd Hyper- und Hyponasalität möglich	verlangsamt; in manchen Fällen skandierend; manchmal bizarre Tonhöhenmodulation
Rigid-hypokinetische Dysarthrie (*engl.:* hypokinetic d.)	erhöhte Einatmungshäufigkeit	zu hoch, zu leise; behaucht und rau; v. a. zum Äußerungsende manchmal Stimmschwund	reduzierte Kieferöffnung, kaum sichtbare Mundbewegungen, reduzierte Lautkontraste; zum Äußerungsende verstärkt sich die Symptomatik	Sprechtempo normal oder sogar erhöht; kurze, rasche Äußerungen; monoton

9.1.3 Diagnostik

Auditive Analyse des Störungsprofils

Ziel: Ermittlung der relativen Beteiligung der Muskelgruppen und Funktionskreise am Gesamtbild der Störung.

- „Bogenhausener Dysarthrieskalen" (BoDys; ▶ Tab. 9.2): etabliertes, neurophonetisch begründetes Inventar systematischer Beschreibungskategorien für Sprechatmung, Stimme, Artikulation und Prosodie
  - jede der neun Subskalen wird durch repräsentative Störungsmerkmale beschrieben
  - Ausprägung der Störungsmerkmale auf 5 Stufen (0 = schwere Störung, 4 = keine Störung), Bewertung orientiert sich an 12 Sprechproben, die nach einem standardisierten Schema erhoben und beurteilt werden
  - nicht sprachliche motorische Aufgaben haben für die Beschreibung des Profils der *Sprech*störung keine Bedeutung.
- Auswertung des Merkmalsinventars durch hörerfahrene Sprachtherapeuten

Tab. 9.2 Bogenhausener Dysarthrieskalen (BoDys; nach Nicola et al. 2004)

Skala	Repräsentative Störungsmerkmale
Atmung	erhöhte Einatmungshäufigkeit, Überziehen der Atemmittellage, hör-/sichtbar angestrengte Einatmung
Stimmlage	zu tief oder zu hoch/zu laut oder zu leise
Stimmqualität	Aphonie, behauchte-heisere oder gepresst-raue Phonation
Stimmstabilität	Tonhöhen-/Lautstärkeschwankungen, Entstimmungen, Tremor
Artikulation	reduzierte Artikulation – Überartikulation „offenes Artikulieren" – „geschlossenes Artikulieren"
Resonanz	Hyper- oder Hyponasalität
Tempo	verringertes oder erhöhtes Sprechtempo
Redefluss	Sprechpausen, Iterationen, Lautdehnungen
Modulation	eingeschränkte oder übersteigerte Tonhöhen-/Lautstärkemodulation, silbisches Sprechen

Apparative Analysen

- akustische Analyse des Sprachschalls: computergestützte Signalanalyseverfahren zur quantitativen Beschreibung von Sprechtempo, Sprechstimmlage und Stimmqualität
- andere apparative Verfahren (z. B. elektromagnetische Artikulografie) spielen wegen invasivem Charakter und hohem Untersuchungsaufwand in der klinischen Diagnostik derzeit noch eine untergeordnete Rolle

Syndromdiagnose

Die Leitsymptome der verschiedenen Dysarthriesyndrome (▸ Tab. 9.1) werden anhand von Sprechproben (z. B. Spontansprache, Lesetexte) identifiziert. In der *Frenchay-Dysarthrie-Untersuchung* wird eine Syndromklassifikation auch mittels nicht sprachlicher Aufgaben und der Beobachtung reflektorischer Funktionen (z. B. beim Schlucken) erstellt (Enderby 2004).
Aus spezifischen Aufgabenstellungen lassen sich Hinweise auf die zugrunde liegende Pathologie gewinnen:

Vokalhalteaufgaben zur Prüfung der Stimmstabilität und zur Erfassung hyperkinetischer Symptome bzw. Entdeckung eines Stimmtremors

Mittels akustischer Analyseverfahren lässt sich ggf. die Tremorfrequenz bestimmen:

- zerebelläre Pathologie: ca. 2–3 Hz
- essenzieller Tremor, Parkinson-Syndrom, spasmodische Dysphonie: bis zu 10 Hz

Schnelle Silbenwiederholungsaufgaben (artikulatorische Diadochokinese)

- ausgeprägte Verlangsamung oder Irregularität der Bewegungsfolgen bei Wiederholung der Silben /ba/, /da/ oder /ga/ (= Dysdiadochokinese) kontrastiert bei Patienten mit zerebellären Erkrankungen oft mit weniger ausgeprägter Dysarthrie

- heterorganische Silbenfolgen (z. B. /bada.../) werden von Dysarthriepatienten und von gesunden Probanden rascher ausgeführt als homorganische Folgen (z. B. /baba.../, /dada.../ etc.), während bei Patienten mit Sprechapraxie das Gegenteil zutrifft

Video-laryngoskopische Untersuchung des Kehlkopfs

Gibt Aufschluss über *laryngeale* Bewegungsstörungen, z. B. Stimmlippenparesen, laryngealen Tremor oder Myoklonien.

- zentraler Pathomechanismus (Schädigung des ersten motorischen Neurons): erhaltene reflektorische Bewegungen (z. B. stimmhaftes Husten) oder erhaltene emotionale Ausdrucksbewegungen (z. B. stimmhaftes Lachen oder Weinen) bei paretischen Dysarthriesymptomen
- periphere Parese: bei Faszikulieren der Zungenmuskulatur in Ruhe

Beurteilung der kommunikativen Beeinträchtigung (▶ Tab. 9.3)

Verständlichkeit (*engl.:* intelligibility)

Wichtigster alltagsrelevanter Parameter. Verständlichkeit wird durch folgende Faktoren beeinflusst:

- Vertrautheit des Untersuchers mit dem Patienten
- Vertrautheit des Untersuchers mit dem Sprachmaterial/Gesprächsthema
- Kontext sprachlicher Äußerungen

Standardisiertes Verfahren zur Verständlichkeitsmessung ist das „Münchner Verständlichkeits-Profil (MVP)“, das als Online-Anwendung zur Verfügung steht (Ziegler und Zierdt 2008).

Tab. 9.3 NTID-Verständlichkeitsskala (National Technical Institute for the Deaf; nach Samar und Metz 1988)

Verständlichkeit der Patientenäußerungen	Punktwert
unverständlich	1
mit Ausnahme einzelner Wörter und Phrasen unverständlich	2
schwer zu verstehen, doch der Inhalt ist im Wesentlichen verständlich	3
mit Ausnahme einzelner Wörter und Phrasen verständlich	4
völlig verständlich	5
Skalierung durch eine mit dem Patienten unvertraute Person entweder live oder anhand der Videoaufzeichnung eines Gesprächs	

Soziale Beteiligung

Einschränkung der sozialen Partizipation durch Selbstauskunftbogen erfragen (Ziegler und Vogel 2010; Schmich et al. 2010).

9.1.4 Differenzialdiagnose

Dysarthrie nur bei Nachweis oder Vermutung einer erworbenen Hirnschädigung als Störungsursache. Betroffen sind *Steuerung* und *Ausführung* der Sprachbewegungen, nicht deren Planung oder Programmierung. Daraus ergeben sich folgende differenzialdiagnostischen Abgrenzungen:

Aphasie (▶ Kap. 7.1)

- nicht auf die mündliche Sprachproduktion beschränkt, betrifft auch Sprachverstehen und Schriftsprache
- beinhaltet Störungen semantischer, syntaktischer und lexikalischer Aspekte der Sprachverarbeitung
- in mündlicher Sprachproduktion treten Wortfindungsstörungen, morphematische Veränderungen, phonematischen Paraphasien oder Neologismen auf

Sprechapraxie (▶ Kap. 9.2)

Im Unterschied zu den Dysarthrien ist die Sprechapraxie durch eine hohe Variabilität des Störungsmusters charakterisiert.

- Störungsmerkmale variieren in ihrer Charakteristik und ihrem Ausprägungsgrad
- „Inseln störungsfreien Sprechens"
- Suchbewegungen, Fehlversuche, Neustarts und Selbstkorrekturen
- phonematische Paraphasien
- die Artikulationsstörung steht im Vordergrund

Dysglossie

- durch Veränderungen/Verletzungen der peripheren Sprechorgane (z. B. nach Tumorresektion, bei Lippen-Kiefer-Gaumenspalten, nach Kieferfraktur)
- klar abgrenzbare stimmliche oder artikulatorische Merkmale, z. B. eine raue Stimme bei Vorliegen eines Granuloms
- bei SHT wegen zusätzlicher Schädelverletzungen (z. B. Kieferfrakturen) koexistieren Dysarthrie und Dysglossie

Psychogene Sprechstörungen

- stimmliche und artikulatorische Probleme auch bei psychiatrischen Erkrankungen möglich (z. B. verlangsamte, monotone Sprechweise bei Depression)
- Mutismus, Stottern oder Stimmtremor auch als Konversionsstörungen möglich. Hinweise auf psychische Genese bei Konversionssymptomen sind:
  - psychische Belastungssituationen als Auslöser der Störung erkennbar
  - spontane Remission nach wenigen Wochen oder Monaten
- Kriterien zur symptomatischen Differenzierung zwischen neurogenem und psychogenem *Stottern* werden in der Literatur genannt, allerdings auf der Grundlage relativ weniger gesicherter Fallbeschreibungen (Zückner und Ebel 2001).

9.1.5 Therapie

Neurochirurgische und neuropharmakologische Ansätze

- Tiefenhirnstimulation: positive Effekte einer Stimulation der subthalamischen Kerne wurden nicht nachgewiesen (Nebel 2008).
- Dopaminergika: positive Einflüsse auf Stimmparameter bei M. Parkinson wurden berichtet. Im Vergleich zu den allgemein-motorischen Verbesserungen Modulation der dysarthrischen Störung durch dopaminerge Substanzen allerdings wenig überzeugend (Nebel 2008).

- Botulinumtoxin-Injektionen bei spasmodischer Dysphonie: v.. bei hyperadduktorischer Variante wirksam. Reinjektionen im Abstand weniger Monate erforderlich (Rubin et al. 2004). Erfolgreiche Behandlungsversuche mit Botulinumtoxin wurden bei Stimmtremor berichtet (Adler et al. 2004). Mögliche Nebenwirkungen: behauchte Stimmqualität, Schluckstörungen

Anpassungsmaßnahmen

- Training effizienter Kommunikationsstrategien mit Patienten und möglichst auch den Angehörigen. Transfer des Therapieerfolgs wird erreicht, wenn die erworbenen Funktionen und Strategien in alltagsnahen und für den Patienten relevanten Situationen geübt und überprüft werden (Ziegler und Vogel 2010)
- alternative Kommunikationshilfen bei annähernd unmöglicher mündlicher Kommunikationsfähigkeit: vorübergehender oder dauerhafter Einsatz von Gesten, Buchstaben- oder Bildtafeln und individuelle Kommunikationsbücher oder Anpassung komplexer apparativer Systeme mit individuell geeigneten Sensoren und synthetischer Sprachausgabe

Übungsbehandlung

- durch intensives motorisches Lernen soll eine zumindest teilweise Restitution verloren gegangener motorischer Fertigkeiten erreicht werden (Platz 2004)
- durch sprechmotorische Übungen sollen Fehlanpassungen abgebaut und die verbliebenen Möglichkeiten für eine möglichst effiziente Kompensation der Störung genutzt werden

Prinzip

- Analyse des Störungsschwerpunkts: Sprechatmung, Stimme, velopharyngeale Luftstromkontrolle, linguo-mandibuläre und labio-mandibuläre Bewegungskontrolle
- Training verloren gegangener Bewegungsmuster, gezielte Stimulation durch systematisches und häufiges Üben
- Zurückdrängung von Fehlanpassungen und Verbesserung der Sprechökonomie durch Haltungskorrekturen oder eine bewusste Kontrolle von Sprechatmung, Kieferöffnung, Sprechtempo oder Sprechrhythmus

Lee Silverman Voice Treatment (LSVT)

- einziges Verfahren, für das systematische Wirksamkeitsanalysen mit hinreichend großen Stichproben vorliegen
- Einsatzbereich ist die Behandlung der Dysarthrie beim Parkinson-Syndrom (Benecke und Penner 2008)
- durch hierarchischen Aufbau von Stimm- und Atmungsübungen Kräftigung der Kehlkopfadduktion zur Erhöhung des respiratorischen Anblasedrucks, um die Stimmqualität zu verbessern und die Sprechlautstärke zu steigern

Weitere Verfahren

- Gaumensegelprothese: bei vorherrschender Symptomatik durch Gaumensegelinsuffizienz (z. B. bei zentraler Gaumensegelparese). Anschließend intensive Übungsbehandlung erforderlich
- Biofeedback: in Einzelfällen sinnvoll, in der Regel jedoch nur begleitend zu anderen Therapiemaßnahmen

9.2 Sprechapraxie

Bettina Brendel und Wolfram Ziegler

Auch: verbale Dyspraxie; *engl.:* Apraxia of Speech (AOS), Verbal Dyspraxia. *Abkürzung* SAX

Zentral bedingte Sprechstörung, tritt im Gegensatz zur Entwicklungsdyspraxie (▶ Kap. 4.4) nach abgeschlossener Sprachentwicklung auf. Definiert als Störung der Planung bzw. Programmierung von Sprechbewegungen.

Ursachen

Läsionen (z. B. Infarkt, Blutung) im Versorgungsgebiet der Arteria cerebri media der sprachdominanten Großhirnhemisphäre, meistens im inferioren dorsolateralen präfrontalen Kortex (Broca-Area) oder in der vorderen Inselrinde mit darunter liegendem Marklager.

9.2.1 Erklärungsansätze

Phonetische Enkodierung

Bei der phonetischen Enkodierung werden die noch relativ abstrakten phonologischen Einheiten in artikulomotorische Programme übersetzt. Die Größe dieser Programmeinheiten (Gesten, Phoneme, Silben, metrische Füße) ist nicht bekannt – Levelt et al. (1999) gehen von silbischen Einheiten aus.

Modelltheoretische Einordnung der Sprechapraxie

Sprechapraxie wird als Störung der phonetischen Enkodierungsprozesse („motorische Programmierung") verstanden (Ziegler 2002, 2008). Nach Varley und Whiteside (2001) werden dabei die von Levelt et al. (1999) postulierten silbischen Bewegungsprogramme zerschlagen. Aichert und Ziegler (2004a, b) und Staiger und Ziegler (2008) vertreten dem gegenüber, dass Patienten mit Sprechapraxie motorische Programme auf Silbenebene abrufen. Ziegler (2009) vertritt ein Modell, nach dem sich sprechmotorische Programme hierarchisch von der Ebene artikulatorischer Gesten bis zur Ebene von rhythmischen Einheiten aufbauen und je nach Schweregrad der Sprechapraxie unterschiedliche Hierarchieebenen betroffen sind. Die Fehlerrate hängt von der Silbenanzahl einer Äußerung, der Komplexität der Silben, der Silbenfrequenz und der Betonung ab (Staiger und Aichert 2010a).

Nach einer alternativen Annahme von Maas et al. (2008) betrifft der sprechapraktische Störungsmechanismus alle Bewegungstypen der Vokaltraktmuskulatur (sprachlich/nichtsprachlich) und auch alle motorischen Organe (z. B. auch Fingerbewegungen).

9.2.2 Erscheinungsbild

Es handelt sich um eine *Sprech*störung. Nicht sprachliche Bewegungen der orofazialen, velopharyngealen oder laryngealen Muskulatur sind nicht notwendigerweise beeinträchtigt (Ziegler 2008).

Tritt meistens in Verbindung mit aphasischen und/oder dysarthrischen Störungen auf.

Die Symptome können drei Ebenen zugeordnet werden:
- segmentale, d. h. die einzelnen Sprachlaute betreffende Ebene
- suprasegmentale, d. h. Redefluss, Akzentuierung und Intonation betreffende Ebene
- Ebene des Sprechverhaltens (Aichert und Staiger 2010).

Störungen der segmentalen Ebene
- phonematische Fehler: „wohlartikulierte" Fehler wie Lautauslassung (v. a. bei Konsonantenverbindungen), -ersetzung und -hinzufügung
- phonetische Entstellungen: graduelle Lautveränderungen wie Lautdehnungen, (De-)Nasalierungen, Labialisierung, reduzierte Koartikulation etc.
- entstellte phonematische Fehler: z. B. wird ein Laut ersetzt und gleichzeitig graduell verändert
- Silben-Anlaute häufiger betroffen als Coda-Konsonanten
- Komplexitätseffekt: Konsonantenverbindungen sind fehleranfälliger als Einzelkonsonanten
- Wortlängeneffekt: Fehlerhäufigkeit steigt mit Äußerungslänge
- Inkonstanz und Inkonsistenz segmentaler Fehler: ein Laut kann fehlerhaft oder korrekt gebildet werden und die segmentale Struktur eines Wortes kann zu verschiedenen Zeitpunkten auf sehr unterschiedliche Weise fehlgebildet werden
- „Inseln" störungsfreier Produktion: auch bei mittelschwerer oder schwerer Sprechapraxie können vereinzelt völlig störungsfreie Äußerungen auftreten

Störungen der suprasegmentalen Ebene
- langsames Sprechen, verlängerte Lautübergänge
- inadäquate und/oder zu lange Pausen
- silbisches Sprechen
- Laut-, Silben- und/oder Wortiterationen
- Nivellierung von Akzentkontrasten und Intonationsmustern (monotone Sprechweise)
- Fehlversuche und Selbstkorrekturen

Störungen des Sprechverhaltens
- stumme und/oder hörbare Suchbewegungen
- sicht- und hörbare Sprechanstrengung:
  - erhöhte Grundspannung und/oder Mitbewegungen der orofazialen Muskulatur
  - erhöhte Sprechstimmlage
- erkennbare Unzufriedenheit mit der eigenen Leistung (Ziegler 2008; Aichert und Staiger 2010).

9.2.3 Diagnostik

Die Diagnostik der SAX ist Teil einer umfassenderen neurophonetischen und neurolinguistischen Diagnostik.
Ziele:
- Nachweis des Vorliegens einer Sprechapraxie
- Bestimmung des sprechapraktischen Störungsanteils am Gesamtstörungsbild
- Abgrenzung zu anderen Sprech- und Sprachstörungen

- Festlegung des Schweregrades und des Störungsschwerpunktes
- Ermittlung eines Therapieansatzes
- Verlaufskontrolle bzw. Qualitätssicherung der Therapie

Vorgehen

- Einsicht neurologischer und neuropsychologischer Vorbefunde: bei SAX meist Infarkt oder Blutung der linken mittleren Hirnarterie
- Analyse der Spontansprache und des AAT-Profils:
  - Hinweise auf SAX: alle Modalitäten der mündlichen Sprachproduktion betroffen
  - Sprachverständnis ist häufig relativ gut erhalten. Ausnahme: gleichzeitiges Bestehen einer Global-Aphasie
  - bei herausragend schlechtem Nachsprechen ist die Differenzialdiagnose einer Leitungsaphasie zu prüfen
- Untersuchung von Sprechatmung und -stimme
  - keine primäre Störung von Sprechatmung oder -stimme bei leicht- bis mittelgradiger SAX
  - Bestimmung von möglichen dysarthrischen Störungsanteilen (▶ Kap. 9.1)
- Liegen konstante phonetische Fehler vor? (z. B. infolge Fazialis- oder Hypoglossusparese)
- Ist der Redefluss durch Fehlversuche, Selbstkorrekturen und Iterationen unterbrochen? Diese Symptome sind bisweilen schwer von den „conduites d'approche" bei Leitungsaphasie zu unterscheiden! Bei Dysarthrie treten keine Selbstkorrekturen auf.
- Analyse des Sprechverhaltens: Suchbewegungen; Sprechanstrengung ist sicht- und/oder hörbar

Diagnostikverfahren (▶ Tab. 9.4)

Es gibt keinen standardisierten Sprechapraxietest.

Tab. 9.4 Möglichkeiten zur Überprüfung sprechmotorischer Fähigkeiten

	Vorteil	Nachteil
Spontansprache	• alltagsrelevant • Erfassung der kommunikativen Fähigkeiten im Alltag	• Umfang und Art der Patientenäußerungen ist nicht kontrollierbar • keine Systematik des Sprachmaterials • Abgrenzungsproblem zwischen sprechmotorisch bedingten und lexikalisch oder syntaktisch bedingten Störungen des Redeflusses
Benennen	im Vergleich zur Spontansprache ist eine bessere Kontrolle der Lautstruktur der Stimuli möglich	Abgrenzungsproblem zwischen sprechmotorischen Problemen und Wortabrufproblemen
lautes Lesen	systematische Kontrolle der sprechmotorischen Anforderungen möglich	Abgrenzungsproblem zwischen sprechmotorischen und schriftsprachlichen Defiziten

Tab. 9.4 Möglichkeiten zur Überprüfung sprechmotorischer Fähigkeiten *(Forts.)*		
	Vorteil	**Nachteil**
Nachsprechen auf Einzelwortebene (Hierarchische Wortlisten; Liepold et al. 2003)	• systematische Kontrolle der sprechmotorischen Anforderungen durch hierarchischen Aufbau möglich • Minimierung des Einflusses syntaktischer und lexikalischer Störungen • Durchführung ist auch mit schwerer beeinträchtigten Patienten möglich	periphere bzw. zentrale Hörstörungen oder ausgeprägte Störungen des phonologischen Kurzzeitgedächtnisses können Nachsprechleistung beeinflussen

Aufbau des Stimulusmaterials für die Sprechapraxie-Diagnostik

Das Diagnostikmaterial sollte nach phonetischen Kriterien hierarchisch strukturiert sein:

- Silbenanzahl: systematische Zunahme der Silbenanzahl ermöglicht Erkennen von Wortlängeneffekten (höhere Fehlerrate bei ansteigender Silbenanzahl)
- Silbenstruktur: hierarchische Steigerung der Silbenkomplexität ermöglicht Aufdeckung von Komplexitätseffekten (höhere Fehlerrate bei zunehmender Komplexität). Silbenstruktur wird durch Anzahl der aufeinander folgenden Konsonanten variiert:
  - einfache Silbenstruktur: Konsonant (C)-Vokal (V)-Verbindungen (CV(C))
  - komplexe Silbenstruktur: CCV(C(C)) oder CCCV(C(C))
- Lautstruktur: systematische Überprüfung des Lautinventars des Deutschen:
  - Verwendung von langen und kurzen Vokalen, Diphthongen
  - Konsonanten bezüglich Artikulationsort, -modus, Nasalität und Stimmhaftigkeit variieren
- Akzentsetzung: Variation der Wortbetonung
- Lexikalität: Verwendung von bedeutungshaltigen Wörtern und von Pseudowörtern, die den phonotaktischen Regeln des Deutschen entsprechen (Aichert und Staiger 2010; Aichert und Ziegler 2004a,b; Staiger und Aichert 2010a; Ziegler 2009). Verwendung von Pseudowörtern kann Sensitivität des Tests erhöhen (Liepold et al. 2003)

9.2.4 Differenzialdiagnose

SAX tritt meist in Kombination mit aphasischen und/oder dysarthrischen Störungen auf. Abgrenzung zur Leitungsaphasie (▶ Kap. 7.1.2) oft schwierig. Bei Leitungsaphasie Nachsprechen herausragend beeinträchtigt, bei SAX keine größeren Leistungsunterschiede zwischen den verschiedenen Modalitäten mündlicher Sprachproduktion (▶ Tab. 9.5 und ▶ Tab. 9.6).

Tab. 9.5 Abgrenzung gegenüber den phonologisch-aphasischen Syndromen		
Kriterium	**SAX**	**phonologisch-aphasisch**
Relevanter Anteil phonetischer Fehler	ja	nein, ausschließlich phonematische Paraphasien
Sprechanstrengung	durchgängig	intermittierend

Tab. 9.6 Abgrenzung gegenüber den Dysarthrien

Kriterium	SAX	Dysarthrie
Relevanter Anteil phonematischer Fehler	ja	nein, nur phonetische Entstellungen
Fehlerinkonstanz und -inkonsistenz	ja	nein, Vorhersagbarkeit der Fehler
Suchbewegungen	ja	nein
Beeinträchtigung der Sprechstimme und -atmung	eher selten; evtl. Folge der erhöhten Sprechanstrengung	meist deutlich ausgeprägt (▸ Kap. 9.1)
Läsion	vordere Sprachregion, linke Hemisphäre	persistierende dysarthrische Störungen i.d.R. nur nach bilateralen Läsionen (▸ Kap. 9.1)

9.2.5 Therapie

Ziele

- Verbesserung der sprechmotorischen Fähigkeiten und damit Verbesserung der Verständlichkeit und des Redeflusses, Steigerung der Natürlichkeit des Sprechens
- Verbesserung der Kommunikationsfähigkeit im Alltag

Planung

- Erstellen eines individuell angepassten Therapieziels
- Erstellen einer Aufgabenhierarchie
- unter Beachtung der individuellen Fähigkeiten des Patienten
- regelmäßige Überprüfung der Teilziele, um sie ggf. revidieren zu können
- Auswahl geeigneter therapeutischer Module und Verfahren (s. u.): Übungsmaterial, Aufgabenstellung, Vermittlungstechniken

Übungsmaterial

Strukturierung nach phonetischen Kriterien:

- Stimuluslänge: längere Äußerungen sind meist schwieriger als kurze Äußerungen; es besteht ein Einfluss des Betonungsmusters
- Komplexität der Stimuli: komplexe Silben sind schwieriger als einfache Silben
- Lautklassen: Plosive und Nasale sind meist einfacher als Laterale und Frikative
- Lautposition: Anlautkonsonanten sind schwieriger als Codakonsonanten
- Gestenstruktur: viele Wechsel des artikulierenden Organs stellen höhere koordinative Anforderungen (Staiger und Aichert 2010a; Wambaugh et al. 2006; Aichert und Ziegler 2004a, 2008).

Orientiert an den Bedürfnissen des Patienten:

- Schwerpunkt bei Patienten mit schweren Störungen: Verwendung von individuell bedeutungsvollen oder kommunikationsrelevanten Stimuli (Namen von Angehörigen/Freunden; Üben eines begrenzten Wortschatzes aus den Bereichen Ernährung, Kleidung, Körperpflege, Beruf, Hobby etc.)

Aufgabenstellung

Lerneffekte sind größer und dauerhafter, wenn die Stimulusreihenfolge variiert wird (randomisiert) im Vergleich zu vielen aufeinander folgenden Wiederholungen des gleichen Stimulus (geblockt) (Staiger und Aichert 2010b).
Zur Verfügung stehen: Nachsprechen, Synchronsprechen (gleichzeitige Produktion der Zieläußerung von Patient und Therapeut), Bildbenennen (Objekt- oder Situationsbilder, Postkarten etc.), Satzergänzung, lautes Lesen, Frage-Antwort-Situationen, Rollenspiele.

Vermittlungstechniken

Einsatz therapeutischer Hilfen, die den Patienten die Produktion einer Zieläußerung erleichtern:

- auditiv: Vorsprechen
- visuell: Mundbild der Therapeutin, Sagittalschnitte, schematische Darstellungen oder Fotokarten unterschiedlicher Vokaltraktkonfigurationen, Spiegelbild, Schriftbild
- taktil: an entsprechenden Artikulationsstellen werden entweder von der Therapeutin oder vom Patienten selbst Reize mit Fingern, Spatel, Wattestäbchen etc. gesetzt

In klassischer Therapiesituation audio-visuelle Präsentation der Stimuli: Therapeut spricht die Äußerung vor (auditiv) und gibt damit auch gleichzeitig das Mundbild vor (visuell). Bei manchen Patienten sind zusätzliche Hilfen erforderlich, da Effektivität und Akzeptanz der Vermittlungstechniken sehr verschieden sind. Es gilt das therapeutische Prinzip, nur so viele verschiedene Hilfen einzusetzen und diese nur so lange zu verwenden, wie unbedingt erforderlich ist (Staiger und Aichert 2010a,b; Wambaugh et al. 2006).

Therapieverfahren

Einteilung in drei Gruppen (▸ Tab. 9.7)

Tab. 9.7 Verfahrensgruppen in der SAX-Therapie

	Segmentale Verfahren (▸ Tab. 9.8)	Wortstrukturelle Verfahren (▸ Tab. 9.9)		Rhythmisch-melodische Verfahren (▸ Tab. 9.10)
Lerntheoretischer Ansatz	explizites Lernen	implizites Lernen	explizites Lernen	
Aufmerksamkeitsfokus	intern: Aufmerksamkeit wird auf den Artikulationsvorgang gelenkt	extern: Aufmerksamkeit wird auf das akustische Ergebnis des Artikulationsvorgangs gelenkt	intern	
Therapeutische Ziele	Präzisierung des Lautzugriffs	Präzisierung des Lautzugriffs unter Beachtung von Koartikulation und Wortakzent		primär: Verbesserung des Redeflusses sekundär: Verbesserung der Artikulation

Tab. 9.7 Verfahrensgruppen in der SAX-Therapie *(Forts.)*

	Segmentale Verfahren (▶ Tab. 9.8)	Wortstrukturelle Verfahren (▶ Tab. 9.9)	Rhythmisch-melodische Verfahren (▶ Tab. 9.10)
Therapeutische Einheiten (Staiger und Aichert 2010a)	zunächst Einüben einzelner Laute, dann schrittweises Zusammensetzen zu Silben, Wörtern	Einüben rhythmisch strukturierter Artikulationsbewegungen	Einüben rhythmischer Bewegungsfolgen
Vorteile	bei sehr schweren Störungen oder bei sprechapraktischem Mutismus zur Lautanbahnung	von Anfang an Verwendung bedeutungshaltiger Stimuli Berücksichtigung koartikulatorischer Vorgänge	besonders sinnvoll bei Patienten mit ausgeprägten Suchbewegungen und Korrekturversuchen
Nachteile	Verwendung bedeutungsloser Stimuli über einen längeren Zeitraum; Vernachlässigung koartikulatorischer Vorgänge	nur bedingt für sehr schwere Störungen geeignet, da zumindest einsilbige Wörter produziert werden müssen	nicht für sehr schwere Störungen geeignet, da längere Äußerungen produziert werden müssen

Tab. 9.8 Segmentale Verfahren

	Kurzbeschreibung	Voraussetzung, Kontraindikation
Phonetic Placement	mittels visueller und taktiler Vermittlungstechniken Erläuterung artikulatorischer Vorgänge	Voraussetzung: gute kognitive Fähigkeiten. Beschreibungen, Erklärungen müssen auf den eigenen Vokaltrakt übertragen werden
Phonetische Ableitung	Ableitung von Phonemen aus nicht sprachlichen Mundbewegungen (z. B. /f/ aus „Kerze ausblasen")	Kontraindikation: (ausgeprägte) bukkofaziale Apraxie
Progressive Assimilation	Ableitung der zu übenden Laute aus bereits erlernten, z. B. /d/ aus /n/ oder /y/ aus /i/	Voraussetzung: stabile Produktion einzelner Phoneme
EMS-erweiterte Mediationstechnik (Shell 1993)	Kopplung bedeutungsloser Handgesten mit einzelnen Lauten. Gesten weisen meist auf Merkmale der entsprechenden Artikulationsbewegung bzw. Vokaltraktkonfiguration hin	Kontraindikation: (ausgeprägte) Gliedmaßenapraxie

Tab. 9.9 Wortstrukturelle Verfahren		
	Kurzbeschreibung	**Voraussetzung, Kontraindikation**
Minimalpaar-Technik	Festigung von Phonemkontrasten, (z. B. stimmhaft-stimmlos: Gasse – Kasse).	Voraussetzung: einzelne Wörter müssen produziert werden können. Erfordert phonematische und semantische Diskriminationsfähigkeit
Metrischer Ansatz (Ziegler und Jaeger 1993a)	(1) Reduzierung der Anzahl artikulatorischer Gesten innerhalb eines Wortes unter Beibehaltung von Silbenanzahl und Akzent der Zielform (2) schrittweise Erhöhung der artikulatorischen Komplexität Für die artikulatorisch vereinfachten Zwischenformen können auch Pseudowörter verwendet werden. Am Beispiel „Katze": zunächst „Katte" dann „Kasse", dann „Katze"	Voraussetzungen: einzelne Wörter müssen produziert werden können (jedoch nicht unbedingt korrekt) Erhöhung der Akzeptanz von nicht korrekten, aber verständlichen Äußerungen auf Seiten der Patienten zu Gunsten einer Verbesserung des Redeflusses
TAKTKIN engl.: PROMPT (Birner-Janusch 2001)	Dynamische taktil-kinästhetische Stimulation (taktil-kinästhetisches Führen) bei gleichzeitiger visuell-auditiver Stimulation	Voraussetzung: hohes manuelles Geschick auf therapeutischer Seite Problem: Verfahren ist ausschließlich nach intensiver Schulung anzuwenden Kontraindikation: ausgeprägte orofaziale Sensibilitätsstörungen

Tab. 9.10 Rhythmisch-melodische Verfahren (Ziegler et al. 2010)		
	Kurzbeschreibung	**Problem, Voraussetzung**
Tapping	Den Sprechrhythmus unterstützende Gesten (silben- oder wortweise): rhythmisches „Mitklopfen" der Finger und/oder Füße	Problem: Parallelverarbeitung (Handbewegungen und Sprechen)
Pacingboard	ein Brett, auf dem in regelmäßigen Abständen „Marker", (Klötze, Leisten, Knöpfe etc.) befestigt sind; der Patient soll bei jeder produzierten Silbe einen Marker berühren	Probleme: • Parallelverarbeitung • kann silbische Sprechweise induzieren
Metronomsprechen	Sprechgeschwindigkeit wird von einem Metronom vorgegeben zu jedem Takt wird eine Silbe produziert	Problem: Elizitieren einer silbischen, monotonen, unnatürlichen Sprechweise

Tab. 9.10 Rhythmisch-melodische Verfahren (Ziegler et al. 2010) *(Forts.)*

	Kurzbeschreibung	Problem, Voraussetzung
Kontrastive Akzentuierung	Variation des Hauptakzentes einer Phrase oder eines kurzen Satzes in Frage-Antwort-Situationen. Das Akzent- oder Intonationsmuster wird dabei übertrieben produziert.	Voraussetzung: zumindest kurze Sätze und Phrasen müssen produziert werden können
Metrische Stimulation (*engl.:* metrical pacing; Brendel und Ziegler 2008)	Der Patient spricht synchron zu einem akustischen Taktgeber, der dem natürlichen Rhythmus (Metrum) der geübten Zieläußerung entspricht.	Voraussetzung: zumindest kurze Sätze und Phrasen müssen produziert werden können

Die Verfahren verstehen sich nicht als „Kochrezepte“. Sie können und sollen individuell modifiziert oder miteinander kombiniert werden.

10 Neurodegenerative Erkrankungen

10.1 Ursachen und Leitsymptome

Bente von der Heide und Ralf Siedenberg

Akute neurologische Störungen der Sprache oder des Sprechens, z. B. nach Hirninfarkten (▶ Tab. 10.1).

Tumoren

- fortschreitende Symptomatik
- keine Zuordnung zu einem sprachlichen Störungsbild möglich, da Tumorlokalisation variiert

Neurodegenerative Erkrankungen

Alzheimer-Krankheit (▶ Kap. 10.2.1)

- Frühsymptome nicht auf sprachlicher Ebene, sondern im episodischen Gedächtnis (Poeck und Hartje 1997)
- im Verlauf Gedächtnisstörung aller mnestischen Prozesse
- aphasische Symptome (z. B. Störung der Wortfindung, semantische Paraphasien) können die Sprache von Krankheitsbeginn an beeinträchtigen
- meist langsam beginnende und allmählich fortschreitende aphasische und dysarthrische Symptome

Primär progressive Aphasie (▶ Kap. 10.3)

- isolierte sprachliche Symptomatik mit progredientem Verlauf (Mesulam 1982)
- semantische Demenz (Snowden und Griffiths 2000)
- nicht sprachliche kognitive Funktionen (z. B. episodisches Gedächtnis) sind dabei im Vergleich zu den sprachlichen Funktionen gut erhalten

Tab. 10.1 Differenzierung von Sprach- und Sprechstörungen bei degenerativen Erkrankungen

Progressiv-aphasische Störungen	Progressiv-dysarthrische Störungen
Alzheimer-Krankheit	Parkinson-Syndrom
progressive Aphasie	Chorea Huntington
semantische Demenz	Multiple Sklerose

Stammganglienerkrankungen

Parkinson-Syndrom (▶ Kap. 10.4)

- Parkinson-Trias: Ruhetremor, Hypo- bzw. Akinese, Rigor als typische Veränderung des Muskeltonus
- Krankheitsverlauf langsam progredient (Neher 1990)
- im Verlauf dysarthrische Symptomatik mit verminderter Artikulationsschärfe sowie leiser, behauchter oder rauer Stimme

Chorea Huntington

- Krankheitsprozess chronisch fortschreitend, schubweise Verschlechterungen möglich
- Erkrankung setzt i. d. R. mit psychischen Veränderungen wie Reizbarkeit und Aggressivität ein, im späteren Stadium Demenzsymptome

- Sprache dysarthrisch
- Sprechweise durch unkontrolliert einschießende Muskelkontraktion geprägt
- häufig spontane Schwankungen bzgl. Tonhöhe und Stimmqualität
- im Verlauf der Krankheit abnehmende Artikulationsschärfe, es kommt zu verkürzter Exspiration (Poeck und Hartje 1997; Ziegler et al. 1998)

Chronisch entzündliche Erkrankungen

Multiple Sklerose

- Hypernasalität
- behauchte Stimmqualität
- progredienter Krankheitsverlauf
- verminderte Artikulationsschärfe
- Heterogenität des neurologischen Störungsbildes bedingt unspezifisches dysarthrisches Störungsprofil (Ziegler et al. 1998; ▶ Kap. 9.1)

10.2 Demenz

Ralf Siedenberg

> ! Unabhängig von Ursache und Reversibilität ein Syndrom und keine spezielle Erkrankung.

Globale bzw. diffuse kognitive Störung, die seit mindestens 6 Mon. besteht und die zu einer Funktionseinschränkung im Alltags- oder Berufsleben führt. Die Häufigkeit steigt dramatisch mit dem Lebensalter von etwa 5 % der über 65-Jährigen auf etwa 30 % der über 85-Jährigen.
Für die Diskussion der Nomenklatur, Symptomatik und Erörterung der Differenzialdiagnose muss auf die Spezialliteratur verwiesen werden.

Ursachen

- etwa 70 % beruhen auf einer Alzheimer-Krankheit (▶ Kap. 10.2), der frühere Begriff der „Altersdemenz" bezeichnete meist eine Alzheimer-Krankheit
- seltenere primär neurodegenerative Demenzursachen: Lewy-Körperchen-Krankheit, frontotemporale Demenz, Pick-Krankheit
- fokale Atrophien: bezüglich aphasischer Symptome häufigste Formen, wie Primär Progressive Aphasie (PPA; ▶ Kap. 10.3) und Semantische Demenz (SD)

Erscheinungsbild

- Störungen von Gedächtnisleistungen, Merkfähigkeit, Auffassung und Orientierung, Störungen des Denkens sowie Beeinträchtigung von Affektivität und Antrieb
- isolierte Sprachstörungen im Rahmen der primären Demenzen sind eine Rarität

10.2.1 Alzheimer-Krankheit

Ralf Siedenberg

Häufigste neurodegenerative Krankheit des Menschen, Ursache in über 95 % unbekannt, in wenigen Fällen ist die Erkrankung genetisch bedingt.

10

Entstehung und Erscheinungsbild

Pathomechanismus

Die Alzheimer-Krankheit geht mit Ablagerungen von intra- und extrazellulären Proteinen („Amyloid") im Gehirn einher. Diese sog. Plaques und Neurofibrillen beeinträchtigen die Neuronenfunktion. Die Ablagerungen beginnen i. d. R. im Bereich des Hippocampus und breiten sich über den medialen Temporallappen nach kortikal aus, um schließlich den gesamten Kortex zu befallen. Dadurch erklärt sich der typische Verlauf mit frühen Gedächtnisstörungen, denen weitere kognitive Ausfälle folgen. Die Ursache der Ablagerungen ist jedoch unbekannt.

Erscheinungsbild

- Initialsymptom typischerweise progrediente Störung des episodischen oder autobiografischen Gedächtnisses (Fox et al. 1998)
- weitere kognitive Störungen sind z. B. Störungen von Aufmerksamkeit und exekutiven Funktionen, Orientierungsstörungen, visuellen Wahrnehmungsstörungen, Halluzinationen
- Störungen des Verhaltens und der Emotionalität

Sprachstörungen

Sprachstörungen sind im Rahmen einer Alzheimer-Krankheit auch im Frühstadium häufig (Cummings et al. 1985), dabei treten sie selten isoliert auf.

- Leitsymptom Wortfindungsstörungen
- Störung des lexikalischen und semantischen Systems
- grammatische Sprachstruktur lange Zeit erhalten, zerfällt erst im Spätstadium der Erkrankung, d. h. wenn eine schwere Demenz vorliegt
- semantische Paraphasien ähnlich einer amnestischen Aphasie (▶ Kap. 7.1) häufig im Verlauf der Erkrankung
- Sprachverständnisstörung im weiteren Verlauf
- Nachsprechleistung meist lange erhalten, so dass das klinische Bild einer transkortikalen sensorischen Aphasie entsprechen kann
- Spontansprache bleibt lange Zeit flüssig
- phonematische Paraphasien sind erst zu beobachten, wenn neben der Sprache auch andere kognitive Domänen betroffen sind
- im weiteren Verlauf kommt progrediente Beeinträchtigung aller kognitiver Funktionen und aller Sprachdomänen, bis die Patienten mutistisch sind

Diagnostik

Die Diagnose wird aufgrund der Symptomatik und des Verlaufes gestellt. Da es keinen „biologischen Marker" der Erkrankung gibt, dient eine zusätzliche Diagnostik, z. B. Blut- und Liquoruntersuchungen oder Computertomografie, v. a. dem Ausschluss anderer Demenzursachen.

- zusätzliche kognitive Störungen müssen in der Anamnese sowie testpsychologisch gezielt gesucht werden, weil ihr Vorhandensein im Frühstadium eine primär progressive Aphasie ausschließt (▶ Kap. 10.3)
- Störungen des semantischen Systems können durch Wortgenerierungsaufgaben semantischer Kategorien (Semantic Fluency Test) erfasst werden

Selten kann im Frühstadium einer Alzheimer-Krankheit die Sprachverarbeitung isoliert betroffen sein, so dass sich das Bild einer progressiven Aphasie ergibt (Galton et al. 2000; Mesulam 2001). Eine Unterscheidung von der PPA (▶ Kap. 10.3) ist nur im weiteren klinischen Verlauf möglich: Besteht länger als 2 J. eine isolierte progressive Aphasie, so ist die Diagnose einer primär progressiven Aphasie zu stellen (Mesulam 2001). Eine sichere Diagnose wird allerdings nur durch eine Autopsie ermöglicht.

Therapie

Medikamentöse Therapie

Acetylcholinesterasehemmer, die das Defizit des Neurotransmitters Acetylcholin im Gehirn vermindern und so zu einer Verlangsamung des kognitiven Abbaus führen.

Logopädische Therapie

Im Einzelfall, in Abhängigkeit vom Störungsprofil indiziert (▶ Kap. 7.1.6–▶ 7.1.11). Therapie hat jedoch keinen Einfluss auf den progredient degenerativen Prozess und wird meist durch die zusätzlichen kognitiven Defizite erschwert.

10.2.2 Therapie bei Demenz

Antje Bluhm, Julia Siegmüller und Henrik Bartels

Primäre Prävention

Keine eindeutigen Handlungskonzepte zur Verhinderung von Demenzbeginn. Als allgemein reduzierend für das Auftretensrisiko werden genannt (Stoppe 2007):

- Bildung und geistige Beschäftigung
- psychomotorische Aktivierung
- Beeinflussung vaskulärer Risikofaktoren:
  - Abbau von Bluthochdruck, erhöhtem Blutfett
  - regelmäßiger Konsum von Obst, Gemüse, Fisch
  - cholesterinarme Ernährung
  - wenig Alkoholkonsum
  - nicht rauchen
  - ausreichende körperliche Bewegung

Medikamentöse Therapie

Acetylcholinesterasehemmer, die das Defizit des Neurotransmitters Acetylcholin im Gehirn vermindern und so zu einer Verlangsamung des kognitiven Abbaus führen.

Kognitive Therapie

Aktuell in Pilotprojekten Erprobung von kognitiven Trainings mit oder ohne Ausrichtung auf Alltagsaufgaben. Ziel der Projekte: Verlangsamung der Symptomausbildung. Zum jetzigen Zeitpunkt noch keine verallgemeinerbaren Ergebnisse.

Logopädische Therapie

Einzelfallorientiert, in Abhängigkeit vom Störungsprofil indiziert. Orientierung an Vorgehensweise der Aphasietherapie (▶ Kapitel 7); bleibt meist ohne Erfolg.

Kommunikativ orientierte Therapie (Steiner 2001; Gutzmann 2007)

Therapieverständnis als Teil eines systemisch-rehabilitativen Ganzen. Ziel ist Förderung der aktiven Teilnahme an Kommunikationsprozessen. Vermeidung von

Leistungsdruck zur Aufrechterhaltung der Freude an Kommunikation. Kern der sprachbezogenen Arbeit ist Textverarbeitung.
Ziel ist NICHT die Wiederherstellung von bereits gestörten sprachlichen Funktionen.

ASTREIN – Alzheimer-Sprach-Training (Köpf 2001)

Sprachtraining für leichte bis mittelschwere Alzheimer-Demenz. Ziel ist möglichst lange Erhaltung der sprachlichen Fähigkeiten. Methodik bedient sich der Schriftsprache, rezeptive (dem Patienten vorlesen zur Aktivierung des episodischen Gedächtnisses) und expressive Anteile (Sammlung von Themenfeldern mit schriftlicher Fixierung). Dokumentation der nicht mehr abrufbaren lexikalischen Repräsentationen in einem Tagebuch.

Kommunikations-TAnDem (Haberstroh et al. 2006)

Training für pflegende Angehörige von Demenzpatienten. Ziel ist Verbesserung der Lebensqualität in der häuslichen Pflege durch Optimierung des Kommunikationsverhaltens der Angehörigen. Informationsübertragung verbessern, Schwächen des Patienten in den Bereichen Aufmerksamkeit, Verstehen, Behalten umgehen, dafür noch vorhandene Kompetenzen stärken. Fünf Trainingssitzungen, orientierend am Kommunikationsmodell von Rüttinger und Sauer (2000).

Kognitiv ausgerichtete Sprachtherapie (Heidler 2007)

Störungsspezifische Behandlung der Grundstörungen, die Sprachverarbeitungsprozesse nachhaltig beeinträchtigen, z. B. selektive Aufmerksamkeit und Gedächtnis.

> **!** Direkte Sprachtherapie wird meist durch die zusätzlichen kognitiven Defizite erschwert.

Schlucktherapie

- Bei Voranschreiten der Erkrankung häufig begleitende Dysphagien, teilweise aufgrund von Antriebsarmut (Essen verbleibt in der Mundhöhle), teils neurogene Dysphagie (▶ Kapitel 11). Therapie neurogener Dysphagien daher nur bedingt erfolgreich.

10.3 Primär progressive Aphasie

Bente von der Heide

Auch: Slowly Progressive Aphasia Without Dementia, Progressive Nonfluent Aphasia, Pure Progressive Anomia, Pure Progressive Aphemia; Abkürzung: PPA
Fortschreitende Störung sprachlicher Funktionen bei erhaltener allgemeiner Kognition (Mesulam 1982). Ursache unbekannt.

> **Maßgebliche statistische Fakten**
> Krankheitsbeginn zwischen dem 60. und 70. Lj. (Hodges und Miller 2001).

10.3.1 Erscheinungsbild

- isolierte, progrediente Störung der sprachlichen Funktionen
- erhaltene kognitive Funktionen wie Gedächtnisleistungen, episodisches Gedächtnis
- erhaltene räumliche und zeitliche Orientierung
- erhaltene Alltagsfähigkeiten

Subtypenklassifikation (▶ Tab. 10.2)
Anhand der Spontansprache Unterscheidung von:
- PPA des flüssigen Typs
- PPA des unflüssigen Typs

Einzelfallbeschreibungen zeigen, dass diese grobe Unterscheidung zur angemessenen Beschreibung der vielfältigen Symptome nicht ausreicht.
Spezifischere Befundung durch detaillierte, modellgeleitete Untersuchung zur Bestimmung von funktionalen Störungslokalisationen möglich (Kertesz und Orange 2000).

Tab. 10.2 Sprachsymptomatik der beiden Subtypen der primär progressiven Aphasie

Flüssiger Typ	Unflüssiger Typ
Spontansprache flüssig	Spontansprache unflüssig
Störungen im Zugriff auf lexikalisch-phonologische Wortformen (Wortfindungsstörungen)	Störungen im Zugriff auf lexikalisch-phonologische Wortformen (Wortfindungsstörungen)
semantische Paraphasien	phonematische Paraphasien
Störungen des Sprachverständnisses	Sprachverständnis in der Regel gering beeinträchtigt bzw. unbeeinträchtigt
Beeinträchtigungen des semantischen Gedächtnisses	
Regularisierungen von irregulären Wörtern beim Lesen (Oberflächendyslexie)	

10.3.2 Diagnostik

Magnetresonanztomografie
- zu Beginn der Erkrankung i. d. R. keine spezifischen Befunde (Hodges und Miller 2001)
- im fortgeschrittenen Stadium Degenerationen im linken frontotemporalen Kortex

Die klinische Differenzialdiagnose kann nur erfolgen, wenn der Krankheitsverlauf durch wiederholte sprachliche und neuropsychologische Untersuchungen dokumentiert wird.

Differenzierung zur Alzheimer-Demenz

Die Bezeichnung primär progressive Aphasie geht auf Mesulam (1987) zurück, der Kriterien zur Differenzialdiagnose von Alzheimer-Demenz und primär progressiver Aphasie beschrieb.

- isolierte aphasische Symptome (z. B. Störungen im Zugriff auf lexikalische Einheiten in der Sprachproduktion oder phonematische Paraphasien) auch bei Alzheimer-Demenz möglich
- Erhalt von kognitiven Fähigkeiten bei der PPA, bei Alzheimer-Demenz allgemeine kognitive Beeinträchtigungen (Ermittlung in nonverbalen neuropsychologischen Untersuchungen)
- Indikatoren für PPA: erhaltene räumliche und zeitliche Orientierung sowie erhaltenes episodisches Gedächtnis bei fortschreitendem sprachlichem Verlust

10.3.3 Therapie

Bisher gibt es wenig Erfahrung mit Sprachtherapie bei PPA. Bislang war ungeklärt, ob Patienten mit einer fortschreitenden sprachlichen Symptomatik in der Lage sind, neue, sprachliche Information zu verarbeiten und zu speichern. Snowden und Neary (2002) zeigten in einer Einzelfallstudie mit einer 61-Jährigen, dass sie neue lexikalische Repräsentationen aufbauen und speichern konnte. Zum Aufbau der lexikalischen Repräsentationen wurde mit der Patientin an der Verknüpfung semantischer und lexikalischer Repräsentationen gearbeitet.
Die Sprachtherapie bei PPA sollte sich an den erhaltenen Fähigkeiten orientieren, um kompensatorische Kommunikationsstrategien zu erarbeiten.

10.4 Parkinson-Syndrom

Anja Lowit

Degenerative Erkrankung der Stammganglienschleife. Es können alle Bewegungsfunktionen betroffen sein, Hauptmerkmale sind Akinese, Rigor und Tremor.

Maßgebliche statistische Fakten

- Prävalenz des Parkinson-Syndroms in Deutschland 100–200 : 100.000 Einwohner. Bei den über 65-Jährigen Prävalenz von 1.800 : 100.000.
- Männer etwas häufiger betroffen als Frauen
- Erkrankungsbeginn unterschiedlich:
  - idiopathisches Parkinson-Syndrom: meist jenseits des 60. Lj.
  - juveniles Parkinson-Syndrom (5 % aller Parkinson-Fälle) mit ersten Symptomen um das 30. Lj., selten auch vor dem 20. Lj.

10.4.1 Klassifikation und Ursachen

Das juvenile Parkinson-Syndrom wird autosomal-rezessiv vererbt, die Ursache des idiopathischen Parkinson-Syndroms (früher Morbus Parkinson) ist weiterhin unbekannt.

Ein dem Parkinson-Syndrom ähnlicher Symptomenkomplex (Parkinsonismus) kann auch im Rahmen anderer Erkrankungen und durch bestimmte Substanzen entstehen (Duffy 2005):

- Erkrankungen: Atherosklerose, Wilson-Krankheit, multiple Systematrophie, olivopontozerebellare Atrophie, Shy-Drager-Syndrom, Gehirnverletzungen, Hirnhautenzündungen
- Substanzen: Drogenmissbrauch (Ecstasy bereits nach einmaliger Einnahme)

Pathophysiologie

Die Symptome des Parkinson-Syndroms sind die Folge einer Stammganglienerkrankung (Stammganglien: Striatum, Nucleus lentiformis, Substantia nigra, Nucleus subthalamicus), insbesondere die Dopaminproduktion in der Substantia nigra ist reduziert.

10.4.2 Erscheinungsbild

Allgemeine motorische Symptome

- Tremor: Ruhetremor überwiegend von Gliedmaßen und Kopf, eventuell auch Kiefer, Zunge und Lippen, nimmt bei willkürlichen Bewegungen ab. Tremorfrequenz: 4–7 Hz
- Rigor: Hauptgrund für die Verringerung der Bewegungsamplitude und Bewegungsverlangsamung, v. a. sichtbar bei passivem Dehnen der Muskulatur während des gesamten Bewegungsablaufes und in allen Bewegungsrichtungen
- Akinese: Verlangsamung und reduziertes Ausmaß (Amplitude) der Bewegungen (Hypokinese oder Bradykinese), maskenartiges Gesicht, progressiv reduziertes Ausmaß wiederholter Bewegungen (z. B. werden die Buchstaben beim Schreiben oder die Schritte beim Laufen immer kleiner). Probleme mit Initiierung und Unterbrechung von Bewegungsabläufen
- Flexion des Kopfes, Oberkörpers und der Arme, Abwesenheit posturaler Reflexe

Sprechstörungen

Klassifikation als hypokinetische Dysarthrie. Durch die oben genannten motorischen Störungen werden Sprechmotorik und unterstützende Systeme beeinträchtigt mit signifikanter Störung von Verständlichkeit und Natürlichkeit des Sprechens. Folgende Symptome sind häufig (Duffy 2005; Nebel und Deuschl 2008):

Initiierung von Sprechbewegungen

Atmung

- reduziertes Lungenvolumen und somit kürzere maximale Phonationsdauer
- schlecht synchronisierte Atmungsbewegungen

Phonation

- Hyperphonation: Luftverlust durch verlangsamte oder reduzierte Ab- und Adduktion der Stimmbänder infolge einer Stimmbandatrophie oder gebogener Stimmbänder
- behauchte, raue oder heisere Stimmqualität; eventuell Stimmtremor

Artikulation

- unpräzise Artikulation aufgrund verkürzter und verlangsamter Bewegungsabläufe
- Plosive erhalten Friktionsmerkmale, bei Frikativen fehlen die Turbulenzen, stimmlose Konsonanten werden oft stimmhaft produziert; eventuell Störungen der Vokallänge
- Ausprägung der Symptome nimmt oft bei längerem Sprechen zu und kann zum „Freezing" (extrem geringe artikulatorische Bewegungen) führen

Prosodie

- Tempo: im Gegensatz zu anderen Dysarthrophonien ist die Sprechgeschwindigkeit oft erhalten oder erhöht. Generell 3 Kategorien:
  - zu schnelles Tempo (ca. 10 % aller Sprecher), „gehetztes" Sprechen in kurzen, schnellen Abschnitten
  - Tempo im Normalbereich (kann durch unpräzise Artikulation oder verringerte prosodische Variabilität trotzdem als zu schnell wahrgenommen werden)
  - zu langsames Tempo (eventuell als spontane kompensatorische Strategie, um unpräziser Artikulation entgegenzuwirken)
- Pausensetzung: häufige Pausen, oft an unangebrachten Stellen
- Lautstärke: reduzierte Lautstärke sowie Verringerung der Lautstärkenmodulation durch beeinträchtigte Atmungs- und Kehlkopfmuskulatur und Störung des Feedbacks (Sprecher schätzen ihre Lautstärke höher ein als sie tatsächlich ist)
- Intonation und Akzentsetzung: Beschränkung der Grundfrequenzvariabilität führt zu flacheren Intonationsverläufen (monotones Sprechen), reduzierten Wort- und Satzakzentmustern, eventuell Probleme mit der Akzentsetzung und abweichende Intonationskonturen

Weitere Probleme der Sprech- und Mundmotorik

Häufige Probleme, die nicht primär mit dem idiopathischen Parkinson-Syndrom zusammenhängen (Duffy 2005):

- Stottern: schnelle und unpräzise artikulierte Wiederholungen einzelner Phoneme, meist am Satzanfang oder nach Pausen
- Palilalie: Wiederholungen ganzer Wörter oder Aussagen (aber nicht einzelner Laute), die oft schneller und undeutlicher werden
- Hypernasalität: kann bis zu einem Viertel der Patienten betreffen, ist aber meist nicht sehr stark ausgeprägt
- Schluckbeschwerden: treten vor allem im fortgeschrittenen Stadium der Krankheit auf, eventuell Speichelausfluss durch mangelnden Lippenschluss, nach vorne gebeugte Kopfhaltung und reduzierte Schluckhäufigkeit

Nicht motorische Störungen

- Affekt: häufig Depressionen (bei 30–60 % der Patienten)
- Kognition: Demenz je nach Stadium des idiopathischen Parkinson-Syndroms und Alter der Person bei bis zu 93 % der Patienten. Andere kognitive Probleme: z. B. eine Beeinträchtigung des Arbeitsgedächtnisses, des Lernvermögens und des Problemlöseverhaltens, Bradyphrenie (Verlangsamung der Denkabläufe)

- Sprachprobleme: Beeinträchtigung des Sprachverständnisses, hauptsächlich in Bezug auf grammatikalische sowie auch affekt-prosodische Merkmale, reduzierte Wortflüssigkeit, Vereinfachung syntaktischer Strukturen
- Störung vegetativer Funktionen (urologische Beschwerden, Schlafstörungen, etc.)

10.4.3 Diagnostik

Für effektive therapeutische Maßnahmen ist eine detaillierte Analyse der vorhandenen sprechmotorischen Störungen wichtig, d. h. allgemeine Dysarthrieuntersuchung ▶ Kap. 9.1.3, prosodische Merkmale, d. h. Sprechtempo, Intonation, Lautstärke und Betonungssetzung, und Verständlichkeit.
Depressionen und kognitive Störungen sollten ebenfalls berücksichtigt werden, da sie Störungsbild und Therapiefähigkeit beeinflussen.
Erfassung von Schluckbeschwerden (▶ Kap. 11.2.2)

Erfassen prosodischer Störungen

Viele Dysarthrietests berücksichtigen prosodische Aspekte nur unzureichend, daher weitere Untersuchungen wie:

- konstrastive Betonungsaufgaben, Akzentsetzung (s. u.)
- emotionale Prosodie: z. B. Wut, Freude oder Trauer
- grammatikalische/pragmatische Funktionen der Prosodie z. B.
  - Du gehst jetzt? (Frage)
  - Ich gehe jetzt. (Antwort)
  - Du gehst jetzt! (Befehl)
- verschiedene Pausensetzung: z. B.
  - „Mein Frisör“, sagte Peter, „ist der Beste“
  - Mein Frisör sagte: „Peter ist der Beste“

Ähnliche Aufgaben können verwendet werden, um potenzielle Verständnisstörungen prosodischer Merkmale gesprochener Sprache zu erheben.

10.4.4 Therapie

Operative und medikamentöse Behandlungen beeinflussen hauptsächlich grobmotorische Probleme positiv und weniger die Dysarthrie. Verbesserungen der Kommunikationsfähigkeit werden deshalb am besten mit verhaltensändernden Ansätzen erzielt.
Therapiebeginn bereits im frühen Stadium, selbst wenn noch keine Anzeichen für eine Dysarthrie zu erkennen sind (z. B. Tipps für effektivere Kommunikationstechniken, Einführen von Übungen zur Kontrolle verschiedener Sprechsysteme).
Die heutzutage gängigen Therapieansätze für die Behandlung der Dysarthrie im Rahmen des idiopathischen Parkinson-Syndroms können in zwei Gruppen aufgeteilt werden:

Lee Silverman Voice Treatment (LSVT, z. B. Ramig et al. 2004)

Wurde in den USA von Ramig und Kollegen entwickelt und ist das einzige Programm mit empirisch bewiesener Effektivität.

Grundannahme

Viele Patienten mit idiopathischem Parkinson-Syndrom haben Lautstärkendefizite.

Prinzip

- Therapiemotto: „think loud“ („Denke laut“)
- Therapieziel: Anhebung der Lautstärke, führt zur Verbesserung der Verständlichkeit und Stimmqualität sowie zur Reduzierung der monotonen Sprechweise, ohne dass sich der Patient auf mehrere Aspekte gleichzeitig konzentrieren muss (z. B. Artikulation, Lautstärke und Intonation)
- es gibt auch Hinweise darauf, dass sich das LSVT positiv auf die Gestik, Mimik und Stimmbandpathologien eines Patienten auswirken kann

Nachteile

- zur Durchführung der LSVT ist die Belegung zertifizierter Kurse erforderlich
- die Therapie ist intensiv, sollte viermal wöchentlich für vier Wochen ausgeführt werden
- bislang ist unklar, inwieweit dieser Ansatz für alle Schweregrade effektiv ist (kaum Studien mit schwer betroffenen Patienten)

Allgemeine Dysarthrietherapie (▶ Kap. 9.1.5)

Sofern LSVT nicht infrage kommt, werden Tonhöhenregulation, Lautstärkeregulation, Sprechtempo, Pausensetzung und Akzentsetzung behandelt (Ziegler et al. 1998).

Tonhöhen- und Lautstärkemodulation

- bei respiratorischen Störungen: Haltungskorrektur, Vertiefung der Inspirationsphase, erhöhte Kontrolle der Exspirationsphase
- bei Spannungsregulationsproblemen der Stimmlippen: Übungen mit lang gezogenen Vokalen (z. B. hoch – tief oder laut – leise Variationen auf /a/), affektive Äußerungen auf kurzen, vokalreichen Ausdrücken (z. B. Verwunderung, Freude auf „oho“, „ah“), konstrastive Intonationsmuster in kurzen Phrasen (z. B. Frage-Antwort-Paare, s.o.), verschiedene Intonationsmuster in längeren Sätzen (z. B. Lesen eines Dialogs)

Andere therapeutische Mittel

- Elektroakustische Feedbackverfahren (z. B. Kay Elemetrics Real Time Pitch): zur visuellen Unterstützung der Tonhöhen- und Lautstärketherapie
- prothetische Maßnahmen (z. B. externe Modulation mittels Stimmverstärker oder automatische, eigenständige Erhöhung der Lautstärke durch den Lombardeffekt mittels Edinburgh Masker): helfen Patienten, die selbst nicht in der Lage sind, die Lautstärke zu regulieren

Sprechtempo

Reduktion des Sprechtempos ist allgemein anwendbarer Ansatz zur Verbesserung der Verständlichkeit und sollte bei allen Patienten mit idiopathischem Parkinson-Syndrom angewendet werden, nicht nur bei zu schnellem Redetempo. Es gibt eine Reihe von Strategien zur Temporeduzierung. Welche am besten geeignet ist, hängt vom Stadium der Dysarthrie und von den kognitiven Fähigkeiten des Patienten ab.

Alphabetbrett

Indikation

Am besten für schwer betroffene Patienten geeignet.

Vorgehen

Der Sprecher zeigt den Anfangsbuchstaben jedes Wortes auf dem Alphabetbrett an, bevor er es ausspricht.

Vorteile

Der Zuhörer erhält zusätzliche Verständnishilfen, da der Patient den Anfangsbuchstaben jedes Wortes angibt.

Nachteile

Verlangsamt das Tempo drastisch und führt so zu sehr unnatürlichem Sprechen.

Metronom

Alternative tragbare elektronische Apparate, die durch einen Kopfhörer die Signale präsentieren, oder Computerprogramme, die bei einem eingegeben Text das Tempo auf dem Bildschirm vorgeben.

Vorgehen

Sprecher spricht eine Silbe oder ein Wort pro Metronomschlag.

Vorteile

- vorgegebenes Tempo kann über den Verlauf der Therapie verändert werden (man arbeitet von einem sehr verlangsamten Tempo auf ein natürlicheres hin)
- Patient muss die Geschwindigkeit nicht selber kontrollieren (hat eine externe Hilfe zur Temporeduktion)

Nachteile

Sprechrhythmus sehr unnatürlich, Patient lernt nicht, sein Tempo eigenständig zu steuern und spricht bei Entzug des Metronoms eventuell wieder schneller.

Tastbrett

Vorgehen

Der Sprecher setzt parallel zum Sprechen für jedes Wort den Finger in die Lücken eines Brettes. Das Sprechtempo wird automatisch reduziert, da der Patient zwei Aufgaben gleichzeitig ausführen muss. Zusätzlich kann die Sprechgeschwindigkeit vom Therapeuten kontrolliert werden, indem verschiedene Fingerbewegungstempos vorgegeben werden.

Vorteile

- das Tempo wird nicht so extrem verlangsamt wie beim Alphabetbrett
- das vorgegebene Tempo kann wie beim Metronom über den Verlauf der Therapie verändert werden
- der Patient muss sich die Sprechgeschwindigkeit selber vorgeben und internalisiert das Tempo so in einem stärkeren Ausmaß
- der Sprecher kann sich das Tempo gleichmäßig vorgeben oder den Finger im entsprechenden Sprechrhythmus weiterführen

Nachteile

- vielen Patienten fehlt die kognitive Fähigkeit, zwei Aufgaben gleichzeitig auszuführen (sie schaffen es z. B. nicht, den Finger beim Sprechen mitzuführen oder das Sprechen und die Fingerbewegungen zu synchronisieren)

- unnatürliches Sprechen, da die meisten Patienten es nicht schaffen, das Tempo rhythmisch zu verlangsamen

Rhythmische Tempokontrolle

Vorgehen

Therapeut oder Computerprogramm gibt das Tempo im richtigen Rhythmus vor.

Vorteile

Sprechen bleibt natürlicher als bei den oben genannten Ansätzen, vorgegebenes Tempo kann bei Beibehaltung der relativen Silbendauern variiert werden.

Nachteile

Wie beim Metronom verlässt sich der Patient auf einen externen Stimulus und kann Schwierigkeiten haben, das Verhalten nach dem Entzug weiterzuverfolgen. Der Therapeut muss beachten, dass eine genügend große Anzahl von rhythmischen Mustern eingeübt wird.

Sprachverzögerer

Vorgehen

Patient hört seine Aussagen mit einem kurzen Zeitunterschied (50–200 ms) oder veränderter Frequenz. Dies soll automatisch zu einer Verlangsamung des Sprechens führen.

Vorteil

Temporeduzierung erfolgt unwillkürlich, Sprecher muss keine eigene Kontrolle darüber ausüben.

Nachteil

Feedback ist nicht bei allen Patienten wirksam und Sprechen wird unnatürlicher, allerdings in einem geringeren Ausmaß als z. B. das Sprechen mit Metronom oder Tastbrett.

Selbstständige Tempokontrolle

Vorgehen

Sprecher versucht ohne externe Hilfen sein Sprechtempo zu verringern, Therapeut muss beachten, dass der Patient die richtigen Strategien zur Temporeduzierung benutzt (d. h. richtige Pausensetzung, Dehnung der Silben etc.).

Vorteil

Sprechrhythmus bleibt am natürlichsten von allen bisher genannten Ansätzen.

Nachteil

Sprecher mit idiopathischem Parkinson-Syndrom haben Schwierigkeiten, ihr Sprechtempo selbst zu regulieren. Daher ist der Ansatz meist nur für Sprecher mit weniger starker Ausprägung anwendbar.

Pausensetzung

Hängt stark mit der Verlangsamung des Sprechtempos zusammen, da häufige Pausen das Tempo reduzieren. Gezielte Behandlung ist nötig, wenn der Patient Probleme mit der Phraseneinteilung hat, d. h. Pausen an unangebrachten Stellen setzt und somit die Verständlichkeit reduziert. Oft schlechte Koordination zwischen vorhandenem Luftvolumen und dem Sprechen, d. h. der Patient fügt innerhalb einer Phrase oder sogar eines Wortes eine Pause ein. In diesen Fällen Therapieschwerpunkt auf Verkürzung der Phrasenlänge bzw. auf erhöhter Kontrolle des Luftvolumens.

Akzentsetzung

Nach Behandlung von Tonhöhe und Lautstärke sollten Betonungsübungen eingegliedert werden, z. B.

- kontrastive Betonungsübungen:
  - Mein Vater heißt Walter.
  - Heißt Ihr Vater Thomas?
Nein, mein Vater heißt *Walter*.
  - Heißt Ihr Onkel Walter?
Nein, mein *Vater* heißt Walter. usw.
- Üben von Sätzen mit vorgegebenen Betonungsmustern
- Lesepassagen und spontane Konversation, bei denen der Patient versucht, die Wörter besonders hervorzuheben, die für die Vermittlung der Informationen am wichtigsten sind

Kommunikative Ansätze

Neben der direkten Therapie für verschiedene Sprechfunktionen wie Artikulation oder Prosodie sollten auch noch Ansätze zur Verbesserung der alltäglichen Kommunikation einbezogen werden. Diese betreffen sowohl den Sprecher als auch den Kommunikationspartner.

Die Ansätze bei idiopathischem Parkinson-Syndrom unterscheiden sich nicht von allgemeinen Behandlungskonzepten bei dysarthrischen Störungen. Allerdings sollten v. a. therapeutische Maßnahmen erfolgen, die eine Reduzierung der Lautstärke kompensieren können. Strategien beinhalten z. B.:

- Kontrolle des kommunikativen Umfelds: z. B. gute Beleuchtung oder niedriger Geräuschpegel im Hintergrund
- guter Augenkontakt zwischen Sprecher und Zuhörer, um Missverständnisse schnell zu identifizieren
- evtl. Anschaffung eines Hörgerätes für den Partner
- klare Themeneinleitung, vor allem bei Themenwechsel
- gezieltes Nachfragen des Zuhörers bei Missverständnissen

10.5 Multiple Sklerose

Anja Lowit

Auch: Encephalomyelitis disseminata, Polysklerose. Abkürzung: MS

Entmarkungserkrankung, bei der durch eine chronische Entzündung des zentralen Nervensystems (ZNS) die Markscheiden der Nervenfasern zerstört wurden.

Maßgebliche statistische Fakten

- Prävalenz in Deutschland bei 150 Patienten auf 100.000 Einwohner
- Erkrankungsbeginn meist zwischen dem 20. und 40. Lj.
- Frauen häufiger betroffen als Männer

10.5.1 Entstehung

Ursachen

Unbekannt. Diskutiert werden genetische Prädisposition, virale Infekte und gestörte Autoimmunprozesse.

Pathophysiologie

- Entzündung der Mark- oder Myelinscheiden der Nervenfasern
- Entzündungsherde können sich vollkommen zurückbilden, meist bleiben Schäden an der Markscheide, die zerfällt und durch Narbengewebe ersetzt wird
- Weiterleitung der Nervensignale an diesen Stellen beeinträchtigt, mit motorischen und sensorischen Störungen
- Entmarkungsherde an allen Stellen des ZNS möglich (z. B. weiße Substanz von Hirnstamm, Kleinhirn, Rückenmark), Sehnerven ebenfalls häufig betroffen (Optikusneuritis)

10.5.2 Erscheinungsbild

Verlauf

Meistens Verlauf in Schüben, die akuten Entzündungssymptome entwickeln sich in kurzer Zeit, halten einige Tage oder mehrere Wochen an und bessern sich nach Abklingen der Entzündung. In der Regel bleiben Restschäden. Jeder Schub führt somit zu einer Verschlechterung des Zustands des Patienten.

- bei 30–50 % langsamer Verlauf mit leichteren Schüben: relativ gute Lebensqualität über längere Zeit
- bei bis zu 20 % chronische Form mit kontinuierlicher Verschlechterung der Symptome
- in schwersten Fällen schwere Behinderungen oder der Tod innerhalb weniger Jahre

Allgemeine Symptome

Da sich die Entzündungsherde wahllos im Nervensystem verbreiten, gibt es keine spezifischen Symptomkomplexe. Nachfolgende Symptome können einzeln oder in verschiedenen Kombinationen auftreten:

Motorische Störungen

- spastische Lähmungen der Muskulatur mit Auswirkungen auf die Grob-, Fein- und Sprechmotorik
- abgeschwächte Muskelreflexe
- Kleinhirnschädigung: Gangunsicherheiten, Intentionstremor, Sprechstörungen (s. u.)
- Entzündungen der Hirnnerven: Gesichtslähmungen, Gesichtsschmerzen, Geschmacksstörungen
- rasche Ermüdbarkeit
- Blasen- und Darmentleerungsstörungen
- vereinzelt apraktische Symptome

Sensorische Störungen

- Sehstörungen
  - durch Entzündung des Sehnervs (z. B. Schleiersehen, Störungen des Farbsehens) als wichtiges Frühsymptom
  - durch Lähmung der Augenmuskulatur (z. B. Doppelbilder)
- Kribbeln, Missempfindungen, insbesondere in den Extremitäten
- Spannungsgefühle

Andere Störungen

- kognitive Probleme, z. B. Gedächtnis- und Aufmerksamkeitsstörungen
- Sprachstörungen und Sprachverständnisstörungen
- psychische Erkrankungen: überwiegend depressive Symptome, z. T. auch Euphorie

Sprechstörungen

Meistens im Rahmen einer Dysarthrie. Häufigkeit umstritten, einige Studien weisen auf 23 % bzw. 28 % aller MS-Patienten mit Dysarthrie hin (Duffy 2005). Andere berichten von 51 % (Hartelius et al. 2000).
Kein typischer Symptomkomplex, generell Assoziation mit gemischter Dysarthrie (Duffy 2005), d. h. es können Merkmale verschiedener Dysarthrietypen vorhanden sein. Zusammenhang zwischen dem Ausmaß der Verständlichkeitsprobleme und der Beeinträchtigung des neurologischen Gesamtstatus.
Meistens spastische oder ataktische Symptome. Folgende Symptome sind oft zu beobachten (Duffy 2005; Hartelius et al. 2000):

Atmung

- reduziertes Lungenvolumen
- kürzere maximale Phonationsdauer und Satzlänge

Phonation

- Hyperphonation
- behauchte, raue, heisere oder gepresste Stimmqualität
- höhere Stimmfrequenz

Artikulation

- unpräzise Artikulation
- Verlängerung der Phoneme
- Hypernasalität

Prosodie

Prosodische Störungen überwiegen und betreffen hauptsächlich:

- Tempo: schleppende, langsame Sprechgeschwindigkeit, häufige Pausen
- Lautstärke: reduzierte Lautstärke, Verringerung der Lautstärkenmodulation
- Akzentsetzung: verringerte Tonhöhenmodulation, abweichende Intonationskonturen, reduzierte, unangebrachte oder fehlende Akzentsetzung

Eventuell skandierendes Sprechen infolge von Silbenisochronie (gleiche Silbendauer) und gleichmäßiger Akzentsetzung. Wird oft als Leitsymptom der ataktischen Dysarthrie bei MS angesehen, kommt jedoch nicht bei jedem Patienten vor (Duffy 2005).

10.5.3 Diagnostik

- detaillierte Untersuchung sprechmotorischer Fähigkeiten: aufgrund der hohen Variabilität des Symptomkomplexes umfassende Analyse der Patientenäußerungen wichtig ▶ Kap. 10.4.3
- Untersuchung auf kognitive und depressive Symptome: können Auswirkungen auf die sprechmotorischen und sprachlichen Fähigkeiten und die Therapiefähigkeit haben
- Erfassung von Schluckbeschwerden (▶ Kap. 11.2.2): können zu Aspirationspneumonien führen

10.5.4 Therapie

Wahl der Therapie hängt von den Ergebnissen der Dysarthrieuntersuchung ab und muss auf jeden Sprecher individuell abgestimmt werden. Therapeutische Maßnahmen unterscheiden sich nicht wesentlich von der allgemeinen Dysarthrietherapie (▶ Kap. 9.1.5). Allerdings tritt die MS oft schon im jungen Alter auf, während die meisten Dysarthriefälle in der älteren Bevölkerung zu finden sind.
Daher vermehrte Konzentration auf Langzeittherapieziele und Beachtung potenzieller beruflicher Auswirkungen. Alternative Kommunikationsmittel im späteren Stadium oft erforderlich, wenn keine funktionelle Sprache mehr vorhanden. Oft Nutzbarkeit durch Sehstörungen, grob- und feinmotorische Schwierigkeiten eingeschränkt und Erlernen der Bedienung durch kognitive Beeinträchtigungen erschwert. Daher schon in einem früheren Stadium einführen.

Therapieziele (Yorkston et al. 2010)

- Erweiterung bzw. effektive Nutzung des Luftvolumens
- Verbesserung der Stimmqualität
- Verringerung des Sprechtempos
- Verkürzung der Phrasen durch entsprechende Pausensetzung
- erhöhte Akzentuierung einzelner Wörter
- Verbesserung der Tonhöhen- und Lautstärkemodulation
- Anpassung einer Gaumensegelprothese bei ausgeprägter Hypernasalität

11 Dysphagie

Julia Richter und Ulrike Frank

11.1 Einführung

Schluckstörung. Störung des Transports von fester und/oder flüssiger Nahrung vom Mund bis in den Magen.

11.1.1 Physiologie des Schluckaktes

Schlucken ist ein komplexer physiologischer Prozess zum Transport von Speichel und Nahrung von der Mundhöhle in den Magen.

- willkürliche Phase: Kauen und Transport der Nahrung in den hinteren Mundraum
- reflektorische Phase: Nahrungstransport vom Oropharynx bis in den Magen

Am Schluckvorgang sind fünf Hirnnerven beteiligt: N. trigeminus (V), N. facialis (VII), N. glossopharyngeus (IX), N. vagus (X), N. hypoglossus (XII).

Vier Phasen des Schluckaktes (▶ Abb. 11.1)

Orale Vorbereitungsphase (Beißen und Kauen)

- Formen der Speise (Bolusbildung)
- Lippen sind geschlossen, Wangen haben Tonus, Kiefer und laterale Teile der Zunge rotieren willkürlich
- Velum verändert seine Stellung, damit keine Nahrung in den Oropharynx gelangt (▶ Abb. 11.1a)

Orale Phase

- Sammlung des Speisebolus zwischen Zunge und Gaumen
- Velum und hinterer Zungenrücken schließen die Mundhöhle vom Pharynx ab, Glottis ist geöffnet (▶ Abb. 11.1b)
- Auslösung des Schluckreflexes: Bolus gelangt durch Druck in den Oropharynx

Pharyngeale Phase

- Zungenbein wird vorwärts bewegt und ebenso wie der Kehlkopf angehoben
- Pharynxmuskulatur beginnt sich peristaltisch nach unten zu bewegen (reflektorisch), Kehldeckel neigt sich nach hinten, Glottis beginnt sich zu schließen
- Eintritt des Bolus in den Hypopharynx (▶ Abb. 11.1c und d) und Weiterleitung zum oberen Ösophagussphinkter bei vollständig geschlossener Glottis
- Übertritt des Bolus in den Ösophagus bei noch angehobenem Kehlkopf (▶ Abb. 11.1e)

Ösophageale Phase

- reflektorischer Vorgang mit peristaltischen Wellen
- unterer Ösophagussphinkter öffnet sich, und Bolus gelangt in den Magen
- Glottis richtet sich auf, Kehlkopf gelangt in Ausgangsstellung zurück (▶ Abb. 11.1e)

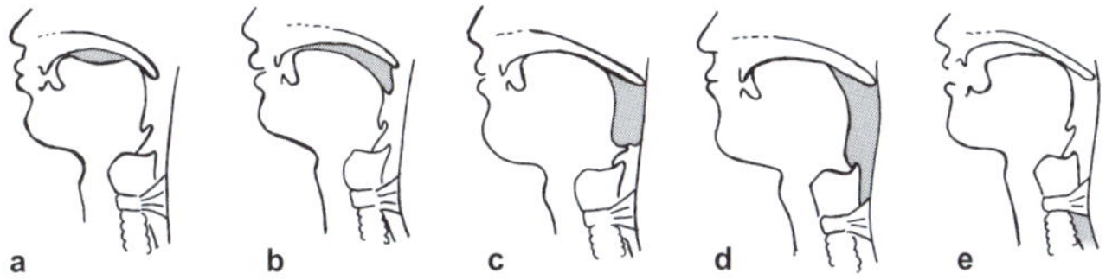

Abb. 11.1 Ablauf eines normalen Schluckvorgangs in der seitlichen röntgenkinematografischen Darstellung (Motzko et al. 2004)

Schluckakt bei Kindern

Das Schlucken bei Kindern erfolgt aufgrund von unterschiedlichen anatomischen Gegebenheiten nach einem anderen Muster als beim Erwachsenen (▸ Abb. 11.2, 11.3, 11.4).

- Pharynx ist wesentlich kürzer
- Larynx und Zungenbein liegen höher
- Mundhöhle ist kleiner
- Unterkiefer ist zurückgezogen, wodurch die Mundhöhle zusätzlich verkleinert wird

Das frühkindliche Schluckmuster ist noch nicht ausgereift. Es treten zunächst keine lateralen Zungenbewegungen auf, sondern nur zentrale Vor- und Rückbewegungen. Die Ausbildung der Schluckfunktion in den ersten Lebensjahren hängt von den anatomischen Gegebenheiten und von der Entwicklung der orofazialen Strukturen – Mandibel, Zähne, Zunge, Gaumen, Epiglottis mit Larynx und Hypopharynx – ab (Böhme 2003). Erste orale Motorik bereits im Mutterleib ganzheitlich:

- Schlucken beginnt in der 10. SSW
- Saugen beginnt in der 18. SSW

! Saug-Schluckreflexmuster beim Neugeborenen

- präorale Phase: nicht vorhanden. Das Neugeborene macht keine vorbereitenden Kau- oder Beißbewegungen
- orale Phase: durch hoch stehenden Larnyx und rückverlagerte Zungenbasis beim Schlucken Nasenatmung bei geöffnetem Pharynx. Bolus (Milch) gelangt durch Rückwärtsbewegung der Zunge in den Oropharynx. Unterkiefer und Zunge verlagern sich nach vorne, so dass kein weiterer Bolus in den Mund gelangt. Gleichzeitig werden Zunge und weicher Gaumen aneinander gedrückt, so dass der orale und der pharyngeale Bereich voneinander getrennt werden
- pharyngeale Phase: Velum hebt sich und Pharynxrückwand bewegt sich nach hinten, was den Bolus vom Hypopharynx in den Ösophagus gelangen lässt

- Neugeborenes hat rhythmische Saug-Schluckbewegungen und atmet dazwischen. Beim Neugeborenen findet man dieses globale Neugeborenen-Saug-Schluckreflexmuster bis zur ca. 6. Lw. (Pörnbacher 1998)

- ab ca. 7. Lw: Vorwärts- und Rückwärtsbewegung der Zunge ist vorherrschendes Bewegungsmuster. Aus Reflexbewegungen entstehen isolierbare Bewegungsreaktionen (Pörnbacher 1999). Zusammen mit diesem Bewegungsmuster tritt ab dem 3. Lm. das marginale, nicht harmonische Lallen auf (▶ Kap. 2.2)
- ab ca. 5. Lm.: Säugling kann Zunge heben und senken. Durch Löffelfütterung kann nun breiige Nahrung verabreicht werden. Säugling saugt die Nahrung oft mit geschlossenen Lippen vom Löffel, wie es das bisherige Saug-Schluckmuster vorgegeben hat
- ab ca. 6. Lm.: erstes starkes Zubeißen, die Kiefergelenke pressen fest aufeinander. Die 2. Lallperiode beginnt, erstmals kanonisches Lallen (Pörnbacher 1998)
- ab ca. 7. Lm.: Kind beginnt zu kauen. Das Kauen entwickelt sich bis zum 12. Mon. Im Alter von 3–6 J. sind Schlucken und Kauen vollständig entwickelt und abgeschlossen

11.1.2 Aspiration

Feste und/oder flüssige Nahrung oder Speichel gelangen durch versehentliches „Verschlucken" oder im Rahmen einer Schluckstörung in das tracheobronchiale System. Das Ausmaß (▶ Tab. 11.1) ist klinisch und therapeutisch sehr wichtig, da Korrelation zur Häufigkeit einer lebensbedrohenden Pneumonie. Therapie muss auf das Ausmaß der Aspiration abgestimmt werden.

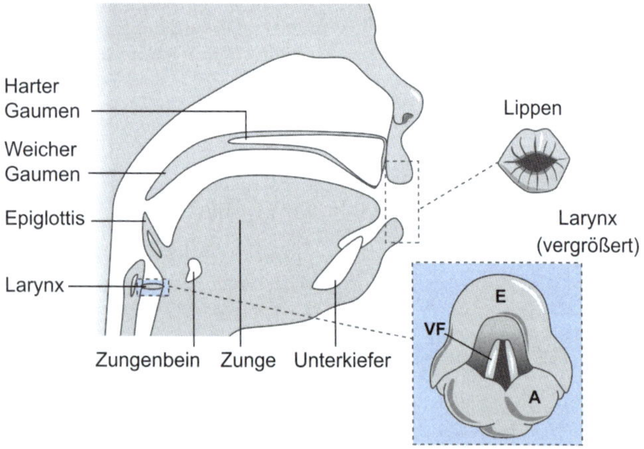

Abb. 11.2 Darstellung kindlicher Schluckorgane (Neugeborenes) in Ruhestellung (Böhme 1997). 1 Harter Gaumen, 2 weicher Gaumen, 3 Unterkiefer, 4 Zunge, 5 Zungenbein, 6 Epiglottis, 7 Larynx. E = Epiglottis, A = Arytaenoid-Knorpel, VF = Stimmlippen

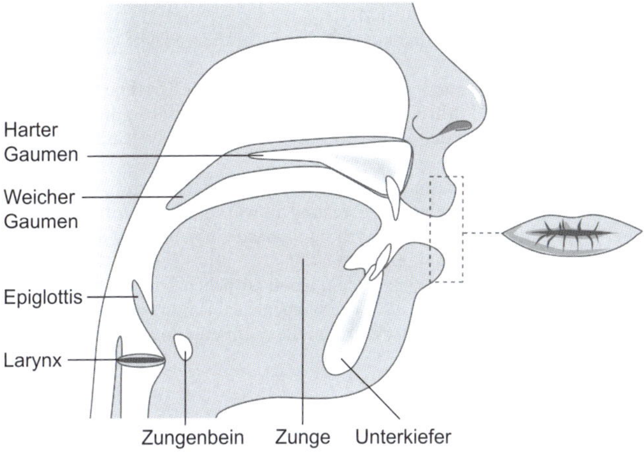

Abb. 11.3 Darstellung kindlicher Schluckorgane (ca. 6 J.) in Ruhestellung (Böhme 1997). 1 Harter Gaumen, 2 weicher Gaumen, 3 Unterkiefer, 4 Zunge, 5 Zungenbein, 6 Epiglottis, 7 Larynx

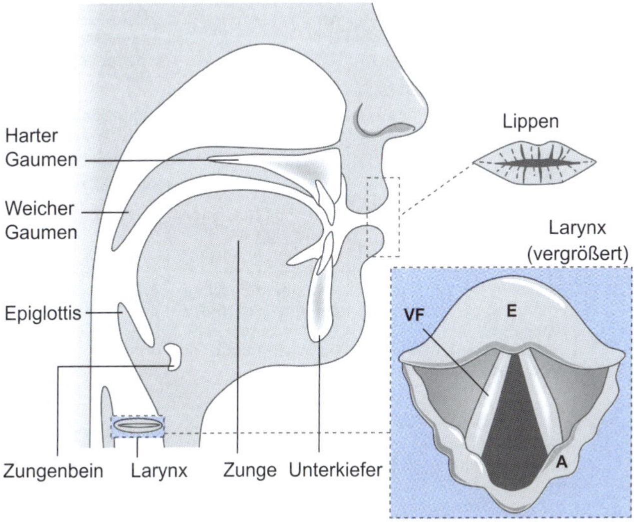

Abb. 11.4 Darstellung der Organe bei einem Erwachsenen (Böhme 1997). 1 Harter Gaumen, 2 weicher Gaumen, 3 Unterkiefer, 4 Zunge, 5 Zungenbein, 6 Epiglottis, 7 Larynx.

Pathophysiologische Klassifikation

Diese Einteilung kann aus unterschiedlicher Sicht differenziert bzw. klassifiziert werden:

- prädeglutitive Aspiration: Störung der Boluskontrolle. Ursache liegt vor dem Ausführen des willkürlichen Schluckaktes. Vorzeitiger Übertritt der Nahrung in die Valleculae und den Sinus piriformes bei noch unvollständig geschlossener Glottis
- intradeglutitive Aspiration: Störung des unwillkürlichen Schluckaktes, oft durch eingeschränkte Pharynxbewegung, unvollständigen Glottisverschluss bei verzögertem Schluss der Larynx oder Spastik bzw. Störung der Öffnung des oberen Ösophagussphinkters (OÖS)
- postdeglutitive Aspiration: nach dem unwillkürlichen Schluckakt. Im hinteren Rachenraum (Hypopharynx) verbliebene Nahrungsreste (Retentionen) treten nach Ablauf des Schluckaktes in die geöffnete Glottis und damit in die Trachea über

Symptomatik

Tab. 11.1 Schweregrade der Aspiration

Schweregrad	Klinische Symptomatik (Miller und Eliachar 1994)	Videolaryngoskopische Befunde (Schröter-Morasch 1996)	Röntgen-kinematografische Befunde (Hannig et al. 1995)
I	Gelegentliche Aspiration ohne Komplikation	Gelegentliche Aspiration bei erhaltenem Hustenreflex	Aspiration des im Vestibulum und Ventriculus laryngis retinierten Materials bei erhaltenem Hustenreflex
II	Intermittierende Aspiration von Flüssigkeiten Eigener Speichel und feste Nahrung problemlos Keine klinischen Anzeichen einer Pneumonie	Permanente Aspiration bei erhaltenem Hustenreflex *oder* gelegentliche Aspiration ohne Hustenreflex mit gutem willkürlichen Abhusten	Aspiration von ca. 10 % des Bolusvolumens bei erhaltenem Hustenreflex
III	Unmöglichkeit der oralen Ernährung bei allen Konsistenzen immer wieder auftretende Pneumonien	Permanente Aspiration ohne Hustenreflex mit gutem willkürlichen Abhusten	Aspiration von < 10 % des Bolus bei reduziertem Hustenreflex *oder* Aspiration von >10 % des Bolus bei erhaltenem Hustenreflex
IV	Lebensbedrohliche Aspiration von allen Konsistenzen, auch Speichel, mit chronischer Pneumonie	Permanente Aspiration ohne Hustenreflex, ohne willkürliches Abhusten	Aspiration von > 10 % des Bolusvolumens bei fehlendem Hustenreflex

Stille Aspiration

Verschlucken ohne sichtbare Symptome. Beim Auftreten eines oder mehrerer der folgenden Symptome Einstellung der oralen Nahrungsaufnahme bis zur bildgebenden Diagnostik. Bis zum sicheren Ausschluss einer Aspiration Ernährung über eine Sonde:

- feucht klingende oder heisere, „sprudelnde" Stimme
- schwacher Hustenstoß
- keine oder schwache Würgereaktion
- verminderte Hebung des Kehlkopfes
- nicht erklärbares Fieber
- immer wiederkehrende Pneumonien

> Kann ein Patient bei einer zentralen oder peripher-organischen Erkrankung nicht oder kaum selbstständig husten, ist Vorsicht geboten. Es kann eine stille Aspiration, also ein Verschlucken ohne äußeres Merkmal, auftreten!

11.1.3 Koordination von Atmung und Schlucken

Ulrike Frank

Die Koordination von Atmung und Schluckfunktion ist ein zentraler Mechanismus zur Vermeidung von Aspirationen. Der Schluckreflex wird an einem definierten Zeitpunkt im Respirationszyklus ausgelöst. Während der pharyngealen Boluspassage besteht eine zentrale Atemunterbrechung. Die primäre Steuerung dieser reziproken Inhibition erfolgt vermutlich auf Hirnstammebene (Medulla oblongata) durch das enge Zusammenspiel der CPGs (Central Pattern Generators) für die Atmung und die Schluckfunktion (Dick et al. 1993; McFarland und Lund 1993; Kelly und Huckabee 2003). Unklar ist noch, inwiefern auch suprabulbäre Strukturen modifizierend auf die Atem-Schluck-Koordination einwirken (Hadjikoutis et al. 2000).

> In der Diagnostik und Therapie von Dysphagien muss eine möglicherweise gestörte Atem-Schluck-Koordination berücksichtigt und ggf. behandelt werden.

Atemunterbrechung

Jeder oropharyngeale Schluckvorgang wird von einer zentral gesteuerten Atemunterbrechung begleitet. Diese Atemunterbrechung (auch: „Schluck-Apnoe")

- erfolgt reflektorisch im Zusammenhang mit der Schluckreflextriggerung und ist *nicht* das biomechanische Resultat des Larynxverschlusses auf Glottisebene
- beginnt bereits *vor* den laryngealen Verschlussmechanismen (Martin-Harris et al. 2005; Broussard und Altschuler 2000)
- hat eine variable Dauer, im Mittel beträgt sie ca. 1 Sekunde
- variiert je nach geschlucktem Bolusvolumen und der Boluskonsistenz; es gibt auch alters- und geschlechtsspezifische Unterschiede (Hiss et al. 2001)

Atem-Schluck-Muster

Bei gesunden Erwachsenen erfolgt die Auslösung des Schluckreflexes in der Exspirationsphase bei mittlerem Lungenvolumen (Martin-Harris et al. 2005), oder zwischen Inspiration und Exspiration. Physiologische Vorteile dieser sog. „xE"-Atem-Schluckphasen-Relation sind:

- effektive Rachenreinigung/Abhusten im Falle von Penetration und Aspiration wird ermöglicht, da dies nur in der Exspirationsphase bei ausreichendem Luftvolumen erfolgen kann
- es wird ausreichend subglottischer Druck generiert, der vermutlich eine zentrale Rolle für einen effektiven Larynxverschluss spielt („Subglottic Pressure Theory", Gross et al. 2003)

Pathophysiologie

Es gibt Hinweise auf Störungen der Atem-Schluck-Koordination bei Patienten mit neurologischen und respiratorischen Erkrankungen, z. B. Verlängerung der Atempause, vermehrtes Schlucken in der Inspirationsphase („xI-Muster") und bei niedrigem Lungenvolumen bei Patienten mit:

- Idiopathischem Parkinson Syndrom (Diez Gross et al. 2008)
- Cerebro-vaskulärem Insult (Hadjikoutis et al. 2000)
- Motoneuron-Erkrankungen (Hadjikoutis et al. 2000)
- Chronisch obstruktiven Lungenerkrankungen (COPD) (Shaker et al. 1992)
- Läsionen des peripheren Nervensystems, die die Atem- und/oder Schluckfunktion beeinträchtigen (Hadjikoutis et al. 2000)

Über die genauen Mechanismen der Atem-Schluck-Koordination und die Auswirkungen von Dysphagien und respiratorischen Erkrankungen ist noch nicht viel bekannt. Wahrscheinlich spielt die Atmung eine weitaus aktivere Rolle in der Schlucksequenz als lange Zeit angenommen wurde, da sie präzise mit der Schluckreflextriggerung koordiniert wird und so die Voraussetzungen für den Aspirationsschutz und die Effektivität der Schutzreflexe schafft.

11.2 Neurogene Dysphagie

11.2.1 Ursachen und Symptome

Ursachen

- ZNS-Schäden, z. B. Hirninfarkt, Schädelhirntrauma
- Hirnnervenausfälle, z. B. durch Tumoren
- progrediente neurologische Erkrankungen, z. B. ALS, Parkinson-Syndrom, Multiple Sklerose, Chorea Huntington, Guillain-Barré-Syndrom, Multisystematrophien, Postpoliosyndrom, Demenzerkrankungen
- neuromuskuläre Erkrankung, z. B. Botulismus (selten)
- entzündliche Muskelerkrankungen

Symptomatik

Aufhebung bzw. Einschränkung der intendierten Beweglichkeit der zentralen Schluck-/Sprechorgane. Die reflektorische Funktion des Schluckens ist häufig ebenfalls beeinträchtigt.

Je nach Störungsbild zeigen sich:
- veränderter Muskeltonus ohne Atrophie (z. B. Spastik)
- Störungen feinmotorischer Bewegungen
- Hyperkinesie (z. B. Tremor)
- Störung der zeitlichen Koordination

11.2.2 Diagnostik

Gründliche Anamnese, Sichtung medizinischer Daten und Diagnosen, Erfassung des neurologischen und pflegerischen Status
- bildgebende Diagnostik (z. B. Videofluoroskopie, vgl. Schröter-Morasch 1993; Böhme 1997): Anbieten verschiedener Boli (Bariumbreischluck), d. h. fest, breiig, krümelig, flüssig. Durch das Verabreichen der verschiedenen Konsistenzen kann gezeigt werden, welche Konsistenzen lediglich penetriert oder doch aspiriert werden und welche Auswirkungen dies auf das weitere therapeutische Vorgehen hat. Finden sich bereits in der klinischen Untersuchung Hinweise auf eine Aspiration, auf den Bariumbreischluck verzichten, da dieser die Lungen angreift. In diesem Fall ist eine transnasale Fiberendoskopie zu bevorzugen.
- transnasale Fiberendoskopie: endoskopische Untersuchung von Larynx und Hypopharynx zur Überprüfung der Funktionen während des Schluckaktes. Mit Lebensmittelfarbe gefärbte Götterspeise und Flüssigkeiten werden geschluckt, um pathologische Symptome, wie den vorzeitigen Übertritt von Speise in den Pharynx, diagnostizieren zu können (Nusser-Müller-Busch 1994).

Folgende Fragen sind bei der klinischen Diagnostik zu beachten:
- Wie ist die Vigilanz des Patienten?
- Gibt es Gesichtsfeldeinschränkungen?
- Wie ist der Sprachstatus?
- Ist die räumliche Wahrnehmung gestört/liegt eine Apraxie vor?
- Wie ist der Tonus des Patienten (erhöht/erniedrigt), die Sensibilität innerhalb und außerhalb des Mundes, die mimische Muskulatur (verschiedene Bewegungsabläufe testen)?
- Wie ist der orale Nahrungstransport?
- Wird der Speichel problemlos geschluckt?
- Kann der Patient auf Aufforderung husten?
- Sind ausreichende Schluckbewegungen vorhanden?
- Wie klingt die Stimme mit und ohne Nahrungsaufnahme verschiedener Nahrungskonsistenzen – Verdacht auf stille Aspiration?
- Wie ist die Kehlkopfhebung?
- Wie ist die Atmung?
- Muss der Patient sofort oder nach einiger Zeit husten oder würgen?

11.2.3 Therapie

Rehabilitationsverfahren nach Bartolome (1999) (▶ Tab. 11.2)

Ziel

Wiederherstellung der gestörten Funktionen bzw. maximale Nutzung von Restfunktionen des Schluckaktes (Bartolome 1999). Erhaltung der Lebensqualität, d.h. den Patienten mit seinen jeweiligen Symptomen möglichst lange auf dem gegenwärtigen Zustand zu halten:

- Erleichterung des gewünschten Bewegungsablaufs, unerwünschte Reaktionen (z.B. Tonuserhöhung) sollen gehemmt werden
- Normalisierung der Sensibilität
- Verbesserung der Koordination
- Förderung von Kraft und Ausdauer
- kompensatorische Therapieverfahren im Vordergrund
- restituierende Maßnahmen nur selten indiziert, meist kontraindiziert (z.B. kann bei einer ALS wiederholtes/häufiges Üben zu einer Verstärkung der Lähmung führen!)

> Größte Gefahr ist das Verschlucken von Nahrung und/oder Speichel ohne äußerliche Anzeichen (stille Aspiration, ▶ Kap. 11.1.2). Hinzu treten verschiedene andere dysphagische Beeinträchtigungen, die mit einer Aspiration einhergehen können.

Kompensatorische Verfahren müssen immer abhängig von der individuellen Pathophysiologie angewendet werden. Nach einer gründlichen klinischen Untersuchung werden die einzelnen Behandlungsstrategien individuell zusammengestellt. Für alle Erkrankungen gilt, dass im Endstadium häufig eine Nahrungssonde gelegt werden muss, um vor einer Aspiration zu schützen.

Tab. 11.2 Behandlungsverfahren nach Bartolome (1999)

Restituierendes Verfahren	Kompensatorische Methoden	Adaptierende Maßnahmen
Versuch der Anbahnung von normalem Schlucken/Wiedererreichen von Teilfunktionen	Versuch der Verbesserung des Nahrungstransportes/Erreichen von aspirationsfreiem Schlucken	Versuch der Erleichterung der Nahrungsaufnahme/Verbesserung der Schluckeffizienz
Abbau pathologischer oraler Reflexe, z.B. Berührung des eigenen Gesichts	Haltungsveränderungen: Kopfbeugen nach vorne, seitlich, hinten, zur betroffenen oder nicht betroffenen Seite	externe Hilfsmittel, z.B. Ess- und Trinkhilfen wie Schiebelöffel, Flaschen mit besonderen Saugern
Übungen zur Verbesserung der orofazialen und intraoralen Motorik, z.B. Fazio-orale Therapie	verschiedene Schluckmanöver: kraftvolles Schlucken, Mendelsohn-Manöver, supra- und super-supraglottisches Schlucken, wiederholtes Räuspern und häufiges Schlucken	Veränderung der Nahrungsmittelkonsistenz bzgl. Temperatur, Geschmack, Konsistenz
zur Aktivierung der Sensomotorik taktile Stimulationsversuche durch Beklopfen, Vibration, Dehnung, Druck und thermale Stimulationsversuche mit Kälte- oder Wärmereizen		adäquate Positionierung der Nahrung, z.B. Positionierung des Bolus auf der intakten Zungenhälfte

Komponente 1: restituierende Verfahren

Einsatz, wenn Grunderkrankung behandelbar. Diese Verfahren lassen sich in vier Stufen unterteilen:

Relaxierte Ausgangslage

Patient wird in korrekte Position für eine gute Kopf-, Kiefer- und Rumpfkontrolle und Hemmung pathologischer Reflexmuster gebracht (Bobath 1990).

Vorbereitende Stimuli

Werden durch den Therapeuten gegeben, der Patient bleibt passiv. Stimuli sind:

- manuelles Berühren (Bartolome et al. 1999)
- Pinseln (Rood 1962)
- Kälteanwendungen wie Kurzzeiteisbehandlung oder Eiskompressen (Rood 1962)
- Wärmereize wie Infrarotbestrahlung, Fango, kleine Kirschkernkissen etc.
- Druckausübung wie kurzes *Tapping* oder streichender Druck
- Vibration, z. B. elektrische Vibrationsmassage vom Mund bis zu den Wangen
- Dehnung, wie passives Dehnen und Halten der jeweiligen Muskelgruppe

Mobilisationstechniken

Patient wird aktiv, indem er auf den passiven Reiz eine eigene, aktive Bewegung folgen lässt. Dabei kann vom Therapeuten ein Widerstand gegen die Bewegung ausgeübt werden, um das sensorische *Feedback* und die Kontraktionsbereitschaft der Muskulatur zu erhöhen, z. B. propriozeptive neuromuskuläre Fazilitation (PNF).

Autonome Bewegungsübungen

Mit dem Wiedererreichen von motorischen Aktivitäten vorbereitende und stimulierende Übungen reduzieren. Patient übt ohne Hilfestellung seitens des Therapeuten für den Schluckakt wichtige Bewegungen (z. B. motorische Funktionsübungen, pragmatische Übungen, Sprech-, Atem- und Stimmübungen).

Komponente 2: kompensatorische Verfahren

Werden eingesetzt, wenn die eigentliche Ursache der Erkrankung nicht zu behandeln ist.

Haltungsänderungen (▶ Tab. 11.3)

Veränderte Haltung beeinflusst pharyngealen Raum, so dass sich der Nahrungstransport verändern kann (Logemann et al. 1994). Bei einigen Störungsbildern kann es notwendig sein, von der physiologischen Grundhaltung abzuweichen, um das Schlucken zu verbessern und eine Aspiration zu verhindern.

- Haltungsänderung detailliert am Störungsbild orientieren, da falsche Schluckposition kontraindiziert sein kann!
- Effektivität der Haltungsänderung immer durch ein bildgebendes Verfahren (Videofluoroskopie) verifizieren

11

Tab. 11.3 Haltungsänderungen (Bartolome 1999)		
Haltung	**Ziele**	**Indikationen**
Anteflexion des Kopfes (Welch et al. 1993; Shanahan et al. 1993)	Ausnutzen der Schwerkraft um ein vorzeitiges, unkontrolliertes Abgleiten des Bolus in die Valleculae (*Leaking*) zu verhindern Erweiterung der Valleculae Verengung des Larynxeingangs Annäherung der Zungenbasis an die Rachenhinterwand	Gestörte orale Boluskontrolle Verzögerte Reflexauslösung Eingeschränkte Zungenbasisretraktion Gestörte tracheale Verschlussmechanismen, denn durch eine starke Anteflexion wird der Tracheaeingang passiv verengt
Kopfextension (Logemann et al. 1989; Castell et al. 1993)	Ausnutzen der Schwerkraft, um den Bolus schlucken zu können	Gestörte linguale Boluspropulsion, Zunge teilresektiert
Kopfrotation zur betroffenen Seite in Kombination mit Anteflexion (Kirchner 1967; Logemann et al. 1989)	Ausnutzen der Schwerkraft (Anteflexion des Kopfes) Bolustransport über die nicht betroffene Seite Verbesserung des Stimmbandverschlusses Einengung des Larynxeinganges	Pharyngeale Hemiparese Unilaterale Stimmbandparese
Kopfrotation nach rechts oder links (Logemann et al. 1989)	Vergrößerung der Distanz zwischen Ringknorpel und Rachenhinterwand Reduzierung des Ruhetonus im OÖS	Öffnungsstörungen des oberen Ösophagussphinkters
Lateralflexion des Kopfes zur nicht betroffenen Seite (Logemann 1983)	Ausnutzen der Schwerkraft, so dass Nahrungstransport über die nicht betroffene Seite erfolgen kann	Teilresektionen (unilateral) der Zunge und/oder des Pharynx, unilaterale linguale und pharyngeale Parese
Liegeposition (Logemann et al. 1994; Drake et al. 1997)	In bestimmten Fällen zum Ausnutzen der Schwerkraft zur Verhinderung einer postdeglutitiven Aspiration	Bilateral eingeschränkte pharyngeale Kontraktion, Teilresektionen (pharyngeal)

Spezielle Schlucktechniken (▶ Tab. 11.4)

Tab. 11.4 Schlucktechniken (Bartolome 1999)			
Schlucktechnik	**Ziele**	**Indikationen**	**Durchführung**
Kräftiges Schlucken (Pouderoux und Kahrilas 1995)	Erhöhung der Zungenbasisretraktionskraft Verbesserung des pharyngealen Bolustransportes	eingeschränkte Zungenbasisretraktion	möglichst hart schlucken

Tab. 11.4 Schlucktechniken (Bartolome 1999) *(Forts.)*

Schlucktechnik	Ziele	Indikationen	Durchführung
Supraglottisches Schlucken (Martin et al. 1993)	Schutz der Luftwege durch Stimmbandverschluss während des Schluckens	verzögerte Reflexauslösung, unvollständiger laryngealer Verschluss	Atem anhalten, Schlucken, abhusten
Supersupraglottisches Schlucken (Martin et al. 1993)	Schutz der Luftwege durch Verschluss des Kehlkopfeinganges	verzögerte Reflexauslösung, eingeschränkter Verschluss des Kehlkopfeinganges	forciert Atem anhalten, schlucken, abhusten
Supraglottische Kipptechnik (Logemann 1983)	Füllen des Pharynx mit Flüssigkeit, dabei Ausschalten der oralen Phase	schwere Störung des oralen Bolustransportes	Atem anhalten, Kopf heben, Flüssigkeit in den Rachen kippen (ein großes Bolusvolumen), mehrmals schlucken, abhusten
Mendelsohn-Technik (McConnel 1989)	Verlängerung der Öffnungsdauer des OÖS sowie der Dauer der Kehlkopfhebung	verminderte Schubkraft der Zunge, gestörte Kehlkopfhebung, eingeschränkte OÖS-Öffnung	Schlucken, dabei bleibt die Zunge mind. 2 s gegen den Gaumen gepresst, loslassen

Komponente 3: adaptierende Verfahren

Unterstützende individuelle Therapieform zu vorgenannten Verfahren. Abhängig von der Störung wird durch den Einsatz von Hilfsmitteln und Hilfestellungen von außen versucht, die gestörte Schluckleistung zu bewältigen. Der Patient muss dazu immer ausreichend wach sein!

- Anpassen von Nahrungskonsistenzen: Festlegung eines individuellen Diät- bzw. Ernährungsplanes, der die Nahrungskonsistenz (flüssig, breiig, fest) festlegt, da die Störungsmechanismen sehr unterschiedlich ausfallen. Da es sich um einen dynamischen Prozess handelt, muss der Ernährungsplan den Fortschritten des Patienten angepasst werden
- optimale Platzierung der Nahrung im Mund des Patienten mit entsprechenden Ess- und Trinkhilfen: abhängig von sensorischen und motorischen Fähigkeiten kann die Nahrung auf der Zunge des Patienten von ihm selbst oder durch eine andere Person platziert werden, um besser schlucken zu können
- Essensbegleitung seitens des Therapeuten

Sondentherapie

Bei dauerhafter Aspirationssymptomatik Zufuhr von Nahrung und Flüssigkeit über eine Nasen- oder Magensonde:

- Nasensonde (nasogastrale Sonde): Ernährung des Patienten über einen Zeitraum von Tagen
- Magensonde (perkutane Sonde): Ernährung des Patienten über Monate, in schweren Fällen dauerhafte Sondenernährung notwendig

11.3 Trachealkanülen bei Dysphagie

Ulrike Frank

Bei Patienten mit massiver Speichelaspiration und/oder unzureichender Atemfunktion können eine Tracheotomie und die Versorgung mit einer Trachealkanüle notwendig sein. Daraus ergeben sich pathophysiologische und therapeutische Besonderheiten in der Behandlung.

11.3.1 Einführung

Indikationen

- Respiratorische Indikation: zur Unterstützung/Ermöglichung der Atmung, z. B. bei respiratorischen Erkrankungen, Atemwegsobstruktionen, Langzeitbeatmung, Laryngektomie
- Aspirationsindikation: zum Schutz der unteren Atemwege vor aspiriertem Sekret, v. a. bei neurogenen Dysphagien

Den unterschiedlichen pathophysiologischen Gegebenheiten angepasst, gibt es unterschiedliche Stomaarten und Trachealkanülen (Bartolomé und Schröter-Morasch 2006):

Stomaarten

- Plastisches Tracheostoma: wird chirurgisch angelegt, in der Regel wenn ein dauerhaftes Stoma erforderlich ist
- Nicht-plastisches Tracheostoma: chirurgische Öffnung oder perkutane Dilatation, temporärer Stomakanal bei vorübergehender Tracheotomieindikation

! Eine temporäre Dekanülierung während der Therapie oder zur Probedekanülierung ist in der Regel nur bei plastischem Tracheostoma möglich.

Trachealkanülentypen

- Einfache Kanülen: zur Gewährleistung einer problemlosen Atmung
- Blockbare Kanülen (mit Manschette bzw. „*Cuff*“): zur Verhinderung des Eindringens von Aspirat in die tiefen Atemwege
- Blockbare Kanülen mit subglottischer Absaugmöglichkeit: für Patienten mit massiver Aspiration und Speichelaufstau oberhalb des Cuffs
- Gefensterte Sprechkanülen: zum stimmhaften Sprechen mit Sprechventil

! Patienten mit hohem Speichelaspirationsrisiko werden in der Regel mit blockbaren Trachealkanülen versorgt. Diese bieten jedoch keinen sicheren Atemwegschutz vor dem Aspirat. Husten, Haltungsänderungen, modellbedingte „Leakage“ und unzureichende Blockung führen zu passagerem Vorbeiaspirieren (Schlaegel 2009; Winklmaier et al. 2006).

11.3.2 Pathophysiologie

Bei Versorgung mit einer geblockten Trachealkanüle erfolgt Ein- und Ausatmung über die Kanüle (transstomatale Atmung, ▸ Abb. 11.5). Der Bereich oberhalb der Kanüle wird nicht mehr vom Atemstrom erreicht. Es kommt zu einer funktionellen Trennung von oberem und unterem Atemweg. In empirischen Studien wurde die fehlende translaryngeale Atmung mit verschiedenen Funktionseinschränkungen in Zusammenhang gebracht:

- fehlende Generierung von subglottischem Druck
- kein effektives Husten möglich, auch bei erhaltenem Hustenreflex (Eibling und Gross 1996)
- Dyskoordination der Glottisadduktion (Sasaki et al. 1977), laryngeale Sensibilitätsstörungen (Feldmann 1966)
- Reduktion der Schluckfrequenz (Seidl et al. 2002)
- fehlende Geschmacks- und Geruchswahrnehmung (Lichtman et al. 1995)
- fehlende Phonation, dadurch eingeschränkte Kommunikationsmöglichkeiten
- fehlende Nasenatmung, dadurch keine Befeuchtung und Filterung der Atemluft
- reduzierter intraabdomineller Druck bei Pressvorgängen (Stuhlgang, Heben von Lasten, Husten)
- mittel- bis langfristig kann es durch die Versorgung mit geblockten Trachealkanülen zu Sekundärkomplikationen kommen, wie z. B. Bildung von Granulationen, Stenosen, Tracheomalazien (Graumüller 2002)

! Aufgrund der funktionellen Einschränkungen können Patienten mit geblockten Trachealkanülen ein erhöhtes Aspirationsrisiko bei gleichzeitig ineffektiver Reinigung der Atemwege aufweisen (Pannunzio 1996). Schluckversuche bzw. die Gabe oraler Nahrung bei geblockter Trachealkanüle sind daher kontraindiziert (Dikeman und Kazandjian 1995; Groher 1997).

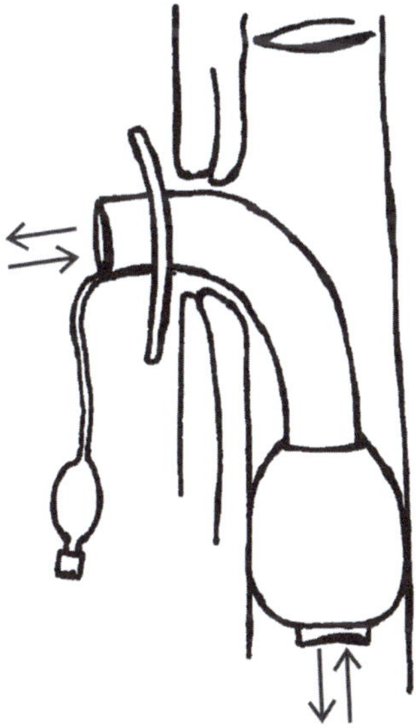

Abb. 11.5 Transstomatale Atmung bei geblockter Trachealkanüle in situ (modifiziert nach Motzko et al. 2004)

11.3.3 Therapie

> **!** Die oben aufgeführten Funktionseinschränkungen zeigen sich teilweise bereits nach kurzer Zeit. Nach dem Prinzip „Use it or lose it“ ist eine möglichst frühe Entwöhnung von der Trachealkanüle unter engmaschiger Kontrolle von Aspirationsrisiko und Atemfunktion notwendig. Eine erfolgreiche Dekanülierung setzt eine ausreichend rehabilitierte Schluck- und ggf. Atemfunktion voraus. In der Entwöhnungsphase wird die Kanüle unter Absaugung entblockt und dann verschlossen, um eine translaryngeale Atmung zu ermöglichen. Hierzu muss zunächst sichergestellt werden, dass der translaryngeale Atemweg frei von Obstruktionen ist. Der Kanülenverschluss erfolgt zunächst digital (Fingerverschluss), dann mittels Sprechventil bzw. Entwöhnungskappe. Die Entblockungs- und Verschlussintervalle werden sukzessiv verlängert nach individuellen Möglichkeiten des Patienten. Es muss eine engmaschige Dokumentation der Entblockungsintervalle erfolgen hinsichtlich Toleranz des Vorgehens, Atemfunktion, Sekretmanagement und Entblockungszeit.

> **!** **Schrittweise Entwöhnung von einer Trachealkanüle (Schlaegel 2009, ▶ Abb. 11.6)**
> 1. dauerhaft geblockte Trachealkanüle
> 2. Ausschluss von Erbrechen und akuten pulmonalen Infekten
> 3. wenn (2) gegeben → zeitweise therapeutisches Entblocken und Verschließen der Kanüle, Anbahnung von Mund- und Nasenatmung, Phonation und Schluckstimulation
> 4. wenn (3) ohne Komplikationen → Dauerhaft Entblocken, bzw. Verwendung einer Trachealkanüle ohne Cuff, (mit Sprechventil)
> 5. wenn (4) ohne Komplikationen → interdisziplinärer Dekanülierungsentscheid
> 6. Probedekanülierung (bei stabilem Stoma), ggf. mit Platzhalter bei Dilatationstracheostoma
> 7. wenn (6) ohne Komplikationen → endgültige Dekanülierung
> 8. Tracheostomaverschluss spontan oder operativ

Kriterien zur Dekanülierung

Unter Berücksichtigung individueller Faktoren sollten folgende Kriterien bei der Entscheidung für eine (Probe-)Dekanülierung beachtet werden (Schlaegel 2009; Frank et al. 2007):

- ausreichende spontane Atmung über obere Atemwege bei ungeblockter und verschlossener Kanüle (SPO_2> 90 %) über mind. 48 Stunden
- spontaner effektiver Hustenstoß
- effektives Speichelmanagement, Speichelschlucken spontan oder fazilitierbar
- geringe Sekretmenge beim Entblocken abzusaugen
- keine transstomatale Absaugpflicht
- Ausschluss von akuten Infekten, Reflux
- übereinstimmende Teamentscheidung

Die Durchführung einer fiberendoskopischen Untersuchung (FEES) mit geblockter vs. entblockter Kanüle vor der Dekanülierung ist zu empfehlen.

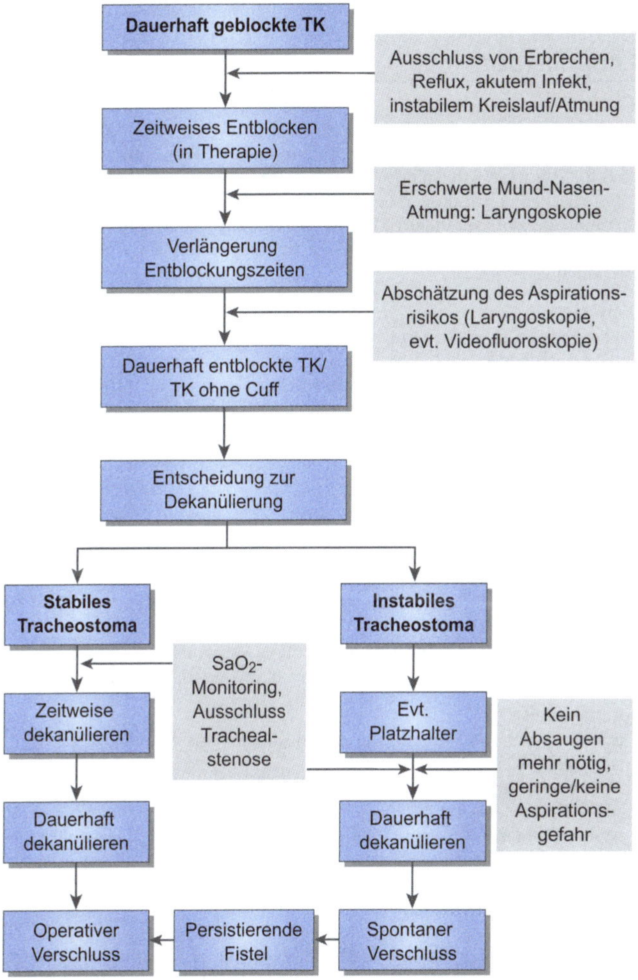

Abb. 11.6 Algorithmus der Trachealkanülenentwöhnung nach Schlaegel 2009

! Nach der Dekanülierung sollte über 24–72 Stunden ein engmaschiges Monitoring der Schluck- und Atemfunktion erfolgen, da die ersten drei Tage nach Dekanülierung für die Entwicklung einer Aspirationspneumonie am kritischsten sind (Hunt und McGowan 2005).

11.4 Peripher-organische Dysphagie

11.4.1 Übersicht

Ursachen

- onkologische Erkrankungen im Kopf-Halsbereich
- Radiotherapie: morphologische Veränderungen (z. B. Ödeme oder Fibrosierung), Schluckstörungen noch bis zu 12 Mon. bzw. einige Jahre nach der radiologischen Behandlung möglich
- Tumorresektion: veränderte Strukturen durch die Entfernung von Muskeln, Knochen oder Knorpeln, zudem sekundäre Folgen möglich, wie Hirnnervenläsionen

Symptomatik

Schwere hängt vom entfernten Organ bzw. Organanteil ab.
Die periphere Bewegungsstörung der Schluck-/Sprechorgane zeigt sich durch die Aufhebung der intendierten und reflektorischen Bewegungen mit vermindertem Muskeltonus, evtl. Muskelatrophie sowie einer Furche (Sulcus) im Zungenrücken (Schröter-Morasch 1999).

Diagnostik

Fragestellungen

- Untersuchung des Stimm- und Sprachstatus
- Beurteilung von Willkürmotorik: Wie ist die Phonation, Artikulation?
- Wie ist das Schlucken von Speichel und Nahrung?
- Untersuchung der Reflexe (Würg-, Palatal-, Schluck-, und Hustenreflex). Wie ist die Sensibilität?
- Lokalisation der Defekte: Sind Lippe, Zunge, Mundboden etc. betroffen? Welche gestörte Funktion tritt dadurch auf, z. B. gestörte Boluskontrolle?

Vorgehensweise

- phoniatrische Untersuchung durch Endoskopie (videoendoskopische Untersuchung)
- Manometrie (elektromechanische Druckaufnehmersysteme)
- pH-Metrie (Messgerät mit kleiner Sonde, um den pH-Wert in der Speiseröhre zu messen, um z. B. sauren Reflux aus dem Magen in die Speiseröhre gelangend nachzuweisen)
- Elektromyografie
- Computertomografie
- Magnetresonanztomografie
- Röntgenkinematografie: unmittelbar postoperativ zur Dysphagiediagnostik, um anatomische Strukturen und Hirnnervenausfälle zu beurteilen. Insbesondere für Veränderungen in Oropharynx und Larynx geeignet

Therapie

Überwiegend wie bei neurologischen Störungen (▶ Kap. 11.2.3). Ziel ist auf noch bestehende Strukturen, z. B. nach Teilresektion von schluckrelevanten Organen, aufzubauen (Bartolome 1999):

- Sensibilitätsnormalisierung
- Erhaltung der Beweglichkeit
- Verbesserung der Bewegungsamplitude verbliebener Strukturen
- Förderung der Muskelkraft

11.4.2 Dysphagie nach vorderer und hinterer Mundhöhlenresektion

Symptomatik

- orale Phase: häufig gestört, erschwerter Bolustransport
- pharyngeale Phase: meist ebenfalls betroffen, nur eingeschränkte pharyngeale Kontraktionen. Verzögerte Reflextriggerung und dadurch reduzierte Kehlkopfhebung
- obere Ösophagusöffnung kann ebenfalls beeinträchtigt sein
- teilweise Aspirationen oder nasale Penetrationen, d. h. die Nahrung oder Flüssigkeit wird durch den Nasenraum herausgedrückt

Therapie (▸ Kap. 11.2.3)

- restituierende Maßnahmen: unmittelbar postoperativ Kräftigungs- und Bewegungsübungen, um z. B. Rotation des Unterkiefers, Öffnung des Kiefers sowie Boluskontrolle und Verarbeitung zu erreichen
- kompensatorische und adaptierende Maßnahmen: abhängig von der Art der Störung, z. B.
  - Gaumenprothese bei Störung der oralen Phase aufgrund von Kontaktproblemen von Zunge und Gaumen
  - Verändern der Nahrungskonsistenzen, Einsatz spezieller Trink- und Esshilfen, veränderte Platzierung der Nahrung im Mund bei oralen Störungen von Verarbeitung oder Transport der Nahrung
- spezielle Schlucktechniken bei Aspirationsgefahr: Einüben von supraglottischem oder supersupraglottischem Schlucken (▸ Tab. 11.4).

11.4.3 Dysphagie nach Larynx- und Pharynxoperationen

Ursachen

Chirurgischer Eingriff in Larynx, Pharynx oder Zungengrund.

Symptomatik

Häufig schwere Dysphagien mit prä-, intra- oder postdeglutitiver Aspiration (▸ Kap. 11.2) durch:

- Probleme mit der Zungenfeinmotorik und der eingeschränkten Zungenkraft, die Zungenbeweglichkeit ist reduziert
- verzögerte Auslösung des Schluckreflexes
- gestörte Koordination der am Schlucken beteiligten Muskelgruppen
- oft in der Folge unvollständiger Stimmlippenverschluss, eingeschränkte Kehlkopfhebung, reduzierte Öffnung des oberen Ösophagussphinkters
- pharyngolaryngeale Sensibilitätsstörungen

Therapie (▶ Kap. 11.2.3)

- restituierende Maßnahmen: Übungen zum Stimmlippenschluss (z. B. Husten und Räuspern), zum Verschluss des Kehlkopfeinganges (z. B. Übungen zur Atmung während des Schluckens sowie Übungen zur Kräftigung der Zunge), aktive Mundmotorikübungen für Lippen, Zunge, Kiefer und Velum
- kompensatorische Maßnahmen: Körperhaltung muss gute Kopf- und Rumpfkontrolle gewährleisten, Kopf sollte bei Nahrungsaufnahme leicht nach vorne gebeugt werden können (Nackenstreckung). Kann der Patient gut abhusten, Techniken wie supraglottisches Schlucken oder supersupraglottisches Schlucken (▶ Tab. 11.4), zusätzlich Mendelsohn-Manöver
- adaptierende Maßnahmen: Nahrung immer auf dem vorderen oder dem erhaltenen Teil der Zunge positionieren, um Sensibilitätsstörungen auszugleichen

11.4.4 Dysphagie nach Laryngektomie

Laryngektomie ▶ Kap. 13

Symptomatik

- Zungenkraft eingeschränkt
- pharyngeale Kontraktion und Peristaltik fehlen oder sind eingeschränkt
- durch Pharynxverschluss Widerstand für die Passage des Bolus erhöht
- durch Veränderung des Larynx kein hypopharyngealer Druck mehr möglich, pharyngo-ösophagealer Sphinkter kann nicht mehr aktiv geöffnet werden. Zum Aufbau des Bolusdrucks kompensatorisch größerer Zungendruck erforderlich
- durch Hypoglossusparese (Störung der Zungenfunktion) kann es erschwert oder gar nicht möglich sein, diesen Druck als kompensatorische Maßnahme aufzubauen

Therapie (▶ Kap. 11.2.3)

- restituierende Maßnahmen: aktive Übungen zur Zungenbeweglichkeit, d. h. Fazilitation und Bewegungsübungen zur Förderung der Zungenmotorik/ Zungenkraft
- kompensatorische Maßnahmen: kräftiges Schlucken oder Saug-Schlucken (▶ Tab. 11.4) zur Verbesserung des pharyngealen und ösophagealen Transports, Haltungsänderungen (z. B. Strecken oder Rotation des Halses)
- adaptierende Maßnahmen: Konsistenz der Nahrung und Bolusmenge der Schluckstörung anpassen
- alle Übungen 5–10 × tägl., immer nur für eine kurze Zeit von 2–3 Min.

11.4.5 Dysphagie nach Neck Dissection

Symptomatik

- Störungen der pharyngealen Sensibilität und Motorik (Drechsler 1994) mit pharyngealen Retentionen und Gefahr der postdeglutitiven Aspiration
- Lymphknotenmetastasen, die sich weit ausgedehnt haben, können zu Hirnnervenläsionen führen

Therapie (▶ Kap. 11.2.3)

- restituierende Maßnahmen: Übungen für die Zungenmotorik, d. h. Fazilitation und aktive Bewegungsübungen, Mendelsohn-Manöver durchführen, Sprechen im Falsett (▶ Kap. 12)
- kompensatorische Maßnahmen: Haltungsänderungen (z. B. Kopfrotation zur erkrankten Seite bei einseitiger Pharynxschwäche), kraftvolles Schlucken
- adaptative Maßnahmen: Konsistenz- und Bolusanpassung, d. h. der Störung die angepasste Nahrung (dünne, breiige Nahrung und flüssige Nahrungskonsistenz) verabreichen

11.5 Apallisches Syndrom

Auch: Coma vigile, Wachkoma
Gemäß dem allgemeinen schulmedizinischen Sprachgebrauch bezeichnet das apallische Syndrom eine Bewusstseinsstörung bei schweren zerebralen Funktionsstörungen mit aufgehobener Wahrnehmungsfähigkeit und erhaltener Wachheit. Die vegetativen Regulationszentren des unteren Hirnstammes sind erhalten, der Hirnmantel (= Pallium) ist zerstört. Der Zustand ist überwiegend irreversibel. Da inzwischen deutlich wurde, dass diese rein mechanistische Definition nicht länger zu halten ist, sollte man besser von einem Wachkoma sprechen. Dieses bezeichnet einen Funktionsausfall des Großhirns ohne Strukturschaden der Großhirnrinde und deren Schaltzentren, der deswegen potenziell reversibel ist.

Definition Wachkoma

Leben zwischen Koma und Wachbewusstsein, laut American Neurological Association (ANA 1993) mit folgenden Kennzeichen:

- erhaltene Spontanatmung
- erhaltener Schlaf-Wach-Rhythmus
- geöffnete Augen
- keine Fixierung
- keine sinnvolle Reaktion auf Ansprache oder Berührung
- keinerlei eigene Kontaktaufnahme seitens des Patienten
- häufige orale Automatismen (motorische Primitivschablonen in Form von Kau-Saug-Automatismen, orale Schablonen mit Mundöffnen durch Berührung der Lippen)
- Auslösen von Primitivreflexen oft möglich (Palmomental- oder Greifreflex, Haltungs- und Stellreflexe)

11.5.1 Übersicht

Ursachen

- schwere akute Schädigung des Großhirns, v. a. schwere Schädel-Hirn-Traumen oder plötzlicher und hochgradiger Sauerstoffmangel des Gehirns, wie nach Herz-Kreislaufstillstand als Folge eines Herzinfarktes oder einer Wiederbelebung (z. B. durch Ertrinken oder Ersticken)
- ausgedehnte Schlaganfälle, Gehirn- und Subarachnoidalblutungen sowie Gehirnentzündungen
- Vergiftungen

Verlauf

- Durchgangsstadium bei akuter erworbener Hirnschädigung, z. B. nach SHT: Rückbildung der apallischen Symptomatik nach kurzer Zeit oder nach monatelangem Bestehen des apallischen Syndroms in seiner schwersten Erscheinung
- Endstadium, z. B. bei Alzheimer-Krankheit (Thümler 1994), Jacob-Creutzfeldt-Krankheit: bei diffusem oder fortschreitendem Hirnabbauprozess entwickelt sich die Symptomatik langsam und schrittweise und bleibt als Endzustand bis zum Tod des Patienten bestehen

Im Rückbildungsverlauf sind nach der Innsbrucker Remissionsskala acht Phasen abzugrenzen.

- 1. Remissionsphase: wird durch optisches Fixieren, Differenzierung der emotionellen Reaktionen, beginnende Abwehrbewegungen auf Schmerzreize und Umstellung des Schlaf-Wach-Rhythmus zur tageszeitlichen Steuerung eingeleitet
- 2. Phase: der Patient zeigt optisches Folgen und eine beginnende Differenzierung der Bewegungen und der motorischen Primitivschablonen wie auch der emotionellen Reaktionen bei Umstellung des Schlaf-Wach-Rhythmus zur Tageszeit
- 3. und 4. Phase: Patient kann fassbare Gegenstände bereits greifen, zum Mund führen, kauen und schlucken, die Bewegungen werden zielgerichteter
- 5. Phase: Patient kann die zum Mund geführten Gegenstände bereits auf ihre Essbarkeit hin unterscheiden (Phase 3–5 wird auch Klüver-Bucy-Symptomatik genannt), Sitzen und Stehen mit Unterstützung möglich
- 6.–8. Phase: höhere Hirnleistungen wie Sprache, Sprachverständnis, Orientierung am eigenen Körper und in der Umgebung bilden sich wieder aus, Bewegungsschablonen weichen zielgerichteten Bewegungen, die allgemeine Verlangsamung sowie die Antriebslosigkeit weichen zurück (Korsakow-Symptomatik)

11.5.2 Erscheinungsbild

Der Schluckreflex ist nicht zu erkennen oder stark herabgesetzt. Einige Patienten zeigen jedoch einen äußerlich deutlich sichtbaren Schluckakt, bei Kontakt mit den Lippen durch einen Löffel erfolgt evtl. ein spontaner Schluckreflex.
Häufig sind mehrere Phasen des Schluckablaufs betroffen (Nusser-Müller-Busch 1997):

Präorale Phase

- dem tracheotomierten Patienten fehlt das Schmecken oder Riechen der Nahrung
- fragliches visuelles Erfassen der Nahrung
- keine selbstständige Hand-Mund-Koordination

Orale Phase

- Beeinträchtigung des Geschmacksinnes, Störungen der Tiefensensibilität → Bolus bleibt im Mund liegen, wird nicht geschluckt
- Behinderung durch pathologische Reflexe wie Saugreflex (*Pumping*), Suchreflex (*Rooting*)

- Behinderung durch ständiges Schmatzen, fortwährenden Zungenstoß und Beißreflex
- keine oder schlechte Kopf- und Rumpfkontrolle, dadurch erschwerte Kehlkopfhebung
- intraorale Störungen, dadurch gestörter Bolustransport, eingeschränkte Zungenbewegungen

Pharyngeale Phase
- eingeschränkte Pharynxmotilität
- gestörte tracheale Verschlussmechanismen
- ggf. beeinträchtigte Öffnung des oberen Ösophagussphinkters

Ösophageale Phase
- Refluxproblematik
- beeinträchtigte Ösophagusmotilität

11.5.3 Diagnostik

Körperliche Untersuchung
- aufgrund der eingeschränkten Kooperationsfähigkeit sehr schwierig
- Überprüfung der Reflexe, z. B. Abhusten bei Verschlucken, liefert kaum verbindliche Befunde
- Schluckstimulationen: ohne Nahrung durchführen (Aspirationsgefahr!), Patient stets verbal zum Schlucken auffordern, zur Unterstützung Kieferkontrollgriff und vorsichtiges taktiles Stimulieren des Zungengrundes am Mundboden zur Reflexauslösung
- Beobachtung:
  - Wie oft schluckt der Patient in Ruhe?
  - Wie reagiert er auf passives Bewegen?
  - Wie reagiert er auf einen Stimulus, z. B. Betupfen der Zunge mit Zitronen-Glycerinstäbchen?

Apparative Verfahren
- transnasale Videoendoskopie: zur Diagnostik von Speichelaspirationen (bei unauffälligem Befund Dekanülierung möglich)
- Videofluoroskopie/Röntgenkinematografie: in wenigen Fällen möglich

11.5.4 Therapie

Ernährung
- zunächst keine orale Ernährung, da Gefahr der Aspiration. Erst nach gründlicher Schluckuntersuchung erfolgt bei ausreichender Wachheit vorsichtiger Kostaufbau
- meistens zunächst nasale oder gastrale Ernährungssonde
- oft anfangs geblockte (bei Aspirationsgefahr) oder ungeblockte Trachealkanüle

Therapieplanung
Die Therapie bei Wachkoma-Patienten besteht aus:

- dem täglichen Beobachten des Patienten und dem Beurteilen seiner aktuellen Fähigkeiten, da der Status sich täglich ändern kann (dieser Prozess kann sich über Wochen/Monate/Jahre hinziehen)
- dem Abbau pathologischer Reflexe
- dem langsamen Wiedererlernen des Schluckaktes durch: Sensibilisierung im Gesicht des Patienten, Normalisierung des Muskeltonus, fazio-orale Therapie, Kauübungen, Stimulierung des Schluckreflexes, Entfernung einer evtl. vorhandenen Kanüle, dem langsamen Aufbau oraler Ernährung

Da Patient im Wachkoma stark bewusstseinsgestört und nicht zur Kooperation fähig, zunächst basale Stimulation (Bartolome 1995), um

- Reize auf den Patienten auszuüben, mit dem Ziel der Aktivierung von Reaktionen beim Patienten
- Kontaktmöglichkeiten zu finden
- die Vigilanz zu erhöhen.

Im Bereich der Schlucktherapie wird der Patient nach der funktionellen Dysphagietherapie (FDT) zunächst mit restituierenden und bei ausreichender Wachheit mit kompensatorischen und adaptierenden Maßnahmen behandelt (Bartolome 1999):

Verhalten des Therapeuten

- unbedingt alle Handlungen verbal begleiten, auch wenn der Patient keine erkennbare Reaktion zeigt
- Versuch der Kontaktaufnahme durch Vorstellung seitens des Therapeuten mit Namen, Ansprache des Patienten mit Namen, Körperkontakt an Hand/Schulter, Blickkontakt
- auf die Reaktion des Patienten achten. Bei auffälliger Atmung, verstärktem Schwitzen, starker Tonuserhöhung Therapie der Belastbarkeit des Patienten anpassen
- anfänglich kurze Behandlungen mit immer länger werdenden Behandlungszeiten sind meist erfolgreich

Restituierende Maßnahmen

- Beobachtung: alle Behandlungsmaßnahmen folgen der Prämisse, dass der Patient sich auf die Übungen einlässt. Dazu werden seine vegetativen Reaktionen beobachtet (s.o.)
- Lagerung: Behandlung erfolgt im Bett (Lagerung nach Bobath), im Stehbrett/Stehständer oder in einem Rollstuhl (gemeinsame Behandlung mit Physio- und/oder Ergotherapeuten)
- Förderung des Situationsverständnisses und Hemmung pathologischer Bewegungsmuster: geführte Stimulation zusammen mit dem Patienten, z. B. mit der Hand des Patienten dessen Gesicht berühren
- Normalisierung der Gesichtssensibilität: durch Fremdstimulation, z. B. manuelles Streichen im Gesicht
- passive Übungen verschiedener Muskelgruppen
- intraorale Stimulation: vorsichtige Massage von Zahnfleisch, Zunge und Wangen oder Zähne putzen, evtl. Patient dabei führen. Toleriert der Patient diese Maßnahmen, kann man durch Kauübungen (z. B. Apfelstücke in einer Kompresse), den Geschmackssinn und das physiologische Schlucken weiter stimulieren. Bei allen intraoralen Stimulationen auf einen evtl. vorhandenen Beißreflex achten!

Kompensatorische und adaptierende Maßnahmen
Erst durchführen, wenn der Patient wieder einen ausreichenden Wachheitsgrad erreicht hat!
Nach einer positiven bildgebenden Diagnostik können erste Ess- und Trinkversuche gemacht werden. Dazu kann z. B. die Kopfhaltung verändert und ein spezieller Ernährungsplan erstellt werden.
Zur Erleichterung der Nahrungsaufnahme können spezielle Ess- und Trinkhilfen benutzt werden. Hier bieten sich verschiedene Spezialbestecke (besonders geformt), spezielle Trinkhalme, Becher mit Vakuum oder Nasenausschnitten, Halterungen u. Ä. an, die eventuell anfangs vom Therapeuten geführt werden können, später kann der Patient dies selbst tun.

Weiterführende Dysphagietherapie (▶ Kap. 11.2.3)
Nach Erreichen einer ausreichenden Kooperationsfähigkeit und bei Erlangung eines ausreichenden Wachheitsgrades.

11.6 Dysphagie im Alter

Auch: Presbyphagie

11.6.1 Ursachen und Klassifikation

Ursachen
- Erkrankungen: z. B. Schlaganfall, Systemerkrankungen
- kognitive Prozesse (führen oft zur Ablehnung der Nahrungsaufnahme): z. B. Demenz, Vigilanzstörungen, Appetitlosigkeit, Angst vor Verschlucken, Wesensveränderungen (z. B. bei Frontalhirnschäden), geminderte Pharynxperistaltik, Ermüdungserscheinungen der Muskeln, herabgesetzte Aktivitäten im Kehlkopfbereich
- physiologische Alterungsprozesse: orale, palatale sowie pharyngeale Gewebeveränderungen, v. a. an Kiefer und Zähnen, verminderte Speichelproduktion, neuro-motorische Fähigkeiten (z. B. Kauen und Schlucken) können stark herabgesetzt sein

Klassifikation
Einteilung in (Niers 1997):
- primäre Schluckstörung: auf altersbedingte physiologische Prozesse zurückzuführen
- sekundäre Schluckstörung: durch eine Erkrankung im Alter

11.6.2 Diagnostik

Klärung, ob es sich um eine organisch bedingte Erkrankung oder um eine physiologische Altersveränderung handelt. Dazu radiologische Beobachtungen bei Symptomen in den jeweiligen Schluckphasen in Bezug zu den jeweiligen Altersveränderungen setzen (Niers 1997).

Befunde der Röntgendiagnostik

- orale Phase:
  - tiefere Lage von Zunge und Zungenbein durch altersbedingt reduziertes Bindegewebe am Hyoid oder Dysfunktion der extrinsischen Zungenmuskulatur
  - verlängerte Bolusverarbeitung durch altersbedingt veränderte, ineffektive Zungenbewegung, Veränderungen im Temperomandibulärgelenk sowie durch teilweise oder ganz fehlende Zähne
  - verzögerte Schluckreflexauslösung durch altersbedingt veränderte Salivation, abnormale Zungenbewegung oder reduzierte sensorische Wahrnehmung, z. B. beeinträchtigte sensorische Rückmeldung an Zunge und/oder Gaumen mit *Leaking* (unkontrolliertes Abgleiten des Bolus in den Pharynx)
- pharyngeale Phase:
  - eingeschränkte Larynx- und Hyoidelevation durch altersbedingte Reduzierung des Bindegewebes an Larynx und Epiglottis
  - eingeschränkter Larynxverschluss oder erweiterter Pharynx durch vermehrte Fettablagerungen der Larynxmuskeln oder durch Atrophie der Pharynxkonstriktoren mit Retention des Bolus in den Valleculae
- ösophageale Phase: Schwächung der peristaltischen ösophagealen Wellen mit beeinträchtigter Motilität und erschwertem Schlucken

11.6.3 Therapie

Vor Behandlungsbeginn muss genau geklärt werden, ob es sich um eine primäre oder eine sekundäre Presbyphagie oder eine Mischung dieser beiden Störungen (Niers 1997) handelt, da sich das therapeutische Vorgehen danach richtet.

Primäre Presbyphagie

- dem Patienten Zeit lassen: durch Muskelatrophie verminderte Zungenbewegungen, so dass höheres Alter mit einer verlängerten pharyngealen Bolustransitzeit verbunden ist. Eine stets betonte Notwendigkeit des Essens erhöht den psychischen Druck auf den Patienten zu sehr und dieser verliert die Lust, Nahrung oder Flüssigkeit zu sich zu nehmen. Ausnahme: Demenzpatienten, die an Essen und Trinken erinnert oder gefüttert werden müssen
- Eigenverantwortung des Patienten berücksichtigen: versuchen, den Patienten beim Essen abzulenken, damit er sich nicht auf die Nahrungs- und Flüssigkeitsaufnahme konzentriert. Meist isst und trinkt der Patient auf diese Weise mehr. Eine andere Möglichkeit ist, das Essen hinzustellen und den Raum zu verlassen. Jedoch nicht bei Demenzpatienten!
- Ursachen der Ablehnung klären: v. a. bei absoluter Essensverweigerung. Patient hat evtl. keinen Appetit, verweigert sich grundsätzlich (z. B. aufgrund einer Depression) oder bekommt die falsche Nahrung (isst z. B. kein Fleisch)
- individuellen Ernährungsplan erstellen. Aufgrund der Veränderungen bei Kiefer und Zahnstand muss oft die Nahrungskonsistenz angepasst werden, z. B. weichgekochte, klein geschnittene oder breiige Nahrung anbieten. Konsistenzen auswählen, die der Patient gefahrlos schlucken kann. Verschluckt sich ein Patient zu oft, kann Angst vor dem Schlucken hinzu kommen, was wiederum zu einer Nahrungsverweigerung führen kann
- Behandlungsschwerpunkt auf vorbereitende Übungen, um den Patienten zu entlasten (Niers 1997)

Sekundäre Presbyphagie
- gleiche Maßnahmen wie bei primärer Presbyphagie (s.o.)
- feststellen, welche neurogenen Störungen zusätzlich vorliegen, anschließend wie in Kap. 11.2 beschrieben behandeln
- die Behandlungsmaßnahmen müssen ineinander übergehen

Unterstützende Maßnahmen bei der Nahrungs- und Flüssigkeitsaufnahme
Beim Essen und Trinken sollten stets unterstützende Maßnahmen ergriffen werden:
- Patient in eine gute Haltung bringen (Kopf- und Rumpfkontrolle)
- äußere Gegebenheiten sollten positiv sein, d.h. ruhige Atmosphäre, appetitlich aussehendes Essen
- Speisen im Gesichtsfeld des Patienten anordnen (Gesichtsfeldausfälle möglich)
- ggf. Kieferkontrollgriff
- Patient aktiv mit einbeziehen, z.B. Hand des Patienten zum Mund führen, der Mund öffnet sich so oft automatisch
- keine hohe Distanz zwischen Teller und Mund des Patienten
- ggf. kleine Bissen reichen, Vermeidung von Verschlucken durch zu großen Bolus
- ausreichend Zeit zum Kauen und Schlucken lassen, Unruhe vermeiden
- Schluckreflex und vollständiges Schlucken kontrollieren, z.B. Wangentaschen leeren
- Konsistenzen während der Mahlzeit wechseln, zwischendurch etwas trinken oder leer schlucken lassen
- zur Anregung des Mundschlusses ggf. mit einem Löffel leicht die Lippen berühren oder leicht auf das vordere Zungendrittel drücken
- Mundhygiene durchführen; Zähne oder Zahnfleisch putzen als sensorische Stimulation fördert Durchblutung, Tonusregulierung, Sensibilität

11.7 Dysphagie bei Kindern

11.7.1 Ursachen

Schluckstörungen bei Kindern treten durch unterschiedliche Krankheitsbilder auf. Es kommt zu verschiedenen Beeinträchtigungen der Nahrungsaufnahme, die u.a. auf orofaziale Dyskoordination zurückzuführen sind (▶ Kap. 4.1):
- Erkrankungen des zentralen Nervensystems mit orofazialen Einschränkungen und Beeinträchtigung der Muskelkoordination (Pörnbacher 1998):
  - frühkindliche Hirnschädigungen mit zerebraler Störung der Bewegungsentwicklung
  - Hirnnervenausfälle mit Folgeschäden wie Paresen, Teilparesen
  - SHT: oft durch eine primäre oder sekundäre Schädigung des Hirnstammes durch überhöhten Hirndruck
- Myopathie: z.B. Muskelschwäche wegen einer Hyper- oder Hypothyreose oder anderer hereditären metabolischen Myopathien
- Läsionen im Rahmen systemischer Erkrankungen (z.B. Turner-Syndrom, Down-Syndrom)

- angeborene Fehlbildungen (z. B. LKG-Spalten)
- psychogen bedingte Erkrankungen, d. h. Ablehnung von Essen

11.7.2 Diagnostik

Körperliche Untersuchung und bildgebende Verfahren (wie bei den o. g. Schluckstörungen beschrieben):

- klinisch-therapeutische Diagnostik zur Beurteilung der orofazialen Strukturen des Kindes
- videoendoskopischen Schluckversuch und/oder eine Röntgenkinematografie bei Verdacht auf Aspiration. Auswahl der Untersuchungsmethode je nach zugrunde liegender Störung und Alter des Kindes ausgewählt und danach, welche geeigneter ist, um das Behandlungskonzept erstellen zu können

11.7.3 Therapie

Die Behandlung der Schluckstörung bei Kindern muss auf das jeweilige pathologische Erscheinungsbild abgestimmt werden.

- therapeutische Hilfen zur Förderung der orofazialen Entwicklung, indem Eigenaktivitäten des Kindes erzeugt werden. Aufrichtungs- und Fortbewegungsmechanismen des Kindes werden genutzt und unterstützt. Im Vordergrund steht die orofaziale Bewegungsanbahnung durch Lagerung, Haltungsaufbau bzw. orofaziale Regulierung (Pörnbacher 1998)
- diätetische Maßnahmen: bei allen Störungen erforderlich (Nusser-Müller-Busch 1998). In Einzelfällen, z. B. bei LKG-Spalte, Hilfsmittel erforderlich (Wohlleben 1998)

Therapie bei LKG-Spalte

Bei Säuglingen mit einer LKG-Spalte möglichst physiologische Muskeltätigkeit beim Saugen und Schlucken herstellen. Die Behandlung erfolgt nach dem Castillo-Morales-Konzept in folgenden Teilschritten (Castillo Morales 1991):

Trink-/Gaumenplatte

Zur Erstversorgung des Defektes harten und weichen Gaumen. Wird vom Kieferorthopäden in den ersten Lebensstunden angepasst.

- physiologischer Saug- und Schluckvorgang wird möglich
- Unterdruck zum Saugen wird möglich
- Zungenruhelage wird verbessert
- Stimulationsreiz der Gaumenplatte auf Zunge, Wangen und Lippen, der den vorhandenen pathologischen Haltungs- und Bewegungsmustern entgegenwirkt

Orofaziale Regulationstherapie (ORT)

Weitere Indikation bei Säuglingen und Kindern ohne LKG-Spalte mit sensomotorischen Störungen in Gesicht, Mund und Rachen.

- manuelle Stimulationstherapie von Haut, Bindegewebe, Muskel- und Gelenksrezeptoren
- beeinflusst alle motorischen Funktionen im orofazialen Bereich, v. a. Körper-, Kopf- und Kieferhaltung, Mimik, Wangen-, Lippen- und Zungenfunktionen sowie die orofazialen prälinguistischen Funktionen Saugen, Schlucken und Kauen

- Zungenfunktion eines Spaltkindes: i. d. R. im vorderen Zungendrittel dyspraktisch und hypoton (Schlaffheit), in den hinteren beiden Zungendritteln verstärkte Bewegungsaktivität (Wohlleben 1998)
- Ziel: möglichst physiologischer Saug- und Schluckvorgang
- Behandlungstechniken: Berührung, Ausstreichen, Zug, Druck und Vibration an speziellen Druckpunkten, Übungen am und im Mund sowie Übungen für die mimische Muskulatur, was eine Anregung für den gesamten orofazialen Komplex und für die gesamte Körpermuskulatur bedeutet. Durch eine intermittierende Vibration kann der Muskeltonus heraufgesetzt werden, durch eine lange und gleichmäßige Vibration entsteht eine Senkung des Muskeltonus. Mit einem speziellen Sauger und den individuell abgestimmten Stimulationstechniken kann der Säugling, obwohl dessen Spalte noch nicht operiert ist, schlucken und ein normales Schluckmuster erlernen

11

Therapie bei orofazialer Fehlentwicklung

Mechanische Saug- und Schluckstörungen bei Kindern durch abnorme Kieferextensionsmuster (Pörnbacher 1998), aus denen sich unzureichende, fehlende oder übersteigerte Nacken- und Kiefergelenksstellreaktionen entwickeln. Das orofaziale Bewegungsmuster ist gestört. Die motorische Entwicklung ist fehlerhaft, Koordination und Muskeltonus sind gestört. Es kommt zu Fehlbewegungen sowie zu morphologischen Fehlbelastungen.
Zur Behandlung dieser orofazialen Fehlentwicklung werden beim Kind Eigenaktivitäten, die Aufrichtungs- und Fortbewegungsmechanismen beinhalten, provoziert.

Beispiel
Das Kind wird in die Bauchlage gebracht. Dadurch erfolgt eine Regulierung des Körperschwerpunktes, das Kind hebt aus genetisch veranlagtem Antrieb den Kopf an. Über diese Senkung des Körperschwerpunktes aus dem Nacken und dem Schultergürtelbereich werden die Nacken- und Kiefergelenksstellreaktionen für mundnahe Bewegungseinleitung, die genetisch programmiert sind (Pörnbacher 1998), automatisch und selbstregulierend angeregt.
Ist diese Bewegungseinleitung gegeben, sollte die angemessene orofaziale und die pharyngeale Differenzierung der Muskelfunktionen für eine Saug-, Kau- und Schluckleistung ohne Kontrolle von außen reguliert werden. Überflüssige von außen gegebene Reize sollen entfallen, da sonst das Konzept für eine optimale orofaziale Entwicklungsentfaltung über provozierte Eigenaktivität im Rahmen von Aufrichtungs- und Fortbewegungsmechanismen gestört wird.

Nackendehnungsübungen

Bei älteren Kindern wird erst zu einem späteren Zeitpunkt eine orofaziale Haltungsregulierung durchgeführt.

Beispiel
Ein taktiler Reiz über die Haut wird sanft entlang der Wirbelsäule zum Scheitelpunkt am Kopf durchgeführt (vorsichtiges Nackenausstreichen). Das Kind wird damit fremdreflexiv zu einer Dehnung der Nackenextensoren provoziert. Diese Aufrichtung des Schluck- und Verdauungstraktes führt zu einer steigenden Transport- und Peristaltikleistung (Pörnbacher 1998).

Durch das Wiederholen der Nackendehnungsübungen und der provozierten Nackendehnungshaltung wird eine dem Atem angepasste Transportmobilisation angebahnt. Dies ist z. B. für aspirationsgefährdete Kinder oder für Kinder mit Störungen beim Schlucken von festen Nahrungskonsistenzen von großer Bedeutung, da es sonst zu lebensbedrohenden Situationen kommen kann. Bei Kindern mit einer einseitigen Innervationsstörung wird mit den Übungen zur betroffenen Seite hin gearbeitet.

Ernährung

Das Nahrungsangebot an den Säugling/das Kind muss sich an der Störung orientieren sowie dem Alter des Patienten entsprechend ausgerichtet sein (Nusser-Müller Busch 1998).

- bei Kindern, die mit einer PEG ernährt werden, müssen orofaziale Reize gegeben werden (z. B. Beißring aus Dörrobst)
- wird mit oraler Ernährung begonnen, muss wie bei der Erwachsenentherapie auf Konsistenz, Geschmack und Temperatur beim Anreichen der Nahrung geachtet werden

12 Stimmstörungen

Sabine Hammer

12.1 Die gesunde Stimme

Die gesunde Stimme (▶ Tab. 12.1) ist „[…] frei von Nebengeräuschen, Druck, Dauer-, Fehl- und Überspannungen. Ihre Dynamik ist in jeder Höhe beliebig kräftig oder leise, der Klang weit tragend, resonanzreich, weich und anstrengungslos“ (Nawka und Wirth 2008, S. 116).

Tab. 12.1 Normwerte für die gesunde Stimme (vgl. Schneider und Bigenzahn 2007)

Parameter	Normbereich
mittlere Sprechstimmlage	3–7 Halbtöne oberhalb der unteren Stimmgrenze W: (f) g-c' (196–262 Hz); M: (F) G-c (98,5–131 Hz)
Dynamik Sprechstimme	um 70 dB
Dynamikumfang gesamt	> 40 dB
leiseste Intensität	< 55 dB
lauteste Intensität	> 90 dB
Sprechstimmumfang	7–12 Halbtonschritte 7–12 Halbtonschritte
physiologischer Stimmumfang	mind. 2 Oktaven (24 Halbtöne)
Tonhaltedauer	> 15 sec.
Stimmbelastung	Stimmermüden nach 4–6 h Stimmbelastung nach Stimmbelastungstest leichte Erhöhung der Stimmlage, leichte Resonanzabnahme
laryngoskopischer Befund	glatte, reizlose, symmetrische Stimmlippen, bei Phonation Glottis gut einsehbar, vollständiger Glottisschluss; freie Beweglichkeit der Stimmlippen
stroboskopischer Befund	bei Phonation gleichmäßiges und symmetrisches dreidimensionales Schwingungsbild, Öffnungsquotient = 1, d. h. Schluss- und Offenphase sind gleich lang; sichtbares Randkantenphänomen

Ist-Zustand der Stimme

Der Ist-Zustand einer Stimme hängt von zahlreichen einander beeinflussenden Faktoren ab (▶ Abb. 12.1). Die folgenden drei Bereiche stehen in wechselseitiger Beziehung zueinander und sind an Entstehung und Veränderung individueller Stimmmerkmale und stimmlicher Leistungsfähigkeit beteiligt:

- anatomische Verhältnisse: v. a. Kehlkopf und Form des Ansatzrohres/Vokaltraktes, Funktionstüchtigkeit des Gehörs und der Atemorgane. Weitere körperliche Umstände, wie Tonusverhältnisse und Beweglichkeit, beeinflussen die Funktion des Phonationsapparates
- situativer Kontext: bezogen auf Lebenssituation und Gesprächssituationen, wirkt sich über die Verbindung von emotionalen, psychischen und somatischen Reaktionen auf Phonationsfunktion und Stimmklang aus. Beispiel: Stress kann Atemfrequenz und allgemeine Tonusverhältnisse erhöhen. Da-

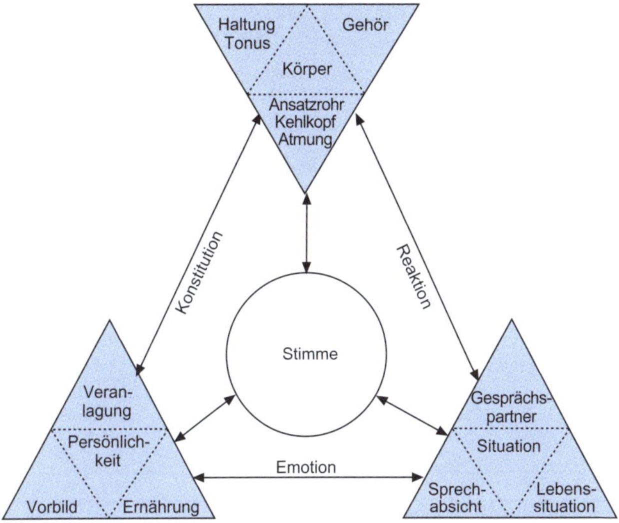

Abb. 12.1 Einflussfaktoren (aus: S. Hammer 2004)

durch zunehmende Anspannung der Kehlkopfmuskulatur mit erhöhter Sprechstimmlage und Abnahme der Resonanz

- personale Aspekte: charakterliche Veranlagung, Übernahme von Vorbildern und Lebenserfahrung

12.2 Die kranke Stimme

12.2.1 Ursachen und Klassifikation

In der Praxis sind funktionelle und organische Stimmstörungen nicht immer klar voneinander abgrenzbar (▶ Tab. 12.2 und ▶ Tab. 12.3). Meistens begleitend zu organischer Stimmerkrankung eine Fehlfunktion des Phonationssystems. Ebenso können sich bei chronischem oder akutem Fehlgebrauch der Stimme organische Befunde entwickeln (z. B. Einblutungen, Knötchen).

Tab. 12.2 Übersicht nicht organische Stimmerkrankungen

Diagnose	Entstehung	Therapie	Komplikationen
Funktionelle Dysphonie	akuter oder gewohnheitsmäßiger Fehlgebrauch der Stimme	stimmtherapeutisch, ggf. flankierend psychotherapeutisch	sekundärorganische Veränderungen möglich (Knötchen, Granulome, Muskelatrophie)

Tab. 12.2 Übersicht nicht organische Stimmerkrankungen (Forts.)			
Diagnose	**Entstehung**	**Therapie**	**Komplikationen**
Mutationsstimmstörung	Störungen im Ablauf der Mutationsphase	stimmtherapeutisch	bei manifester Störung Vokalisatrophie
Psychogene Stimmstörung	psychische Belastung, Stress, traumatische Erfahrungen, Konflikte	psychotherapeutisch, flankierend stimmtherapeutisch	bei Nichtbewältigung der Ursache droht Symptomverschiebung
Spastische Dysphonie	unklar	psychologische Unterstützung zur Bewältigung der Konsequenzen	stimmtherapeutisch nicht beeinflussbar
Dysodie	falsche Gesangstechnik, akute Überlastung	stimmtherapeutisch und gesangspädagogisch	Sängerknötchen, Einblutungen auf Stimmlippen
Dysphonie bei Schwerhörigkeit	Störung der audiophonatorischen Kontrolle	stimmtherapeutisch	funktionelle Dysphonie

12

Tab. 12.3 Übersicht organische Stimmerkrankungen			
Diagnose	**Entstehung**	**Therapie**	**Komplikationen**
Hormonelle Stimmstörungen	Störungen des hormonalen Systems	medikamentös, ggf. stimmtherapeutisch	z. B. nach Kehlkopfwachstum kein Einfluss auf die Stimmlage möglich
Stimmlippenlähmungen	Funktionsausfall der zuleitenden Nerven	stimmtherapeutisch, ggf. operativ	dauerhaft geminderte Belastungsfähigkeit der Stimme
Stimmlippenknötchen, Kontaktgranulom, Sängerknötchen	stimmlicher Fehlgebrauch, Reflux	Internistische Abklärung, Stimmtherapie, später u.U. Abtragung nötig	Rezidive möglich
Laryngitis, Reinke-Ödem, Stimmlippenpolyp	entzündliche Prozesse (häufig Reflux), Stimmbelastung	Ausschaltung von Ursachen, medikamentös, stimmtherapeutisch	sekundär funktionelle Störung
Gaströsophageale Refluxkrankheit	Erkrankung von Magen und Speiseröhre	medikamentös, Ernährungsumstellung	sekundär funktionelle oder organische Stimmstörung
Kehlkopffehlbildungen	anlage- oder verletzungsbedingt	stimmtherapeutisch, ggf. operativ	dauerhaft minderbelastbares Stimmorgan

Tab. 12.3 Übersicht organische Stimmerkrankungen *(Forts.)*

Diagnose	Entstehung	Therapie	Komplikationen
Stimmlippenzyste	Veränderung von Schleimdrüsen	operativ, anschließend stimmtherapeutisch	
Stimmlippenpapillom	virusbedingt oder Präkanzerose	operativ, anschl. stimmtherapeutisch	Rezidiv möglich
Larynxkarzinom	Zellentartung	operativ, anschl. stimmtherapeutisch	Rezidiv möglich
Stimmlippenhämatom	akute Stimmüberlastung	Stimmschonung, Stimmtherapie	funktionelle Stimmstörung
Traumatische Stimmstörungen	Gewalteinwirkung	möglichst operativ, stimmtherapeutisch	dauerhaft minderbelastbares Stimmorgan

12.2.2 Schweregrad

Bestimmung anhand des Kehlkopfbefundes und Veränderungen in Klang und Leistungsfähigkeit der Stimme (▶ Kap. 12.3.3). Unabhängig davon tragen Lebensumstände und subjektiver Leidensdruck wesentlich dazu bei, ob und welche therapeutische Maßnahmen ergriffen werden.

- bei funktionellen Stimmstörungen ist der Übergang von „gesund“ zu „krank“ fließend
- Abhängigkeit von Sprechbelastung: Bei Tätigkeit in einem Sprechberuf kann eine Einschränkung der Stimmleistung zu Beeinträchtigungen bei der Berufsausübung führen. Eine objektiv gleichwertige Stimmstörung kann bei Menschen mit geringer Stimmbelastung unbemerkt bleiben. Berufe, für deren Ausübung ein funktionstüchtiges Stimmorgan unverzichtbar ist: Schauspieler, Sänger, Rundfunksprecher, Lehrer, Geistliche, Dozenten und Erzieher

6 % der Gesamtbevölkerung sind von einer Stimmstörung betroffen. Davon sind 16 % Lehrer und 6,5 % Schauspieler (Böhme 2003, 154).

12.2.3 Folgen

Eine Stimmstörung beeinträchtigt immer die Kommunikationsfähigkeit und kann neben Missempfindungen/Schmerzen und Sprechanstrengung folgende Konsequenzen nach sich ziehen:

- Minderung sozialer Kontakte
- Minderung der Ausdrucks- und Durchsetzungsfähigkeit
- Einschränkungen in der Berufsausübung (bis hin zur Berufsunfähigkeit)
- Aufgabe/Einschränkung von Freizeitaktivitäten (z. B. Chorgesang)

12.3 Diagnostik

12.3.1 Anamnestische Angaben

Für die Diagnosestellung sowie die Therapieplanung geben die folgenden Fragen wichtige und teils therapieentscheidende Hinweise:

- Wie lange besteht die Problematik, wie ist sie verlaufen?
  - plötzliche Heiserkeit spricht für ein akutes infektiöses Geschehen, einen Zustand nach extremer Stimmbelastung oder eine psychogene Stimmstörung
  - langfristige Heiserkeit, die u.U. bereits im Kindesalter bestand, sowie auffällige Stimme in der nahen Verwandtschaft sprechen für eine funktionelle Ursache
- Gibt es typische Schwankungen der Stimmqualität im Laufe des Tages?
  - bessert sich die Stimme im Tagesverlauf, ist psychogene Ursache möglich
  - Verstärkung der Beschwerden nach Stimmbelastung sowie gegen Abend ist typisch für eine funktionelle Dysphonie
- Wie hoch ist die tägliche (berufliche und private) Stimmbelastung?
  Hieraus wird die Dimension der Stimmstörung für den Betroffenen deutlich: Gefährdung der Berufsfähigkeit oder Minderung der Lebensqualität durch Einschränkungen in der Freizeitgestaltung?
- Gibt es Reaktionen Außenstehender auf Ihre Stimme?
  Sofern der Patient erst durch Hinweise anderer auf die Problematik aufmerksam gemacht wurde, muss die tatsächliche Motivation für eine mögliche Therapie geklärt werden. Empfindet der Patient die Reaktionen der Umwelt als störend, kann dies die Therapiebereitschaft erhöhen.
- Fragen nach sonstigen Erkrankungen, Therapien und Medikamenten:
  - Erkrankungen im HNO-Bereich, insbesondere Einschränkungen der Hörfähigkeit
  - Erkrankungen des Bewegungsapparates, des Magens oder Herzens, des Nervensystems sowie vegetative Erkrankungen
  - stimmverändernde Medikamenten sind hormonhaltige Präparate, Psychopharmaka und Substanzen, die sich auf die Feuchtigkeit der Schleimhäute auswirken
- Frage nach außergewöhnlichen Belastungen jeglicher Art
  Körperliche Schwachstellen machen sich häufig bei besonderer Belastung bemerkbar. Dies trifft in erster Linie die funktionell bedingten Dysphonien. Damit wird kein Hinweis auf eine (ausschließlich) psychisch bedingte Problematik gegeben.
- Wie hoch ist der subjektive Leidensdruck?
  Erfolgsaussichten einer Stimmtherapie hängen davon ab, wie sehr sich der Patient durch die Stimmstörung beeinträchtigt fühlt. Die Bereitschaft zur Veränderung und zum häuslichen Üben steigt mit dem Schweregrad der subjektiven Beschwerden.

12.3.2 Logopädische Diagnostik

Diagnosestellung nach ICF

Zielstellungen der logopädischen Therapie orientieren sich an Einschränkungen der Teilhabe. Diese können in der Anamnese und mit Unterstützung standardisierter Fragebögen (VHI, V-RQOL, s. unten) erfasst werden.
Einschränkungen der Aktivität und Teilhabe erfasst die ICF (International Classification of Functioning, Disability and Health, WHO 2005) z. B. mit folgenden Kodierungen:

- d330 Sprechen
- d350 Konversation
- d360 Kommunikationsgeräte und -Techniken nutzen
- d845 Eine Arbeit erhalten, behalten und beenden
- d850 Bezahlte Tätigkeit
- d920 Erholung und Freizeit
- d9204 Hobbys
- d9205 Geselligkeit (Ma und Yu 2007, 344)

Selbsteinschätzung des Patienten

Zur Erfassung der subjektiv empfundenen Einschränkungen durch die Stimmstörung liegen für den deutschen Sprachgebrauch zwei standardisierte Fragebögen vor:

- VHI (Voice Handicap Index): 30 Items, Bewertung auf einer 4-stufigen Skala, erfasst das subjektiv empfundene Handicap infolge einer Stimmstörung (Jacobson et al. 1997)
- VHIV-RQOL (Voice-Related Quality of Life-Measure): 10 Items, Bewertung auf einer 4-stufigen Skala, erfasst die stimmbezogene Lebensqualität (Hogikyan und Sethuraman 1999)

Funktionsdiagnostik

- Stimmklangbeurteilung: Beschreibung der Stimme während des Vorlesens eines Textes und in freier Rede (▶ Tab. 12.4)
- Stimmfeldmessung: Ermittlung des Stimmumfanges bezüglich Lautstärke und Frequenz mittels Klavier/sonstigem geeichtem Musikinstrument und Schallpegelmessgerät
- Messung der mittleren Sprechstimmlage: in freier Rede Bestimmung der Tonlage, um welche die Sprechstimme moduliert
- Messung Sprechstimmumfang: bei freier Rede Bestimmung der oberen und unteren Grenze der Tonlage und Lautstärke
- Messung Tonhaltedauer: Phonation auf /m/ und /a/, Zeit messen
- Stimmbelastungstest: Simulierung von Störschall durch teilweise Vertäubung, der Patient soll unter diesen Bedingungen 20 Minuten am Stück lesen (▶ Tab. 12.1)

Tab. 12.4 Geläufige Parameter zur Stimmbeschreibung

Kriterien	Parameter
Lautstärke	laut, leise, überladen
Resonanz, Volumen, Teiltonspektrum	hell, dunkel, brillant, schrill, kopfig, resonanzreich, resonanzarm, tragend, klangarm, dünn, voll, voluminös, piepsig

Tab. 12.4 Geläufige Parameter zur Stimmbeschreibung *(Forts.)*

Kriterien	Parameter
Tonhöhe, Stimmlage	(hoch/tief), physiologisch, überhöht, nach unten gedrückt
Geräuschanteile	klar/heiser, hauchig, knarrend, kratzend, rau, rauchig, krächzend, diplophon, aphon, belegt, blechern, schnarrend, flüsternd
Stimmstabilität	brüchig, stabil, kippend
Spannungsverhältnisse im Ansatzrohr (wirkt sich auch auf das Teiltonspektrum aus)	knödelnd, kehlig, nasal, kloßig
Stimmgebung	hart, weich, gepresst, angestrengt, gequetscht, verhaucht

Stimmklangbeschreibung

„Das funktionelle Hören des Untersuchers spielt eine wesentliche Rolle und sollte vor jeder apparativen Stimmdiagnostik Vorrang haben“ (Böhme 2003, 157). Apparative Maßnahmen können die Genauigkeit des menschlichen Gehörs nicht ersetzen. Auch in der Therapie ist die akustische Wahrnehmungsfähigkeit von Patient und Therapeut das wichtigste Kriterium zur Kontrolle bei der Durchführung von Stimmübungen.

GRBAS-Skala

Entwickelt vom japanischen Komitee für Stimmfunktionsuntersuchungen. Reproduzierbare Beschreibung und Einteilung einer Stimmstörung anhand von fünf Parametern:

- G („grade“): Grad der Heiserkeit (klare Stimme, Heiserkeit, Aphonie)
- R („rough“): Rauheit der Geräuschanteile im tieferen Anteil des Stimmspektrums, die durch unregelmäßige Stimmlippenschwingungen entstehen (Rauigkeit, Knarren)
- B („breathy“): Verhauchtheit der Stimme durch Ausströmen wilder Luft, die nicht in Phonation umgewandelt wurde
- A („astenic“): Verlust an Klangfülle durch Kraftlosigkeit
- S („strained“): gepresste Stimmfunktion

12.3.3 Atmung

Bei Stimmstörungen häufig Einschränkungen der Atemfunktion. Eine organisch bedingte Atemfunktionsstörung kann Auslöser einer Stimmstörung sein.
Als physiologisch gilt die kostoabdominale Atemform. Neuere Therapiekonzepte gehen jedoch von individuellen Voraussetzungen aus und schreiben keinen allgemeingültig korrekten Atemablauf vor.
Eine Untersuchung der Atmung gibt in erster Linie Aufschluss über therapeutische Maßnahmen zur Behandlung einer Stimmstörung (▶ Tab. 12.5).

Tab. 12.5 Untersuchung der Atmung

Untersuchung	Norm	Auffälligkeiten
Beobachtung der Atmung in Ruhe	kombiniert kostoabdominal, gleichmäßige Atemzüge, Atempause nach Ausatmung, Nasenatmung	Hochatmung, unregelmäßige Atemzüge, fehlende Atempause oder nach der Einatmung, Mundatmung
Beobachtung der Atmung beim Sprechen	kombiniert kostoabdominal, überwiegend oral, deutlich sichtbare Atembewegungen, vertiefte Einatmung	Schnapp- oder Hochatmung, Anhalten der Luft nach Einatmung, hörbare Atemgeräusche, Abgabe von Restluft nach Phonation
Zählen der Atemzüge pro Minute	10–20	mehr als 20
Messung der Ausatemdauer	Frauen: mind. 15 sec. Männer: mind. 20 sec.	darunter
Verhältnis von Ein- und Ausatmung in Ruhe	1 : 1,5	grobe Abweichung
Verhältnis von Ein- und Ausatmung während der Phonation	1 : 3 bis 1 : 8	grobe Abweichung
Zählen der gesprochenen Silben pro Einatmung	mind. 10	weniger

12.4 Funktionelle Dysphonien

Einschränkung der Funktion des Phonationssystems ohne organische Kehlkopfveränderungen. Störung der Stimmlippenschwingung durch Ungleichgewicht der am Stimmvorgang beteiligten Muskeln mit Veränderungen des Stimmklanges und Einschränkung der stimmlichen Leistungsfähigkeit.

12.4.1 Ursachen

Nur selten eine einzelne Ursache, meist multifaktorielles Geschehen mit gegenseitiger Beeinflussung von Konstitution, Verhalten und Emotionen.

- konstitutionelle Faktoren: anlagebedingte Einschränkung des Phonationsapparates und beteiligter Funktionen, z. B. Schwerhörigkeit, Störungen der Mutationsphase
- habituelle Faktoren: erworbener, gewohnheitsmäßiger Fehlgebrauch der Stimme, z. B. elterliches Vorbild, Nachahmung von Modeströmungen
- phonogene Faktoren: Überlastung des Stimmapparates, z. B. Berufsdysphonie, stimmbelastende Freizeitgestaltung
- organische Faktoren: Dysphonie bei organischer Grunderkrankung, z. B. rezidivierende Halsentzündungen, Erkrankungen des Bewegungsapparates
- psychogene Faktoren: Stimmstörung infolge einer psychischen Erkrankung oder herabgesetzte Stressbewältigung, z. B. Depressionen, unbewältigte Krisen- oder Konfliktsituationen

12

12.4.2 Erscheinungsbild

Entsteht meist über Jahre. Unter besonderer Belastung behandlungsbedürftige Ausprägung mit entsprechendem Leidensdruck.

Tab. 12.6 Übersicht Erscheinungsbild hyperfunktionelle Dysphonie/hypofunktionelle Dysphonie

	Hyperfunktionelle Dysphonie	Hypofunktionelle Dysphonie
Ursachen	i. d. R. gewohnheits-, berufs- oder temperamentsbedingte Stimmüberlastung	häufig Erschöpfungszustände, psychische Faktoren, reduzierter Gesamtkörpertonus
Entstehung	Schwingungsunregelmäßigkeiten bei der Phonation infolge eines erhöhten Glottiswiderstandes	Schlussinsuffizienz (Glottisspalt) bei Phonation infolge reduziertem glottischem Widerstand
Subjektive Beschwerden	Zunahme der Beschwerden bei Sprechbelastung: Heiserkeit, Missempfindungen oder Schmerzen im Kehlkopfbereich, Räusperzwang, Trockenheit	rasches Stimmermüden, Sprechanstrengung, geringe Stimmkraft
Stimmklang	hart, rau, knarrend, gepresst, heiser, verhaucht, resonanzarm, harte/knarrende Stimmeinsätze	kraftlos, leise, weich, heiser, belegt, verhaucht, resonanzarm, behauchte Stimmeinsätze
Begleitsymptomatik	gesamtkörperliche Tonuserhöhung, Hochatmung, Überartikulation oder Abnahme der Artikulationsgenauigkeit, Verspannungen v. a. von Hals-, Schulter-, Nacken- und mimischer Muskulatur, erhöhter Würgereiz bei Spiegelung	Neigung zu reduziertem Körpertonus, sekundäre Überspannungen im Bereich Hals, Schulter, Nacken möglich, oft ungenaue, verwaschene Artikulation, flache Atmung
Laryngoskopischer Befund	Stimmlippen reizlos, glatt, mögliche Rötung bei akuter Stimmüberlastung. Einspringen der Taschenfalten, supraglottische Enge	Schlussinsuffizienz: ovalärer Glottisspalt (Internusschwäche) oder Schlussinsuffizienz im hinteren Drittel (Transversusschwäche)
Stroboskopischer Befund	Offenphase verkürzt, geringe Amplituden, unregelmäßiges Schwingungsbild, eingeschränktes Randkantenphänomen	weite Amplituden, verkürzte Schlussphase
Mögliche Komplikationen	Kehlkopfentzündung oder Einblutung auf den Stimmlippen, Bildung von Knötchen oder Granulomen, Vokalisatrophie, Taschenfaltenstimme, sekundäre Hypofunktion	sekundäre Ausbildung einer hyperfunktionellen Dysphonie, Vokalisatrophie

In der Praxis gelingt die eindeutige Diagnose einer hyper- bzw. hypofunktionellen Dysphonie nicht oft, da die Symptomatik individuell variiert und sich Hyper- und Hypofunktionen sekundär ausbilden können. Meistens finden sich gemischte Dysphonien mit einer Kombination der in ▶ Tab. 12.6 genannten Symptome und Befunde.

Taschenfaltenstimme
Sonder- bzw. Extremform der hyperfunktionellen Dysphonie. Anspannung bei Stimmgebung so stark, dass sich die Taschenfalten berühren und Phonation auf Taschenfaltenebene stattfindet. Die Stimme ist aphon, kaum steigerungs- oder modulierfähig, die Tonhaltedauer ist stark verkürzt.
Bei organischen Befunden (z. B. Lähmung oder Resektion), die eine Annäherung der Stimmlippen nicht mehr zulassen, kann das Antrainieren einer Taschenfaltenstimme erwünscht sein.

12.4.3 Therapie

Bei Zusammenhang mit schwerer unbewältigter Konfliktsituation oder neurotischer Problematik neben Stimmtherapie psychotherapeutische Maßnahmen.

Funktionelle Übungsbehandlung
- Schulung des auditiven und taktil-kinästhetischen Empfindens für die eigene Stimme (Schulung des phonatorischen Kontrollsystems)
- gesamtkörperliche tonusregulierende Maßnahmen
- Erarbeitung einer physiologischen Ruhe- und Phonationsatmung
- Artikulationspräzisierung
- Resonanzaufbau
- Ausarbeitung differenzierter Parameter wie Phonationsdauer, Prosodie, Vokaleinsätze, Intonation

Begleitende personelle Maßnahmen
- Finden und Ausschalten der die Stimmstörung verursachende und aufrechterhaltende Faktoren
- Beobachten und Verändern des eigenen Stimmverhaltens
- Transferleistungen in die Alltagssituation
- ggf. flankierend psychotherapeutische Behandlung

12.5 Funktionelle Mutationsstimmstörungen

Stimmstörungen infolge oder während eines fehlerhaft oder unvollständig verlaufenden Stimmwechsels (▶ Abb. 12.2). Mutationsdreieck: unvollständiger Stimmlippenschluss im hinteren Drittel (Transversusschwäche).

Ursachen
- übermäßige Stimmbelastung während der Mutationsphase
- Unmusikalität
- Störungen im ZNS während der Hormonumstellung
- Störungen im phonatorischen Kontrollsystem
- abnorme Mutterbindung
- Schwierigkeiten bei der Identifikation mit der männlichen oder weiblichen Rolle

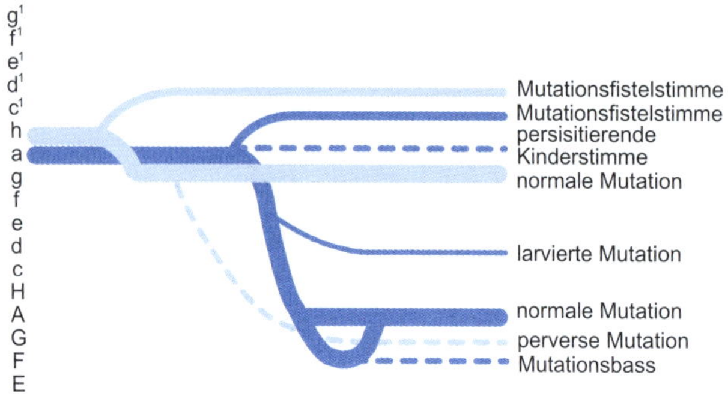

Abb. 12.2 Veränderung der Stimmlage nach dem Stimmwechsel bei unterschiedlichen Mutationsstörungen. Die Angaben zur Tonhöhe gelten als ungefähre Werte. Helle Farbe = weibliche Stimme, dunkle Farbe = männliche Stimme (in Anlehnung an Nawka und Wirth 2008)

12.5.1 Formen und Erscheinungsbild (▶ Tab. 12.7)

Tab. 12.7 Formen von Mutationsstimmstörungen

Funktionelle Mutationsstörungen	Endokrine (organische) Mutationsstörungen
Mutationsfistelstimme Unvollständige Mutation (mutatio incompleta) Unauffällige Mutation (larvierte Mutationsstörung) Stark verlängerte Mutation (mutatio prolongata) Manche Fälle perverser Mutation bei Mädchen Mutationsbass bei Jungen	Persistierende Kinderstimme Verzögerte Mutation (mutatio tarda) Verfrühte Mutation Schwangerschaftsmutation Manche Fälle perverser Mutation bei Mädchen

Unvollständige/unauffällige Mutation

- am häufigsten beim männlichen Stimmwechsel
- Symptomatik: Stimme sinkt nicht vollständig ab, sondern bleibt 2–3 Ganztöne oberhalb der eigentlichen Sprechstimmlage. Bei Phonation dauerhaft erhöhter Kraftaufwand, so dass spätestens unter Stimmbelastung Symptome einer hyperfunktionellen Dysphonie auftreten
- Anamnese: Hinweis ist ein nicht oder kaum wahrgenommener Stimmwechsel. Betroffene werden am Telefon gelegentlich mit „Frau …" angesprochen
- Kehlkopfbefund: unvollständiger Glottisschluss/Mutationsdreieck, gerötete und hyperplastische Stimmlippen

Mutationsfistelstimme

- Symptomatik: Sprechstimme liegt bei Männern und Frauen nach dem Stimmwechsel noch oberhalb der kindlichen Sprechstimmlage. Stimme klingt schrill, piepsig, dünn, kopfig, häufig kratzig, verhaucht, und ist kaum belastbar. Dauerhaft Inaktivitätsatrophie des M. vocalis möglich
- Kehlkopfbefund: unvollständiger Stimmlippenschluss/Mutationsdreieck, gerötete und hyperplastische Stimmlippen, unregelmäßiges Schwingungsbild mit verkürzten Amplituden

Stark verlängerte Mutation

Der Stimmwechsel dauert über Jahre, die Stimme ist währenddessen instabil, gering belastbar und kippt zwischen den Stimmlagen.

Mutationsbass/funktionell bedingte perverse Mutation

Stimme bleibt nach Stimmwechsel unterhalb der Indifferenzlage. Ursache ist in der Regel das Nachahmen von Modeströmungen oder der Wunsch, besonders „reif" zu wirken.

12.5.2 Therapie

Funktionsorientierte Stimmtherapie

- Verbesserung der Stimmwahrnehmung
- Schulung des musikalischen Gehörs
- Abbau kompensatorischer Spannungsmechanismen, gesamtkörperlich
- Entspannung der Kehlkopfmuskulatur
- Absenken der mittleren Sprechstimmlage
- möglichst Nachvollzug des Stimmwechsels
- Erarbeitung einer anstrengungsfreien Phonation

Mögliche flankierende Maßnahmen

- Ursachenforschung und -bewältigung im Rahmen einer psychotherapeutischen Behandlung
- Unterstützung bei der Identifikation mit der veränderten Stimmlage

12.6 Psychogene Dysphonien

Auch: Phononeurose

Stimmstörung als Symptom der Somatisierung einer psychischen „Fehlhaltung" infolge einer außerordentlichen psychischen Belastung oder einer nicht zu bewältigenden Konfliktsituation.

- psychogene Dysphonie: Heiserkeit bei entweder mehr gepresster oder mehr verhauchter Stimmgebung
- psychogene Aphonie: Flüsterstimme oder reine Taschenfaltenstimme
- Simulation: absichtsvolles Verändern der Stimme zum Vortäuschen eines krankhaften Zustandes
- Aggravation: das Beibehalten bzw. Verschlimmern von Symptomen während oder nach einer Erkrankung

12.6.1 Erscheinungsbild

- typischerweise plötzliches Auftreten, wird vom Erkrankten häufig mit einer Erkältung oder einem auslösenden Ereignis (z. B. Insektenstich, etwas Kaltes gegessen) in Verbindung gebracht
- tönender Hustenstoß, oft auch tönendes Lachen
- Ausschaltung der auditiven oder kinästhetischen Rückkopplung führt in der Regel zum normalen Stimmklang
- Kehlkopfbefund: unauffällig, bei Phonation schließen Stimmlippen nicht oder nur teilweise, oder es kommt zum Einsatz der Taschenfalten

12.6.2 Therapie

Die gängige Therapie der psychogenen Dysphonie wie der Aphonie erfolgt interdisziplinär kombiniert logopädisch/psychotherapeutisch.

- Überrumpelungsmethode: Rückkoppelungsreize über das Gehör oder das taktil-kinästhetische Empfinden werden bei Phonation durch Vertäubung und manueller Irritation des Kehlkopfes ausgeschaltet, bis der Patient auch ohne Vertäubung wieder normal phoniert. Dadurch meist Wiederherstellung der Stimme möglich
- anschließende Psychotherapie zur Aufdeckung der Ursachen ist dann unumgänglich, da sonst eine Symptomverschiebung droht

12.7 Spastische Dysphonie

Auch: Stimmstottern, spasmodische Dysphonie. Unwillkürliche, krampfartige Kontraktion des Kehlkopfes während der Phonation.

Ursachen

Bislang noch unklar. Vermutet werden Verletzungen des ZNS, Einnahme von zentral wirksamen Medikamenten, psychische Erkrankungen und Fehlfunktionen der zentralnervösen Kontrolle.

12.7.1 Erscheinungsbild

- unkoordiniertes Verkrampfen der Kehlkopfmuskulatur
- stockende, unterbrochene Sprechweise
- gequetschter, zittriger, ächzender oder kippender Stimmklang
- kurze intermittierende Phasen unauffälligen Stimmklanges
- Wiederholungen und Verlängerungen einzelner Stimmsegmente
- verlangsamter Redefluss
- seltener verhauchter, aphoner Stimmklang
- Verkrampfung der Atem- und Atemhilfsmuskeln
- uneinheitliche Atemabläufe, Atemlosigkeit
- erschwertes Artikulieren
- Verkrampfungen der Oberkörper- und mimischen Muskulatur

12.7.2 Therapie

Logopädische und psychotherapeutische Maßnahmen ohne Einfluss auf die Symptomatik. Therapieziel ist die Erleichterung im Umgang mit der Erkrankung sowie die Verbesserung der psychischen Situation des Patienten. Eine Inaktivierung des N. recurrens mit Botulinustoxin kann die Beschwerden reduzieren.

12.8 Stimmlippenlähmungen

Bewegungsdefizit des Kehlkopfes durch eine eingeschränkte Funktion der zuleitenden Nerven. Es kommt zum Verlust der groben Beweglichkeit der Stimmlippen und/oder der passiven Stimmlippenspannung (▶ Tab. 12.8).

12.8.1 Erscheinungsbild

Tab. 12.8 Stimmlippenlähmungen

Art der Lähmung	Schädigungsort	Ursachen	Folgen
Zentral	oberhalb der Hirnnervenkerne (suprabulbär)	Erkrankungen oder Verletzungen des ZNS	Ausfall der groben Beweglichkeit des Kehlkopfes mit Erhalt von Husten- und Würgreflex Laryngeale Spastiken und unwillkürliche Bewegungen der Stimmlippen
Peripher	Bereich der Hirnnervenkerne (nukleär bzw. bulbär) oder darunter (infranukleär)	toxisch, degenerativ oder infektiös	Ausfall der Reflexe (Husten/Würgen) Selten isolierte nukleäre Lähmungen
Infranukleär	N. vagus	Operation an Schilddrüse, Hals, Lunge oder Herz Traumata des Halses oder der Stimmlippen (durch Intubation) Tumorerkrankungen, Infektionen, allergische Reaktionen, Vergiftungen	schlaffe Lähmung: ungenügende Schwingungsfähigkeit der Stimmlippe, bei Fixierung in Median- oder Paramedianstellung, starke Einschränkung der Stimmqualität
	N. laryngeus superior		schlaffe Lähmung: ungenügende Schwingungsfähigkeit der Stimmlippe, aber Erhalt der groben Beweglichkeit, starke Einschränkung der Stimmqualität
	N. recurrens		straffe Lähmung: Erhalt der Schwingungsfähigkeit, geringe Beeinträchtigung der Phonation bei Fixierung in Median- oder Paramedianstellung

Position der gelähmten Stimmlippe

- Medianstellung: Fixierung entlang der Mittellinie ohne/mit geringfügiger Beeinträchtigung der Phonationsfunktion, Behinderung der Atmung möglich
- Paramedianstellung: leichte Abweichung von der Mittellinie, Atmung und Phonation mehr oder weniger beeinträchtigt
- Intermediär- oder Lateralstellung: Fixierung in Respirationsstellung, Phonation stark eingeschränkt, Respiration unauffällig

Verlauf

- Zerrung oder Quetschung des Nervs: Spontanremission innerhalb von 10 Tagen bis 6 Mon. möglich
- Nervenverletzung: Art und Position der Lähmung können sich verändern
- Nervdurchtrennung: irreversible Lähmung

12.8.2 Therapie

- Ziel: Gelähmte Stimmlippe wird durch eine Kompensationsleistung der gesunden in Schwingung versetzt
- Prinzip: Die gesunde Stimmlippe muss sich der gelähmten möglichst weit nähern
  - straffe Lähmung: Kraft der umliegenden Muskelgruppen erforderlich, die durch entsprechende Körper- und Phonationsübungen bereitgestellt werden kann
  - schlaffe Lähmung: zusätzlich präzise Regulierung des Atemstromes unter Rücknahme kompensatorischer Kräfte, um Glottisschluss und Schwingungsfähigkeit zu erreichen
- Planung: Stimmtherapie möglichst früh einleiten und mindestens 2 × wöchentlich durchführen

12.9 Stimmstörungen bei gastroösophagealer Refluxkrankheit

Auch: Refluxlaryngitis, refluxassoziierte Laryngitis, Laryngitis posterior, Laryngopharyngeal Reflux (LPR)
Stimmstörung durch Kontakt der Larynxschleimhaut mit Magensäure infolge eines pathologischen Refluxes oder Laryngitis infolge eines Hustenreizes, der durch einen säureinduzierten Vagusreflex im Bereich des unteren Ösophagus ausgelöst wird.

12.9.1 Erscheinungsbild

- gastroösophagealer Reflux: Sodbrennen, saures Aufstoßen, Oberbauchbeschwerden, Reizhusten, Dysphagie, Globusgefühl, Pharyngitis, Laryngitis, Stimmstörung
- phoniatrisch relevante Folgeerkrankungen: Larynxgranulom, Stimmlippenknötchen, Reinke-Ödem, Sulcus glottidis, subglottische Stenose, Leukoplakie/Laryngomalazie, Larynxkarzinom, Laryngospasmus

- Stimmstörung und Reizhusten häufiger als Sodbrennen. Es ist davon auszugehen, dass ein Reflux öfter als bisher angenommen zur Entstehung einer Stimmstörung beiträgt, auch, wenn keine Magenbeschwerden vorliegen (vgl. Keilmann 2004)

12.9.2 Diagnostik

Mittels Endoskopie des Gastrointestinaltraktes werden nur etwa 60 % der Refluxerkrankungen erkannt (vgl. Jaspersen 2002; Labenz 2002).

12.9.3 Therapie

- bei therapieresistenten Stimmstörungen im Sinne eines Ausschlussverfahrens sollte eine medikamentöse Therapie mit säurehemmenden Substanzen durchgeführt werden
- diätische und habituelle Maßnahmen

12.10 Kindliche Dysphonie

Auch: juvenile Dysphonie

Wichtige statistische Angaben
- Betroffen sind 5–10 % der 10-Jährigen
- mit zunehmendem Alter seltener

Verlauf

Oft spontanes Abklingen im Laufe der Pubertät, häufiger bleiben die Stimmprobleme jedoch bestehen.

12.10.1 Funktionelle juvenile Dysphonie

Ursachen
- periphere oder zentrale neurologische Erkrankungen
- Hörstörungen
- organische Erkrankungen des Phonationsapparates
- ungünstiges Stimmvorbild von Bezugspersonen (Eltern, Geschwister, Lehrer, Erzieher, Freunde). Oft ungünstiges Stimmverhalten in der gesamten Familie, häufig sind Elternteile ebenfalls von Stimmstörung betroffen
- gewohnheitsmäßiger Stimmmissbrauch (Schreien, zu lautes Sprechen, Imitation ungünstiger Stimmmuster wie Krächzen, Kreischen, Quietschen)
- Mangel an Musikalität und Rhythmusgefühl
- Defizite des phonatorischen Kontrollsystems (mangelnde Rückmeldung und Verarbeitung akustischer wie taktil-kinästhetischer „Eigenreize")
- genetische Faktoren, charakterliche Einflüsse, Temperament
- unphysiologischer Chorgesang

Erscheinungsbild

Der Befund entspricht im Wesentlichen dem einer funktionellen Dysphonie bei Erwachsenen, wobei meist das hyperfunktionelle Erscheinungsbild im Vordergrund steht.

- gepresste, angestrengte Stimmgebung
- Heiserkeit meist als Kratzen, Verhauchtheit bis hin zur Aphonie
- Kippen der Stimmlage möglich
- Überschreiten des Stimmumfanges nach oben und unten
- verminderte Resonanz
- Tonhaltedauer, Gleittonvermögen eingeschränkt
- harte Stimmeinsätze

12.10.2 Organische juvenile Dysphonien

Im Kindesalter sind Zysten, Polypen und Papillome selten.

Schreiknötchen

- bilaterale symmetrische Verdickung der Stimmlippen im Bereich der maximalen Schwingung (Mitte der Stimmlippen) infolge chronischer Hyperfunktion
- entsprechen in Symptomatik und Behandlung den Sängerknötchen im Erwachsenenalter
- immer Indikation für Elternberatung und intensive stimmtherapeutische Behandlung

12.10.3 Therapie

Nach operativer Entfernung organischer Stimmlippenveränderungen sind stimmtherapeutische Maßnahmen zur Vorbeugung von funktionellem Fehlgebrauch angezeigt.

Bei kindlichen Stimmstörungen im Vor- und Grundschulalter steht die Elternarbeit an erster Stelle, ggf. familienpsychologische Beratung. Begleitend kindgerechte Übungsmaßnahmen, die i. d. R. aber erst im fortgeschrittenen Alter Erfolge erzielen. Übungsbehandlung von jüngeren Kindern kann nur zur Heilung führen, wenn Eltern die Kinder beim konsequenten häuslichen Üben unterstützen.

Funktionelle Übungsbehandlung wird in der Therapie kindgerecht und nach Möglichkeit spielerisch gestaltet:

- Entwickeln eines Bewusstseins für die Stimme, Kennenlernen der eigenen Stimme
- Experimentieren mit der Stimme
- Ausprobieren physiologischer und unphysiologischer Phonationsmuster
- Schulung der Hörwahrnehmung
- Schulung der Eigenwahrnehmung allgemein

Elternarbeit

- Reflexion und Kontrolle des eigenen Stimmverhaltens
- ggf. Ergreifen stimmtherapeutischer Maßnahmen für beide oder einen Elternteil
- Beobachtung des Kommunikationsverhaltens innerhalb der Familie

- Zeitplanung im häuslichen Tagesablauf überdenken, um Zeitdruck zu vermeiden
- Information weiterer Bezugspersonen durch die Eltern: Erzieherinnen, Lehrerinnen, Betreuungspersonen, Freundeskreis
- möglichst Umgehen besonders stimmbelastender Situationen
- Hilfestellung beim Einführen stimmentlastender Gewohnheiten, z. B. tägliche Ruhephasen, Absprachen in der Familie zur Vermeidung von Kommunikation über räumliche Distanzen

12.11 Dysodie

Störung der Singstimme.

12.11.1 Gesangstimme (▶ Tab. 12.9)

Tab. 12.9 Übersicht Gattungen der Gesangstimme (ungefähre Werte)

Weibliche Stimmgattungen	Sopran: g–g^2	Mezzosopran: f–f^2	Alt: d–d^2
Männliche Stimmgattungen	Tenor: A–a^1	Bariton: G–g^1	Bass: D–d^1

Normwerte für die unausgebildete Gesangstimme

- absoluter Stimmumfang: mind. 1,5 Oktaven
- Registerwechsel: hörbarer Unterschied von Kopf- und Bruststimme, Registerwechsel ohne Brüche und Klangverlust möglich
- Tonhaltedauer: männliche Stimmen: mind. 25 s, weibliche Stimmen: mind. 17 s
- physiologischer Lautstärkeumfang: 50–120 dB

Gesangausbildung

- vor Ausbildung zum Berufssänger phoniatrische Tauglichkeitsuntersuchung erforderlich
- Voraussetzungen zur Ausbildung einer leistungsfähigen Gesangstimme:
  - normale Entwicklung von Sprache, Sprechen und Stimme
  - uneingeschränkte Hörfähigkeit

12.11.2 Ursachen und Erscheinungsbild

Ursachen funktioneller Dysodien

- Konkurrenz- und Erfolgsdruck bei Berufssängern
- häufige harte Gesangsproben
- Chorgesang
- erlernte Stimmtechniken (Atemstütze, Vokalausgleich, gedecktes Singen)
- erforderlicher Gesangstil (besonders im Bereich der Unterhaltungsmusik)
- hormonelle Schwankungen: können sich bei weiblichen Gesangstimmen deutlich bemerkbar machen; Veränderungen des Wasserhaushaltes führen zu

verstärkter oder verminderter Wassereinlagerung im Stimmlippengewebe, besonders in den Schleimhäuten. Einnahme von hormonellen Kontrazeptiva kann Stimmfunktion verändern

Mögliche organische Folgeerkrankungen
- Sängerknötchen (Stimmlippenknötchen)
- Stimmlippenblutungen

! Bereits leichte Dysfunktionen oder Erkrankungen im HNO-Bereich können für den ausgebildeten Sänger zu erheblichen Einschränkungen in der Berufsausübung führen.

12.11.3 Therapie

- akut kann eine medikamentöse Behandlung erforderlich sein (Inhalationstherapie, Antiphlogistika, Antirefluxtherapie, Kortikosteroide, Antibiotika)
- Operationen im Kehlkopf- oder Rachenbereich (bei organischen Folgeerkrankungen, insbesondere Stimmlippenknötchen) sollten nur in Erwägung gezogen werden, wenn konservative Maßnahmen ausgeschöpft
- Stimmtherapie richtet sich nach Symptomatik und erforderlichem Gesangstil:
  - klassischer Gesang („bel canto"): Training differenziertester Stimmmerkmale
  - Rock- oder Popgesang: Training von Ausdauer und allgemeine Stimmhygiene
  - in jedem Fall begleitender Gesangsunterricht (funktionales Stimmtraining) sinnvoll

12.12 Stimmtherapie

12.12.1 Grundlagen

- Ziel: Optimierung der Effizienz des Phonationsvorganges (bestmögliches Stimmresultat mit geringstmöglichem Kraftaufwand)
- Indikationen: alle Krankheitsbilder, die mit funktionellen Abweichungen vom physiologischen Phonationsvorgang einhergehen

Allgemeines Vorgehen
Vorgehen orientiert sich weniger an der Diagnose, sondern an der Symptomatik sowie den Fähigkeiten und Vorlieben des Patienten. Eine Stimmtherapie ist immer individuell auf den Patienten abzustimmen.
- Befunderhebung auf der Basis einer ausführlichen Anamnese und Diagnostik
- Aufklärung über die Stimmfunktion und deren Zusammenhänge mit körperlichen, psychischen und emotionalen Aspekten
- Beratung zu allgemeiner Stimmhygiene
- Forschung nach Ursachen und stimmverschlechterndem Verhalten
- funktionsorientierte Übungstherapie in den Bereichen Körpertonus, -Haltung und Bewegung, Atmung, Artikulation und Phonation
- Erarbeitung von Alternativen zum gewohnten Stimmverhalten
- Begleitung des Patienten beim Transfer in die Alltagssituation

Therapie auf zwei Ebenen

- funktionale Ebene: Zusammenspiel der am Phonationsvorgang beteiligten Organe mithilfe von Wahrnehmungs-, Stimm-, Atem- und Körperübungen ökonomisieren
- personale Ebene: Forschung nach Ursachen und die Stimmstörung aufrechterhaltender Faktoren, Ausschaltung dieser Faktoren durch Stimmhygiene und Änderungen im alltäglichen Stimmverhalten

12.12.2 Therapiebausteine (▶ Tab. 12.10)

Tab. 12.10 Therapiebausteine der Stimmtherapie (Hammer 2009)

Ziele	Mögliche Inhalte	Beispiele einsetzbarer Therapiekonzepte
Tonus, Haltung, Bewegung		
Ganzkörperliche Eutonisierung Erarbeitung einer flexiblen Nutzspannung Verbesserung der Körperhaltung Ökonomisierung von Bewegungsabläufen	Entspannungsübungen, Körperwahrnehmungsübungen Lockerung, Massagen, Wärmebehandlung gymnastische Übungen, Haltungsaufbau Einüben physiologischer Bewegungsabläufe	Autogenes Training, Eutonie Yoga Progressive Muskelentspannung Feldenkrais-Methode Manuelle Stimmtherapie
Atmung		
Erschließung aller nutzbaren Atemräume Zwerchfellgesteuerte Atmung Verlängerung der Ausatemdauer Einhalten der Atemmittellage in Ruhe und während der Phonation Patientengerecht ökonomisierte Phonationsatmung	Wahrnehmung der Atmung in Ruhe und bei der Phonation Zwerchfellaktivierung durch Abspannen Kräftigung der Einatmungsmuskulatur mittels Bewegungen der Extremitäten Einsatz von Vorstellungshilfen und Medieneinsatz Atemraummassagen Erweiterung von Atemräumen mittels Dehnungs- und Lockerungsübungen Koordination von Phonation und Atmung beim Sprechen	Atemtherapie nach Middendorf Atemrhythmisch angepasste Phonation nach Coblenzer/Muhar Typenpolare Atemtherapie Manuelle Stimmtherapie
Artikulation		
Präzisierung und Vorverlagerung der Artikulation	Lockerungsübungen für Zunge, Lippen, Kiefer Bewegungs- und Koordinationsübungen für die orofaciale Muskulatur Üben koartikulatorischer Bewegungsabläufe Bewusstmachung von Lautfunktionen	

Tab. 12.10 Therapiebausteine der Stimmtherapie (Hammer 2009) *(Forts.)*

Ziele	Mögliche Inhalte	Beispiele einsetzbarer Therapiekonzepte
Phonation		
Verbesserung der Wahrnehmung für die eigene Stimme Einpendeln der mittleren Sprechstimmlage in der Indifferenzlage Resonanzaufbau, Stimmsitzvorverlagerung Erweiterung von Stimmumfang und Stimmvolumen Erarbeitung prosodischer Elemente	differenzierte Klang- und Stimmgebrauchsanalysen Abspannübungen in Verbindung mit Stimme Körperübungen mit Phonation Resonanz-, Intonations- und Stimmgleitübungen Einsatz von Vorstellungshilfen	Funktionales Stimmtraining/funktionale Stimmarbeit/funktionale Stimmpädagogik Akzentmethode Atemrhythmisch Angepasste Phonation Tonale Stimmtherapie Personale Stimmtherapie Nasalierungsmethode Stimmtherapie nach Schlaffhorst/Andersen
Person		
Kennen- und akzeptieren Lernen der eigenen Stimme Kennenlernen des eigenen Stimmverhaltens Finden von Ursachen und aufrechterhaltenden Faktoren Klären der situationsspezifischen Sprechabsicht Erarbeitung von Alternativen zum gewohnten Stimmverhalten Bewältigung angstauslösender Sprechsituationen Transfer neuer Phonationsmuster in den täglichen Sprachgebrauch	Aufklärung des Patienten zu der Stimmfunktion und zu Störfaktoren im Allgemeinen Arbeit mit Tonband- und Videoaufnahmen Selbstbeobachtungsaufgaben für den Alltag Textarbeit, Dialog- und Rollenspiele	Personale Stimmtherapie Integrative und interaktionale Stimmtherapie

12.12.3 Gängige Therapiekonzepte

In der Praxis hat es sich bewährt, unterschiedliche stimmtherapeutische Konzepte anzuwenden und ggf. zu kombinieren (Einteilung in Anlehnung an Böhme 2003), um auf die Neigungen und Bedürfnisse des Patienten einzugehen.

Schwerpunkte klassischer Verfahren

- Atem-, Sprech- und Stimmtherapie nach Schlaffhorst und Andersen: ganzheitlicher, pädagogisch-künstlerischer Ansatz, Arbeit mit Atmung, Bewegung und Rhythmus
- Kaumethode nach Froeschels: Erarbeitung supraglottischer Weite und Eutonisierung des Ansatzrohres durch Kaubewegungen mit und ohne Stimme
- Stoßübungen nach Froeschels: Unterstützung des Stimmlippenschlusses durch Stoßbewegungen der Arme vor dem Körper abwärts

- Atemwurf und Kehlfederung nach Fernau-Horn: mechanische Weitung des Kehlraumes, aktives Einziehen der Bauchdecke bei der Ausatmung
- Nasalierungsmethode nach Pahn und Pahn: Erreichen einer Kehlkopftiefstellung mittels Inaktivierung des Gaumensegels während der Phonation, dadurch Resonanzerweiterung

Schwerpunkte weiterführender Verfahren
- Atemrhythmisch Angepasste Phonation (AAP) nach Coblenzer/Muhar: Koordinierung des physiologischen Zusammenspiels von Zwerchfell und Kehlkopf mittels Bewegung, Artikulation, Intention/Vorstellungshilfen
- Akzentmethode nach Smith: Stimmübungen integriert in rhythmische und die Atmung koordinierende ganzkörperliche Bewegungen, Einbeziehung von Artikulation und Prosodie

Schwerpunkte neuerer ganzheitlicher Verfahren
- Personale Stimmtherapie nach Stengel/Strauch: Einbeziehung funktionsorientierter Verfahren und Arbeit auf personaler Ebene mit dem Ziel der Selbsterkenntnis und des Verstehens der Krankheitssymptomatik
- Interaktive und interaktionale Stimmtherapie nach Spiecker-Henke: funktionsorientierte Vorgehensweise, Analyse des Interaktions- und Kommunikationsverhaltens des Patienten, Schulung der Wahrnehmung für emotionale Vorgänge und psychische Prozesse sowie in der Wandlung des Selbstbildes

Schwerpunkte neuerer funktionsbezogener Verfahren
- Funktionales Stimmtraining nach Rohmert/Rabine/Heptner/Kruse: Therapiegrundlage ist Doppelventilfunktion des Kehlkopfes: Aktivierung der Einatmungsmuskulatur, die in funktioneller Einheit mir den Stimmlippen arbeitet, u. a. mittels Körperbewegungen. Unterschiedliche Konzepte mit unterschiedlicher Schwerpunksetzung
- Tonale Stimmtherapie nach Herrmann-Röttgen/Miethe: Stimmtherapeutisches Programm mit 10 Grundübungen als Basis einer funktionsorientierten Stimmtherapie, die in ein gängiges Therapieprozedere integriert werden können
- Manuelle Stimmtherapie nach Münch: Manuelles Verfahren zur Diagnostik und Behandlung stimmrelevanter muskulärer Dysfunktionen

Schwerpunkte atemzentrierter Maßnahmen
- Atemtherapie nach Middendorf (Pneopädie): Verbesserung des Körperempfindens durch Atemwahrnehmung, Dehnungs-, Bewegungs- und Artikulationsübungen
- Typenpolare Atemtherapie nach Alavi-Kia und Schulze-Schindler: unterscheidet zwischen der einatmungsbetonten und der ausatmungsbetonten Persönlichkeit

Schwerpunkte körpertherapeutisch orientierter Verfahren
Regulieren gesamtkörperliche Tonuszustände.
- Progressive Muskelrelaxation, autogenes Training: primär entspannende Methoden zum Abbau von physischen und psychischen Stresssymptomen und zur Reduzierung von Körperspannung
- Feldenkrais-Methode, Eutonie, Yoga: verbessern Körperbewusstsein, Körperkoordination und Beweglichkeit

Behandlung neurogener Stimmstörungen

- Lee Silverman Voice Treatment: Gezielte Arbeit an der Phonationslautstärke zur Optimierung der Artikulationsprägnanz und Stimmqualität, erprobt an Stimmstörungen bei Morbus Parkinson (vgl. Sapir et al. 2006)

13 Laryngektomie

Peter Dicks und Ulla Manter

13.1 Grundlagen

13.1.1 Verfahren

Auch: Kehlkopfexstirpation, Kehlkopfentfernung, Abkürzung: LE; laryngectomie, total removal of the larynx

Definition

Totale Entfernung des Kehlkopfes; Verschluss der Rachenhinterwand, Absetzen der Trachea und Anlage eines dauerhaften Tracheostomas; Entfernung des Zungenbeins und angrenzender Teile der Zunge, des Pharynx und der Trachea.

Wichtige statistische Fakten

- Deutschland jährlich etwa 3.000 Laryngektomien (Schiefer und Hagen 2000), Zahl rückläufig, da sich kehlkopferhaltende Operationen (wie Kehlkopfteilresektionen oder Laserchirurgie) immer stärker durchsetzen
- Patienten meistens 50–70. J. alt
- Anteil der Frauen bei etwa 10 %
- Überlebensraten: bei rechtzeitiger Diagnose hoch:
  - Frühstadium: Dauerheilungschancen bei glottischem Primärtumor > 80 %
  - fortgeschrittenes Stadium: Dauerheilungschancen bei Hypopharynxkarzinomen ca. 20 %

13

Indikationen

- Tumoren von Larynx, Schilddrüse, Trachea
- Hypopharynxkarzinome
- seltener auch Ösophaguskarzinome, traumatische Schädigungen
- Tumorrezidive und funktionelle Misserfolge nach Kehlkopfteilresektionen
- Schädigungen nach Strahlentherapie

Zur Verbesserung der stimmrehabilitativen Möglichkeiten empfehlen die meisten Autoren eine Myotomie/Neurektomie des M. cricopharyngeus und evtl. der unteren bis mittleren Pharynxmuskulatur.

Prä- und postoperative Anatomie

(▶ Abb. 13.1 und ▶ Abb. 13.2)

13.1.2 Folgen

Zwei wesentliche funktionelle Veränderungen:

- Verlust der Stimmfunktion
- Trennung von Atem- und Speiseweg durch Anlage eines dauerhaften Tracheostomas

Die internationale Klassifikationsregelung der WHO (ICF, WHO 2005) ist ein allgemein anerkanntes Instrument zur Beschreibung von krankheitsbedingten Behinderungen (▶ Tab. 13.1). Es beschreibt die Folgen einer Laryngektomie als Kausalkette auf folgenden Ebenen: 1. Körperfunktionen und -strukturen, 2. Aktivität und Teilhabe und 3. Personen- und umweltbezogene Faktoren.

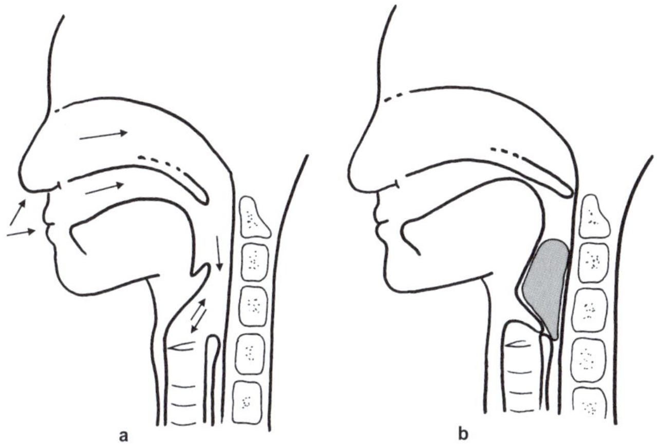

Abb. 13.1 Präoperative Anatomie (aus Motzko et al. 2004)

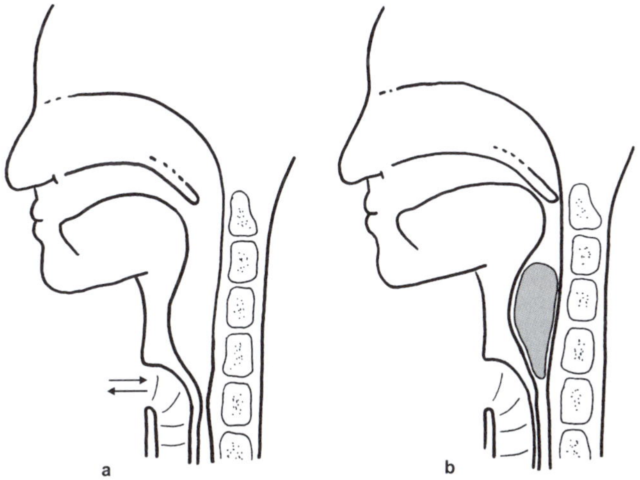

Abb. 13.2 Postoperative Anatomie (aus Motzko et al. 2004)

Eine erfolgreiche Rehabilitation hängt wesentlich von der Kompetenz der Betroffenen und ihrer Interaktionspartner im Umgang mit der Stimmbehinderung sowie der daraus resultierenden Kommunikationsstörung ab. Auch bei optimalen stimmrehabilitativen Ergebnissen bleibt die Qualität der Ersatzstimmen nicht vergleichbar mit der physiologischen Stimme. Therapeutisch sollten möglichst alle Ersatzstimmen angeboten werden, um die Bandbreite der verbalen Kommunikationsmöglichkeiten zu optimieren.

Tab. 13.1 ICIDH-Klassifikation der Folgen einer Laryngektomie

Ebene	Merkmal	Mögliche Maßnahmen
Krankheit	Tumorerkrankung	Laryngektomie, Anlage eines Tracheostomas, ggf. Neck dissection, Neurektomie, Myotomie, Bestrahlung, Chemotherapie, Schmerztherapie, Tumornachsorge
Schädigung	Verlust der Stimme	Stimmrehabilitation durch Ösophagusersatzstimme, tracheoösophagealer Shunt elektronische Sprechhilfe Pseudoflüstern; non-vokale Strategien: Mimik und Gestik, evtl. Schrifteinsatz
	Verlust wesentlicher Funktionen des Nasen-Rachen-Raumes	Hilfsmittel (▶ Kap. 13.1.3) zur Atemwegsversorgung physikalische Therapie, Lymphdrainage
Funktionseinschränkung	Kommunikationsstörung	Kommunikationstraining, Angehörigenberatung
Beeinträchtigung	psychosoziale Stigmatisierung, Rückzug, Depression, Suchtprobleme	Selbsthilfegruppe, Suchttherapie, Psychotherapie

Folgen weiterer therapeutischer Maßnahmen

- *Neck Dissection:* eingeschränkte Beweglichkeit des Kopfes durch Narbenzug oder Entfernung des M. sternocleidomastoideus; evtl. Schädigung der Nn. accessorius, vagus, glossopharyngeus und hypoglossus; Lymphstau
- *Bestrahlung:* Schleimhautreizungen, Verbrennungen/Reizungen der Haut, Müdigkeit, Übelkeit, verändertes Geschmacksempfinden, Mundtrockenheit, Pilzbefall, Verhärtungen des Gewebes, Schluckbeschwerden, evtl. Zahnextraktionen, Kiefergelenksschmerzen
- *Chemotherapie:* Übelkeit, Abgeschlagenheit
- alle Folgebeschwerden können massive Auswirkungen auf die Stimmrehabilitation haben!

13.1.3 Maßnahmen und Hilfsmittel

Durch die Laryngektomie und die oben genannten begleitenden medizinischen Maßnahmen können individuell im Sinne der ICF viele Lebensbereiche in Bezug auf *Aktivität* und *Teilhabe* betroffen sein. Zentral sind hier der Bereich der eingeschränkten *Kommunikationsfähigkeit* und durch die Anlage des Tracheostomas der Bereich der *Selbstversorgung*. Eine erfolgreiche Rehabilitation hängt wesentlich von der Kompetenz der Betroffenen und ihrer Interaktionspartner im Umgang mit der Stimmbehinderung sowie der veränderten Atemsituation ab. Hemmende und fördernde *Kontextfaktoren* (z. B. Unterstützung durch die Familie, Akzeptanz der Ersatzstimmen, Hilfsmittel etc.) sowie *personenbezogene Faktoren*

Tab. 13.2 Funktionelle postoperative Veränderung und Hilfsmittel/Kompensation

Funktionelle Veränderung	Hilfsmittel, Maßnahme
Halsatmung über Tracheostoma	• Stabilisation durch angepasste Trachealkanüle • Tracheostoma-Button bei stabilisiertem Tracheostoma, Dekanülisierung nach ärztlicher Absprache • Tracheostomaschutz, Stomapflege (z. B. Tracheokompressen, Kanülenreinungspulver/-reinigungsbürste; Borkenpinzette; Duscheschutz)
Anfeuchten, Filtern, Anwärmen der Atemluft aufgehoben	• Larynx-Schutztücher, -rollis, -schals, -lätzchen • künstliche Nase, Stomafilter • Atemluftbefeuchter
Vermehrtes Trachealsekret/ Atemgeräusche, Infektanfälligkeit, Umstellungsbronchitis	• Absauggerät • Inhaliergerät • Aufsetzen von Stoma-Filtern
Heben, Pressen (aufgrund des fehlenden Glottisschlusses)	bei Verschluss des Tracheostomas ist künstliche Bauchpresse möglich
Beeinträchtigtes Riechen und Schmecken	• Riechschlauch • parabukkale Luftschaukeltechnik
Pusten, Pfeifen, Gurgeln	nur mit Luftreservoir innerhalb des Mund-Rachen-Raums möglich
Stimmverlust	• Pseudoflüstern (▶ Kap. 13.3.1) • Schreibtafel • Ösophagusersatzstimme (▶ Kap. 13.3.2) • elektronische Sprechhilfe (▶ Kap. 13.3.4, z. B. Servox Inton-Gerät), auch über PC Servox-Digital; evtl. mit Mundrohradapter bei Bestrahlungsfolgen • Shunt-Ventile (▶ Kap. 13.3.3, z. B. Provox, Blom-Singer) mit Reinigungsgeräten und -material • für fingerfreies Sprechen: Tracheostomaventile • Sprachverstärker bei zu leiser Stimmgebung • Telefonadapter • Signalgeräte für Notsituationen
Medizintechnikfirmen	
Andreas Fahl Medizintechnikvertrieb GmbH	www.fahl.de
Heimomed Medizintechnik GmbH & Co. KG	www.heimomed.de
Servona Medizintechnikvertrieb	www.servona.de
Firma Atosmedical	www.atosmedical.com
Firma Tracoe	www.tracoe.com
Bess Medizintechnik GmbH	www.neue-stimme.de

(Krankheitsverarbeitung, emotionale Stabilität etc.) beeinflussen den rehabilitativen Prozess und bestimmen das therapeutische Vorgehen.

- stimmrehabilitatives Ziel: Erarbeitung mindestens einer Ersatzstimme zur Wiederherstellung der vokalen Kommunikationsfähigkeit
- Management der veränderten Atmungssituation

13.1.4 Beratung und Management

Der Logopäde nimmt i. d. R. eine zentrale Rolle im Rehabilitationsverlauf der laryngektomierten Patienten ein, übernimmt häufig zusammen mit dem betreuenden Arzt koordinierende Aufgaben für die interdisziplinäre Zusammenarbeit. Er sollte mit dem Management der Hilfsmittel in den Grundzügen vertraut sein und falls erforderlich die Kooperation mit einem medizinischen Produktberater suchen. Eine sozialpsychologische Beratung und gegebenenfalls begleitende Psychotherapie halten die Autoren zur Verarbeitung der schwerwiegenden Veränderungen beruflicher und alltäglicher Fragestellungen bei Bereitschaft des Patienten für erforderlich.

Beratungsbereiche

Präoperativ

- prä- und postoperative Situation
- logopädische Therapie und ihre Möglichkeiten
- stimmrehabilitative Möglichkeiten
- Angehörigenberatung
- Kontakt zu Klinikbetreuer der Selbsthilfegruppe der Kehlkopflosen

Postoperativ

- Erstausstattungsset: Umgang mit Hilfs- und Pflegemitteln
- Vorbereitung auf Entlassung aus der Klinik
- Kontakt zum Sozialarbeiter bzgl. Anschlussheilbehandlung, Minderung der Erwerbsfähigkeit, Schwerbehindertenstatus, berufliche Wiedereingliederung

Ambulant

- Strategien zum Umgang mit der kommunikativen Behinderung
- Krankheitsverarbeitung: Umgang mit Rückzugstendenzen, verändertem Körperschema etc.
- sozialmedizinische Fragestellungen
- Tumornachsorge

13.1.5 Rahmenplan zur Behandlung nach Laryngektomie (▸ Tab. 13.3)

Tab. 13.3 Rahmenplan zur Behandlung nach Laryngektomie
• Beratung und Gespräch (▸ Kap. 13.1.4) • Management von Pflege-Hilfsmitteln (▸ Kap. 13.1.3)

Tab. 13.3 Rahmenplan zur Behandlung nach Laryngektomie *(Forts.)*		
Therapiebereiche		
• Körperhaltung und Tonus • Atmung • Artikulation und Mundmotorik (insbesondere Pseudoflüstern ▶ Kap. 13.3.1) • Mimik und Gestik/Intention • Akupädie		
Stimmrehabilitation		
Ösophagusersatzstimme (▶ Kap. 13.3.2)	Shunt-Ventil (tracheo-ösophageale Stimmgebung, ▶ Kap. 13.3.3)	Elektronische Sprechhilfe (▶ Kap. 13.3.4)
• Stimulierung und methodenunabhängige Anbahnung • methodenspezifische Stabilisierung (Inhalation, Injektion, Verschlusslautinjektion) • Koordination von Atmung und Sprechablauf • Erweiterung der Äußerungslänge • Verbesserung der Prosodie	• Stimulation erster Phonation • Tracheostoma-Verschluss • Regulierung des Anblasedrucks • Koordination von Atem und Stimme • Verbesserung der Äußerungslänge und prosodischer Parameter	• Erläuterung und Demonstration der Funktionsweise des Gerätes • individuelle technische Grundeinstellung (beachte Tonhöhe!) • Grundhandhabung des Gerätes (Ansatzstelle, Grundtontaste) • Koordination von Tongebung und Sprechen • Koordination von Atmung und Sprechen • Stabilisierung mit Grundtontaster • Erweiterung prosodischer Merkmale (Betonungstaste)
Transfer		
• Training alltagsrelevanter Situationen • In-vivo-Arbeit		

13.2 Befunderhebung

13.2.1 Anamnese

Medizinische Berichte

- Sichtung der Entlassungsberichte des Patienten: TNM-Klassifikation des Tumors, Komplikationen (z. B. Fistelbildung), weitere medizinische Maßnahmen
- bei stationär behandelnden Logopäden enge Zusammenarbeit mit medizinischem Team erforderlich

Befragung von Patient und Familie

Aufgrund der emotionalen Situation und des Diagnoseschocks des Patienten und der Angehörigen sind im Gespräch oft nur Teildaten zu erheben:

- Hilfsmittelversorgung (Kanülen, Stomaversorgung), Hörvermögen, Zahnstatus

- Auswirkungen funktioneller Faktoren im Alltag (▶ Tab. 13.2) und z. B. Schwierigkeiten bei der Nahrungsaufnahme
- spezifische Kommunikationsprobleme, z. B. bevorzugtes Verständigungsmittel, Umgang mit dem Telefon, Akzeptanz und Umgang mit der veränderten Kommunikation; Informationsstand ermitteln

13.2.2 Stimm- und Sprechstatus

- Ersatzstimmen: welche werden bereits in welchem Ausmaß beherrscht?
- Methode der Ösophagusluftaufnahme bei Ösophagusersatzstimmgebung (evtl. Ösophagus-Manometrie): gibt Rückschlüsse auf die Erlernbarkeit der Ersatzstimme

Post-Laryngektomie-Telefon-Test (PLTT, vgl. Zenner und Pfrang 1986) und Marburger Sprechverständlichkeitstest
Ermitteln prozentuale Werte zur Sprechverständlichkeit.

Speiseröhren-Stimmparameter-Index (SSPI; vgl. Kürvers 1997)
Entwickelt in einer Studie mit 233 laryngektomierten Patienten, intra- und interindividuelle Vergleichsmöglichkeiten. Bewertung von:

- primärem Verständigungsmittel
- Ruktusproduktionsqualität und -anstrengung
- max. Phonationsdauer
- Silbenzahl pro ösophagealer Luftfüllung
- gemitteltes Lese-Sprech-Tempo beim Lesen der 100 häufigsten Wörter des Deutschen sowie beim Lesen eines phonetisch ausgewogenen Textes
- Klangqualität und Verständlichkeit

13.3 Stimmrehabilitationsmöglichkeiten

Methodisches Vorgehen bei der Erarbeitung einer der folgenden Ersatzstimmen orientiert sich bei der Arbeit in den Bereichen Tonus, Atmung und Artikulation am Behandlungskonzept der Dysphonietherapie (▶ Kap. 12.12; ausführliche Erläuterungen in Dicks 2007).

13.3.1 Pseudoflüstern (buccal whisper)

Neben schriftlicher Verständlichkeit als erste, schnell vermittelbare Kommunikationsmöglichkeit geeignet, in vielen Situationen jedoch nicht ausreichend. Bildet die Grundlage der weiteren Stimmrehabilitationstechniken und sollte deswegen adäquat erarbeitet werden.

Technik

- Erzeugung stimmloser Frikative und Plosive mit der Mundluft (nicht mit pulmonaler Luft!) und mit Wangenmuskulatur
- Vokale können nur andeutungsweise gebildet werden und müssen vom Hörer i. d. R. per Labiolexie ergänzt werden

Vorgehen

- Demonstration der Funktionsweise (Therapeut als Modell, Video- und Audioaufzeichnungen)
- Artikulationstherapie: gezieltes phonetisches Erarbeiten der einzelnen Laute mit erhöhter Artikulationsspannung
- evtl. Training der orofazialen Muskulatur (▶ Kap. 4.1)

13.3.2 Ösophagusersatzstimme (esophageal speech)

Wesentlicher Vorteil: körpereigen und somit größtmögliche Unabhängigkeit von technischen Hilfsmitteln. Der Lernprozess dauert jedoch oft mehrere Monate und muss intensiv logopädisch begleitet werden (▶ Abb. 13.3).
Etwa 50 % der Laryngektomierten erlernen die Ösophagusstimme und wenden sie an. Die erfolgreiche Stimmausbildung sollte nach 1 J. unter Einbezug einer Stimmrehabilitationsmaßnahme abgeschlossen sein. Bei Erfolglosigkeit auf jeden Fall die Möglichkeit einer sekundären Versorgung mit einem Shunt-Ventil überprüfen (▶ Kap. 13.3.3).
Den Stimmerwerb beeinflussende Faktoren: Alter, Hypopharynx- bzw. Larynx-Tumorlokalisation, Zahnlosigkeit, Allgemeinzustand, Einschränkung der Zungenbeweglichkeit sowie Hör- und Schluckfähigkeit (Kürvers 1997).

13

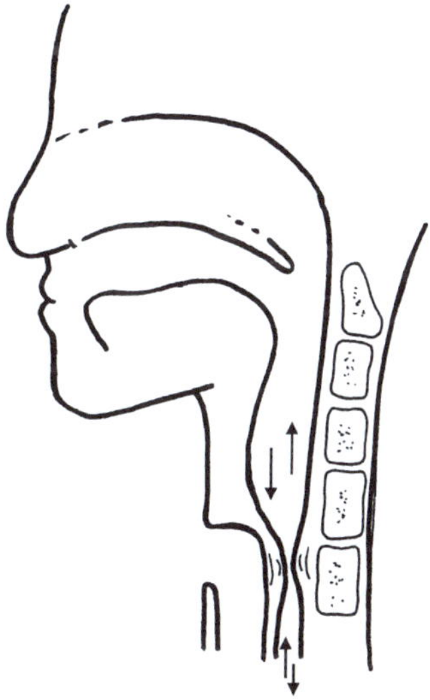

Abb. 13.3 Ösophagusersatzstimme (aus Motzko et al. 2004)

Technik

- Nutzung der Speiseröhre als Windkessel und zur Tonerzeugung: Luft (50–80 ml) wird hierbei kontrolliert in die Speiseröhre eingebracht und anschließend impulshaft wieder abgegeben
- oberer Ösophagussphinkter (M. cricopharyngeus; auch „Pseudoglottis") und umliegende Schleimhautanteile werden in Schwingungen versetzt
- der so erzeugte Ton, der sog. „Ruktus", kann zur Artikulation genutzt werden

Verfahren der Ösophagusluftaufnahme

- Injektionsmethode: Erzeugung von Überdruck im Mund-Rachen-Raum mit Hilfe der Mundmuskulatur. Abgabe des Überdrucks in die Speiseröhre mit Injektion („Eindrücken") von Luft in die Speiseröhre. Überdruck im Mundraum wird auch bei der Artikulation der Plosive (/p/, /t/, /k/) aufgebaut. So ist es möglich, als Ergänzung der Injektionsmethode während der Artikulation dieser Laute einen Teil dieses Überdrucks ebenfalls zur Luftaufnahme zu nutzen (sog. Verschlusslautinjektion). So wird weniger Zungenaktivität benötigt
- Inhalationsmethode: durch Abwärtsbewegung des Zwerchfells bei gleichzeitiger tendenziell verstärkter Einatmung (Inhalation) Aufbau eines Unterdrucks in der Speiseröhre. Ansaugung von Luft aus dem Mund-Rachen-Raum
- Kombinationen der beiden Methoden sinnvoll, um Stimm- und Sprechleistung zu verbessern (Snidecor 1981)

13

! Maximale Stimmleistungswerte

- Tonhaltedauer: 1,5–3 s
- Lautstärke: ca. 60 dB
- Frequenz: 50–80 Hz
- Sprechtempo: ca. 120 W/min.
- Stimmumfang: max. 1 Oktave
- Luftverbrauch: 50–80 ml
- Gesamtverständlichkeit im PLTT ca. 70 %

Vorgehen

Eine effiziente Stimmrehabilitation erfordert ausführliche Information des Patienten zu den Merkmalen der Funktion der Ösophagusersatzstimme.

! Therapiephasen

- Anbahnungsphase: Stimulierung und methodenunabhängige Anbahnung
- Stabilisierungsphase: methodenspezifische Stabilisierung (Injektion, Inhalation, Verschlusslautinjektion)
- Koordination von Atmung und Sprechablauf: Erweiterung der Äußerungslänge, Verbesserung der Prosodie
- Transfer in die Alltagskommunikation

Der Patient wird mit Bewegungs- oder Vorstellungshilfen zur Wahrnehmung und Produktion erster Ösophagustöne hingeführt. Zu Beginn zur Förderung der Wahrnehmung durch „Aufstoßen" nach kohlesäurehaltigen Getränken.
Bei der Anbahnung der Ösophagusersatzstimme sollten speziell zur Ösophagusluftaufnahme Hilfen zu folgenden Problembereichen gegeben werden:

- Forcierung der Lautstärke des Ruktus von Beginn an vermeiden und statt dessen die „Lockerheit“ des Tones fördern
- Wahrnehmung von zu hohem/zu niedrigem Ösophagusdruck, Rachenweite
- Training der orofazialen Muskulatur und des velopharyngealen Verschlusses verbessert Pseudoflüstern, Ösophagusluftaufnahme und Tonproduktion
- Zungenmotorik verbessern (evtl. Lähmung oder Bewegungseinschränkung)
- Koordination und Bereitstellung der Atmung (Training Lufthaltepause!)
- Tonus- und Haltungsvoraussetzungen: tonusregulierende Maßnahmen, v. a. im Schulter- und Nackenbereich, sowie die Verbesserung der kostoabdominalen Atmung beeinflussen die Ösophagusstimme positiv
- Grundverständnis des Gesamtablaufes: Vorstellung des „Luftschluckens“ wirkt sich negativ aus, da so keine Beschleunigung der Tonproduktion zu einer flüssigen Stimmgebung möglich ist
- alltagsorientiertes Wort- und Satzmaterial erleichtert den Transfer in die Spontansprache
- Stimmmodell des Therapeuten, anderer kehlkopfloser Sprecher, z. B. aus einer Selbsthilfegruppe, oder Tonbeispiele erleichtern den Lernprozess

13.3.3 Tracheo-ösophageale Stimmgebung mittels Shunt-Ventil

engl.: tracheoesophageal speech, voice prosthesis
Deutlich schnellere Stimmrehabilitation bei deutlich verbesserten Stimmleistungsdaten als Ösophagusersatzstimme. Die ebenfalls benutzte Bezeichnung

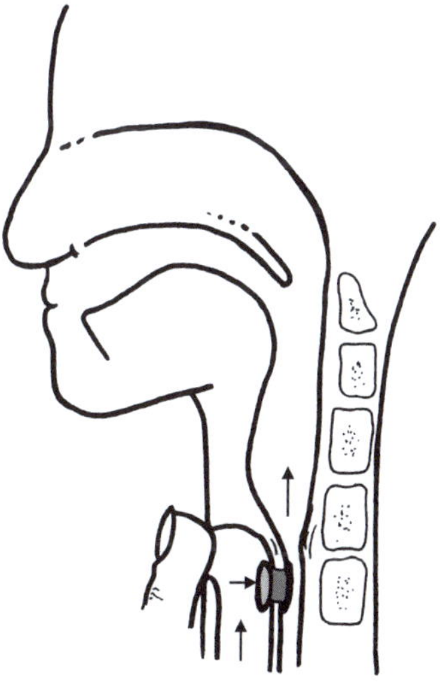

Abb. 13.4 Shunt-Ventil (aus Motzko et al. 2004)

„Stimmprothese" führt zu der falschen Annahme, dass eine Tonproduktion im eingesetzten Ventil erfolgt. Das Ventil hat jedoch keine prothetische Funktion, sondern dient lediglich der Umlenkung der Exspirationsluft(▶ Abb. 13.4).

Technik

Operativ angelegte Verbindung zwischen Tracheostoma und Hypopharynx primär (während der Laryngektomie) oder sekundär (spätere Versorgung).

- Einweg-Ventil aus Silikon im Shunt (z. B. der Firma Provox, nach Hilgers, Blom-Singer, Groningen, Eska-Hermann) verhindert Übertritt von Nahrung während des Schluckvorgangs in die Trachea und ermöglicht die Nutzung der Lungenluft zur Phonation
- schließt der Patient sein Tracheostoma mit dem Finger oder Tracheostoma-Ventil, strömt die Ausatemluft durch das Ventil in den Ösophagus. Die Tonerzeugung erfolgt wie bei der Ruktus-Stimmgebung (s. o.)

> **!** **Maximale Stimmleistungswerte**
> - Tonhaltedauer: 7,5 s
> - Lautstärke: 71 dB
> - mittlere Sprechgeschwindigkeit: 156 W/min
> - Gesamtverständlichkeit im PLTT ca. 80 %

Rekonstruktive Shunt-Operationen mit operativ angelegten Stimmfisteln (z. B. nach Staffieri, Amatsu, Asai u. a.) oder Lappenplastiken (Gross 2006) werden seltener durchgeführt, da nicht bei allen Tumorlokalisationen oder Operationsarten anwendbar. Zeigen aber gute Resultate. Die Einstellung des Operateurs sowie die Möglichkeiten der Klinik entscheiden maßgeblich über die zu wählende Stimmrehabilitationsmethode. In vielen Kliniken präoperativ logopädische Einschätzung des Patienten zur Entscheidungsfindung.

Vorteile der tracheo-ösophagealen Stimmgebung mittels Shunt-Ventil

- Möglichkeit zur Nutzung der pulmonalen Luft
- längere Sprechphrasen möglich
- generell kürzere Therapiezeiten: 60 % der Patienten lernten die Shunt-Ventil-Stimmgebung am 1. Tag (Dommerich 2003)

Seit Einführung der Shunt-Ventil-Technik (1979/80) werden mit zunehmender klinischer Erfahrung immer mehr laryngektomierte Patienten versorgt. Grundsätzlich ist bei jedem laryngektomierten Patienten eine primäre oder sekundäre Versorgung mit Shunt-Ventil in Betracht zu ziehen. Etwa 80–90 % der Patienten können mit Shunt-Ventil gut sprechen, heute ist die Anlage eines Shunt-Ventils meist als Standardversorgung etabliert (Delank und Scheuermann 2008; Kramp und Dommerich 2009; Dommerich et al. 2003).

Management und Versorgung

Bei 30 % der Patienten Schwierigkeiten und Komplikationen, die bei sorgfältigem Ventil-Management seitens des betreuenden medizinischen und rehabilitativen Teams leicht und risikofrei zu bewältigen sind (Neumann und Schulz-Coulon 2000). Eine Versorgung des Tracheostomas mit einem Ventil zum fingerfreien Sprechen (Free Hands) ist anzustreben. Eventuell muss hierzu eine epithetische Versorgung des Tracheostomas geplant werden (unbedingt vorher Abklärung der Kostenübernahme!) (Delank und Scheuermann 2008). Typische Probleme sind:

- Candidabesiedlung
- Pflegefehler: Verstopfen des Shunt-Ventils, Verlust des Shunt-Ventils
- Granulationsgewebe
- Probleme beim digitalen Tracheostoma-Verschluss und Phonationsmechanismus
- Aspiration
- Shunt-Aufweitung

Vorgehen
- Aufklärung zur Funktionsweise und Handhabung des Ventils
- optimaler, automatisierter Tracheostomaverschluss
- Regulierung des Anblasedrucks
- Koordination von Atmung und Stimme
- Verbesserung der Äußerungslänge, Modulation und Stimmdynamik
- Transfer in die Alltagskommunikation

13.3.4 Elektronische Sprechhilfe (▶ Abb. 13.5)

engl.: artificial laryngeal speech
Diese Erzeugung einer Ersatzstimme ist schnell erlernbar und für den Patienten i. d. R. schnell einsetzbar, allerdings empfinden viele Patienten den elektronischen Klang als störend.
Bei Verhärtungen des Gewebes infolge einer Bestrahlung oder Neck dissection kann ein Einsatz der elektronischen Sprechhilfe erschwert oder unmöglich sein.

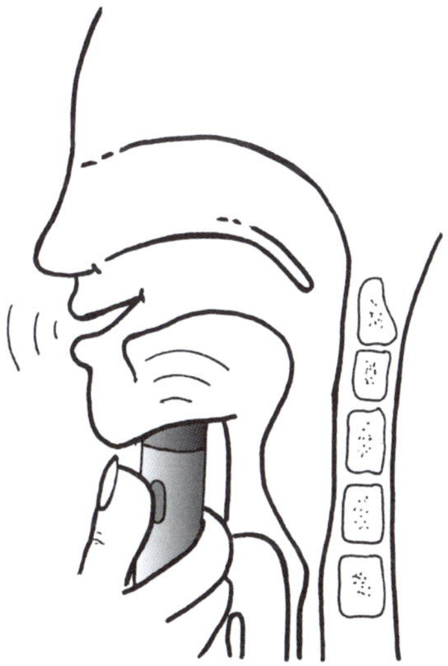

Abb. 13.5 Elektronische Sprechhilfe (aus Motzko et al. 2004)

Hier kann über ein Mundrohr, das auf das Sprechgerät aufgesetzt wird, die Schwingung direkt in den Mund übertragen werden.

Technik

Batteriebetriebenes Gerät, das durch einen Tongenerator Schwingungen erzeugt. Durch Ansetzen des Gerätes an den Mundboden werden die Schallschwingungen auf die Luft in Mund und Rachen übertragen. Der erzeugte intraorale Schall kann artikulatorisch geformt werden.

Vorgehen

- Erläuterung und Demonstration der Funktionsweise
- individuelle Einstellung des Geräts (beachte: Tonhöhe!)
- Grundhandhabung des Geräts (Ansatzstelle, Grundtontaste)
- Koordination von Tongebung und Sprechen
- Koordination von Atmung und Sprechen
- Stabilisierung mit Grundtontaste
- Erweiterung prosodischer Merkmale (Betonungstaste)
- Transfer in die Alltagskommunikation

Weiterführende Literatur

De Maddalena H, Zalaman J. Zur Lebensqualität von Laryngektomierten. Forum Logopädie 2002;6:16–21.

Doyle PC, Eadie TL. Alaryngeal voice and speech rehabilitation. In: Kent RD (ed.). The MIT Encyclopedia of communication disorders. Cambridge, Mass.: Bradford Book, 2004.

Hagen R, Lichtenberger G, De Maddalena H, Manni JJ, Zorowka PG, Eckel HE. Rehabilitationskonzepte nach Laryngektomie. Laryngo-Rhino-Otol 2004;83(11):780–782.

14 Störungen des Redeflusses

14.1 Stottern

Christian W. Glück, Stephan Baumgartner

14.1.1 Ätiologie und Genese

Dynamik und Variabilität des symptomatischen Sprechverhaltens ist nur auf der Basis eines polyfaktoriellen, integrativen und dynamischen Modells des Stotterns zu erklären (▶ Abb. 14.1). Einzelne Faktoren tragen in unterschiedlichem Ausmaß zum Bedingungsgefüge bei.

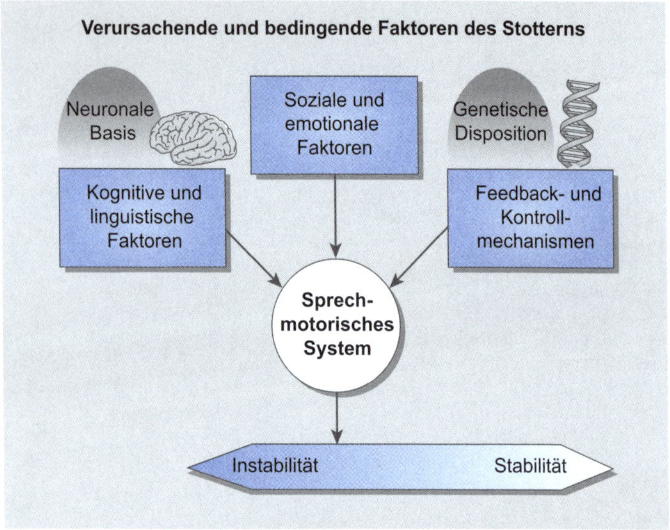

Abb. 14.1 Verursachende und bedingende Faktoren des Stotterns

Ätiologie

- Grundlage der Störung bilden genetische Dispositionen (Zwillings- und Familienstudien; molekulargenetische Untersuchungen), hirnmorphologische Besonderheiten und sprechmotorische Funktionsstörungen
- Stotterereignisse sind das Ergebnis interdependenter neuromotorischer, sprechsensorischer, (sprach-)kognitiver, emotionaler und interaktiv kommunikativer Leistungen (vgl. Susca und Healey 2000)
- Die Überwindung und Bewältigung des Stotterns wird durch dispositionelle, psycholinguistische (sprachliche Kompetenzen von Kindern), psychische und soziale Faktoren (Eltern, Interaktionsstile, psychische Konstitution, Bewältigungsverhalten) geprägt

Alltagstheoretische Ätiologievorstellungen und wissenschaftlicher Kenntnisstand

- Stottern als Ausdruck einer Intelligenzminderung – trifft nicht zu
- ängstlich-schüchterne Persönlichkeit des Stotternden – kann nach Beginn des Stotterns zu seiner individuellen Ausprägung und Verarbeitung beitragen
- psychopathologisches Elternhaus – es gibt keine typischen und an der primären Entstehung des Stotterns beteiligten elterlichen Verhaltenscharakteristika. Stottern kann in seinem Verlauf die Eltern-Kind-Interaktion ungünstig verändern und überfordernde Erziehungshaltungen können sich verstärkend auf die Störung auswirken (Elternberatung)
- „Ansteckung" durch Modelllernen – trifft nicht zu
- Stottern aufgrund eines traumatischen Erlebnisses – Stottern als Variante einer posttraumatischen Belastungsstörung wird diskutiert. Betroffene verweisen, häufig retrospektiv (anamnestische Artefakte!), auf Zusammenhänge zwischen dem Erstauftreten des Stotterns und psychischen Stressereignissen. Es gibt in diesem Zusammenhang keine wissenschaftlich plausible Erklärung, warum Betroffene mit Stottern reagieren
- Stottern im Vorschulalter gibt es nicht, sondern Sprechunflüssigkeiten sind immer normale, alterstypische Sprechunflüssigkeiten – falsch, denn normale Sprechunflüssigkeiten sind vom Stottern symptomatisch zu unterscheiden

Wichtige statistische Fakten

- Normale, alterstypische Sprechunflüssigkeiten bei bis zu 80 % der Kinder im Vorschulalter (▸ Tab. 14.2)
- Stottern beginnt bei etwa 75 % aller Kinder im Alter von 2–4 Jahren, bei fast allen bis zum 12. Lebensjahr
- Die Inzidenzrate, bezogen auf Kinder, die zu stottern beginnen, wird mit 5–8 % berichtet. Die Prävalenzrate beträgt für die gesamte Altersspanne in der Bevölkerung etwa 1 %
- Die Remissionsrate liegt bis etwa Schulbeginn und frühes Schulalter bei 75–80 %
- Stottern tritt familiär gehäuft auf
- Geschlechterverteilung:
  - Kindesalter: Jungen : Mädchen = 1.65 : 1 (2-Jährige) bis 3 : 1 (5-Jährige)
  - Erwachsenenalter: Männer : Frauen = 5 : 1
  - Komorbidität: Weitere sprachliche Auffälligkeiten – vor allem phonologische und artikulatorische Störungen – sind bei Kindern häufig (etwa 40–60 %), ebenso Angststörungen bis zur sozialen Phobie bei Jugendlichen und Erwachsenen (vgl. Bosshardt 2008).

Befunde zur Ätiologie

Genetische Disposition

Aufgrund von Zwillingsstudien lässt sich das erblich bedingte Risiko für eine Erkrankung auf ca. 70 % schätzen. Chromosomale Untersuchungen weisen auf eine Vielzahl potenziell betroffener Genabschnitte hin. Insofern ist von einer polygenen Ätiologie auszugehen, die im Sinne eines kumulativen Schwellen-Modells zur Ausprägung des Phänotyps führt (Wittke-Thompson et al. 2007).

Hinweise aus der geschlechtsbezogenen Prävalenz- und Prognosedifferenz, sowie die höhere Remissionswahrscheinlichkeit bei familiärem Vorkommen von Spontanremissionen untermauern die Bedeutung der genetischen Disposition.

Neuromorphologische und -funktionelle Besonderheiten

Bei chronisch stotternden Jugendlichen und Erwachsenen, teilweise auch bei älteren Kindern, wurden u. a. folgende morphologische Besonderheiten gefunden (zusammenfassend Neumann und Euler 2010):

- geringer ausgeprägte Asymmetrie zwischen linkem und rechtem Planum temporale sowie auditorischer Regionen
- größere Heterogenität im Aufbau der perisylvischen Strukturen
- Abweichungen in Faserverlauf und Faserdichte von Teilen des Fasciculus arcuatus auch in rechtshemisphärischen Regionen

Mit unterschiedlichen Verfahren der funktionellen Bildgebung können die Aktivierungsabläufe in den an der Sprechproduktion beteiligten Arealen erfasst werden. Hier zeigen sich u. a. folgende Auffälligkeiten:

- erhöhte Aktivierung motorischer, v. a. auch rechtshemisphärischer Areale
- verringerte Erregung auditorischer Regionen
- zeitlich paradoxe Aktivierungsmuster in der Abfolge von Arealen der Sprechplanung und der motorischen Ansteuerung

Entwicklungsverlauf

Kontinuierlich: Stottern entwickelt sich aus normalen Unflüssigkeiten und Wort- und Silbenwiederholungen allmählich fort. Lernprozesse infolge innerer Wahrnehmungen (sensorisch, kognitiv, emotional) und äußerer Bedingungen (kommunikativer Druck, zu hohe Sprechanforderungen) nehmen Einfluss auf das weitere gestotterte und nichtgestotterte Sprechverhalten.

Plötzlich, ohne erkennbare vorherige Entwicklung: Längsschnittstudien verweisen auf den hohen Anteil von Kindern, die bereits kurz nach dem Erstauftreten alle primären (Lautwiederholungen bis Blockierungen) wie sekundären Merkmale (Vermeidungsverhalten) des Stotterns zeigen.

14

14.1.2 Erscheinungsbild

Häufige ungewollte Unterbrechungen des Redeflusses durch tatsächliche und voraus empfundene Wiederholungen, Dehnungen und Blockierungen der artikulatorischen Bewegungen.

Die damit verbundenen Schwierigkeiten, in angemessener Zeit eigene Äußerungsintentionen sprachlich zu vermitteln, können zu einer Kommunikationsstörung führen, die auch den Kommunikationspartner betrifft. Dessen tatsächliche oder vermutete Reaktionen beeinflussen wiederum die Stottersymptomatik. Gleichzeitig hat die Störung z. T. gravierende Folgen für die Persönlichkeit der Betroffenen. Man unterscheidet offene und verdeckte Symptome (Eisberg-Metapher), die nicht in direktem Abhängigkeitsverhältnis stehen. Der subjektive Leidensdruck kann bei geringer Sprechunflüssigkeit bzw. nicht beobachtbarer Symptomatik (verdecktes Stottern) dennoch hoch sein.

Offene Symptome

Die Sprechweise wird durch unübliche Unterbrechungen des Redeflusses und durch Begleitsymptomatik auffällig:

- Kernsymptome: Wiederholungen von Sprechlauten oder Silben (Bez.: Repetitionen, Iterationen), Dehnungen von Sprechlauten (Bez.: Prolongationen), stumme Pausen (Bez.: Blockierungen) ohne prosodische oder rhetorische Funktion
- Symptomübergänge: z. B. Dehnung eines Lautes geht in Wiederholungen über
- Schwa-Laut-Einfügungen: z. B. „Bə-bə-bə-boden"
- Flickwörter und -phrasen: z. B. „mh", „äh", „meiner Meinung nach…", auch als Starter-Funktion
- Abbruch und Neuansatz der Rede mit und ohne Umformulierungen
- auffällige Sprechatmung: z. B. Atemvorschieben, Sprechen auf Restluft, inspiratorisches Sprechen, auffällige Stimmgebung
  - mimische und grobmotorische Mitbewegungen (Parakinesen), z. B. Gesichtsverzerrungen, Kieferschlagen, Fußstampfen, Kopfreißen
  - vegetative, angstkorrelierte Symptome, z. B. Schwitzen, Erröten
  - fehlender Blickkontakt zum Gesprächspartner

Verdeckte Symptome

- verändertes Selbstkonzept: starkes Störungsbewusstsein, störungszentrierte Selbstdefinition („Ich bin ein Stotterer"), vermindertes Selbstwertgefühl, herabgesetzte sprachliche Selbstwirksamkeitserwartung, Leidensdruck
- veränderte Situationswahrnehmung und -bewertung: meiden potenziell symptombelasteter Redesituationen, geringe Angstschwelle, Überschätzung der eigenen Symptomatik, sprecherische und kommunikative Anforderungen werden hoch bewertet, Misserfolgserwartung
- Empfindungen beim Sprechen: Verlust der Möglichkeit zur bewussten Beeinflussung des Sprechvorgangs (Kontrollverlust), starker Rededrang bei auftretenden Symptomen, Antizipation potenziell symptomtragender Laute und Silben
- bewusste Gestaltung der Sprechweise: Einsatz von Sprechhilfen (z. B. Atemsteuerung, Stimmeinsatzkontrolle, Sprechgeschwindigkeitssteuerung), antizipierende, sprachliche Umgestaltung, um symptomtragende Laute und Silben von vornherein zu vermeiden

Übergeordnete Merkmale des Stotterns

- Individualität: personspezifische Symptomausprägung, einschließlich individueller Entwicklungsverläufe
- Variabilität: in unterschiedlichen Redesituationen kann die Symptomatik unterschiedlich stark ausgeprägt sein (z. B. Dialog, Vortrag, Telefongespräch, Vorlesen), in unterschiedlichen Lebensphasen kann die Symptomausprägung stark schwanken, bis hin zur Symptomfreiheit

14.1.3 Formen von Sprechunflüssigkeiten

Traditionelle Einteilung in klonisches (Wiederholungen), tonisches (Blockierungen und Dehnungen), tonisch-klonisches und klonisch-tonisches Stottern ist unzureichend. Sie ist international nicht gebräuchlich und greift in der bloßen Orientierung an der offenen Symptomatik deutlich zu kurz.

Da auch in der Rede nicht stotternder Personen situational und vorübergehend Unflüssigkeiten auftreten, sind stottertypische und normale nicht-stottertypische Sprechunflüssigkeiten zu unterscheiden (▶ Tab. 14.1 und ▶ Tab. 14.2).

Tab. 14.1 Unterscheidung stottertypische und nicht-stottertypische (normale) Sprechunflüssigkeiten

Formen von Sprechunflüssigkeiten	Symptomatik
Nicht-stottertypische Sprechunflüssigkeiten (können situativ, vorübergehend bei jedem Sprecher auftreten; auch als funktionelle oder physiologische Sprechunflüssigkeiten bezeichnet)	Unflüssigkeiten *zwischen* Wörtern Kurze Wiederholungen von ein- und mehrsilbigen Wörtern Wiederholungen ganzer Phrasen und Äußerungen mit Umstellungen und Korrekturen Pausen an Phrasengrenzen, nicht im Wort zur Äußerungsplanung
Stottertypische Sprechunflüssigkeiten	Unflüssigkeiten *im* Wort Wiederholungen von Lauten und Silben evtl. mit Schwa-Laut-Einfügung längere Dehnungen Blockierungen am Wortanfang, auch im Wort Anspannungen im Gesicht, Redeanstrengung und grobmotorische Mitbewegungen Verdeckte Symptome

14

Tab. 14.2 Differenzialdiagnostisch vom Stottern (ICD 10: F98.5) abzugrenzende Sprechunflüssigkeiten

Differenzialdiagnosen	Symptomatik
Alterstypische Sprechunflüssigkeiten (früher: physiologisches Stottern oder Entwicklungsstottern)	• nicht-stottertypische Sprechunflüssigkeiten (s. o.) • treten im Altersbereich von 2,5–5 Jahren auf • Dauer nicht länger als 6 Monate • keine Begleitsymptomatik
Poltern (ICD 10: F98.6)	• Redeflussstörung mit sehr hoher Sprechgeschwindigkeit, Wiederholungen, Abbrüchen, Auslassungen und Verschmelzungen • eingeschränkte Verständlichkeit • keine Begleitsymptomatik
Neurogenes Stottern	• ätiologisch durch Hirnschädigungen begründet • symptomatisch den Kernsymptomen (s. o.) des Stotterns ähnlich • häufig geringe Variabilität • in Zusammenhang z. B. mit Aphasie, Dysarthrie infolge Schlaganfall, Parkinson-Syndrom
Psychogenes (traumatisches) Stottern	• wahrscheinlich selten • tritt nach einem Ereignis mit sehr starkem, emotionalem Stress auf • eher geringe Variabilität

Tab. 14.2 Differenzialdiagnostisch vom Stottern (ICD 10: F98.5) abzugrenzende Sprechunflüssigkeiten *(Forts.)*

Differenzialdiagnosen	Symptomatik
Spasmodische (spastische) Dysphonie (Stimmbandkrampf)	• Stimmstörung • kann zum „Steckenbleiben" im Redefluss führen
Ticstörungen (ICD 10: F95)	z. B. bei Tourette-Störung mit multiplen motorischen und vokalen Tics

14.1.4 Diagnostik

Statusdiagnostik

Vorerhebung

Beginnt mit ausführlichem Interview: möglichst umfassende Daten-, Meinungs- und Einstellungserinnerung soll Sprachproblemverständnis und Wahrnehmung aus der Perspektive des Betroffenen vermitteln. Lösungsorientierte und damit effiziente Stottertherapien erfordern eine intensive Kommunikation bezüglich

- Symptomatik: individuelles Störungsbewusstsein, Sprechproblem als unterschiedlich erlebter und bewerteter Gegenwartszustand
- Ursachen: subjektive Krankheitstheorie; Kommunikation über Erklärungen und Glaubenssätze, die zur Entstehung und Aufrechterhaltung des Stotterns beitragen
- lebensbiografischer Aspekte der bisherigen Entwicklung des Stotterns, der Sprache und der Kommunikation
- der Art und des Umfangs weiterer, mit dem Stottern interagierende Auffälligkeiten, insbesondere bei jungen Kindern allgemeinen, sprachlichen Ist-Zustand berücksichtigen:
  - Spracherwerbsdefizite: v. a. in den Bereichen Aussprache (Phonetik und Phonologie) und Wortschatz (Lexikon und Wortfindung)
  - zusätzliche, die Therapie erschwerende Faktoren: z. B. Aufmerksamkeitsdefizite und Hyperaktivität.
- Partizipationsziele der Person und der Ziele der Behandlung.

Problem- und Ressourcenanalyse

- deckt Fähigkeit zur Selbsthilfe und zu eigenaktiven Lösungswegen auf. Bei mehrsprachigen Kindern kann die besondere, bilinguale Spracherwerbs- und Kommunikationsaufgabe Einfluss auf die Ausprägung des Stotterns haben, daher sprachliche und kommunikative Fähigkeiten in Erst- und Zweitsprache diagnostizieren. Dabei klären, welche Sprache dominant und, den Spracherwerb sichernd, in der Familie benutzt und in der Therapie zunächst eingesetzt werden soll.

Standardisierte und nicht standardisierte Diagnostik der Sprech- und Kommunikationsfähigkeit

- Parameter in der objektivierenden Beurteilung des Redeflusses:
  - Erfassung der Frequenz und Qualität der Stotterereignisse
  - Dauer der typischen und der längsten Stotterereignisse

14

  - Erfassung der Sprechgeschwindigkeit mit/ohne Berücksichtigung der Stotterereignisse
  - Natürlichkeit des Sprechens (durch Skalierung)
- Hilfsmittel in der objektivierenden Beurteilung des Redeflusses:
  - mechanische Zählgeräte
  - Online-Silbenzähler: www.natke-verlag.de/silbenzaehler/index.html
  - PC-Software Fluencymeter (Glück 2003) zur nachvollziehbaren Beurteilung
- Diagnostische Verfahren:
  - Stuttering Severity Instrument 3 (Riley 1986, dt. Fassung in Sandrieser und Schneider 2008) mit Erfassung von Häufigkeit und Dauer der Symptomatik in drei Sprechsituationen mit Berücksichtigung der Mitbewegungen und der Natürlichkeit des Sprechens. Aktuell auf Englisch und mit Auswertungssoftware verfügbar: SSI-4 (Riley 2009)
  - Aachener Analyse unflüssigen Sprechens (AAUS) (Schneider und Zückner 2008): Erfassung der Kern- und Begleitsymptomatik in quantitativer und qualitativer Hinsicht
  - OASES – *Overall Assessment of the Speakers' Experience with Stuttering* (Yaruss und Quesal 2010) basiert auf den Dimensionen des ICF-Modells (DIMDI 2005), erfasst Funktions- und Teilhabeaspekte und liegt in einer nicht-autorisierten, deutschsprachigen Fassung, auch für Kinder und Jugendliche vor (Metten et al. 2007)
  - Nicht standardisierte, klinisch erprobte Fragebogen zur Selbstbeschreibung (Erleben und Verhalten in kommunikativen Situationen)

Interaktionsanalyse
- bei Kindern: v. a. spontanes Sprechen sowohl mit dem Therapeuten als auch im Kontext des sprachlichen Verhaltens ihrer Eltern
- bei Eltern: anhand von Beobachtungsitems Spiel- und Interaktionsfähigkeit, Verwendung von kommunikativen Stressoren (z. B. zu schneller Sprecher-Hörer-Wechsel, drängendes Frageverhalten, negatives Zuhörverhalten und bestrafendes oder nicht hilfreiches Reagieren auf das Stottern) festhalten

Zieldiagnostik
Therapeutische Zielsetzungen müssen auf dem stotterspezifischen Wissen aller an der Therapie beteiligten Personen basieren:
- individuelle Zielvorstellungen abklären: Spaß am Sprechen, weniger Sprechangst, weniger Stottern, jederzeitige Kontrolle des Stotterns, Heilung vom Stottern, Veränderung der Sprechweise, um flüssiger zu sprechen, Veränderung des Stottermusters, um leichter zu stottern, Entwicklung sozial-kommunikativer Fähigkeiten
- Kommunikation über: individuelle Bedeutung der erwünschten Behandlungsziele, Angabe der konkreten Ziele und der Reflexion ihrer Erreichbarkeit in kleinen, erfolgreichen Schritten, dazu vorhandene persönliche Ressourcen

14.1.5 Therapiegrundlagen

Der Markt an wissenschaftlich nicht geprüften Therapien ist erheblich. Es fehlt weltweit an prognostisch validen Kriterien, nach denen *eine* Methode *einer* bestimmten Person sicher zuzuordnen wäre.

Indikation

Sichere Indikatoren für den Einsatz bestimmter Methoden bei personabhängigen Lernbedingungen im Erwerb des stotterfreien bzw. des Stottern modifizierenden Sprechens fehlen weitgehend, besonders auch unter dem Aspekt der Therapie*prozess*forschung. Die derzeit angenommene Remissionsrate von etwa 75 % erschwert die Entscheidung, ob und wann kindliches Stottern zu behandeln ist, erheblich.

Bei jungen Kindern können Elternberatung und -training oder Therapie die Bereitschaft zur Spontanremission nachweislich unterstützen. Die Entscheidung, ob auch bei sehr jungen Kindern (2–3 Jahre) sofort behandelt werden muss, ist fachdiagnostisch abzusichern. In jedem Fall ist der Ratschlag, „einfach abzuwarten", falsch. Eine fachkundige Beratung mit Aufklärung der Betroffenen in allen Belangen, eine Anleitung der Eltern für hilfreiche Entwicklungsmaßnahmen, Verminderung der Belastungsfaktoren in der Umgebung, Stärkung der kommunikativen und sprachlichen Fähigkeiten des Kindes und eine kontinuierliche Symptombeobachtung sind notwendig (Kontrollphase).

- frühes Stottern (etwa 2–4 Jahre) ohne besonderes Störungsbewusstsein: Elternberatung und Elterntraining (z. B. Lidcombe Programm, Lattermann 2010) können ausreichend sein
- kindliches (auch frühes) Stottern bei erhöhtem Störungsbewusstsein und Hinweisen auf persönliche Belastungen und Entwicklungsbehinderung durch die Familiensituation: neben Elterntraining gezielte Veränderung der Sprechflüssigkeit des Kindes durch Fluency-Shaping oder/und Stottermodifikationstechniken empfehlenswert

Remission

Der Erwerbsprozess des Stotterns ist so entwicklungsplastisch, dass, wie Longitudinalstudien zeigen, Kinder etwa vor dem 10. Lebensjahr, unabhängig vom Schweregrad der Störung, mit hoher Wahrscheinlichkeit (um 75 %) in den ersten beiden Jahren nach Stotterbeginn ihre gestotterte Unflüssigkeit ohne Therapie in Interaktion mit ihrer Umwelt natürlich und selbst heilen (*unaided/natural recovery*). Die natürlichen Remissionsraten hängen vom Alter, dem Geschlecht und der familiären Disposition zur Remission ab. Auch können effektive Beratungen, zudem positive Einstellungen des Kindes zum Sprechen oder gute linguistische Fähigkeiten und Veränderungen der Sprechweise Einfluss nehmen.

Therapieplanung

In Deutschland vielfach methodenkombiniertes, individualisiertes Vorgehen aufgrund der Mehrdimensionalität des Stotterns und des Mangels an empirischer Evidenz. Einsatz von individualisierten Therapiebausteinen, die

- direkt das Sprechmuster verändern
- Hilfen zur Überwindung der Angst vor dem Stottern oder zu seiner direkten Bewältigung anbieten
- sprachliche und kommunikative Kompetenzen allgemein fördern
- die kindliche Persönlichkeit (z. B. Selbstvertrauen) stärken
- das Sprechverhalten der Eltern, das die Sprechflüssigkeit fördert, ausformen.

Standardisierte Therapieprogramme werden von den Behandlern eher skeptisch beurteilt.

Therapiemerkmale

Therapie sollte grundsätzlich:
- der Beziehungsgestaltung, der Bearbeitung der sprachlichen Problemlage, der Selbstaktivität und Selbstregulation hohe Bedeutung beimessen
- sich durch Flexibilität des Vorgehens auszeichnen (adaptativ an die jeweilige Problemlage)
- auf Kommunikation mit allen Betroffenen gerichtet sein (Umfeld)
- die Übertragung vom Therapiesetting in relevante Alltagskontexte einbeziehen
- so weit als möglich den Einsatz evidenzbasierter Verfahren vorziehen
- bei Kindern die Standard-Therapieverfahren in angemessen *spielerischer* Form durchführen

Therapieziele

Therapieziele müssen kommuniziert und ihre Realisierbarkeit muss überprüft werden. Sie sind eingebunden in persönliche Ziele und Lebensziele. Sie sollten nach Sachlage und individuellen Bedürfnissen offen formuliert werden. Im Vordergrund steht die Nutzung vorhandener Ressourcen, die Förderung der Selbstheilung, von Selbstmanagement und Selbstkontrolle.

Allgemeine Therapieziele

Symptom- bzw. Beschwerdefreiheit bzw. -verbesserung; Transfer des in der Therapie Erlernten in den Alltag und natürlich klingendes Sprechen

Spezifische Therapieziele

14

- Verbesserung der Sprechflüssigkeit (stotterfreies und/oder stottermodifiziertes Sprechen)
- Annahme des eigenen Stotterns und Aussöhnung mit dem bisherigen Stottern
- Abbau der Begleitsymptomatik
- Entwicklung eines positiven Selbstbildes als Sprecher und Kommunikationspartner
- selbstständige Bewältigung von alltäglichen Sprechproblemen; In-vivo-Arbeit von Anfang an
- Fremd- und Selbstevaluation: kontinuierliches Bilanzieren
- Erarbeiten alltagspraktischer Problemlösungen

Einflussfaktoren

- Persönlichkeit des Therapeuten (z. B. Überzeugungsfähigkeit; Zuversicht; Fähigkeit wahrzunehmen, zu aktivieren und anzuerkennen)
- Persönlichkeit des Klienten (z. B. Lernmotivation und Aufnahmebereitschaft; subjektive Veränderungstheorie)
- Mitarbeit der Eltern

Behandler

Als Behandler kommen Logopäden, Sprachheilpädagogen, akademische Sprachtherapeuten sowie spezialisierte Psychotherapeuten infrage, was auch der Klientel der ivs (Interdisziplinäre Vereinigung der Stottertherapeuten e.V.) entspricht (info@ivs-online.de).

Therapieeffekte

Therapieübergreifend fehlen im deutschsprachigen Raum immer noch solide standardisierte Instrumentarien, die Therapieergebnisse von repräsentativen

Gruppen sinnvoll vergleichbar machen. In jedem Fall ist quantitativ und qualitativ zu klären, ob die gesetzten Therapieziele erreicht wurden:

- Rate der Stotterfrequenz: mit wiederholten Messungen und mit ausreichend repräsentativen Spontansprechproben in Therapie und Sprechalltag und mindestens noch 12 Monate nach Therapieende erheben
- Zunahme der Qualität des Sprechverhaltens in die Richtung eines entspannteren, langsameren Sprechens mit weichem Stimmeinsatz in und außerhalb der Therapie
- Sprechen ohne ständige Selbstkontrolle und -beobachtung langzeitlich natürlich und spontan, ohne gestotterte Unflüssigkeiten, die den kommunikativen Prozess stören
- positive Einstellung des Klienten zu seiner Störung sowie selbstbewusster Umgang mit dem Reststottern
- neben der positiven Veränderung auffälliger Sprechmerkmale muss es zur Reduktion der verdeckten Symptome, der Ängste sowie der einschränkenden Erwartungen kommen

Es besteht Einigkeit darin, dass der Therapieerfolg bei jungen Kindern höher als der in den anderen Altersgruppen ist. Deren Stottermuster sind weniger habitualisiert, die Effekte halten dauerhaft oder länger, Therapiewiderstände sind geringer, sie generalisieren Therapieinhalte besser in den Alltag und es sind weniger Therapiestunden notwendig.

Evidenzen

Die derzeitige Evidenzlage ist für Forschung und Praxis gleichermaßen unbefriedigend. Die Mehrzahl der Studien entspricht nicht prüfbaren methodischen Kriterien (Bothe et al. 2006). Über 90 % aller Wirksamkeitsstudien betreffen Verfahren der Sprechmodifikation (Fluency Shaping). Die beste Evidenz bezieht sich auf das Training des prolongierten Sprechens und des weichen Stimmeinsatzes (smooth speech) sowie die systematische Verstärkung des stotterfreien Sprechens (Bothe et al. 2006; Guitar und McCauley 2010). In Deutschland legten Wirksamkeitsstudien z. B. Euler et al. (2000) für die Kasseler Stottertherapie (KST) oder Lattermann, Neumann und Euler (2008) für das Lidcombe Programm vor. Ihr stottermodifikatorisches Vorgehen mit Kindern und Jugendlichen evaluierten Metten, Zückner und Rosenberger (2007):

- verdeckte emotionale und kognitive Zustände beeinflussen Stottern/die Sprechflüssigkeit und damit die Wirksamkeit
- Eltern sind erfolgreiche Anwender spezieller Methoden
- für komplexe, komorbide Problemlagen gibt es keine evaluierten Behandlungsprogramme

Therapiedauer

- je nach Sachlage und Therapiemethode bei Kindern 20 bis 50 Behandlungseinheiten und mehr erforderlich, bei Erwachsenen etwa in mehrwöchigen Intensivtherapien weit mehr als 100
- viel Zeit für Transfer der im therapeutischen Setting erlernten Sprechtechniken in die Alltagskommunikation erforderlich
- Rückfälle sind häufig, müssen vorbereitend Thema der Therapie sein und nachbereitend in Rückfallprogrammen aufgearbeitet werden

Setting

Stottertherapie hat starke Bezugsgrößen in der Intensität von Therapie und Beratung.

- Kindertherapie: ambulante Einzel-, auch (kurzstationäre) Gruppentherapien für ältere Kinder mit Beratung/Training der Eltern 1–2×/Woche üblich
- Jugendlichen-/Erwachsenentherapie (> ca. 12 J.): ambulante Einzel- und/oder Gruppentherapie und/oder mehrwöchige (3–6 Wo.) Intensivtherapie (auch in Intervallen) stationär
- unterstützend für Kinder/Jugendliche therapiebezogene „Summercamps“
- Nachbetreuung (z. B. in „Refresher-Kursen“) wichtig, um die Rückfallquote zu minimieren

14.1.6 Therapieverfahren (▸ Abb. 14.2)

Im Fokus spezifischer Stottertherapie stehen der Patient und seine Mitwelt sowie ein kooperativer Behandlungsstil. Symptom-, Person- und Lebensweltorientierung sind sicher zu stellen (vgl. ICF; vgl. Leitlinien der Interdisziplinären Vereinigung der Stottertherapeuten ivs). In Deutschland wird vielfach weniger schematisch monomethodisch als methodenintegrativ und adaptiv interveniert.

Auf den Patienten bezogen orientiert sich die Therapie an der

- Modifikation des Sprechens (z. B. Fluency Shaping)
- Modifikation des Stotterns (z. B. Stottern identifizieren; Pull-Out)
- Modifikation des sozialen, kognitiven und emotionalen Verhaltens und Erlebens (z. B. Desensibilisierung bei Sprechangst; Abbau des Vermeidungsverhaltens; Erlernen eines selbstsicheren Umgangs mit dem Stottern; Verringerung negativer Gefühle und Einstellungen)

Auf das Umfeld bezogen stehen die Beratung und das Training von Eltern sowie die Beratung von z. B. Fachpersonal in Kindergarten oder Schule im Fokus.

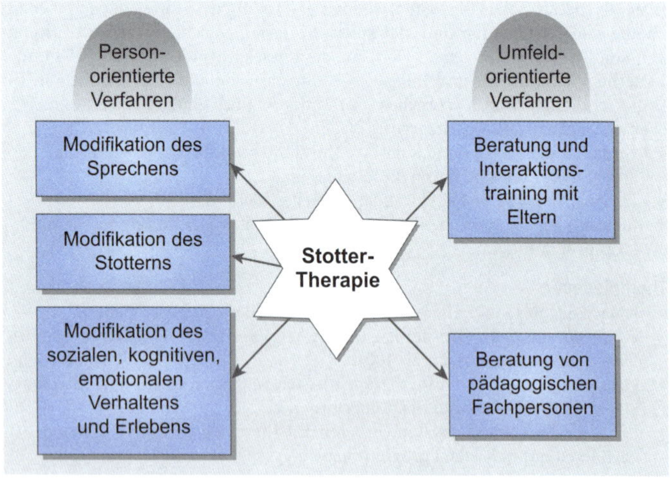

Abb. 14.2 Therapieverfahren in der Stottertherapie

- direkte Therapien setzen direkt am Sprechmuster bzw. am Stottersymptom an
- indirekte Therapien üben keinen direkten Einfluss auf das Sprechverhalten aus, z. B. bei Kindern: Elternberatung, Förderung sprachlicher Kompetenzen (z. B. Artikulation, Syntax, Lexikon), psychischer (z. B. Stärkung der psychischen Verfassung im Umgang mit kommunikativem Stress) und physiologischer Voraussetzungen (z. B. Training der Mundmotorik/Sensorik, der Atmung). Mit der positiven Veränderung von Voraussetzungen für die Sprechflüssigkeit soll das Stottern abnehmen

Spezifische Methoden der Therapie

Fluency Shaping

Ziel

Maximale Symptomfreiheit durch systematischen Aufbau eines stotterfreien Sprechens.

Vorgehen

Verhaltenstherapeutisch und lösungsorientiert. Systematische Ausformung eines neuen Sprechmusters über eine Hierarchie von Sprechleistungsstufen (z. B. Wort-, Satz-, Textebene; Monologe, Dialoge) mit oder ohne Modellieren einer Sprechtechnik. Dabei werden Sprechtechniken (spielerisch) erlernt (z. B. Reduktion der Sprechgeschwindigkeit, weicher Stimmeinsatz, Silbendehnung und Silbenbindung – prolongiertes Sprechen; smooth oder easy speech). Kontingentes Verstärken stotterfreier Äußerungen.
Verschiedene, manualgestützte Therapieprogramme (z. B. Lidcombe Programm; Kasseler Stottertherapie KST).

- Ausgangspunkt ist die bereits vorhandene Fähigkeit, stotterfrei zu sprechen
- Orientierung am Modell
- durch eindeutige und transparente Ziel- und Aufgabenstruktur gesundheitsfördernde Erfahrung der „Machbarkeit" und Selbstwirksamkeit
- mehrstufiger Therapieaufbau sichert in kleinen Schritten den Erfolg
- Messbarkeit der Veränderung ist ohne großen Aufwand möglich
- systematische und kontingente Anerkennung des stotterfreien Sprechens wirkt lernmotivierend

Modifikation des Stotterns

Ziele

- Aufbau von Selbsthilfekompetenz zur Kontrolle des Stotterns
- Identifikation eigenen und fremden Stotterns
- Erwerb eines „flüssigen" Stotterns mit kurzen, wenig spannungsreichen Kernsymptomen

Vorgehen

Systematischer Aufbau der Therapie in allen Altersgruppen:

- Identifikation: Schulung der Selbstwahrnehmung der individuellen Problemlage über das Kennenlernen und das Auseinandersetzen mit dem eigenen Stottern
- Modifikation: Gezieltes Arbeiten an der bewussten Steuerung der Symptomatik unter Zuhilfenahme von Modelling. Spezielle Hilfen sind dabei „Pull-out"

(„Herausziehen“ aus der Blockade), „Stoppen“ oder „Nachbessern“ (Cancellation)
- Stabilisierung: Aufrechterhaltung und Generalisierung des erlernten gestotterten Sprechverhaltens

Vorteile
- eng an den individuellen Ressourcen und Problemen orientiert
- Akzeptanz des Stotterns aus der Erkenntnis der möglicherweise unrealistischen Zielsetzung der Symptomfreiheit
- angstfreier Umgang mit dem Stottern
- Training der selbstkontrollierten Steuerung des Stotterns
- Ansatz ist häufig mit dem Erwerb von Strategien des Stottern-Nicht-Vermeidens kombiniert (Non-avoidance)

Modifikation des sozialen, kognitiven und emotionalen Verhaltens und Erlebens

Ziele
- Abbau von Angst vor dem Stottern oder befürchteten Reaktionen der Mitwelt auf das Stottern
- Abbau von Vermeidungstechniken als erworbenes Sicherheitsverhalten
- gelassener kognitiver und emotionaler Umgang mit dem (Rest-)Stottern
- Aufbau eines positiven Selbstkonzepts als (auch) stotternde Person
- Aufbau eines positiven Selbstkonzepts als stotterfrei sprechende Person
- Desensibilisierung negativer Kognitionen über die Konfrontation mit einer Hierarchie aversiv erlebter Sprechsituationen; Einsatz des sog. „Pseudostotterns“
- Erarbeiten von Problemlösestrategien für schwierige Situationen
- kognitive und emotionale Vorbereitung auf Alltagssituationen

Vorgehen
- Einsatz von Techniken und Methoden aus der Psychotherapie, z. B.
  - systematische Desensibilisierung (Kognitives Umstrukturieren und Selbstkontrollmaßnahmen)
  - konstruktives Problemlösen und lösungsorientiertes Vorgehen
  - operante Maßnahmen (Selbstverstärkung)
  - Einsatz spezieller Konfrontationstechniken
  - Einsatz spezieller Angstreduktionstechniken
  - gezielte Maßnahmen zur Verbesserung der Eigen- und Fremdwahrnehmung

Vorteile
- Zunahme des persönlichen Wohlergehens
- Stärkung des Selbstregulationssystems der stotternden Person
- Stärkung der Motivation zur Mitarbeit; Stärkung der subjektiven Zustimmung und Annahme durch den Patienten
- Aufdecken und Modifizieren interner Zustände, die den Erwerb der Sprechflüssigkeit hemmen bzw. fördern
- Steigerung der Qualität der Behandlung und der Wahrscheinlichkeit, bereits erworbene Techniken selbstaktiv in den Sprechalltag zu transferieren
- Öffnung für alternative Problemlösungen und Risikobereitschaft

Elternberatung und -training

Zur wirksamen Elternberatung gehört grundsätzlich die umfassende Information zum Thema „Stottern", die den Wissensabgleich zwischen Therapeut und Eltern ermöglicht. Die Beratung zielt u. a. auf:

- Enttabuisierung des Stotterns (offen und einfühlsam Stottern ansprechen)
- konsequentes Beobachten der Variabilität des Stotterns
- Veränderung des (elterlichen) Sprachangebotes (Sprechvorbild sein)
- konsequente positive Rückmeldung der Sprechflüssigkeit und der sprachlichen Stärken
- entspannteres Reagieren auf das Stottern
- Abbau von interpersonalem Stress (Angst, Scham, Schuld, unrealistischen Anforderungen)
- Information der Umwelt (z. B. Schule; Familienangehörige) über das Stottern

Eltern sollten den Therapieverlauf in vivo miterleben und ihre Selbstkompetenz im Umgang mit gestotterten und nicht gestotterten Sprechunflüssigkeiten am Behandlungsort erfahren. Eltern können in der Verstärkung des stotterfreien Sprechens ihrer Kinder erfolgreich trainiert werden (Lattermann 2010). Wichtige Entlastungsmöglichkeiten für das stotternde Kind sind über die Beratung des Fachpersonals in Kindergärten und Schulen möglich. Die Broschüren und Materialien der Bundesvereinigung Stotterer-Selbsthilfe e.V. (www.bvss.de) sind hier hilfreich. Stottern ist kein Grund für eine Sonderbeschulung.

Weitere Interventionsansätze

Als unspezifische Ansätze gelten z. B. die allgemeine Stärkung der Fähigkeit (auch stotternd) zu kommunizieren (kommunikative Sicherheit), verbunden mit der Verbesserung des Selbstkonzepts einer (mit Stottern) flüssig *kommunizierenden* Person; ferner Hypnose, Akupunktur, Entspannungsverfahren, Atem- oder Stimmtherapien, bewegungs- und musiktherapeutische Ansätze, Autogenes Training, Psychotherapie, apparative Sprechhilfen oder die medikamentöse Behandlung. Diese Verfahren haben eher – wenn überhaupt – stützende oder nur kurzfristig verbessernde Effekte.

Vorausgehende oder begleitende Psychotherapie

Nur sinnvoll bei über die Kernstörung hinausgehenden, behandlungswürdigen Auffälligkeiten des Verhaltens und Erlebens (z. B. Ängste, Phobien, Depression, soziale Isolation, Selbstabwertung; Therapieresistenz). Ob zur Stottertherapie vorausgehend oder begleitend muss sorgfältig und interdisziplinär abgeklärt werden.

Medikamente

Der Einsatz von Medikamenten wird von der absoluten Mehrzahl der Stottertherapeuten wegen widersprüchlicher Effizienzstudien und möglicher Nebenwirkungen abgelehnt. Eine Medikation kann auf die Angstkomponente (Alprazolam), auf den Kehlkopf-Muskeltonus (Botox) und auch auf die aus der Dopamin-Ätiologie-Hypothese abgeleitete Therapie mit Serotonin-Wiederaufnahmehemmern ausgerichtet sein. Neben positiven Einzeldarstellungen (Maguire et al. 2010) konnte keine generelle Wirksamkeit hinsichtlich des Stotterns nachgewiesen werden. Kommt medikamentöse Therapie zum Einsatz, dann in der Kombination mit Stottertherapie.

Apparative Sprechhilfen

Verfahren

- Modifiziertes auditives Feedback (Altered auditory feed back – AAF):
  - Sprechen unter Maskierung (künstliche Vertäubung über Kopfhörer durch weißes Rauschen)
  - um ca. 50 ms zeitlich verzögerte auditive Rückmeldung (DAF: Delayed Auditory Feedback) des unveränderten Sprachsignals über Kopfhörer
  - frequenzverschobene auditive Rückmeldung (FAF: Frequency-shifted Auditory Feedback): der Sprecher hört sich über Kopfhörer tiefer/höher sprechen
  - Kombinationseffekt aus DAF und FAF (Übersicht hierzu Lincoln et al. 2006)

Nachteile

- Wirkungsweise ist für AAF belegt, aber v. a. alltagskommunikativ beschränkt, dennoch für manche Betroffene in bestimmten Situationen (z. B. am Telefon) hilfreich
- hoher (technischer) Kontrollaufwand

14.2 Poltern

Claudia Pahn

Auch: Tachyphemie, Tachyphrasie, Paraphrasia praeceps, Pararthrie, Tumultus sermonis, Battarismus, Cluttering
Im Gegensatz zum Stottern existiert wenig Literatur und empirische Forschung zum Thema Poltern. Die Aussagen zu Symptomatik und Ätiologie sind breit gefächert, so dass keine allseits gültige Definition existiert. Ursächlich für die fehlende wissenschaftliche und therapeutische Auseinandersetzung wird oft der geringe bis fehlende Leidensdruck der Patienten diskutiert.

Definitionen

Den meisten Darstellungen in der Literatur ist gemein, dass Störungen auf allen sprachlichen Ebenen sowie von Wahrnehmung und Aufmerksamkeit auftreten können. Die Angaben, welche und wie viele Ebenen betroffen sind, variieren zum Teil stark:

- Luchsinger und Arnold (1959) definieren Poltern als eine sprachliche Gestaltungsschwäche mit unbeherrschter, überhasteter und undeutlicher Rede aufgrund einer angeborenen, vererbbaren und konstitutionell bedingten Eigentümlichkeit der gesamten psychosomatischen Persönlichkeit.
- Weiss (1964) definiert Poltern als die verbale Manifestation einer zentralen Sprachschwäche, die alle sprachlichen Ebenen (Verstehen, Sprechen, Lesen, Schreiben) und das Verhalten betrifft
- in der deskriptiven Arbeitsdefinition von Sick (1999) werden v. a. die phonetischen Auffälligkeiten (Auslassungen, Verschmelzungen, Lautersetzungen, Lautveränderungen) und Unflüssigkeiten (Laut-, Silben-, Wort-, Satzteilwiederholungen) zusammen mit einer hohen Artikulationsrate hervorgehoben, die einen Verweis auf die Kernsymptomatik des Polterns darstellen. Der Begriff phonetisch wird symptomspezifisch verwendet, da eine phonologische Ursache laut Sick nicht immer vorhanden sein muss.

14.2.1 Ätiologie

Es gibt viele unterschiedliche Erklärungsversuche und Ansätze zur Ätiologie des Polterns. Eine befriedigende Darstellung der Zusammenhänge zwischen Symptomen und Ursache ist bisher nicht gelungen.

- Luchsinger und Arnold (1959) interpretieren die Störung als Ausdruck einer angeborenen und oftmals vererbten Sprachschwäche mit besonderen Persönlichkeitsmerkmalen, Sprachentwicklungsdefiziten und akustisch-gnostischer (musikalischer) Minderbegabung
- Pascher und Bauer (1998) vermuten eine organische Ursache mit einer hereditären Verursachungskomponente
- als wissenschaftliche Forschungsansätze werden von Meixner (1992) eine mögliche Programmgestaltungsstörung, eine Serialitätsstörung und eine Entwicklungsstörung der Wahrnehmung zeitlicher Abfolgen diskutiert
- 1954 untersuchten Luchsinger und Landolt Polterer mit dem EEG und sprachpathologisch, wobei 90 % der EEG-Befunde auffällig waren
- Morávek und Langová (1962) führten ebenfalls EEG-Untersuchungen an 28 Polterern mit überwiegend auffälligen Befunden durch. Diese Untersuchungen wurden nicht wiederholt

14.2.2 Erscheinungsbild

Primär genannte Symptome

- Hinzufügungen von Lauten (Additionen)
- Umstellungen von Lauten im Wort
- Ersetzungen von Lauten und Silben
- Verschmelzungen von Lauten und Silben (Kontaminationen)
- Auslassungen von Konsonanten in Konsonantenkombinationen (Reduktionen)
- erhöhte Sprechgeschwindigkeit (Tachylalie)
- Beschleunigung der Sprechgeschwindigkeit innerhalb von Wörtern (intraverbale Akzelerationen)
- Beschleunigung der Sprechgeschwindigkeit innerhalb von Sätzen und Phrasen (interverbale Akzelerationen)
- Wiederholungen von Silben, Wörtern, Satzteilen
- Einschübe, Flickwörter, Floskeln (Embolophrasien)
- Korrekturen, Veränderungen von Äußerungen (Revisionen)
- Laut-, Silben-, Wortauslassungen (Elisionen)

Primär genannte Symptome mit variierender Nennung

- morphologisch-syntaktische Auffälligkeiten, z. B. falsche Reihenfolge der Wörter im Satz
- lexikalisch-semantische Auffälligkeiten, z. B. Wortfindungsstörungen
- kommunikativ-pragmatische Auffälligkeiten, z. B. Kommunikationsabbrüche
- prosodische Auffälligkeiten, z. B. monotone Intonation
- Auffälligkeiten in der Aufmerksamkeit, Konzentration, Gedächtnis
- mangelndes Störungsbewusstsein

Sekundär genannte Symptome

- Auffälligkeiten in der Atmung und Stimmgebung, z. B. unrhythmische Atmung
- Auffälligkeiten in der Schriftsprache, z. B. Lese-Rechtschreib-Schwäche
- Auffälligkeiten in der auditiven Wahrnehmung

14.2.3 Diagnostik

> **!** **Paralleles Auftreten mit Stottern**
> Poltern tritt oft in Kombination mit Stottern auf. Beide Störungen weisen einige Gemeinsamkeiten und charakteristische Unterschiede auf. Es gibt zahlreiche vergleichende Übersichten zwischen Stottern und Poltern, deren Allgemeingültigkeit aber aufgrund der geringen empirischen Forschung kritisch einzuschätzen ist.

Differenzialdiagnosen

- normale Unflüssigkeiten und schnelles Sprechen ohne Poltersymptomatik
- Entwicklungsdyspraxie, erworbene Dyspraxie (▶ Kap. 4.4 und ▶ Kap. 9.2)
- Dysarthrophonie (▶ Kap. 9.1)
- phonetisch/phonologische Aussprachestörungen (▶ Kap. 4.2 und ▶ Kap. 4.3)
- Sprachentwicklungsdefizite (häufig!) und Entwicklungsdyslexie (▶ Kap. 3 und ▶ Kap. 5)

Diagnostisches Vorgehen (Sick 1999)

- Anamnese: Abklärung von Stottern, LRS, auditiver Verarbeitungsstörung und Sprachentwicklungsstörung
- Spontansprachanalyse: phonetische Auffälligkeiten, Sprechgeschwindigkeit, Unflüssigkeiten, Sprachstörungen, kommunikativ-pragmatische Störungen, prosodische Parameter, Atmung, Stimme
- logopädische Test- und Prüfverfahren: Abklärung einer phonetischen Störung, Artikulationsstörung, erworbenen Dyspraxie, phonologischen Störung
- Abklären von Sprachverständnis, Lexikon/Semantik, Syntax/Morphologie, Kommunikation/Pragmatik, sprachlicher Strukturierung (Kohärenz/Kohäsion, thematische Strukturierung) bei Verdacht auf eine Sprachentwicklungsstörung
- Untersuchung der Spontansprache: Sprechgeschwindigkeit, Artikulationsrate, Unflüssigkeiten
- psychometrische Test- und Prüfverfahren und audiologische Untersuchungen: auditive Wahrnehmung und Verarbeitung
- Untersuchung des Lesens: ergänzende Einschätzung von phonetischen Auffälligkeiten, Unflüssigkeiten, Sprechtempo; standardisierte Tests bei Verdacht auf eine Lese-Rechtschreib-Störung
- Untersuchung des Schreibens: Vergleich zu sprachsystematischen Fähigkeiten und im Rahmen der LRS-Überprüfung
- Untersuchung der Selbstwahrnehmung mittels Fragebogen
- orientierende Untersuchung von Sprechpausen, Prosodie für die Therapieplanung
- phoniatrische, logopädische Untersuchung von Atmung, Stimme bei Auffälligkeiten

14.2.4 Therapie

Die Vorschläge zur Therapie des Polterns sind so vielfältig wie die vermuteten Ursachen. Empirische Studien und Therapieprogramme gibt es kaum. Oft werden Ansätze aus der Behandlung des Stotterns (▶ Kap. 14.1.5 und ▶ Kap. 14.1.6) verwendet.

Therapiegrundlagen

- Behandlungserfolg wird stark von der Motivation des Patienten beeinflusst, und ob ein Transfer in die Spontansprache gelingt
- bei gleichzeitigen Primär- und Sekundärsymptomen oder einer Kombination mit Stottern ist die Koordination der einzelnen Therapieziele grundlegend für eine effektive Behandlung

Therapieverfahren

- Therapiekonzept von Katz-Bernstein (1986): Sprachtherapie und Maßnahmen zur Förderung der Eigeninitiative des Patienten, Umfeldarbeit und Psychotherapie
- Behandlungsansatz von Sick (1999): viele Übungen von Katz-Bernstein eingearbeitet und teilweise modifiziert. Mehrdimensionales, einzelfallorientiertes Vorgehen bestehend aus: Beratung, Abstimmung der Therapieziele, Kriterien für die Strukturierung der logopädischen Behandlung, Therapieprinzipien und -methoden, Übungssammlung auf der Basis eines synergistischen Ansatzes
- Behandlungsansatz von Meixner (1992): individuelle Sprachförderung, um einen geordneten Denk- und Sprachprozess zu erreichen; gesamtpersonelle Förderung, damit auditive, visuelle und kinästhetische Wahrnehmungen zeitlich geordnet und gespeichert werden können

15 Clinical Reasoning

Ulla Beushausen

15.1 Definition

Der englische Begriff Clinical Reasoning (CR) wird in der Medizin und den Therapiewissenschaften angewendet. Wortwörtlich übersetzt bedeutet er „klinische Argumentation, Schlussfolgerung, Beweisführung". Gemeint sind damit Denk-, Handlungs- und Entscheidungsprozesse, die klinisch tätige Personen (Ärzte, Pflegepersonal, Therapeuten u. a.) entweder allein oder in der Auseinandersetzung mit Berufskollegen und/oder dem betroffenen Patienten treffen. Gleichzeitig steht der Begriff für verschiedenste wissenschaftliche Ansätze, CR-Prozesse zu untersuchen, zu verstehen, zu klassifizieren und zu verbessern. Das Ziel von CR ist das für den individuellen Patienten/Klienten bestmögliche Vorgehen im Rahmen der (Diagnostik) und der Therapie einer Sprachstörung sowie während eines länger dauernden Rehabilitations- und Nachsorgeprozesses.

15.2 Geschichte

Der Begriff CR entstammt der Lernpsychologie.

- **Forschungsphase der präkognitiven Ära der Verhaltensforschung (Anfang bis Mitte des 20. Jahrhunderts).** Ganz im Sinne der vorherrschenden behavioristischen Haltung beobachtete man das Verhalten von Experten – den Output der Denkprozesse –, ohne den eigentlichen Entscheidungsprozess näher zu betrachten. Es stellte sich heraus, dass viele Experten effizienter Probleme lösen als Anfänger. In dieser Zeit suchte man vor allem nach geeigneten Messinstrumenten, um das Clinical Reasoning näher zu erforschen. So wurden beispielsweise Simulationsmethoden entwickelt, um Therapiesituationen nachzustellen (PC-gestützte Falldatenbanken). Anhand von simulierten Patienten versuchte man, den Entscheidungsprozess zu rekonstruieren und zu erforschen.
- **Forschungsphase nach der kognitiven Wende der Verhaltensforschung (zweite Hälfte des 20. Jahrhunderts).** Nun stand die Frage im Vordergrund, welche Denk- und Speicherungsprozesse der Experten den therapeutischen Entscheidungen zugrunde liegen. Derart motivierte Studien ergaben, dass Experten über eine besser organisierte und breitere Wissensbasis verfügen als Anfänger. Zudem treffen sie viele ihrer Entscheidungen mittels Mustererkennung.
- **„Concept learning school" (21. Jahrhundert).** Diese, aus der kognitiven Psychologie entwickelte Forschungsrichtung hinterfragt, wie mentale Konzepte entstehen und wie diese im menschlichen Gedächtnis organisiert sind. In verschiedenen Kontexten, wie der Medizin, der Pflege, der Ergo- und Physiotherapie und der amerikanischen Sprachtherapie, wurden interpretative, kognitive Funktionen untersucht. Neben hypothesengesteuertem Clinical Reasoning zeigten sich auch andere Formen von Reasoning, die insbesondere bei direkten Interaktionen mit Menschen von Bedeutung sind. Die Betrachtung des Prozesses der Therapeut-Patienten-Interaktion rückte damit in den Mittelpunkt. Die Rolle der persönlichen Wissensbasis, Gefühle und Aspekte der Intuition werden vermehrt beachtet. Derzeit steht die Erforschung des sog. **impliziten Clinical Reasoning** im Vordergrund, da zunehmend anerkannt wird, dass Personen, die eine praktische Tätigkeit ausüben – wie eben Therapeuten –, neben einer theoretischen auch eine (Erfahrungs-)Wissensbasis nutzen.

15.3 Strategien beim Clinical Reasoning

Im Folgenden werden zwei Hauptstrategien des Reflexionsprozesses dargestellt, die besonders im diagnostischen Prozess eine Rolle spielen und zur Beschreibung des therapeutischen Verhaltens von Berufsanfängern und Expertinnen eingesetzt werden.

- **Hypothetisch-deduktives Vorgehen.** Das hypothetisch-deduktive Vorgehen in der Sprachtherapie stellt Annahmen zu einem Patienten und seinen Kommunikationsbeeinträchtigungen in den Mittelpunkt: Der Therapeut setzt persönliche Gespräche, gezielte Beobachtungen des Patienten sowie informelle und standardisierte Untersuchungen ein, um aus diesen Schlüsselinformationen (cues) Annahmen (Hypothesen) zu generieren. Hierauf folgt die Deduktion (Hypothesentestung), die Ableitung vom Allgemeinen zum Besonderen: Die Theorie eines Störungsbildes wird auf den spezifischen Fall angewandt. Nachdem eine individuelle Diagnose erstellt ist, folgt die daran orientierte Behandlungsplanung. Allerdings ist der Reflexionsprozess mit der Diagnosestellung und Behandlungsplanung nicht abgeschlossen, sondern wirkt als zirkulärer Prozess im Therapieverlauf weiter: Auch während der Behandlung nimmt der Therapeut ständig weitere Schlüsselinformationen auf, gleicht diese mit früheren Hypothesen ab oder bildet neue Hypothesen und evaluiert sie.
- **Mustererkennung (Pattern Recognition).** Die Mustererkennung kann als eine komprimierte, vor allem zeitsparende Form des hypothetisch-deduktiven Vorgehens angesehen werden. Ebenfalls aufgrund von Anamnese und Diagnostik und allen damit verbundenen Möglichkeiten der Informationssammlung werden bei der Mustererkennung die Muster bekannter, typischer Symptome des Klienten vom Therapeuten erfasst. Der Unterschied besteht jedoch darin, dass der Therapeut, wenn er Mustererkennung anwendet, nicht jedes Detail der Anamnese und der Diagnostik analysieren muss, um eine passende Diagnose stellen zu können. So erfassen und interpretieren berufserfahrene Therapeuten mittels Mustererkennung ein klinisches Problem rascher als beim hypothetisch-deduktiven Vorgehen, sofern es sich um unproblematische Situationen handelt. Dies erfordert eine Bandbreite klinischer Muster und Kenntnisse über typische bzw. prototypische klinische Erscheinungsformen, die auf klinischen Erfahrungen und einer gut strukturierten Wissensbasis (Skripte) aufgebaut sind. Diese Form des Clinical Reasoning wird selten von Berufsanfängern benutzt, da ihnen die klinische Erfahrung in der Regel noch fehlt und sie sich deshalb noch keine abrufbaren Muster und elaborierte Krankheitsskripte aufbauen konnten.
  Der Ablauf der Mustererkennung erfolgt in fünf Schritten
  - **Beobachtung:** Aufnahme des Störungsbildes
  - **Identifizierung** der signifikantesten Symptome: Gewinnung von Merkmalen, Merkmalsreduktion
  - **Erkennen von Zusammenhängen** zwischen den beobachteten Symptomen
  - **Klassifikation:** Vergleichen der Konstellation mit bereits verinnerlichten Kategorien dieses Typs
  - **Evaluation** des Musters: Reflexion des Vorgehens.

Mustererkennung und hypothetisch-deduktives Vorgehen sind miteinander verbundene Prozesse, die sich im diagnostischen Prozess ergänzen und abwechseln: Die Mustererkennung generiert Hypothesen und das Testen von Hypothesen wiederum führt dazu, dass erkannte Muster sich auch in der Praxis als reliabel erweisen.

15.3.1 Formen des Clinical Reasoning

In der Physiotherapie, der Ergotherapie und der Pflege werden unterschiedliche Klassifizierungen der Formen des Clinical Reasoning vorgenommen. Für die Sprachtherapie relevant sind die unten genannten Formen (▶ Tab. 15.1).
In der Realität nutzen Therapeuten – je nach Komplexität der Situation – viele dieser Denkformen parallel. Besonders zu Lehr- und Ausbildungszwecken und im Rahmen der Selbstsupervision ist eine Trennung einzelner Reasoning-Formen hilfreich (Beushausen und Walther 2010).

Tab. 15.1 Übersicht über die einzelnen Reasoning-Formen

Reasoning-Form	Therapeutisch genutzt durch
Prozedurales Reasoning	Anwendung von Fach- und beruflichem Erfahrungswissen (Expertise) auf den klinischen Fall, Einbezug von Studien, Leitlinien, Standards (evidenzbasierte Praxis)
Interaktives Reasoning	Beobachtung der Interaktionen zwischen Therapeut und Patient, Patient und Angehörigen
Prognostisches Reasoning	Zukunftsgerichtete Analyse eines möglichen Behandlungsergebnisses
Ethisches Reasoning/ Pragmatisches Reasoning	Ethisches Reasoning: Analyse der inneren Haltungen, Einstellungen, Normen, Werte (z. B. auch Interkulturalität und Genderaspekte) Pragmatisches Reasoning: Beeinflussung der Entscheidung durch Kontextfaktoren wie Ressourcen (z.B. Therapieräume, -materialien), Settings (z.B. Therapiezeiten), Organisationsstrukturen
Didaktisches Reasoning	Reflexion von Lehr- und Lernsituationen mit Patientinnen, Kollegen, Seminarteilnehmerinnen etc.
Narratives Reasoning	Berücksichtigung der (Kranken-)Geschichte des Patienten, Erfassen und Verstehen der Beeinträchtigung in ihrer Bedeutung für den Patienten

15.3.2 Faktorenmodell für Clinical Reasoning in der Sprachtherapie

Faktoren, die das therapeutische Denken beeinflussen, sind u. a.

- im **Patienten** begründete Faktoren: persönliche Ziele und Bedürfnisse, Persönlichkeit, Alter, Geschlecht, Sozialstatus/ökonomische Situation, Motivation, Kooperationsbereitschaft, Eigenverantwortung, Wissensstand/Bildung des Patienten, Ängste, soziales Umfeld, Kommunikationsfähigkeit (-bereitschaft), Tagesform etc.

- im **Therapeuten** begründete Faktoren: Erfahrung, therapeutisches „Handwerkszeug"/fachliches Wissen (Leitlinien, Standards, Wissen aus der Forschung), Fähigkeiten und Fertigkeiten, Wissensstand/Fortbildungen, Empathie und Akzeptanz, soziale/emotionale Kompetenz/Intelligenz, Sympathie/Antipathie etc.
- in der **Umwelt** liegende Faktoren (Faktoren des Therapiemanagements): Therapieeinrichtung, Standort, Ausrüstung, Zeittakt der Behandlungen (Zeitmanagement), Ressourcen am Arbeitsplatz, fachliche Kompetenz der Kollegen, ärztliches Vorgehen/Anordnung (▶ Abb. 15.1, Beushausen 2009).

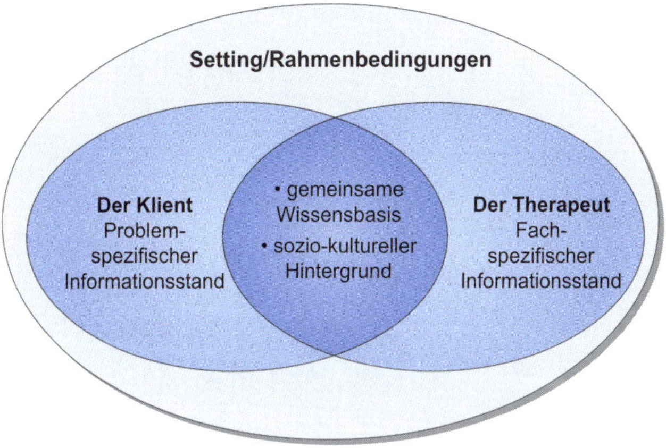

Abb. 15.1 Modell des Clinical Reasoning in der Sprachtherapie

16 Klassifikationssystem ICF

Judith Beier

Die Weltgesundheitsorganisation (WHO) verabschiedete 2001 die „International Classification of Functioning, Disability and Health" (ICF) als international verbindliche Klassifikation von Krankheitsfolgen. Eine deutsche Übersetzung erschien 2004 in Deutschland mit dem Titel „Internationale Klassifikation der Funktionsfähigkeit, Behinderung und Gesundheit" (DIMDI 2005).

16.1 Entwicklung der ICF

- Die ICF gehört zu der von der Weltgesundheitsorganisation (WHO) entwickelten „Familie" von Klassifikationen für die Anwendung auf verschiedene Aspekte der Gesundheit.
- Gesundheitsprobleme werden innerhalb der internationalen Klassifikationen der WHO hauptsächlich in der ICD-10 (Internationale Klassifikation der Krankheiten, 10. Revision) klassifiziert, die einen ätiologischen Rahmen liefert. Sie stellt eine „Diagnose" von Krankheiten, Gesundheitsstörungen oder anderen Gesundheitszuständen zur Verfügung.
- Die ICF stellt einen Rahmen zur Codierung von gesundheitlichen Informationen zur Verfügung, die über die reine Diagnosestellung hinausgeht. So werden in der ICF neben Diagnosen auch die Funktionsfähigkeit und Behinderung, verbunden mit einem Gesundheitsproblem, und Gründe für die Inanspruchnahme der Gesundheitsversorgung klassifiziert.
- Informationen über Diagnosen (ICD-10) in Verbindung mit Informationen über die Funktionsfähigkeit (ICF) können so ein breiteres und angemesseneres Bild über die Gesundheit von Menschen geben.
- Die ICF verwendet eine standardisierte allgemeine Sprache, welche die weltweite Kommunikation über Gesundheit und gesundheitliche Versorgung in verschiedenen Disziplinen und Wissenschaften ermöglicht.

Die ICF hat sich fortentwickelt von einer Klassifikation der „Krankheitsfolgen" (wie die ICIDH von 1980) hin zu einer Klassifikation der „Komponenten der Gesundheit". Letztere kennzeichnen Bestandteile der Gesundheit, während „Folgen" den Blick auf die Auswirkungen von Krankheiten oder anderen Gesundheitsproblemen lenken, die aus diesen als Ergebnis folgen können. Insofern nimmt die ICF bzgl. der Ätiologie eine unabhängige Position ein, sodass Forscher mithilfe geeigneter wissenschaftlicher Methoden kausale Schlüsse ziehen können. Darüber hinaus unterscheidet sich dieses Konzept auch von den Modellen der „Determinanten der Gesundheit" oder der „Risikofaktoren". Um jedoch das Studium der Determinanten oder Risikofaktoren zu erleichtern, enthält die ICF eine Liste von Umweltfaktoren, die den Lebenshintergrund von Menschen beschreiben (DIMDI 2005).

Zur Entwicklung der ICF hat u. a. ein wachsendes Unbehagen am traditionellen medizinischen Verständnis von Krankheit und Behinderung beigetragen (Frommelt und Grötzbach 2005). Die ICF ist ein ressourcenorientiertes, individuums- und alltagsbezogenes Klassifikationssystem, das sämtliche Aspekte funktionaler Gesundheit vereint (Grötzbach und Iven 2009). In dieser Betrachtungsweise werden kranke oder behinderte Menschen nicht länger auf der Basis ihrer gesundheitlichen oder mentalen Beeinträchtigungen definiert; ihre individuellen Fähigkeiten stehen im Vordergrund.

! Das medizinische Modell betrachtet Behinderung als ein Problem, das unmittelbar durch Krankheit verursacht ist und individuell medizinisch behandelt werden muss. Das soziale Modell hingegen versteht Behinderung als ein Problem, das durch die Gesellschaft verursacht ist und soziales Handeln und gemeinschaftliche Verantwortung von derselben erfordert.

16.2 Ziele der ICF

„Allgemeines Ziel der ICF-Klassifikation ist, in einheitlicher und standardisierter Form eine Sprache und einen Rahmen zur Beschreibung von Gesundheits- und mit Gesundheit zusammenhängenden Zuständen zur Verfügung zu stellen. Sie definiert Komponenten von Gesundheit und einige mit Gesundheit zusammenhängende Komponenten von Wohlbefinden (wie Erziehung/Bildung und Arbeit)" (WHO 2011, S. 3).

Die ICF:

- ist kein Untersuchungsinstrument, sondern ein Dokumentationssystem, um Ergebnisse unterschiedlichster Untersuchungen zusammenzufassen
- bildet eine Denk- und Handlungsgrundlage für alle, die an der Behandlung, Therapie und Versorgung gesundheitlich beeinträchtigter Menschen beteiligt sind
- ermöglicht diesen eine systematische Beschreibung der gesundheitlich bedingten Aus- und Wechselwirkungen einer Person vor dem Hintergrund ihrer Lebenswelt.

16.3 Aufbau der ICF

16.3.1 Das bio-psycho-soziale Modell von Gesundheit und Krankheit

- Die ICF basiert auf einem bio-psycho-sozialen Modell und grenzt sich damit von rein medizinischen oder sozialpsychologischen Betrachtungsweisen von Gesundheit, Krankheit oder Behinderung ab (Grötzbach und Iven 2009).
- Im bio-psycho-sozialen Modell können die vielfältigen Wechselwirkungen im Kontinuum zwischen Gesundheit und Krankheit deutlich werden.
- Ein gesundheitliches Problem steht in dieser Betrachtungsweise im Zusammenhang mit Körperfunktionen und -strukturen. Es kann sich auf die Aktivität und Partizipation des Betroffenen auswirken und ist dabei von sog. Kontextfaktoren beeinflusst (▶ Abb. 16.1).
- Bei der Beschreibung eines Gesundheitsproblems werden folglich alle Komponenten einbezogen; hierbei werden sowohl gestörte, behindernde als auch förderliche Aspekte identifiziert.

Denkbar ist, dass ein gesundheitsbezogenes Problem nicht alle Komponenten betrifft. So sind Aktivität und Partizipation möglicherweise nicht eingeschränkt, obwohl eine Störung der körperlichen Funktionen oder Strukturen beschreibbar ist (etwa bei durch Kontaktlinsen korrigierte Kurzsichtigkeit). Ebenfalls möglich ist, dass eine Person Beeinträchtigungen in Aktivität und Partizipation erlebt, obwohl

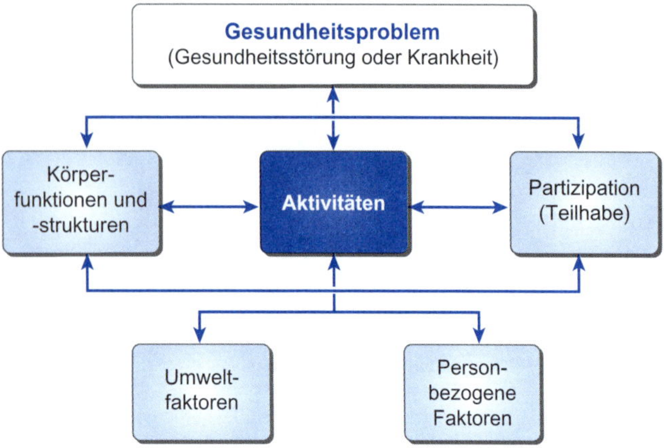

Abb. 16.1 ICF-Modell der bio-psycho-sozialen Komponenten von Gesundheit und Krankheit (DIMDI 2005, S. 23)

keine Einschränkungen der Körperfunktionen oder -strukturen (mehr) vorliegen (etwa bei ehemals psychisch kranken Menschen).

Auch wenn im Einzelfall nicht alle Komponenten für die betroffene Person zutreffend sind, sollten in der Befunderhebung alle Komponenten in ihrer individuellen Bedeutung erfasst werden (Grötzbach und Iven 2009).

In der bio-psycho-sozialen Betrachtung ist ein Mensch gesund, wenn (DIMDI 2005):

- seine körperlichen und psychischen Funktionen denen eines gesunden Menschen entsprechen (Ebene der Funktion und Struktur)
- er im Alltag wie ein Mensch ohne Gesundheitsprobleme handeln kann (Ebene der Aktivität)
- er sich in allen ihm wichtigen sozialen Lebensbereichen so entfalten kann, wie es einem Menschen ohne Gesundheitsproblem möglich wäre (Ebene der Partizipation).

16

! Hieraus ergibt sich eine Vorstellung von Behinderung als Oberbegriff von Einschränkungen der Funktionsfähigkeit bei *expliziter* Bezugnahme auf die Umgebungsbedingungen. Die Lebenswelt eines Betroffenen ist ebenso bedeutsam wie bestehende Einschränkungen körperlicher Funktionen (DIMDI 2005). Behinderung ist demnach das Resultat einer komplexen Wechselwirkung zwischen den Komponenten des Körpers, von Aktivität und Partizipation sowie den Kontextfaktoren.

16.3.2 Komponenten der ICF

Die ICF (DIMDI 2005) ist in zwei Teile gegliedert: Funktionsfähigkeit und Behinderung (1) sowie Kontextfaktoren (2). Die Teile sind in Komponenten unterteilt (▶ Abb. 16.2), die unabhängig voneinander klassifiziert sind. Jede Komponente

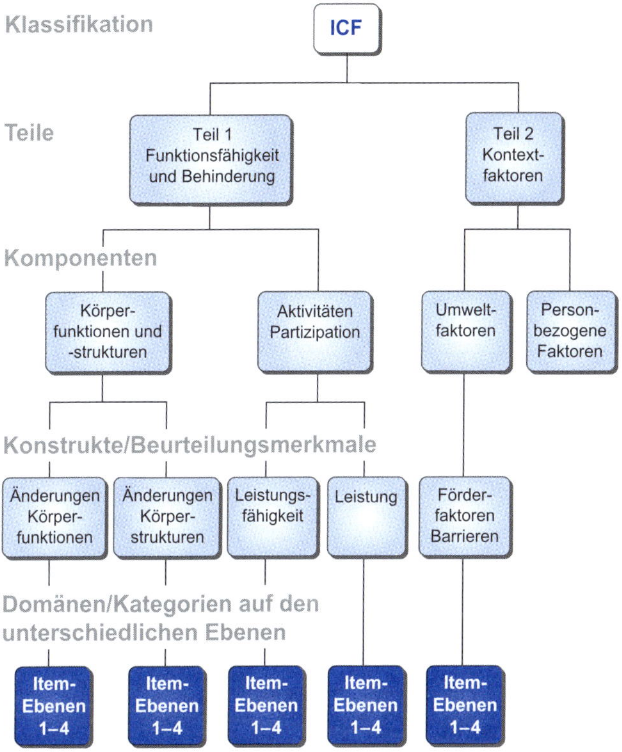

Abb. 16.2 Struktur der ICF

verfügt über Domänen, die bestimmte physiologische Funktionen, anatomische Strukturen, Handlungen, Aufgaben oder Lebensbereiche zusammenfassen. Diese werden anhand von Beurteilungsmerkmalen (Qualifikatoren) eingeschätzt und klassifizieren in ihrer Gesamtheit das betrachtete Gesundheitsproblem.

(1) Funktionsfähigkeit und Behinderung

Dieser Teilbereich der ICF gliedert sich in die Komponenten des Körpers (Funktion und Strukturen) sowie in Aktivität und Partizipation.

Komponenten des Körpers

- Körperfunktionen sind physiologische und psychologische Funktionen von Körpersystemen.
- Körperstrukturen sind anatomische Teile des Körpers wie Gliedmaßen, ihre Bestandteile und Organe.

- Schädigungen beschreiben Beeinträchtigungen einer Körperfunktion oder -struktur und entsprechen damit dem Negativaspekt dieser Komponenten.
- Schädigungen werden in erster Linie von qualifizierten Fachleuten definiert und werden zunächst in entsprechende Kategorien klassifiziert (Verlust oder Fehlen, Minderung, zusätzlich oder im Übermaß vorhanden, Abweichung). Eine vorhandene Schädigung kann dann hinsichtlich ihres Schweregrads mit dem allgemeinen Beurteilungsmerkmal der ICF eingestuft werden.

Aktivität und Partizipation

- Aktivitäten beschreiben das Durchführen einer Aufgabe oder Handlungen (Aktionen) durch einen Menschen.
- Partizipation oder Teilhabe meint das Einbezogensein in eine Lebenssituation; Einbezogensein bedeutet, in einem gewissen Maße selbstständig zu sein, die eigene Lebenssituation unter Kontrolle zu haben sowie im Rahmen dieser persönliche Ziele und soziale Rollen als erfüllt zu sehen.
- Einschränkungen von Aktivität und Partizipation bestehen in Schwierigkeiten, die ein Mensch damit haben kann, eine Aktivität auszuüben oder in erlebten Beeinträchtigungen der Anteilnahme am eigenen persönlichen soziokulturellen Umfeld.

Die Domänen der Komponenten Aktivität und Partizipation sind in einer einzigen Liste enthalten, die alle Lebensbereiche vereinen. Sie werden näher bestimmt durch die Beurteilungsmerkmale für Leistung und Leistungsfähigkeit.

! Leistung (Performance) beschreibt, welchen Aktivitäten ein Mensch in seiner sozialen Umwelt nachgeht und wie er in das gesellschaftliche Leben integriert ist. Leistungsfähigkeit (Capacity) hingegen beschreibt die Fähigkeit eines Menschen, eine bestimmte Handlung durchführen zu können. Sie gibt das max. Leistungsvermögen an und wird üblicherweise in standardisierten Testsituationen und damit nicht unter Alltagsbedingungen erhoben und eingeschätzt. Die Einschätzung der Leistungsfähigkeit kann Aussage über notwendige Maßnahmen treffen, damit die Leistung im Alltag sich verbessert.

(2) Kontextfaktoren

Durch den Teilbereich der Kontextfaktoren lässt sich der gesamte Hintergrund eines Menschen betrachten. Auch dieser Teil umfasst zwei Komponenten: Umweltfaktoren und personbezogene Faktoren.

Umweltfaktoren

- Umweltfaktoren beziehen sich auf die Ebene des Individuums und die Ebene der Gesellschaft.
- Die Ebene des Individuums betrifft die persönliche Umgebung eines Menschen. Sie umfasst den häuslichen Bereich, den Arbeitsplatz und die Schule. Weiter beinhaltet sie physikalische und materielle Gegebenheiten der Umwelt sowie persönliche Kontakte einer Person zu Familie, Bekannten und Fremden.
- Die Ebene der Gesellschaft betrachtet informelle soziale Strukturen, Dienstleistungen und Systeme in der Gesellschaft, die Einfluss auf das Individuum nehmen. Hierunter sind neben weiteren Organisationen und Diensten bzgl.

der Arbeitsumwelt kommunale Aktivitäten, Behörden, das Kommunikations- und Verkehrswesen einerseits und andererseits Gesetze, Vorschriften, Regeln und Einstellungen einer Gesellschaft zu verstehen.
- Mit der Betrachtung dieser Komponente lassen sich im Einzelfall Förderfaktoren und Hindernisse in der – die betroffene Person betreffenden – Umwelt identifizieren.

Personbezogene Faktoren
- Personbezogene Faktoren beschreiben den individuellen Lebenshintergrund und die Lebensführung eines Menschen und werden von der ICF nicht klassifiziert.
- Sie umfassen Aspekte, die nicht Teil des Gesundheitszustands oder -problems sind, und können – neben weiteren Faktoren – das Geschlecht, die ethnische Zugehörigkeit, das Alter, den Lebensstil, Gewohnheiten, die Erziehung, den sozialen Hintergrund, Bildung, den Beruf, Verhaltensmuster und Charakter sowie das individuelle Leistungsvermögen und andere Merkmale beinhalten.

16.3.3 ICF-Codierung

Die ICF-Codes bestehen aus einem alphanumerischen Codierungssystem (vgl. für eine umfassende Darstellung des Klassifizierungssystems z. B. Grötzbach und Iven 2009). An erster Stelle steht ein Buchstabe:
- **b** für Körperfunktion
- **s** für Körperstruktur
- **d** für Aktivität und Partizipation
- **e** für Umweltfaktoren

Das d kann optional durch a (Aktivität) oder p (Partizipation) ersetzt werden, wenn einer der Bereiche besonders hervorgehoben werden soll.
Jedem Buchstaben folgt ein numerischer Code, der mit der Nummer der Domäne beginnt (einziffrig). Ihr folgen Ziffern der Kategorien der zweiten Gliederungsebene (zweiziffrig) sowie der Items der dritten und vierten Ebene (je einziffrig).

Beispiele
b3300

b3	Körperfunktion, Domäne 3: Stimm- und Sprechfunktionen
b330	Kategorie: Funktionen des Redeflusses und des Sprechrhythmus
b3300	Sprechflüssigkeit

In Verbindung mit jeder Codierung steht ein Beurteilungsmerkmal, das das Gesundheitsniveau beschreibt, z. B. den Schweregrad einer Beeinträchtigung. Die Beurteilung erfolgt i. d. R. nach einem allgemeinen Bewertungsschema und wird mit einer Ziffer nach einem Punkt angegeben (▶ Tab. 16.1).

Tab. 16.1 Codierung der Beurteilungsmerkmale in der ICF

Codierung	Beurteilungsmerkmal
xxx.0	Problem nicht vorhanden
xxx.1	Problem leicht ausgeprägt

Tab. 16.1 Codierung der Beurteilungsmerkmale in der ICF *(Forts.)*	
Codierung	**Beurteilungsmerkmal**
xxx.2	Problem mäßig ausgeprägt
xxx.3	Problem erheblich ausgeprägt
xxx.4	Problem voll ausgeprägt
xxx.8	nicht spezifiziert
xxx.9	nicht anwendbar

Die Beurteilungsmerkmale variieren je nach Komponente:

- Körperfunktionen enthalten ein Beurteilungsmerkmal, das das Ausmaß der Schädigung beschreibt.
- Körperstrukturen werden mit drei Merkmalen beurteilt. Es erfolgt die Beschreibung von Ausmaß, Art und Lokalisation der Schädigung.
- Aktivitäten und Partizipation werden mit zwei Beurteilungsmerkmalen codiert. Sie betreffen Leistung und Leistungsfähigkeit eines Menschen. Im Einzelfall können diese mit zwei weiteren Ziffern um den Bedarf nach Assistenz und oder Hilfsmitteln ergänzt werden.
- Umweltfaktoren werden aus der Sicht der betreffenden Person als Barrieren oder Förderfaktoren beurteilt. Förderfaktoren werden mit einem + anstelle des Punkts im Code gekennzeichnet. Die Beurteilung erfolgt nach allgemeinem Schema (▶ Tab. 16.1).

Beispiele
Die Codierung b3300.4 würde demnach ein voll ausgeprägtes Problem der Sprechflüssigkeit bedeuten. Eine Codierung wie e310+4 würde aussagen, dass die betreffende Person dabei sehr viel Unterstützung im engsten Familienkreis bekommt.

16

ICF-Core-Sets

Im klinischen Bereich führte die Anwendung der ICF zur Entwicklung von „Core-Sets". Hierunter wird eine *„kurze Liste von relevanten ICF-Kategorien […] für eine spezifische Krankheit […], einen bestimmten Zweck […], eine bestimmte Berufsgruppe oder eine bestimmte Situation […]"* verstanden (Ewert et al. 2005, S. 183). Für mehrere Störungsbilder sind mittlerweile sog. Core-Sets entstanden oder in Entwicklung. Für den ICF-Nutzer bieten Core-Sets den Vorteil einer Vorstrukturierung der Problemschreibung respektive -codierung. So werden die 1.454 ICF-Kategorien für den Anwender überschaubar. Nachteilig wird die Nutzung von Core-Sets, wenn für den Betroffenen relevante Aspekte nicht erfasst werden, die in einem Core-Set nicht enthalten sind. Nutzer der ICF sind deshalb aufgefordert, stetig die gesamte ICF im Blick zu behalten und die Core-Sets nicht allein als Checkliste zu nutzen, die abzuarbeiten ist (Grötzbach und Iven 2009).

16.4 ICF für Kinder und Jugendliche: ICF-CY

Die ICF ist ein erwachsenenbezogenes Konstrukt, das viele Aspekte kindlicher Lebenswelten, die Entwicklungsdynamik sowie die Erziehungs- und Bildungseinflüsse bei Kindern nicht ausreichend beachten kann (Grötzbach und Iven 2009). Eine internationale Expertengruppe der WHO veröffentlichte deshalb 2007 die „International Classification of Functioning, Disability and Health, Children and Youth Version (ICF-CY)" (WHO, 2011). Sie:

- findet Anwendung bei Kindern und Jugendlichen von 0–18 Jahre
- greift die besonderen Wachstums-, Reifungs-, Lern- und Lebensbedingungen von Kindern und Jugendlichen auf
- formuliert entwicklungsspezifische Kontextfaktoren
- ist erweitert um sich entwickelnde Kompetenzen und Ressourcen bei betroffenen Kindern und Jugendlichen
- beachtet die im Kindes- und Jugendalter typischen Aspekte der Partizipation (Grötzbach & Iven 2009).

Die ICF-CY ist gleichermaßen strukturiert wie die ICF; die Beurteilung einzelner Faktoren von 0 bis 4 ist ebenfalls vorgesehen und lässt sich auf Verzögerungen und Nachholbedarfe im Kindes- und Jugendalter übertragen.

16.5 Anwendung der ICF

Bereits kurz nach ihrer Übersetzung hat die ICF in Deutschland zu einer Reihe von Konsequenzen geführt. Die ICF (Grötzbach und Iven 2009):

- ist als Konzept in das Sozialgesetzbuch IX integriert worden
- dient als Grundlage für sozialmedizinische Begutachtungen durch den Medizinischen Dienst der Krankenkassen (MDK)
- liegt Anträgen auf Rehabilitationsleistungen auf Kosten der gesetzlichen Krankenkassen zugrunde
- bildet die Basis für Heil- und Hilfsmittelverordnungen.

In der medizinischen Rehabilitation müssen demnach niedergelassene Vertragsärzte, Mitarbeiter der Krankenversicherungen, des medizinischen Dienstes der Krankenkassen und der Rehabilitationseinrichtungen Kenntnisse über die ICF besitzen. Der Informationsaustausch beruht überwiegend auf der Terminologie der ICF (Grötzbach 2006).

ICF in der Logopädie

ICF und ICF-CY sollen für die Sprachtherapie kein neues, differenziertes Codierungssystem für logopädische Störungsbilder bereitstellen, sondern schaffen einen grundlegend anderen Blick auf Störungen und Behinderungen. So kann eine Abwendung von dem Denken erfolgen, dass auf eine Standard-Diagnose eine Standard-Therapie zu erfolgen hat (Grötzbach & Iven 2009).

Für die Praxis bedeutet das, dass in der Befunderhebung neben standardisierten Verfahren zur Feststellung von Art und Ausmaß einer Störung auch informelle Verfahren und Erhebungen zu den individuellen Patientenbedürfnissen eingesetzt werden sollten.

Folgende Fragestellungen können so Einzug in das diagnostisch-therapeutische Handeln von Sprachtherapeuten halten (Grötzbach und Iven 2009):

- Wie wirken sich Probleme der Sprache, des Sprechens, des Schluckens, der Stimme und/oder der Kommunikation auf alltägliche Bedingungen aus?
- Welche subjektiv gefühlten Einschränkungen ergeben sich für die betroffene Person aus der objektiv feststellbaren Störung?
- Welche Hindernisse, aber auch welche Unterstützung erfährt die betroffene Person?
- Welche Ziele bestehen für die Therapie aus Sicht des Patienten, aus Sicht der Angehörigen?
- Wie kann und will der Betroffene an der Lösung seines Problems mitwirken?

Auch für die Planung von Therapiezielen und deren Evaluation ergeben sich nach Grötzbach und Iven (2009) aus dieser teilhabeorientierten und patientenbezogenen Sichtweise Veränderungen:

- Therapieziele werden vom Therapeuten *mit* dem Patienten festgelegt, nicht *für* ihn.
- Aus Teilhabe-Zielen leiten sich Ziele auf der Aktions- und Funktionsebene ab.
- Patienten schätzen den Therapieerfolg mit ein.
- Therapieerfolg misst sich an verbesserter Teilhabe und nicht ausschließlich anhand verbesserter Funktionen.

Für die Therapieplanung bedeutet dies, zunächst in einem Top-down-Prozess zu formulieren (und zu strukturieren):

- in welchen Lebensbereichen durch die Behandlung Veränderungen passieren sollen (worin das Ziel der Therapie/die Ziele bestehen)
- durch welche Aktivitäten diese Ziele erreicht werden können (gemeinsam mit dem Patienten)
- worin geeignete Funktionsziele bestehen, die die Aktivitäten verbessern sollen
- woran eine Zielerreichung für den Patienten erkennbar ist

(Grötzbach & Iven 2009).

Schwierigkeiten sehen die Autoren bereits in der Erfragung nach Teilhabezielen. Eine Frage wie „Was wollen Sie in der Therapie/Rehabilitation erreichen?“ genügt keinesfalls und evoziert meist stereotype Antworten, die den Wunsch beinhalten, „alles möge wie vor der Erkrankung/dem Ereignis werden“. Grötzbach (2004) empfiehlt statt globaler spezielle Fragen, die sich auf Lebensbereiche, Aktivitäten und Funktionen einer Person beziehen.

16

Beispiele

Fragen zu Patientenzielen

- Was bedeutet für Sie gesund werden/sein?
- Welche Dinge haben Sie vor Ihrer Erkrankung gern gemacht?
- Wozu ist es Ihnen wichtig, wieder richtig sprechen/schreiben/lesen zu können?
- Welche Dinge möchten Sie zu Hause gerne erledigen können?
- Welche Wünsche haben Sie für die Zeit nach der Therapie?

(Grötzbach 2004)

Im Rahmen des Therapieverlaufs werden diese Ziele wiederum in einem Bottom-up-Prozess umgesetzt. Kurz- und mittelfristige Zielstellungen in der Therapie verfolgen Verbesserungen des Handelns und Funktionierens im Alltag. Sie sind zeitlich gesehen in einem kurzen Zeitraum zu erreichen und müssen hierfür nach der SMART-Regel (van Cranenburgh 2007) spezifisch formuliert werden (▶ Tab. 16.2).

Tab. 16.2 SMART-Regeln für die Formulierung von kurz- und mittelfristigen Therapiezielen (nach Grötzbach 2004, S. 13).

Regel	Bedeutung
specific – genau	Welche Leistung soll sich verbessern?
measurable – messbar	In welchem Ausmaß soll sich die Leistung verbessern?
achievable – erreichbar	Ist das Ziel tatsächlich erreichbar?
relevant – bedeutsam	Ist das Ziel für den Patienten wichtig?
timed – bestimmt	In welchem Zeitraum soll das Ziel erreicht werden?

Die langfristigen, übergeordneten Ziele fokussieren die Teilhabe an – für den Patienten bedeutsamen – Lebensbereichen. Diese sind meist wesentlich weniger spezifisch formuliert und lassen sich häufig erst nach Monaten oder Jahren erreichen. Am Ende der Therapie sollen Patienten nach ihrer subjektiven Zufriedenheit mit dem Therapieverlauf und -ergebnis befragt werden.

! Zusammenfassend leiten sich Ziele im ICF-Gedanken nicht länger von Symptomen ab, sondern richten sich am Alltag eines Patienten aus (Goldenberg et al. 2002). Es geht als Ziel in einer Aphasietherapie z. B. nicht um eine Reduktion von sprachlichen Symptomen wie phonematischen Paraphasien, sondern darum, dass eine Patientin ihren Enkeln wieder die gewohnte Gute-Nacht-Geschichte erzählen kann.

17 Ethik in Praxis und Forschung

Judith Beier

17.1 Ethik als Teildisziplin der Philosophie

Die Philosophie als Geisteswissenschaft versteht sich als Orientierungs- und Reflexionswissenschaft. Ihr Ziel besteht darin, *„die Zeit, in der wir leben, zu begreifen, d. h. auf Begriffe zu bringen“* (Schulz 2011, S. 29). Der Frage „Was sollen wir tun?“ widmet sich die Moralphilosophie, die Ethik. Ethik (*griech. das sittliche Verständnis*) befasst sich mit der Moral, insbesondere hinsichtlich ihrer Begründbarkeit. Sie untersucht und beschreibt menschliches Handeln und Zusammenleben und sucht nach begründeten Antworten auf die Frage, was der Mensch tun soll. Bereits in der Antike befassten sich Menschen mit der Frage danach, was gutes Handeln ist und wie sie in einer Gemeinschaft neben- und miteinander Glückseligkeit finden können. So beschrieb Aristoteles (384–322 v. Chr.) als Naturwissenschaftler, Philosoph und Erzieher die Ethik als Teil der praktischen Philosophie.
„Ethisches Handeln folgt dem Allgemeinheits- bzw. Universalisierungsprinzip […]“ (Schulz 2011, S. 32). Unter reflektiertem ethisch-moralischem Handeln wird verstanden (Schulz 2011), dass:

- die Interessen aller an einer Situation Beteiligten berücksichtigt werden
- den Interessen des Gegenübers das gleiche Gewicht wie den eigenen Interessen zugeschrieben wird
- individuelle Sympathien sowie Freundschafts- und Feindschaftsverhältnisse für ein ethisch-moralisches Urteil nicht von Belang sind
- jede andere vernünftige Person unter ähnlichen individuellen und situativen Gegebenheiten ebenso handeln und urteilen würde

17.1.1 Ziele der Ethik

Die Ethik selbst formuliert keine konkreten Handlungsanweisungen für gutes Handeln. Vielmehr fragt sie danach, was eine Handlung zu einer guten Handlung macht. Sie:

- beschreibt systematisch-methodisch das menschliche Handeln
- befasst sich dabei mit der Qualität von Handlungen
- setzt sich mit den Begriffen Moral, das Gute, Pflicht, Sollen, Erlaubnis und menschlicher Freiheit auseinander
- will weder moralisieren noch idealisieren, vielmehr sucht sie nach Aussagen, die objektiv verbindlich sind

Die *deskriptive Ethik* beschreibt dabei die real geltenden Wertvorstellungen einer Gemeinschaft oder der Gesellschaft. Die *normative Ethik* formuliert darüber hinaus Kriterien, um eine Handlung hinsichtlich ihres moralischen Anspruchs zu prüfen, und äußert sich damit auch dazu, wie es sein soll (Schulz 2011).

17.1.2 Begriffsbestimmungen: Moral, Ethik und Ethos

Häufig werden folgende Begriffe synonym verwendet, obwohl ihnen unterschiedliche Konzepte zugrunde liegen:
Die Moral (*lat. Sitte*) beschreibt existierende Handlungsmuster, -konventionen, -regeln oder -prinzipien bestimmter Individuen, Gruppen oder Kulturen. Für den Einzelnen gelten individuelle Bewertungen, die sich auf Zustände oder Handlungsweisen beziehen. Die Haltung eines Menschen zu Schwangerschaftsabbrüchen stellt so eine moralische Bewertung dar. Die gesellschaftliche Moral beinhal-

tet Werte, die mehrheitlich in einer Gesellschaft herrschen, diese stellen gesellschaftliche Positionen dar. Bedeutsame gesellschaftliche Werte werden im Rechtssystem (in Form von Gesetzen) normiert (Neitzke 2013).

> ! Die Moral ist die Summe aller Werte eines einzelnen Menschen oder einer Gesellschaft.

Ethik hingegen befasst sich mit Moral, sie findet immer dann statt, wenn moralische Haltungen, Normen oder Bewertungen individuell oder in einer Gruppe reflektiert und diskutiert werden (Neitzke 2013).

> ! *„Ethik stellt u. a. ein System zur Begründung von moralischen Regeln dar. In diesem Sinne leistet Ethik einen Beitrag zur Verständigung und Einigung über moralische Herausforderungen"* (Neitzke 2013, S. 10).

Der Duden definiert Ethos (*griech. Gewohnheit, Gesittung, Charakter*) als eine „vom Bewusstsein sittlicher Werte geprägte Gesinnung" oder „Gesamthaltung", als „ethisches Bewusstsein" oder auch als Ethik im Sinne der Gesamtheit sittlicher Normen und Maximen, die einer (verantwortungsbewussten) Einstellung einer Person zugrunde liegen (Duden 2014). Schon Aristoteles verstand unter Ethos die reflektierte Charakterhaltung und Denkweise eines vernunftbegabten Menschen, der sich nicht unreflektiert von traditionellen Normen und Wertvorstellungen einer Gemeinschaft oder Gesellschaft leiten lässt (Schulz 2011).

> ! Ethos meint eine moralische Gesamthaltung, die aus den Lebensgrundsätzen einer Gesellschaft (z. B. der Berufsethos) oder eines Menschen besteht.

17.1.3 Angewandte Ethik

Unter angewandter Ethik werden bereichsspezifische, sog. Bereichs- oder Bindestrichethiken verstanden. Auf der Grundlage der allgemeinen, philosophischen Ethik beschäftigen sich Bereichsethiken mit den Erkenntnissen und Problemen spezifischer Fachgebiete. Die Notwendigkeit ihrer Formulierung wird durch modernen Fortschritt in bestimmten Fachbereichen und damit verbundenen neuen ethisch-moralischen Fragen erklärt (Vieth 2006). Ihre Bezeichnungen sind – entgegen vielen anderen Begriffen in der Philosophie – ungeschützt (ebd.). So strebt die Bioethik, die 1971 durch den Onkologen Rennselaer Potters eingeführt wurde, die Synthese von Naturwissenschaften und der Moralphilosophie an. Sie umfasst neben der Bio-Medizinischen Ethik auch die Tierethik und die ökologische Ethik und nimmt sich damit ethisch-moralischen Bewertungen von Eingriffen jedweder Art in pflanzliches, tierisches und menschliches Leben sowie der Forschung in diesen Bereichen an (Schulz 2011). In einer moderneren und engeren Betrachtung beschränkt sich die Bioethik auf die medizinische Ethik, die aus der traditionellen Arztethik hervorgeht und sich zentral damit beschäftigt, was Ärzte zum Wohl ihrer Patienten tun bzw. nicht tun sollen (ebd.). Heute wird die Medizinethik in die drei Bereichsethiken gegliedert (Neitzke 2013):

- Klinische Ethik (Ethik der Patientenversorgung)
- Public Health Ethic (Ethik in Gesundheitswesen und -politik)
- Forschungsethik (Innovationen in der Gesundheitsversorgung)

Die Ethik der Sprachtherapie ist eng verbunden mit der Ethik des Gesundheitswesens (Schulz 2011). Ein aus der Berufsgruppe der Sprachtherapeuten formulierter Begriff für eine Bereichsethik als „Ethik der Sprachtherapie" existiert bis dato offiziell nicht.

17.2 Ethik in der Sprachtherapie

17.2.1 Gemeinsamkeiten und Unterschiede zwischen Arztethik und Ethik in der Sprachtherapie

Kathrin Schulz formuliert in der bisher einzigen spezifischen Publikation zu Ethik in der Sprachtherapie Gemeinsamkeiten und Unterschiede zwischen arztethischen Aspekten und einer Ethik, wie sie für die Sprachtherapie denkbar wäre (Schulz 2011):

- Sprachtherapeuten als medizinische Heilberufler sind in ihrem Handeln, wie der Arzt auch, bestimmt durch eine Ethik des Heilens.
- Ethisch relevante Fragen nach dem Umgang mit (schwierigen) Patienten, ihren Angehörigen, dementen und/oder nichteinwilligungsfähigen Patienten und Therapieabbrüchen betreffen beide Disziplinen. Der interpersonelle Kontakt zwischen Therapeut und Patient ist allerdings stärker ausgeprägt als bei einer gewöhnlichen Arzt-Patient-Beziehung.
- Ein wesentlicher Unterschied zur Medizin besteht darin, dass Sprachtherapeuten seltener mit lebensbedrohlichen Erkrankungen konfrontiert sind. Lebenserhaltende Maßnahmen in der Medizin sind normativ und damit ethisch legitim; sie bedürfen keiner weiteren Handlungsbegründung. In der Sprachtherapie hingegen betreffen die Interessen von Patienten schwerpunktmäßig psychologische, subjektive Empfindungen und bedürfen deshalb einer externen Legitimation durch Ärzte (die dem subjektiven Interesse in Form einer Diagnose normative Kraft verleihen) und Krankenkassen (die die Kosten einer Behandlung tragen).
- Die medizinischen Heilberufe besetzen aktuell und zukünftig noch stärker die Arbeitsfelder der Rehabilitation und Prävention. Hier ergeben sich besondere ethische Konflikte, die sich von der kurativen Medizin unterscheiden.

17.2.2 Medizinethische Prinzipien

Die Principles of Biomedical Ethics (Beauchamp und Childress 2009) sind drei bzw. vier abstrakte Prinzipien eines Modells für biomedizinische Entscheidungsfragen und wurden erstmals 1977 publiziert. Primär für die biomedizinische Forschung formuliert, nehmen sie ebenfalls Einfluss auf die ethisch-moralische Reflexion klinischen Handelns:

- **Respekt vor dem Selbstbestimmungsrecht von Personen** (respect for autonomy): Freiheitsrechte des Patienten müssen geachtet, die Mitwirkung an Entscheidungen im medizinischen Prozess muss dem Patienten ermöglicht werden. Das Autonomieprinzip findet seinen Ausdruck in der Notwendigkeit

eines informierten Einverständnisses (informed consent) vor jeder medizinischen Handlung.
- **Wohltun** (beneficence) **und Nichtschaden** (nonmaleficence): Nutzen und Schaden einer medizinischen Handlung müssen abgewogen werden. Schaden kann hier sowohl als *Schädigung* i. S. einer negativen Auswirkung auf die Gesundheit eines Menschen wie auch als *Belastung*, d. h. eine Störung des Gesamtbefindens, definiert werden. Das Prinzip des Nichtschadens steht häufig in Wechselwirkung zum Autonomieprinzip: So kann ein Patient in eine Therapie einwilligen, die zwar belastend, langfristig aber von Nutzen sein kann.
- **Gerechtigkeit** (justice): Leistungen in der Gesundheitsversorgung müssen gerecht verteilt sein.

Ergänzt werden diese Prinzipien erster Ordnung durch Prinzipien zweiter Ordnung wie **Vertraulichkeit, Verschwiegenheit, Privatheit** und **Wahrhaftigkeit** (Schulz 2011).

„Die Geltung dieser Prinzipien lässt sich […] aus dem Gedanken der Würde und Selbstzweckhaftigkeit von Personen entwickeln" (Heinrichs 2013, S. 25). Dieses Würdeprinzip findet sich z. B. im Ethikkodex des Berufsverbands **logopädie**austria wieder, sowohl für die allgemeine Berufserfüllung als auch in der sprachtherapeutischen Forschung im Speziellen (Heinrichs 2013). Für Berufszugehörige des dbl finden sich Formulierungen zur Menschenwürde in der Präambel der Berufsordnung (dbl 1998).

Kritisch am Vier-Prinzipien-Modell betrachtet Schulz (2011) die fehlende Rangordnung der Prinzipien im Fall eines Konflikts zwischen diesen sowie die beliebige Dehnbarkeit ihrer Inhalte. Dennoch gelten die Grundgedanken, die ihnen zugrunde liegen, über den Bereich der Medizin hinaus auch für alle anderen Heil- und Therapieberufe und finden sich in sprachtherapeutischer Literatur wieder (Schulz 2011).

17.2.3 Ethisch-moralische Reflexion in der Sprachtherapie

Gegenstand der ethisch-moralischen Reflexion von Sprachtherapeuten sind die Handlungsfelder Diagnostik, Therapie, Beratung sowie Wissenschaft und Forschung. Jede ethische Reflexion in der Sprachtherapie muss die systematischen Umstände (andere Akteure und Institutionen des Gesundheitswesens) mit einschließen (Schulz 2011).

Berufsordnung und -kodex

Berufliche Werte und Normen ergeben sich für eine einzelne Person aus der Zugehörigkeit zu seiner Berufsgruppe. Sie dienen als Leitvorstellungen und Orientierungsmaßstäbe und werden innerhalb der Berufsgruppe als bedeutsam erachtet; festgeschrieben sind diese Werte und Normen durch den Berufskodex, der auch als Ethikkodex bezeichnet wird (Lauber 2007). Ein Berufskodex ist *„ein zusammenhängendes Ganzes von ethischen Prinzipien und Regeln bezüglich der Ziele und Werte eines Berufes und die Haltung und das Verhalten, die für das Fördern und Evaluieren des beruflichen Handelns notwendig sind"* (van der Arend und Gastmans 1996, S. 56)

Die Berufsordnung des Deutschen Bundesverbandes für Logopädie (dbl) von 1998 wurde aus dem europäischen Ethikcode abgeleitet. *„Die darin festgelegten ethischen Standards werden von den Berufsangehörigen eingehalten"* (dbl 1998, 2010). Der Ethikcode des europäischen Dachverbands „Committee of Speech and Language

Therapists in the European Community" (CPLOL) von 1993 beinhaltet folgende Festlegungen zu ethisch-moralischen Bereichen der Sprachtherapie und nimmt dabei Bezug auf die biomedizin-ethischen Prinzipien von Beauchamp und Childress (2009):

- Eigenverantwortung
- professionelles Verhalten
- Verantwortung gegenüber Patienten und Klienten
- Vertraulichkeit
- Verantwortung gegenüber Kollegen
- Verantwortung gegenüber der Gesellschaft
- ethische Richtlinien für Forschung.

Der dbl (1998, 2010) beschreibt die Bewusstmachung und Durchsetzung ethischer Grundgedanken innerhalb der Berufsgruppe aufgrund finanzieller Probleme der Versorgung in Form aktueller Rationierung von Heilmitteln im Gesundheitswesen als dringend notwendig. Weitere ethische Herausforderungen ergeben sich laut Berufsordnung und -leitlinien auch durch die Arbeit von Logopäden mit Menschen anderer Kulturen und durch unterschiedliche berufliche Rollen der Berufsausübenden (Arbeitsgeber, Lehrende, Forschende etc.).

Zusammenfassend berücksichtigen und verwirklichen Sprachtherapeuten in ihrer Arbeit folgende Momente (Schulz 2011):

- **Ethische Prinzipien (auch als therapeutisches Ziel)**:
  Therapeutisches Handeln folgt dem Prinzip der Leidensminderung und des Heilens. Es verwirklicht Selbstschätzung, Fürsorge und Gerechtigkeit. Sprachtherapeuten übernehmen Verantwortung für sowohl vorausgesehene und prinzipiell voraussehbare Folgen als auch für nicht sicher auszuschließende Spätfolgen ihres Handelns.
- **Fähigkeiten des Handelnden:** Sprachtherapeuten besitzen kognitive und emotionale Kompetenzen hinsichtlich einer differenzierten Urteilsbildung.
- **Therapeutische Grundhaltung:** Die Haltung eines Sprachtherapeuten ist durch Empfänglichkeit für die Bedürfnisse des Gegenübers sowie von Achtsamkeit geprägt.
- **Außermoralische Befähigung** (und damit selbst Objekt ethisch-moralischer Reflexion): Sprachtherapeuten verfügen über Fachkompetenz und erneuern und erweitern ihr Wissen fortlaufend.

Ethik in der Diagnostik

Die sprachtherapeutische Diagnostik sucht systematisch nach Entscheidungsgrundlagen für Initiierung und Argumentation von Therapiemaßnahmen (Schulz 2011). Therapeutische Interventionen müssen durch eine ärztliche Diagnose legitimiert werden, Wieland (1975, zit. in Schulz 2011) spricht hier von Diagnosezwang. Dieser ergibt sich auch auf Seiten des Patienten; auf der Basis gesellschaftlicher Betrachtung von Normalität und Krankheit als Abweichung von der Norm bewerten auch Patienten ihre Symptome und kommen mit Voreinstellungen zum Arzt oder Therapeuten (Schulz 2011). *„Die Diagnose vermittelt zwischen einem medizinischen und gesellschaftlichen Verständnis von Gesundheit und Krankheit"* (Schulz 2011, S. 148).

17

Mögliche ethisch-moralische Konflikte in der Diagnostik

- Diagnostizieren ist etwas Alltägliches: Menschen schätzen sich fortlaufend anhand weniger beobachtbarer Merkmale gegenseitig ein und „machen sich

ein Bild“ des Gegenübers. Dieses Bild ist lücken- und oft fehlerhaft, gewöhnlich wird dieser Umstand reflektiert. Eine wissenschaftliche Diagnose hingegen erhebt einen Objektivitätsanspruch; sie macht anhand weniger Testitems eine Aussage über die getestete Person. Diese „Anmaßung“ sollten Sprachtherapeuten reflektieren.
- Die Rollenverteilung zwischen Diagnostiker und Diagnostiziertem bleibt meist unreflektiert. Weil in der „Deutung des anderen“ aber klar unausgewogene Machtverhältnisse erkennbar sind und Diagnosen – selbst Formulierungen eines Risikos – weitreichende Folgen für das Leben des Patienten haben können (Peter und Pomnitz 2013, Rosenkötter 2013), ist diese Beziehung unbedingt zu reflektieren.
- Häufig werden testtheoretische Hintergründe ebenfalls nicht reflektiert. Therapeutische Entscheidungen, die der Diagnostik folgen, basieren auf Vorannahmen, die unreflektiert bleiben.
- Normierten Untersuchungsverfahren liegt ein Vergleichsmaßstab für das Unnormale zugrunde. Häufig bleiben der gesellschaftliche Normierungsdiskurs und der damit verbundene Zwang zur Normalität in der Sprachtherapie unreflektiert.

(Schulz 2011)

Ideen zu einem reflektierten Umgang mit diagnostischen Fragen
- Die Prinzipen der Leidensminderung und des Heilens gelten auch für das Arbeitsfeld der Diagnostik: Sprachtherapeuten reflektieren den Zusammenhang zwischen Leidensminderung und Diagnosestellung.
- Sprachtherapeuten übernehmen auch im Diagnostikprozess Verantwortung für ihr Handeln. Hier sollen v. a. die Folgen und damit der Einsatz von Diagnostiken bedacht werden, die nicht unmittelbar mit der Diagnose (als Ausgangspunkt für die Einleitung therapeutischer Maßnahmen) in Beziehung stehen.
- Der diagnostische Prozess wird als ethisch relevante Situation wahrgenommen; Sprachtherapeuten sind sich über die verschiedenen Interessen und Normvorstellungen aller Beteiligten bewusst und reflektieren diese.
- Sprachtherapeuten können Patienten in ihrer Würde annehmen; ein Testurteil ist kein Urteil über den getesteten Menschen.

(Schulz 2011)

Ethik in der Therapie

Nach Franke (1998) sind unter Sprachtherapie diejenigen Maßnahmen zu verstehen, die einer Besserung oder Heilung einer Störung oder Krankheit dienlich sind. Grohnfeldt (2007) betont, dass therapeutische Handlungen maßgeblich von dem zugrunde liegenden Menschenbild des Sprachtherapeuten abhängig sind. Sprachtherapie ist ein dialogischer Prozess und damit nicht vollständig quantifizier- oder messbar. Zunehmend aber werden quantifizierbare Wirksamkeitsnachweise für sprachtherapeutische Maßnahmen gefordert, mit technischen Mitteln soll die Nützlichkeit therapeutischer Maßnahmen ermittelt werden. Wissenschaftliche Untersuchungen ermöglichen Transparenz von Therapieprozessen und -ergebnissen und sind damit sinnvoll, ein ethischer Sinn unterliegt ihnen jedoch nicht (Schulz 2011).

Die positive Konnotation des Begriffs Therapie lebt von der laut Schulz (2011) oft unreflektierten Unterstellung, Therapie sei eine Wiedergutmachung und würde die Lücke schließen zwischen dem Was-Sein-Soll (weil es gesund und richtig ist) und dem aktuellen Nicht-Sein-Sollenden, das krank und schlecht ist. Aus ethischer Sicht aber besteht die Legitimation von Therapie nicht in der Gesundheit selbst, sondern in den Prinzipien der Leidensminderung und des Heilens.

Mögliche ethisch-moralische Konflikte in der Therapie

- Sprachtherapie findet in unmittelbarem Miteinander statt. Die interaktionellen Beziehungen zwischen Sprachtherapeuten, Patienten und anderen im therapeutischen Prozess involvierten Personen müssen reflektiert werden. Häufig zeigen sachlich orientierte Therapeuten wenig Reflexionsbereitschaft hinsichtlich ethisch-moralischer Prinzipien. Patienten werden zwar *korrekt* über Diagnose und Therapiemöglichkeiten aufgeklärt, bleiben aber mit der Verantwortungsübernahme von Therapiefolgen auf sich gestellt (Schulz 2011).
- Wie in der Diagnostik bleiben auch Therapiekonzepte und ihre zugrunde liegenden Annahmen unreflektiert. So kommt es bereits in der Konzeption von Therapieansätzen in der Kindersprachtherapie zu sog. *frame clashes*, die zur Folge haben, dass zwischen Therapiezielen und -methoden Brüche in Theorie und Umsetzung bestehen (Duchan 2004). Die aktuelle Entwicklung der Sprachtherapie bringt mit sich, dass erstmals in der Disziplin auf wissenschaftlicher Ebene neben Therapiezielen auch Methoden theoretisch begründet werden müssen (Rausch und Siegmüller 2013).
- Bewusste und unbewusste fachliche Inkompetenz stellt eine hohe Gefährdung ethisch-moralischer Grundsätze in der Sprachtherapie dar. Ohne Fachkompetenz können Sprachtherapeuten für ihr Handeln keine Verantwortung übernehmen, die Prinzipien des Heilens und der Leidensminderung sehen sich hier bedroht.

Ideen zu einem reflektierten Umgang mit therapeutischen Fragen

- Die therapeutische Situation wird als eine ethisch-moralische wahrgenommen. Unterschiedliche Interessen von Patienten, Angehörigen, Ärzten und Krankenkassen werden wahrgenommen und reflektiert. Eigene Gefühle und die der Patienten werden differenziert wahrgenommen. Sprachtherapeuten können sich ihren Patienten angemessen fürsorglich zuwenden und deren Autonomie wahren.
- Sprachtherapeuten sind sich darüber bewusst, dass ihr Handeln selbst und die therapeutische Methode fehlbar sind. Sie wissen über ihr Wissen, ebenso über ihr Nicht-Wissen und seine Folgen.

(Schulz 2011)

Ethik in der Beratung

Beratung hat zum Ziel, den Ratsuchenden zu einer selbstverantwortlichen und sachgerechten Entscheidung zu verhelfen. Es handelt sich dabei um *„systematische, begleitende und fachlich themenbezogene Gespräche mit dem Patienten"* (Schulz 2011, S. 157). Gefahren aus ethisch-moralischer Sicht ergeben sich wie in der Diagnostik und Therapie durch die Abhängigkeit der beteiligten Personen voneinander; mit seinem Wissensvorsprung ist der Sprachtherapeut dem Ratsuchenden überlegen. Durch eine verantwortungsvolle, unvoreingenommene und reflektierte Handlung kann erreicht werden, dass sich für den Ratsuchenden durch das Aufzeigen von Informationen, Alternativen und Risiken Handlungsspielräume und Wahlmöglichkeiten erweitern (Schulz 2011).

17.3 Ethik in der sprachtherapeutischen Forschung

Forschung ist eine der Grundbedingungen für Fortschritt, so auch in der Medizin und im Gesundheitswesen. Im Rahmen der Entwicklung spezifischer sprachtherapeutischer Forschung ist die Forderung nach einer Forschungsethik berechtigt. Denn *„Forschung ist nicht für sich genommen ‚gut' oder ‚schlecht', sondern sie wird gut durch ihre Umsetzung in der wissenschaftlichen Praxis"* (Neitzke 2013, S. 9).

17.3.1 Moralische Werte in der (medizinischen) Forschung

Die moralischen Werte von Forschung finden sich in den biomedizinischen Prinzipien erster und zweiter Ordnung nach Beauchamp und Childress (2009). Als höchster moralischer Wert, der in Deutschland Verfassungsrang genießt, kann die *Menschenwürde* und ihr Schutz im Rahmen von Forschung verstanden werden (Neitzke 2013).

Die Deklaration von Helsinki in 1964 stellte die erste weltweit geltende Empfehlung zur Forschungsethik dar. Sie ist seitdem mehrfach revidiert worden und gilt derzeit in der Fassung von Fortaleza 2013 (WMA 2013). Die Deklaration ist eine Erklärung des Weltärzteverbands und richtet sich damit primär an forschende Mediziner. Bereits Artikel 2 der Erklärung aber fordert, dass sich auch andere an gesundheitsbezogener Forschung beteiligte Berufsgruppen an den Normen der Deklaration orientieren. So kann sich auch sprachtherapeutische Forschung an ihr orientieren (Neitzke 2013). Sie beinhaltet u. a. Empfehlungen für folgende Bereiche von Forschung an und mit dem Menschen (für eine vollständige Darstellung vgl. WMA 2013):

- **Generelle Prinzipien:** Hier finden sich in Artikel 3 bis 15 ethisch-moralische Prinzipien, die in den Kapiteln zuvor dargestellt wurden. In Artikel 9 findet sich so die Formulierung: *„It is the duty of physicians […] to protect the life, health, dignity, integrity, right to self-determination, privacy, and confidentiality of personal information of research subjects. The responsibility for the protection of research subjects must always rest with the physician or other health care professionals and never with the research subjects, even though they have given consent"* (WMA 2013, S. 2).
- **Risiken, Belastungen und Nutzen:** Es ist zu prüfen, ob es sich bei dem erwarteten Nutzen möglicherweise um Fremdnutzen (d. h. den Probanden selbst nutzt die Teilnahme an einer Studie nicht) handelt. In diesem Fall wiegen mögliche Schädigungen und Belastungen bei einer Teilnahme weitaus schwerer als im Fall eines direkten Nutzens für die Probanden.
- **Vulnerable Gruppen und Personen:** Verletzliche Gruppen und Personen sind im besonderen Maße innerhalb von Forschungsprojekten zu schützen. Forschung mit und an ihnen ist nur moralisch vertretbar, wenn die Forschungsfragen nicht durch Untersuchungen an einer nicht vulnerablen Gruppe beantwortet werden können und Forschungsteilnehmer unmittelbar Nutzen von der Forschung erwarten können.
- **Wissenschaftliche Anforderungen und Studienprotokolle:** Forschung an und mit Menschen muss einem wissenschaftlich korrekten Vorgehen entsprechen; in einem Studienprotokoll sollen Studiendesign und das weitere Vorgehen klar und konkret festgehalten werden. Forschung darf nur von wis-

senschaftlich qualifizierten Personen durchgeführt werden und muss Zwischenauswertungen beinhalten, die zum Abbruch eines Projekts führen, sobald eine Studiengruppe im Vergleich zu einer weiteren einen signifikanten Behandlungsvorteil aufweist.
- **Ethikkommissionen:** Das Studienprotokoll muss eine positive Zustimmung einer Ethikkommission erhalten, bevor eine Studie umgesetzt werden darf. Darüber hinaus sollen Ethikkommissionen laufende Forschungsprojekte beaufsichtigen.
- **Datenschutz und Schweigepflicht**
- **Informed Consent** (informierte Einwilligung): Die Autonomie von Probanden wird durch ihr informiertes Einverständnis gewahrt. Hierbei gibt der Proband nach angemessener Aufklärung seine freiwillige Zustimmung zur Teilnahme an einem Forschungsprojekt.

„Forschungsethik ist die aktive, verantwortungsbewusste Reflexion und Lösung der moralischen Herausforderungen in Zusammenhang mit (gesundheitsbezogenen) Forschungsprojekten" (Neitzke 2013, S. 20). Es scheint sinnvoll, die Empfehlungen der Deklaration von Helsinki für die medizinische Forschung auf ihre Eignung hinsichtlich einer Übernahme in forschungsethische Gedanken in der Sprachtherapie zu überprüfen (Neitzke 2013).

17.3.2 Informed consent

Die informierte Einwilligung meint eine *„bewusste Zustimmung einer Person oder ihres bevollmächtigten Vertreters, als Proband an einem Forschungsprojekt teilzunehmen"* (Schnell und Heinritz 2006, S. 20 f.). Sie erfordert neben der Freiwilligkeit eine umfangreiche Aufklärung und bedarf folgender Voraussetzungen (Neitzke 2013, Heinrichs 2013):

- ausreichende und verständliche Information über Ziele und Ablauf der Studie sowie mögliche Vor- und Nachteile einer Teilnahme
- ehrliche Darstellung von Finanzierung und möglichen Interessenkonflikten auf Seiten des Forschenden
- ausreichend Zeit und Möglichkeiten für Rückfragen zur Meinungsbildung
- Überprüfung des Verständnisses auf Seiten des potenziellen Probanden durch den Forschenden
- keine Herbeiführung der Zustimmung durch Gewalt, Zwang, Betrug oder Täuschung
- Reflexion möglicher Abhängigkeiten von Forschenden und Probanden, wenn Forschende ebenso zuvor behandelnde Therapeuten und Probanden Patienten derselben waren
- Aufklärung über das Recht auf Rücknahme einer einmal erteilten Zustimmung zu jeder Zeit und ohne negative Konsequenzen

> **!** Es sei darauf hingewiesen, dass die informierte Einwilligung auch vor dem Einsetzen diagnostischer und therapeutischer Prozesse aus ethisch-moralischer Sicht von jedem Patienten einzuholen ist.

Bei Minderjährigen, geistig behinderten und dementen Menschen muss eine mögliche Inkompetenz hinsichtlich der Einwilligungsfähigkeit in die Teilnahme

an Forschungsprojekten angenommen oder mindestens reflektiert werden (Heinrichs 2013). Bei nichteinwilligungsfähigen Personen geschieht die Einwilligung dann durch Sorgeberechtigte nach entsprechender Aufklärung (Neitzke 2013). Forschende sollen, so die Empfehlung der Deklaration von Helsinki, die hier geltende Rechtslage ihres Landes respektieren; in Deutschland müssen bei risikoreichen Studien beide Sorgeberechtigten zustimmen (ebd.). Unabhängig davon sind auch nichteinwilligungsfähige Probanden (bzw. Patienten) über das Forschungsvorhaben (bzw. den Eingriff) so weit zu informieren, wie es ihrer Auffassungsfähigkeit entspricht (Hick 2007). Ablehnungen durch nichteinwilligungsfähige Personen sind zu respektieren (Neitzke 2013).
Rohdenburg und Kolleginnen (2013) schlagen einen dreiphasigen Ablauf für die Einholung der Einwilligung von Kindern in der sprachtherapeutischen Forschung vor:

1. Das Kind wird verbal (kindgerecht) über die Studie aufgeklärt; es wird abgesichert, dass das Kind die Informationen versteht. Ein Ritual wird geschaffen, so kann eine Handpuppe/ein Spiel eingeführt werden. Zum Ende einer solchen ersten Sitzung wird das Kind gefragt, ob es erneut wiederkommen (die Handpuppe wiedersehen/das Spiel erneut spielen) will. Alternativ kann eine Kennenlernsituation zwischen Testleiter und Kind durch eine dritte Person beobachtet und darin die (positive/negative) Haltung des Kindes gegenüber der Gesamtsituation erfasst werden.
2. Da Kinder häufig erst in einer wiederholten Situation eine eindeutige Meinung zeigen, findet ein Wiedersehen zwischen Testleiter und Kind statt. Letzteres wird gefragt, ob es wieder mit der Handpuppe bzw. das Spiel vom letzten Mal spielen möchte. Dies wird als Einverständnis*erteilung* durch das Kind gewertet. Alternativ findet in dieser zweiten Sitzung die Einführung einer Handpuppe/eines Spiels als Ritual statt. Es wird beobachtet, ob das Kind der Situation positiv gegenübersteht (und damit seine Zustimmung erteilt).
3. Letztlich muss durch wiederholte Beobachtung abgesichert werden, dass die Zustimmung des Kindes weiterhin gilt (Einverständnis*erhaltung*). *„Wenn im Verlauf der Studie bemerkt wird, dass das Kind den Ansprüchen nicht (mehr) gewachsen ist, wird abgebrochen“* (Rohdenburg et al. 2013, S. 145).

Die Autorinnen betonen, dass durch einen solchen Prozess die eigenständige Rolle des Kindes als Proband am stärksten gewahrt werden kann. *„Dieser Prozess ist konkreter und einfacher auf das Alter und den Entwicklungsstand des Kindes anzupassen als eine abstrakte Entscheidung vor Beginn der Therapiestudie“* (Rohdenburg et al. 2013, S. 145).

17.3.3 Forschung mit Kindern

17

Kinder sind zur Gruppe vulnerabler Personen zu zählen und in besonderem Maße zu schützen:

- Forschung an vulnerablen Gruppen ist nur dann zulässig, wenn sie nicht stellvertretend an anderen Personen durchgeführt werden kann. In der Sprachtherapie ist dies bei der Erforschung von Entwicklungsverläufen und -störungen von Kindern gegeben (Neitzke 2013).
- Bei überwiegend fremdnütziger Forschung sollte mindestens ein Gruppennutzen beschrieben werden können; die Studienteilnehmer tragen so zu einer besseren Gesundheitsversorgung von gleichermaßen Betroffenen bei, auch

wenn sie selbst direkt keinen Nutzen aus der Forschungsteilnahme ziehen. Zusätzlich dürfen in einem solchen Fall nur geringe Risiken und/oder Belastungen für teilnehmende Kinder entstehen. In der Sprachtherapieforschung, in der es seltener zu körperlichen Schädigungen kommen dürfte, sind hier v. a. mögliche psychische Folgeschäden zu beachten; so kann es zu einem erhöhten Störungsbewusstsein des Kindes (oder seiner Umwelt) und zu Veränderungen der persönlichen Beziehungen (zu Angehörigen und anderen Bezugspersonen) kommen (ebd.).

- Auch wenn Eltern bzw. Erziehungsberechtigte bis zur Geschäftsfähigkeit eines Kindes über die Pflicht des Schutzes desselben verfügen (Ross 2008) und das Recht auf „Pflege und Erziehung des Kindes" mit ihrer Unterschrift an den Testleiter delegieren, haben Kinder das Recht, über Ziele und Ablauf einer Studie in kindgerechter Weise aufgeklärt zu werden. Dabei ist zu beachten, dass Geschäftsfähigkeit am biologischen Alter des Kindes bemessen (und gesetzlich geregelt) ist; dennoch kann ein nicht geschäftsfähiges Kind einwilligungsfähig sein. Die Einwilligungsfähigkeit hängt von der kognitiven Reife eines Kindes ab und ist bis dato juristisch nicht eindeutig geregelt (Rohdenburg, Siegmüller und Ringmann 2013). Eine absolute Grenze scheint bei etwa drei Jahren zu liegen (Rohdenburg et al. 2013, Schickhardt 2013). Die Deklaration von Helsinki empfiehlt, ergänzend zur Einwilligung der Eltern auch immer eine Zustimmung durch das Kind einzuholen. Hier ist die Unterscheidung in consent (Einwilligung durch die Eltern) und assent (Zustimmung durch das Kind) vorzunehmen (Dockett, Einarsdottir und Perry 2009).

17.3.4 Ethikkommissionen

Ethikkommissionen werden in Deutschland überwiegend im medizinischen Bereich einberufen. In Deutschland ist ihre Zustimmung zu Forschungsvorhaben für die Arzneimittelforschung gesetzlich vorgeschrieben, für andere Gebiete der biomedizinischen Forschung gilt ihr Votum als Empfehlung und ist derzeit nicht rechtlich bindend (Neitzke 2013, Reichel 2013, Doppelfeld 2009). Ethikkommissionen finden sich in Deutschland als gesetzlich legitimierte regionale und institutionell zuständige Kommissionen an medizinischen Fakultäten von Universitätskliniken und den Ärztekammern der Bundesländer und sind zuständig für medizinische Forschung (Reichel 2013). Ihre Öffnung für Begutachtungsanträge anderer Berufsgruppen, die ebenfalls mit Menschen stattfinden, ist in Deutschland bis heute unterschiedlich weit vorangeschritten und durch den „Arbeitskreis medizinischer Ethik-Kommissionen" empfohlen worden (Gerhards et al. 1999). Trotz dieser positiven (aber bei Weitem nicht zufriedenstellenden) Entwicklung spielt die Frage nach der Kompetenz eines medizinischen Gremiums für die Begutachtung sprachtherapeutischer Forschung eine große Rolle. Ethikkommissionen sollen kompetent sein. *„Es fällt auf, dass in deutschen Ethikkommissionen kaum Patientenvertreter, Bürger oder Angehörige therapeutischer Berufsgruppen vertreten sind"* (Neitzke 2013, S. 20). Es scheint deshalb notwendig, dass die Sprachtherapie selbst Ethikkommissionen initiiert und einsetzt. Die Hochschule Fresenius in Idstein gründete 2009 in Zusammenhang mit der Einrichtung eines Masterstudienganges Therapiewissenschaften eine hochschuleigene Ethikkommission (Hochschule Fresenius 2009). Reichel (2013) merkt an, dass es in der fortschreitenden Entwicklung zur Gründung von berufsspezifischen Ethikkommissionen u. a. *„zu diskutieren [ist],* *welche Wertvorstellungen die Professionsangehörigen für den Umgang mit Forschungsteilnehmenden und die Durchführung von Forschungsprojekten als zentral [erachten] und wie interdisziplinär dann auf welche Prinzipien, Dokumente und Regularien anderer Disziplinen Bezug genommen werden kann. Was soll als passend und angemessen gelten? Der zentrale Zielpunkt forschungsethischer Fragestellungen, Beratung und Begutachtung ist und bleibt der Schutz der an der Forschung teilnehmenden Menschen. Dieser ist weniger disziplinspezifisch als transdisziplinär zu diskutieren*" (Reichel 2013, S. 236).

Anhang

Literatur

Abbeduto L, Hesketh L. Pragmatic development in individuals with mental Retardation: Learning to use language in social interactions. Mental Retardation and Developmental Disabilities Research Reviews 1997; 3:323–333.

Abdalla F. Specific Language Impairment in Arabic-Speaking Children. Deficits in Morphosyntax. Montreal: Unpub. Diss. McGill University, 2002.

Ackermann H, Hertrich I, Ziegler W. Prosodische Störungen bei neurologischen Erkrankungen – eine Literaturübersicht. Fortschritte in der Neurologie und Psychiatrie 1993; 61:241–253.

Ackermann H, Ziegler W. Acoustic analysis of vocal instability in cerebellar dysfunction. Annals of Otology, Rhinology, and Laryngology 1994; 103:98–104.

Ackermann H, Ziegler W. Cerebellar voice tremor: an acoustic analysis. Journal of Neurology, Neurosurgery, and Psychiatry 1991; 54:74–76.

Ackermann H, Ziegler W. Mutismus bei zentralmotorischen Störungen: Eine Literaturübersicht. Fortschritte der Neurologie und Psychiatrie 1994; 62:337–344.

Adams RD, Victor M, Ropper AH. Principles of Neurology. Sixth ed. Dt. Ausgabe: Hartung HP, Poewe W, Reichmann H (Hrsg.). New York: The McGraw-Hill Companies Inc., 1999.

Adler CH, Bansberg SF, Hentz JG, Ramig LO, Buder EH, Witt K et al. Botulinum toxin type A for treating voice tremor. Arch. Neurol. 2004; 61:1.416–1.420.

Aichert I, Marquardt C, Ziegler W. Frequenzen sublexikalischer Einheiten des Deutschen: CELEX-basierte Datenbanken. Neurolinguistik 2005; 19:55–81.

Aichert I, Staiger A. Sprechapraxie. In: Blanken G, Ziegler W (Hrsg.). Klinische Linguistik und Phonetik. Aachen: Mainz-Verlag, 2010. S. 231–256

Aichert I, Ziegler W. Segmentales und Silbisches Lernen bei Sprechapraxie: eine Studie zur Erhebung von Lern- und Transfereffekten. Forum Logopädie 2008; 22:2–9.

Aichert I, Ziegler W. Sprechapraxie und die Silbe: Theoretische Überlegungen, empirische Beobachtungen und therapeutische Konsequenzen. Forum Logopädie 2004a; 2:6–13.

Aichert I, Ziegler W. Syllable frequency and syllable structure in apraxia of speech. Brain and Language 2004b; 88:148–159.

Aitchison J. Words in the mind. Oxford: Blackwell Publishers, 1994.

Akefeldt A, Akefeldt B, Gillberg C. Voice, speech and language characteristics of children with Prader-Willi syndrome. Journal of Intellectual Disability Research 1997; 41:302–311.

Alajouanine T. Verbal realization in aphasia. Brain 1956; 79:1–28.

Alavi Kia R, Schulze-Schindler R. Sonne, Mond und Stimme. 3. A. Braunschweig: Aurum, 1999.

Albert ML, Sparks RW, Helm N. Melodic Intonation Therapy for Aphasia. Arch Neurol 1973; 29:130–131.

Alvares RL, Downing SF. A survey of expressive communication skills in children with Angelman syndrome. American Journal of Speech and Language Pathology 1998; 7:14–24.

ANA Committee on Ethical Affairs. Persistent vegetative State: Report of the American Neurological Association committee on Ethical Affairs. Am. Neurol 1993; 33:386–390.

Angermaier M. PET – Psycholinguistischer Entwicklungstest. Göttingen: Beltz, 1977.
Aram DM, Hall NE. Longitudinal follow up of children with preschool communication disorders: Treatment implications. School Psychology Review 1989; 18:487–501.
Asperger H. Die ‚Autistischen Psychopathien' im Kindesalter. Archiv für Psychiatrie und Nervenkrankheiten 1944; 117:76–136.
Babbe T. Pyrmonter Ausspracheprüfung. Köln: ProLog, 2004.
Babur E, Rothweiler M, Kroffke S. (2007). Spezifische Sprachentwicklungsstörung in der Erstsprache Türkisch (Specific Language Impairment in Turkish as first language). Linguistische Berichte 2007; 112:377–402.
Baddeley AD. The development of the concept of working memory: Implications and contributions of neuropsychology. In: Vallar G, Shallice T (eds.). Neuropsycholgical impairments of short-term memory. Cambridge: Cambridge University Press, 1990.
Bahr R. Schweigende Kinder verstehen. Heidelberg: Edition S., 2002.
Bahr R. Wenn Kinder schweigen. Düsseldorf: Walter, 2002.
Ballard KJ, Granier JP, Robin DA. Understanding the nature of apraxia of speech: theory, analysis, and treatment. Aphasiology 2000; 14:969–995.
Bamiou D, Musiek F, Luxon L. Aetiology and clinical presentations of auditory peocessing disorders – review. Archives of Disease in Childhood 2001; 85:361–365.
Barrett RH, Hanson ML. Oral Myofunctional Disorders. St. Louis, 1978.
Bartels H. Konzepte zur Behandlung erworbener Dyslexien. L.O.G.O.S. interdisziplinär 2001; 9:162–173.
Bartke S. Experimentelle Studien zur Flexion und Wortbildung. Tübingen: Niemeyer, 1998.
Bartolome G, Schröter-Morasch H. Schluckstörungen. Diagnostik und Rehabilitation. 3. Aufl. München: Elsevier, 2006.
Bartolome G. Schluckstörungen. Funktionelle Behandlungsmethoden. L.O.G.O.S. interdisziplinär 1995; 3:164–176.
Basso A. Aphasia and its Therapy. Oxford: University Press Inc., 2003.
Bastiaanse R, Edwards S. Word order and finiteness in Dutch and English Broca's and Wernicke's aphasia. Brain and Language 2004; 89:91–107.
Bates E, Bretherton I, Snyder L. From first words to grammar. New York: Cambridge University Press, 1988.
Bates E, MacWhinney B. Language universals, individual variation, and the competition model. In: MacWhinney B (ed.). Mechanisms of Language acquisition. Hillsdale, NJ: Lawrence Erlbaum Association, 1987.
Baumgartner S. Sprechflüssigkeit. In: Baumgartner S, Füssenich I (Hrsg.). Sprachtherapie mit Kindern. München: Reinhardt, 2002. S. 162–253.
Baur S. Aphasien bei Kindern. In: Grohnfeldt M (Hrsg.). Lehrbuch der Sprachheilpädagogik und Logopädie. Stuttgart: Kohlhammer, 2003. S. 231–236.
Baur S. Landau-Kleffner-Syndrom. 2. A. Berlin: Marhold, 2004.
Beauchamp T L, Childress J F. Principles of Biomedical Ethics. Oxford: Oxford University Press, 2009.
Beelmann A, Hecker W. Entwicklung und Entwicklungsprobleme blinder Kinder. In: Nürnberg, Bildungszentrum Für Blinde Und Sehbehinderte (Hrsg.). Spuren in die Zukunft – Lebensperspektiven sehgeschädigter Menschen. Nürnberg: Bildungszentrum Nürnberg, 1998.
Beier J, Siegmüller J. Kindliche Wortfindungsstörungen. In: Ringmann S, Siegmüller J (Hrsg). Schuleingangsphase – Handbuch Spracherwerb und Sprachentwicklungsstörungen. Bd. 1. München: Elsevier, 2013. S. 79–102.

Benecke P, Penner H. Behandlung nach dem Lee-Silverman-Voice-Treatment. In: Nebel A, Deuschl G (eds.). Dysarthrie und Dysphagie bei Morbus Parkinson. Stuttgart: Thieme, 2008. S. 94–106.

Benson DF, Ardila A. Aphasia: A Clinical Perspective. New York: Oxford University Press, 1996.

Berglund E, Eriksson M, Johansson I. Parental reports of spoken language skills in children with Down syndrome. Journal of Speech, Language, and Hearing Research 2001; 44:179–191.

Berndt R, Mitchum CC, Haendiges AN. Comprehension of reversible sentences in „agrammatism“: a meta-analysis. Cognition 1996; 58:289–308.

Beukelman D, Yorkston K. Pacer/Tally rate measurement software. Institute for Rehabilitation Science and Engineering at Madonna Rehabilitation Hospital, Lincoln, NE 1997.

Beushausen U, Walther W. Clinical Reasoning in der Logopädie. Forum Logopädie 2010; 4: 30–37.

Beushausen U. Entscheidungsfindung in der Sprachtherapie. München: Elsevier, 2009.

Biesalski P, Frank F. Phoniatrie-Pädaudiologie in 2 Bänden. 2. Aufl. Stuttgart: Thieme, 1994.

Bigenzahn W. Orofaziale Dysfunktionen im Kindesalter. Stuttgart: Thieme, 1995.

Birkel P. Weingartener Grundwortschatz Rechtschreib-Test für 1. und 2. Klassen. Göttingen: Hogrefe, 1995.

Birkel P. Weingartener Grundwortschatz Rechtschreib-Test für 2. und 3. Klassen, für 3. und 4. Klassen. Göttingen: Hogrefe, 1994.

Birner-Janusch B. Die Anwendung des PROMPTTH Systems im Deutschen – eine Pilotstudie. Sprache – Stimme – Gehör 2001; 25:174–179.

Birner-Janusch B. TAKTKIN – ein Therapieansatz zur Behandlung sprechmotorischer Störungen wie Dysarthrien und Sprechapraxien bei Kindern. Unveröff. Seminarskript, 2006.

Bishop D. Uncommon understanding. Cambridge: Psychology Press, 1997.

Bishop DVM, Donlan C. The role of syntax in encoding and recall of pictorial narratives: evidence from specific language impairment. British Journal of Developmental Psychology 2005; 23:25–46.

Blanken G, Döppler R, Schlenck KJ. Wortproduktionsprüfung für Aphasiker. Materialien zur neurolinguistischen Aphasiediagnostik. Hochheim: NAT-Verlag, 1999.

Blanken G. Auditives Sprachverständnis: Wortformen. Materialien zur neurolinguistischen Aphasiediagnostik. Hochheim: NAT-Verlag, 1999.

Blanken G. Auditives/visuelles Sprachverständnis: Wortbedeutungen. Materialien zur neurolinguistischen Aphasiediagnostik. Hochheim: NAT-Verlag, 1996.

Blanken G. Die neurolinguistische Basis von Sprachautomatismen. In: Blanken G (Hrsg.). Einführung in die linguistische Aphasiologie. Freiburg: HochschulVerlag, 1991a.

Blanken G. Was will und tut die linguistische Aphasiologie? In: Blanken G (Hrsg.). Einführung in die linguistische Aphasiologie. Freiburg: HochschulVerlag, 1991b.

Blomert L, Buslach D. The Amsterdam-Nijmegen-Everyday-Language-TEST (ANELT) – Deutsche Fassung. Lisse: Swets, 1997.

Blomert L, Kean ML, Koster C, Schokker J. Everyday Language Test. Construction, reliabiliy, and validity. Aphasiology Amsterdam-Nijmegen 1994; 8:381–407.

Bobath B. Adult hemiplegia. Evaluation and treatment. London: Heinemann Verlag, 1990.

Bode H, Schröder H, Waltersbacher A (Hrsg.). Heilmittel-Report 2008. Stuttgart: Schattauer, 2008.
Böhme G. Sprach- Sprech- Stimm- und Schluckstörungen, Band 1: Klinik. 4. Aufl. Stuttgart: Fischer, 2003.
Böhme G. Sprach- Sprech- Stimm- und Schluckstörungen, Band 2: Therapie. 3. Aufl. Stuttgart: Fischer, 2001.
Böhme G. Sprach-, Sprech-, Stimm- und Schluckstörungen, Band 1. 3. A. Stuttgart: Urban & Fischer, 1997.
Bongartz R. Kommunikationstherapie mit Aphasikern und Angehörigen. Stuttgart: Thieme, 1998.
Bosshardt H.-G. Stottern. Fortschritte der Psychotherapie: Vol. 32. Göttingen: Hogrefe, 2008.
Bothe AK, Davidow JH, Bramlett RE, Ingham RJ. Stuttering treatment research, 1970–2005: I. Systematic review incorporating trial quality assessment of behavioral, cognitive, and related approaches. American Journal of Speech-Language Pathology 2006; 15:321–352.
Botting N. Narrative as a tool for the assessment of linguistic and pragmatic impairments. Child Language Teaching and Therapy 2002; 18:1–21.
Brandenburger N, Klemenz A. Lese-Rechtschreib-Störungen. Eine modellorientierte Diagnostik mit Therapieansatz. München: Elsevier, 2009.
Breitenbach S. Das Landau-Kleffner-Syndrom. L.O.G.O.S. interdisziplinär 1999; 7(1):40–46.
Brendel B, Ziegler W. Das Synchronisationsverfahren in der Therapie der Sprechapraxie. In: Huber W, Schönle PW, Weber P, Wiechers R (Hrsg.). Computer helfen heilen und leben. Computer in der neurologischen Rehabilitation. Bad Honnef: Hippocampus Verlag, 2002. S. 47–52.
Brendel B, Ziegler W. Effectiveness of metrical pacing in the treatment of apraxia of speech. Aphasiology 2008; 22:77–102.
Broca P. Remarques sur le siege de la faculte du langage articule suivies d'une observation d' amphemie (perte de la parole). Bulletin et Memoires de la Societe Anatomique de Paris 1861; 36:330–57.
Brock J. Language abilities in Williams syndrome: A critical review. Development and Psychopathology 2007; 19:97–127.
Broussard DL, Altschuler SM. Central integration of swallow and airway-protective reflexes. American Journal of Medicine 2000; 108(4):62–67.
Bruner J. Wie das Kind sprechen lernt. Bern: Huber, 1987.
Buckley S. Improving the expressive language skills of teenagers with Down syndrome. Down Syndrome Research and Practice 1995; 3:110–115.
Bundesverband Aphasie e.V. (Internetveröffentlichung). Aphasie bei Kindern. In: www.aphasiker-kinder.de (letzter Zugriff 14.7.2010).
Burger-Gartner J, Heber D. Auditive Verarbeitungs- und Wahrnehmungsleistungen bei Vorschulkindern. Dortmund: modernes lernen, 2003.
Burhop U, Determann N, Dirks S, Schmülling R. Mundmotorische Förderung in der Gruppe. München: Ernst Reinhardt, 1998.
Bürki D. Vom Symbol- zum Rollenspiel. In: Zollinger B. Kinder im Vorschulalter. Bern: Haupt, 1998. S. 11–49.
Buschbauer PW, Fox L. Understanding and intervening with the challenging behavior of young children with autism spectrum disorder. Language, Speech, and Hearing Services in Schools 2003; 34:217–227.

Buschmann A, Jooss B, Rupp A, Feldhusen F, Pietz J, Philippi H. Parent-based language intervenion for two-year-old children with specific expressive language delay: A randomised controlled trial. Archives of disease in childhood, published online 14th August 2008. doi: 10.1136/adc.2008.141572

Bußmann H. Lexikon der Sprachwissenschaft. Stuttgart: Kröner, 1990.

Caplan D. Syntactic and semantic structures in agrammatism. In: Kean MJ (ed.). Agrammatism. Orlando: Academic Press, 1985.

Carlin M. The improved prognosis in Cri-du-chat (5p-)syndrome. In: Fraser W (ed.). Key issues in mental retardation research. London: Routledge, 1988. S. 64–73.

Carmichael-Olson H, Burgess DM. Early intervention for children prenatally exposed to alcohol and other drugs. In: Guralnick MJ (ed.). The effectiveness of early intervention. 2nd ed. Baltimore: Paul Brooks Publishing Co., 2000. p. 109–145.

Casper JK, Colton RH. Clinical manual for laryngectomy and head/neck cancer rehabilitation. San Diego/London: Singular, 1998.

Castell JA, Castell DO, Schultz AR et al. Effect of head position on the dynamics of the upper esophageal sphincter and pharynx. Dysphagia 1993; 8:1–6.

Castillo-Morales R. Die orofaziale Regulationstherapie. München: Pflaum Verlag, 1991.

Castles A, Coltheart M. Cognitive correlates of developmental surface dyslexia: A single case study. Cognitive Neuropsychology 1996; 13(1):25–50.

Chapman RS, Hesketh LJ, Kistler DJ. Predicting longitudinal change in language production and comprehension in individuals with Down syndrome: hierarchical linear modelling. Journal of Speech, Language, and Hearing Research 2002; 45:902–915.

Chermak GD, Musiek FE. Central auditory processing disorders: new perspectives. San Diego: Singular, 1997.

Chilla S, Babur E. Specific Language Impairment in Turkish-German bilingual children. Aspects of assessment and outcome. In: Topbas S, Yavas M (eds.). Communication Disorders in Turkish. Bristol: Multilingual Matters Ltd., 2010. pp. 352–368.

Chilla S, Rothweiler M, Babur E. Kindliche Mehrsprachigkeit. Grundlagen – Störungen – Diagnostik. München: Ernst Reinhardt, 2010.

Chilla S. Erstsprache, Zweitsprache, Spezifische Sprachentwicklungsstörung? Eine Untersuchung des Erwerbs der deutschen Hauptsatzstruktur durch sukzessiv-bilinguale Kinder mit türkischer Erstsprache. Dr. Kovac, Hamburg: Dr. Kovac, 2008.

Cholewa J, Mantey S. Grammatische Grundlagen der Sprachtherapie. München: Elsevier, 2007.

Chomsky N. Knowledge of Language. New York: Praeger, 1986.

Clahsen H, Eisenbeiss S, Penke M. Underspecification and lexical learning in early child grammars. In: Clahsen H, Hawkins R (eds.). Generative Approaches to First and Second Language Acquisition. Amsterdam: Benjamins, 1996. p. 129–159.

Clahsen H. Die Profilanalyse. Berlin: Marhold, 1986.

Clahsen H. Normale und gestörte Kindersprache. Amsterdam: Benjamins, 1988.

Claros Salinas D. Texte verstehen – Materialien für Diagnostik und Therapie. Dortmund: Borgmann, 1993.

Clausnitzer R, Clausnitzer V. Die interdisziplinäre Bedeutung orofazialer Dysfunktionen und ihre Behandlung mit Hilfe der Orofazialen Muskelfunktionstherapie
1. Teil. In: der kinderarzt 1990; 21(7):1001–1004.
2. Teil. In: der kinderarzt 1991; 22(5):815–820.
3. Teil. In: der kinderarzt 1992; 23(11):1846–1859.

Clausnitzer V. Orofaziale Muskelfunktionstherapie (OMF): Ein myofunktionelles Übungsbuch. Dortmund: verlag modernes lernen, 2004.

Clayton-Smith J. Clinical research on Angelman syndrome in the United Kingdom: observations on 82 affected individuals. American Journal of Medical Genetics 1993; 46:12–15.
Coblenzer H, Muhar F. Atem und Stimme. Wien: OBV Pädagogischer Verlag, 2002.
Coltheart M, Curtis B, Atkins P, Haller M. Models of reading aloud: Dual-Route and Parallel-Distributed-Processing Approaches. Psychological Review 1993; 4:589–608.
Constable A, Stackhouse J, Wells B. Developmental word-finding difficulties and phonological processing: the case of the missing handcuffs. Applied Psycholinguistics 1997; 18:507–536.
Conti-Ramsden G, Botting N. Classification of children with specific language impairment: longitudinal considerations. Journal of Speech, Language, and Hearing Research 1999; 42:1195–1204.
Conti-Ramsden G.The field of language impairment is growing up. Child Language Teaching and Therapy 2009; 25:166–168.
Coombes K. Von der Ernährung zum Essen am Tisch – Aspekte der Problematik, Richtlinien für die Behandlung. Villingen-Schwenningen: Neckar Verlag, 1996.
Costard S. Störungen der Schriftsprache: Modellgeleitete Diagnostik und Therapie. Stuttgart: Thieme, 2007.
Crain S, Lillo-Martin D. An Introduction to Linguistic Theory and Language Acquisition. Malden, MA & Oxford, Blackwell 1999.
Crais ER. Fast mapping: a new look at word learning. In: Chapman RS (ed.). Processes in language acquisition and disorders. St. Louis: Mosby Year Book, 1992. p. 159–185.
Crämer C, Schumann G. Schriftsprache. In: Baumgärtner S, Füssenich I (Hrsg.). Sprachtherapie mit Kindern. München: Reinhardt, 2002. S. 256–319.
Cummings JL, Benson DF, Hill WA, Read S. Aphasia in dementia of the Alzheimer type. Neurology 1985; 35:394–397.
Curtiss S. Genie: a psycholinguistic study of a modernday „wild child“. New York: Academic Press, 1977.
Damrose JF, Goldman SN, Groessl EJ, Orloff LA. The impact of long-term botulinum toxin injections on symptom severity in patients with spasmodic dysphonia. J.Voice 2004; 18:415–422.
Dannenbauer F. Grammatik. In: Baumgartner S, Füssenich I. (Hrsg.). Sprachtherapie mit Kindern. 5. A. München: Reinhardt, 2002. S. 105–161.
Dannenbauer F. Spezifische Sprachentwicklungsstörung. In: Grohnfeldt M (Hrsg.). Lehrbuch der Sprachheilpädagogik und Logopädie. Bd. 2, 2. A. Stuttgart: Kohlhammer, 2003. S. 48–74.
Davis GA, Wilcox MJ. Adult Aphasia Rehabilitation. San Diego: College Hill, 1985.
Davis GA, Wilcox MJ. Incorporating Parameters of Natural Conversation in Aphasia Treatment. In: Chapey R (ed.). Language Intervention Strategies in Adult Aphasia. Baltimore: Williams & Wilkins, 1981. p. 169–194.
De Bleser R, Cholewa J, Stadie N. LEMO – Lexikon modellorientiert. München: Urban & Fischer, 2004.
de Langen EG, Frommelt P, Wiedmann KD, Amann J. Messung der funktionalen Selbständigkeit in der Rehabilitation mit dem Funktionalen Selbständigkeitsindex FIM. Rehabilitation 1995; 34:IV–XI.
de Langen EG. Kognitive und klinische Aspekte der Schriftsprache aus neuro-linguistischer und neuropsychologischer Sicht. Neurolinguistik 2001; 15 (Habilitationsschrift, Universität Potsdam).

de Langen EG. Neurolinguistisch-formale und pragmatisch-funktionale Diagnostik bei Aphasie. Neurolinguistik 2003; 17:5–32.
de Langen EG. Pragmatisch-funktionale Methoden der Aphasiediagnostik. In: Blanken G, Ziegler W (Hrsg.). Klinische Linguistik und Phonetik. Aachen: HochschulVerlag, 2010; 77–99.
de Langen-Müller U, Iven C, Maihack V (Hrsg.). Früh genug, zu früh, zu spät? Modelle und Methoden zur Diagnostik und Therapie sprachlicher Entwicklungsstörungen von 0 bis 4 Jahren. Köln: Prolog, 2003.
De Maddalena H, Zalaman J. Zur Lebensqualität von Laryngektomierten. Forum Logopädie 2002; 6:16–21.
Defloor T, van Borsel J, Curfs L. Speech fluency in Prader-Willi syndrome. Journal of Fluency Disorders 2000; 25:85–98.
Defloor T, Van Borsel J, Curfs LMG. Articulation in Prader-Willi Syndrome. Journal of Communication Disorders 2002; 35:261–282.
Desmarais C, Sylvestre A, Meyer F, Bairati I, Rouleau N. Systematic review of the literature on characteristics of late-talking toddlers. International Journal of Language and Communication Disorders 2008;43(4):361–389.
Deutsche Gesellschaft für Kinder- und Jugendpsychiatrie und Psychotherapie (Hrsg.). Leitlinien zur Diagnostik und Therapie von psychischen Störungen im Säuglings-, Kindes- und Jugendalter. 2. A. Köln: Deutscher Ärzte Verlag, 2003.
Deutscher Bundesverband für Logopädie (dbl). Berufsordnung der LogopädInnen. Frechen, 1998.
Deutscher Bundesverband für Logopädie (dbl). Berufsleitlinien des Deutschen Bundesverbandes für Logopädie (dbl). Frechen, 2010.
Dick TE, Oku Y, Romaniuk JR, Cherniack NS. Interaction between central pattern generators for breathing and swallowing in the cat. Journal of Physiology (London) 1993; 465:715–730.
Dicks P. Basiswissen Therapie. Laryngektomie – Logopädische Therapie bei Kehlkopflosigkeit. Idstein: Schulz-Kirchner, 2007.
Diez Gross R, Atwood jr. CW, Ross SB, Eichhorn KA, Olszewski JO, Doyle PJ. The coordination of breathing and swallowing in Parkinson's Disease. Dysphagia 2008; 23:136–145.
Dikeman KJ, Kazandjian MS. Communication and swallowing management of tracheostomized and ventilator-dependent adults. San Diego: Singular Publishing Group, 1995.
Dilling H, Mombour W, Schmidt MH (Hrsg.). Internationale Klassifikation Psychischer Störungen ICD-10. Bern: Huber, 1993.
DIMDI (2005). ICF. Internationale Klassifikation der Funktionsfähigkeit, Behinderung und Gesundheit. Zugriff über http://www.dimdi.de/dynamic/de/klassi/downloadcenter/icf/endfassung/icf_endfassung-2005-10-01.pdf am 20.03.2014.
DIMDI (Deutsches Institut für Medizinische Dokumentation und Information). ICF – Internationale Klassifikation der Funktionsfähigkeit, Behinderung und Gesundheit: Köln, 2005.
Dockett S, Einarsdottir J, Perry B. Researching with children: ethical tensions. Journal of Early Childhood Research, 2009; 7:293–298.
Dohmen A, Dewart H, Summers S. Das Pragmatische Profil. Analyse kommunikativer Fähigkeiten von Kindern. München: Elsevier, 2009.
Dohmen A, Vogt S. Kommunikationsstrategien als Ansatzpunkt zur Förderung semantisch-lexikalischer Fähigkeiten. Forum Logopädie 2004; 18:14–19.

Dommerich S et al. Funktionelle Ergebnisse von Stimmprothesen und Ösophagusersatzstimme bei laryngektomierten Patienten. Universität Rostock: Vortrag DGPP, 2003.
Doppelfeld E. Aufgaben und Arbeitsweise Medizinischer Ethik-Kommissionen. Bundesgesundheitsblatt – Gesundheitsforschung – Gesundheitsschutz, 2009; 52(2):387–393.
Drake W, O'Donoghue S, Bartram C et al. Eating in sidelying facilitates rehabilitation in neurogenic dysphagia. Brain Inj 1997; 11:137–142.
Drechsler U. Dysphagie nach horizontalen Teilresektionen im Larynx-, Pharynx- und Zungengrundbereich. Forum Logopädie 1994; 3:13–15.
Drozella A. Zum aktuellen Forschungsstand des fötalen Alkoholsyndroms. Essen: Universität Essen, im Internet veröff. Examensarbeit 2001. http://www.geocities.com/HotSprings/Resort/8774
DSM-III-R: Diagnostisches und Statistisches Manual Psychischer Störungen. 3. A. Weinheim: Beltz, 1991.
Duchan J F. Frame Work in Language and Literacy. How Theory Informs Practice. New York, NY: The Guilford Press, 2004.
Duden. Zugriff am 31.03.2014 unter http://www.duden.de/rechtschreibung/Ethos.
Duffy JR. Motor Speech Disorders: Substrates, Differential Diagnosis, and Management. 2nd ed. St. Louis: Mosby, 2005.
Dummer-Smoch L, Hackethal R. Handbuch zum Kieler Leseaufbau. 3. A. Kiel: Veris Verlag, 1993.
Ehri LC. Reconceptualizing the development of sight word reading and its relationship to recoding. In: Gough PB, Ehri LC, Treiman R (eds.). Reading acquisition. Hillsdale, NJ: Erlbaum, 1992.
Eibling D, Gross RD. Subglottic air pressure. A key component of swallowing efficiency. Ann Otol Rhinol Laryngol 1996; 195:253–258.
Eisele J, Aram DM. Lexical and grammatical development in children with early hemisphere damage: a cross-sectional view from birth to adolescence. In: Fletcher P, Macwhinney B (eds.). Handbook of child language. Oxford: University Press, 1995. p. 665–689.
Eisenbeiss S. Kasus und Wortstellungsvariation im deutschen Mittelfeld. Theoretische Überlegungen und Untersuchungen zum Erstspracherwerb. In: Haftka B (Hrsg.). Was determiniert Wortstellungsvariation? Opladen: Westdeutscher Verlag, 1994. S. 277–298.
Eisenberg P. Syllabische Struktur und Wortakzent: Prinzipien der Prosodik deutscher Wörter. Zeitschrift für Sprachwissenschaft 1991; 10 (1):37–64.
Elben CE, Lohaus A. MSVK – Marburger Sprachverständnistest für Kinder. Göttingen: Hogrefe, 2000.
Ellis AW. Reading, Writing and Dyslexia: A Cognitive Analysis. 2nd ed. Hove: Psychology Press, 1993.
Ellis Weismer S. Language intervention for children with developmental language delay. In: Bishop D, Leonard L (eds.). Speech and language impairments: From theory to practice. Hove: Psychology Press, 2000. p. 157–176.
Elternhilfe. Rett-Syndrom 2003. Verlauf (Rett-Syndrom), www.rett.de/syndrom/verlauf.htm
Emre M. Dementia associated with Parkinson's Disease. The Lancet Neurology 2003; 2:229–237.
Enderby P. Frenchay Dysarthrie Untersuchung. Handanweisung. Idstein: Schulz-Kirchner Verlag, 2004.

Engl-Kasper EM. Verfahren zur Therapie der Sprechapraxie bei aphasisch-sprechapraktischen Patienten. Neurolinguistik 1993; 7:69–89.

Euler HA, Wolff von Gudenberg A. Die Kasseler Stottertherapie (KST). Ergebnisse einer computergestützten Biofeedbacktherapie für Erwachsene. Sprache – Stimme – Gehör 2000; 24:71–79.

Fay WH. Infantile Autism. In: Bishop D, Mogford K (eds.). Language Development in Exceptional Circumstances. Hove: Lawrence Erlbaum Associates Ltd., 1993. p. 190–202.

Feldman SA, Deal CW, Urquhart W. Disturbance of swallowing after tracheostomy. The Lancet 1966; 1:954–955.

Feldmann H. Dichotischer Diskriminationstest. Eine neue Methode zur Diagnostik zentraler Hörstörungen. Archiv Ohren-, Nasen- und Kehlkopfheilkunde 1965; 184: 294–329.

Fernau-Horn H. Prinzip der Weitung und Federung in der Stimmtherapie. In: HNO Bd. 5, 365. Berlin: Springer, 1955/56.

Feuerstein U. Stimmig sein. Paderborn: Junfermann, 2000.

Fikkert P, Penner Z, Wymann K. Das Comeback der Prosodie. L.O.G.O.S. Interdisziplinär 1998; 6:84–97.

Findeisen U, Melenk G, Schillo H. Lesen lernen durch lautgetreue Leseübungen. Bochum: Winkler, 2000.

Fiori A, Huber W, Dietrich T et al. Acquired dyslexia after stroke in the prereading stage: A single case treatment study with fMRI. Neurocase 2006; 12: 252–262.

Forster M, Martschinke S. Leichter lesen und schreiben lernen mit der Hexe Susi. Übungen und Spiele zur Förderung der phonologischen Bewusstheit. Donauwörth: Auer, 2001.

Fowler A. Language in mental retardation: associations with and dissociations from general cognition. In: Burack JA, Hodapp RM, Zigler E (eds.). Handbook of mental retardation and development. Cambridge: Cambridge University Press, 1998. p. 290–333.

Fox AV, Dodd B. Der Erwerb des phonologischen Systems in der deutschen Sprache. Sprache – Stimme – Gehör 1999; 23:183–191.

Fox AV. Kindliche Aussprachestörungen. Phonologischer Erwerb, Differentialdiagnostik, Therapie. Idstein: Schulz Kirchner, 2003.

Fox AV. Kindliche Aussprachestörungen. Idstein: Schulz-Kirchner Verlag, 2003.

Fox AV. PLAKSS – Psycholinguistische Analyse kindlicher Sprechstörungen. Frankfurt: Swets und Zeitlinger, 2002.

Fox NC, Warrington EK, Seifer AL, Agnew SK, Rossor MN. Presymptomatic cognitive deficits in individuals at risk of familial Alzheimer's disease. Brain 1998; 121: 1631–1639.

Fox-Boyer AV. Aussprachestörungen. In: Beushausen U (Hrsg.). Therapeutische Entscheidungsfindung in der Sprachtherapie: Grundlagen und 14 Fallbeispiele. München: Elsevier, 2009.

Frank A, Kirschhock E, Martschinke S. Der Rundgang durch Hörhausen. Erhebungsverfahren zur phonologischen Bewusstheit. Donauwörth: Auer, 2001.

Frank U, Mäder M, Sticher H. Dysphagic patients with tracheotomies: a multidisciplinary approach to treatment and decannulation management. Dysphagia 2007; 22(1):20–29.

Franke A. Theraplay bei sprachgestörten Kindern – ein Fallbeispiel. In: Grimm H, Weinert S. (Hrsg). Intervention bei sprachgestörten Kindern. Voraussetzungen, Möglichkeiten und Grenzen. Stuttgart: G. Fischer Verlag, 1994. S. 139–154.

Franke A. Theraplay und seine Wirkung auf das Kommunikationsverhalten. In: Grohnfeldt M (Hrsg). Handbuch der Sprachtherapie, Bd. 2. Berlin: Edition Marhold beim Verlag V. Spieß, 1990. S. 245–259.

Franke U. Alexander der große Schweiger. L.O.G.O.S. interdisziplinär 1996b; 4:20–29.

Franke U. Artikulationstherapie bei Vorschulkindern. München: Reinhardt, 1996.

Franke U. Logopädisches Handlexikon. München: Reinhardt, 1998.

Freiberger EM. Morphonotaktik im Erstspracherwerb der Deutschen. Wiener Linguistische Gazette 2007; 74:1–23.

Fricke S, Schäfer B. Test für Phonologische Bewusstheitsfähigkeiten. Idstein: Schulz-Kirchner Verlag, 2009.

Fried L. LBT – Lautbildungstest für Vorschulkinder. Weinheim: Beltz Test GmbH, 1980.

Fried L. LUT – Lautunterscheidungstest für Vorschulkinder (4–7 Jahre). Weinheim: Beltz Test GmbH, 1980.

Friederici A, Hahne A. Neurokognitive Aspekte der Sprachentwicklung. In: Grimm H (Hrsg.). Sprachentwicklung. (Enzyklopädie der Psychologie, Serie III, Band 3). Göttingen: Hogrefe, 2000. S. 273–310.

Friedmann N, Grodzinsky Y. Tense and agreement in agrammatic production: pruning the syntactic tree. Brain and Language 1997; 56:397–425.

Friedrich G, Bigenzahn W. Phoniatrie. Bern: Huber, 1995.

Frith U. Beneath the surface of developmental dyslexia. In: Patterson KE, Coltheart M, Marshall JC (eds.). Surface dyslexia: Neuropsychological and cognitive studies of phonological reading. London: Erlbaum, 1985.

Fröhlich A. Sprachstörungen und geistige Behinderung. In: Grohnfeldt M (Hrsg.). Sprachstörungen im sonderpädagogischen Bezugssystem. Berlin: Marhold, 1995.

Fröschels E. Chewing method as the therapy. Arch. Otolaryng. 1952; 56:427–434.

Frommelt P, Grötzbach H. Einführung der ICF in die Neurorehabilitation. Neurologie & Rehabilitation, 2005; 11:171–178.

Fujimura O. Modern methods of investigation in speech production. Phonetica 1980; 37(1–2):38–54.

Füssenich I. Semantik. In: Baumgartner S, Füssenich I (Hrsg.). Sprachtherapie mit Kindern. München: Reinhardt, 1994. S. 80–120.

Galton CJ, Patterson K, Xuereb JH, Hodges JR. Atypical and typical presentations of Alzheimer's disease: a clinical, neuropsychological, neuroimaging and pathological study of 13 cases. Brain 2000; 123:484–498.

Ganesan V, Hogan A, Shack N, Gordon A, Isaacs E, Kirkham FJ. Outcome after ischaemic stroke in childhood. Developmental Medicine & Child Neurology 2000; 42: 455–461.

Garliner D. Myofunktionelle Therapie in der Praxis. Gemering bei München: Haug, 1989.

Gasteiger-Klicpera B, Klicpera C. Lese-Rechtschreib-Schwäche. In: Lauth GW, Grünke M, Brunstein JC (Hrsg.). Interventionen bei Lernstörungen. Göttingen: Hogrefe, 2004. S. 46–54.

Gawlitzek-Maiwald I, Tracy R. Bilingual Bootstrapping. Linguistics 1996; 34:901–926.

Gerber S, Gurland G. Applied pragmatics in the assessment of aphasia. Seminars in Speech and Language 1989; 10:263–279.

Gerhards K, Burchardi H, Hilgers R, Erichsen N. Forschung in der Pflege und deutsche Ethikkommissionen. Pr-InterNet, 1999; 9:226–230.

German DJ, Newman RS. The impact of lexical factors on children's word-finding errors. Journal of Speech, Language, and Hearing Research 2004; 47:624–636.

Gey MJ. Werscherberger Lautprüf- und Übungsmappe zur Ermittlung und Behandlung von Stammelfehlern. AWO Bezirksverband Weser Ems e.V., 1976.
Giel B (Hrsg.). Dokumentationsbögen Sprachtherapie. Dortmund: modernes lernen, 2005.
Giel B, Korbmacher H. Dysgnathie und orofaziale Dysfunktion. In: Schöler H, Welling A (Hrsg.). Handbuch der Pädagogik und Psychologie bei Behinderungen, Band 3. Förderschwerpunkt Sprache. Göttingen: Hogrefe, 2004.
Giel B, Tillmanns-Karus M. Kölner Diagnostikbogen für Myofunktionelle Störungen. Dortmund: modernes lernen, 2004.
Glindemann R, Klintwort D, Ziegler W, Goldenberg G. Bogenhausener Semantik-Untersuchung (BOSU). München: Urban & Fischer, 2002.
Glindemann R, Springer L. PACE-Therapie und sprachsystematische Übungen. Ein integrativer Vorschlag zur Aphasietherapie. Sprache-Stimme-Gehör 1989; 188–192.
Glück CW. FluencyMeter science. Die objektive Sprechflüssigkeitsmessung und Stotterdiagnostik. München: Urban & Fischer, 2003.
Glück CW. Kindliche Wortfindungsstörungen. Frankfurt/Main: Peter Lang Verlag, 1998.
Glück CW. Semantisch-lexikalische Störungen bei Kindern und Jugendlichen. Therapieformen und ihre Wirksamkeit. Sprache – Stimme – Gehör 2003; 27:125–134.
Glück CW. WWT – Wortschatz- und Wortfindungstest für 6- bis 10-Jährige. München: Elsevier, 2007.
Glunz M, Reuß C, Schmitz E, Stappert H. Laryngektomie – Von der Stimmlosigkeit zur Stimme. Berlin/Heidelberg: Springer, 2004.
Goetz CHG. Textbook of Clinical Neurology. 2. A. Philadelphia: Saunders, 2003.
Goldbart J. Preintentional Communication: Opening the communication to students with profound and multiple learning difficulties. Cardiff: Kongress-Skript, 1990.
Goldenberg G, Pössl J, Ziegler W (Hrsg.). Neuropsychologie im Alltag. Stuttgart: Thieme, 2002.
Goodban MT. Survey of speech and language skills with prognostic indicators in 116 patients with Cornelia de Lange syndrome. American Journal of Medical Genetics 1993; 47:1059–1063.
Goswami U. The ‚Phonological Representations‘ Hypothesis in Dyslexia. In: Schulte-Körne G (Hrsg.). Legasthenie: erkennen, verstehen, fördern. Bochum: Winkler, 1999.
Götze R, Höfer B. AOT. Alltagsorientierte Therapie bei Patienten mit Erworbener Hirnschädigung. Stuttgart: Thieme, 1999.
Graumüller S, Dommerich S, Mach H, Eich HJA. Spätkomplikationen und Nachsorge nach Tracheotomie unter besonderer Berücksichtigung der Punktionstracheotomie in der neurologischen Frührehabilitation. Neurol Rehabil 2002; 8:122–127.
Greitemann E, Eckhard W. PACE Therapie bei schweren Aphasien. Neurolinguistik 1991; 5:94–105.
Grimm H, Doil S. ELFRA 2 – Elternfragebogen für zweijährige Kinder. Göttingen: Hogrefe, 2000.
Grimm H, Schöler H. HSET – Heidelberger Sprachentwicklungstest. Göttingen: Hogrefe, 1991.
Grimm H, Weinert S. Sprachentwicklung. In: Oerter R, Montada E. (Hrsg.): Entwicklungspsychologie. Weinheim: Psychologie Verlags Union, 2002. S. 517–550.
Grimm H. SETK 2 – Sprachentwicklungstest für zweijährige Kinder. Göttingen: Hogrefe, 2000.

Grimm H. SETK 3–5. Sprachentwicklungstest für drei- bis fünfjährige Kinder. Göttingen: Hogrefe, 2001.
Grimm H. Sprachscreening für das Vorschulalter. Göttingen: Hogrefe, 2003.
Grimm H. Störungen der Sprachentwicklung. Göttingen: Hogrefe, 2002.
Grissemann H, Baumberger W. Zürcher Leseverständnistest für das 4. bis 6. Schuljahr. Bern: Huber, 2000.
Grodzinsky Y. The syntactic characterization of agrammatism. Cognition 1984; 16: 99–120.
Grodzinsky Y. Trace deletion, t-roles, and cognitive strategies. Brain and Language 1995; 51:469–497.
Grötzbach H. Die Bedeutung der ICF für die Aphasietherapie in der Rehabilitation. Forum Logopädie, 2006; 1:26–31.
Grötzbach H, Iven C (Hrsg.). ICF in der Sprachtherapie. Umsetzung und Anwendung in der logopädischen Praxis. Idstein: Schulz Kirchner, 2009.
Grötzbach H. Zielsetzung in der Aphasietherapie. Forum Logopädie, 2004; 5:12–16.
Groher M. Dysphagia: Diagnosis and management. 3rd ed. Boston: Butterworth-Heinemann, 1997.
Grohnfeldt M. Mutismus-Therapie zwischen Aufbruch, Übergang und Kooperation. Mutismus.de 2010; 2 (3):3.
Gross M. Stimmrehabilitation nach Laryngektomie. In: Böhme G (Hrsg.). Sprach-, Sprech- und Stimmstörungen, Band 2, Therapie. 3. A. München: Urban & Fischer, 2003. S. 208–229.
Gross M. Stimmrehabilitation nach Laryngektomie. In: Böhme G (Hrsg.). Sprach-, Sprech- und Stimmstörungen. Band 2 Therapie. 4. A. Stuttgart: Fischer, 2006.
Gross RD, Atwood CW, Grayhack JP, Shaiman S. Lung volume effects on pharyngeal swallowing physiology. J Appl Physiol 2003; 95:2.211–2.217.
Grosstück K. SIGMA PLUS Ein Konzept zur Gruppentherapie bei Sigmatismus. Forum Logopädie 2001;3:13–18.
Grund M, Haug G, Naumann CL, Schneider W, Marx H, Hasselhorn M. Diagnostischer Rechtschreibtest für 4. Klassen, für 5. Klassen. Göttingen: Beltz, 2003.
Guitar B, McCauley RJ. Treatment of stuttering. Established and emerging approaches. 1st. Baltimore MD: Lippincott Williams & Wilkins, 2010.
Gutbrod K, Michel M. Zur klinischen Validität des Token Tests bei hirngeschädigten Kindern mit und ohne Aphasie. Diagnostica 1986; 2: 118–128.
Haas D, Kelley RI, Hoffmann GF. Inherited disorders of cholesterol biosynthesis. Neuropediatics 2001; 32:113–122.
Haberzettl S. Der Erwerb der Verbstellungsregeln in der Zweitsprache Deutsch durch Kinder mit russischer und türkischer Muttersprache. Tübingen: Niemeyer, 2005.
Habib M. The neurological basis of developmental dyslexia. An overview and working hypothesis. Brain 2000;123:2.373–2.399.
Hacker D, Wilgermein J. Aussprachestörungen bei Kindern. Ein Arbeitsbuch für Logopäden und Sprachtherapeuten. München: Reinhardt, 1999.
Hacker D, Wilgermein J. AVAK/SVA – Analyse zu Aussprachestörungen bei Kindern. München: Reinhardt, 1998.
Hacker D. Phonologie. In: Baumgartner S, Füssenich I. (Hrsg.). Sprachtherapie mit Kindern. München: Reinhardt, 1994.
Hadjikoutis S, Pickersgrill TP, Dawson K, Wiles CM. Abnormal patterns of breathing during swallowing in neurological disorders. Brain 2000; 123:1.863–1.873.

Hagberg B, Witt-Engerström I. A suggested staging system for describing impairment profile with increasing age towards adolescence. American Journal of Medical Genetics 1986; 24:377–382.
Hahn V. Myofunktionelle Störungen. In: Grohnfeldt M. Lehrbuch der Sprachheilpädagogik und Logopädie. Band 2. Stuttgart: Kohlhammer, 2001. S. 317–329.
Hähnel S, Ertl-Wagner B. Erkrankungen der Gefäße im Kindesalter. In: Ertl-Wagner B (Hrsg.). Pädiatrische Neuroradiologie. Berlin: Springer, 2007, 163–205.
Håkansson G, Salameh E, Nettelbladt U. Measuring language development in bilingual children: Swedish-Arabic children with and without language impairment. Linguistics 2003; 41:255–288.
Hall PK, Jordan LS, Robin DA. Developmental Apraxia of Speech: Theory and Clinical Practice. Austin, Texas: PRO-ED, 1993.
Hammer S. Stimmtherapie mit Erwachsenen. 4. A. Heidelberg: Springer, 2009.
Hannig C, Wuttge-Hannig A, Hess U. Analyse und radiologisches Staging des Typs und Schweregrades einer Aspiration. Radiologe 1995; 35:741–746.
Hannig C, Wuttge-Hannig A. Radiologische Funktionsdiagnostik von Schluckstörungen bei neurologischen Krankheitsbildern und bei therapierten onkologischen Kopf-Hals-Erkrankungen. In: Bartolome G et al. Schluckstörungen, Diagnostik und Rehabilitation. 2. A. München: Urban & Fischer, 1999.
Hansen B, Iven C. Stottern und Sprechflüssigkeit. Sprach- und Kommunikationstherapie mit unflüssig sprechenden (Vor-)Schulkindern. München: Urban & Fischer, 2002.
Hansen D. Spracherwerb und Dysgrammatismus. München: Reinhardt, 1996.
Hartelius L, Runmarker B, Andersen O. Prevalence and Characteristics of Dysarthria in a Multiple-Sclerosis Incidence Cohort: Relation to Neurological Data. Folia Phoniatrica et Logopaedica 2000; 52:160–177.
Hartmann B, Lange M. Mutismus im Kindes-, Jugend- und Erwachsenenalter. Ratgeber. Idstein: Schulz-Kirchner, 2003.
Hartmann B. Die Behandlung eines (s)elektiv mutistischen Mädchen nach dem Konzept der Systemischen Mutismus – Therapie/SYMUT – Teil II. Forum Logopädie 2004; 18:30–35.
Hartmann B. Mutismus – Zur Theorie und Kasuistik des totalen und Mutismus. Language, Speech and Hearing Services in Schools 1997; 28:127–133.
Hartmann B. Soziale Schwierigkeiten von sprachentwicklungsgestörten Kindern. Vierteljahresschrift für Heilpädagogik und ihre Nachbargebiete 2003; 134–151 und 294–309.
Hartmann B. Was ist Mutismus. In: www.boris-hartmann.de (letzter Zugriff 9.12.2010).
Hartmann E. Soziale Schwierigkeiten von sprachentwicklungsgestörten Kindern. In: Vierteljahresschrift für Heilpädagogik und ihre Nachbargebiete 2003;134–151 und 294–309.
Hatcher PJ, Hulme C, Ellis AW. Ameliorating reading failure by integrating the teaching of reading and phonological skills: The phonological linkage hypothesis. Child Development 1994; 65: 41–57.
Häuser D, Kasielke E, Scheidereiter U. Kindersprachtest für das Vorschulalter – KISTE. Weinheim: Beltz, 1994.
Heeschen C, Kolk HHJ. Agrammatism and paragrammatism. Aphasiology 1988; 2:299–302.
Heinrichs B. Forschung mit Minderjährigen. In Ringmann S, Siegmüller J (Hrsg.). Ethische Aspekte in der Forschung mit Kindern. Perspektiven der Gesundheitsfachberufe. Frankfurt a.M.: Peter Lang, 2013, S. 23–38.

Helm-Estabrooks N, Fitzpatrick PM, Barresi B. Visual action therapy for global aphasia. Journal Of Speech And Hearing Disorders 1982; 47:385–389.

Hensle U. Einführung in die Arbeit mit Behinderten. Heidelberg: Quelle & Meyer, UTB 1994.

Hermann-Röttgen M, Miethe E. Stimmtherapeutisches Programm. Stuttgart: Thieme, 1990.

Hesse G, Nelting M, Mohrmann B, Laubert A, Ptok M. Die stationäre Intensivtherapie bei auditiven Verarbeitungs- und Wahrnehmungsstörungen im Kindesalter. HNO 2001; 49:636–641.

Hick C. Klinische Ethik. Heidelberg: Springer, 2007.

Hild U. Der Zyklische Therapieansatz – phonologische Behandlung für junge Kinder. Forum Logopädie 2008; 22:22–27.

Hirano M, Kurita S, Kiyokawa K, Sato K. Posterior glottis. Morphological study in excised human larynges. Ann Otol Rhinol Laryngol. 1986 Nov–Dec; 95(6 Pt 1):576–81.

Hirano M, Kurita S, Sakaguchi S. Ageing of the vibratory tissue of human vocal folds. Acta Otolaryngol. 1989 May–Jun; 107(5-6):428–33.

Hirsh-Pasek K, Golinkoff RM. The Origins of Grammar. Evidence from Early Language Comprehension. Cambridge, MA: MIT Press, 1996.

Hiss SG, Treole K, Stuart A. Effects of age, gender, bolus volume, and trail on swallowing apnea duration and swallow/respiratory phase relationship of normal adults. Dysphagia 2001; 16:128–135.

Hodges JR, Miller B. Frontotemporal dementia. In: Hodges JR (ed.). Early-Onset Dementia: a multidisciplinary approach. Oxford: University Press, 2001.

Hodges JR, Patterson K, Ward J, Garrad P, Bak T, Perry R. The differentiation of semantic dementia and frontal lobe dementia form early Alzheimer's disease: a comperative neuropsychological study. Neuropsychology 1999; 13:31–40.

Hodson BW, Paden EP. Targeting intelligible speech – a phonological approach to remediation. 2. ed. Austin/Texas: Pro-Ed, 1991.

Hogikyan ND, Sethuraman G. Validation of an instrument to measure voice-related quality of life (V-RQOL). Journal of Voice 1999; 13(4):557–569.

Höhle B, Weissenborn J, Kiefer D, Schulz A, Schmitz M. Functional elements in infants' speech processing: The role of determiners in the syntactic categorization of lexical elements. Infancy 2004; 5(3):341–353.

Höhle B, Weissenborn J, Kiefer D, Schulz A, Schmitz M. The origins of syntactic categorization for lexical elements: The role of determiners. In: Costa J, Freitas MJ (eds.). Proceedings of the GALA 2001. Conference of Language Acquisition. Lisboa, 2002.

Höhle B, Weissenborn J. German-learning infants' ability to detect unstressed closed-class elements in continuous speech. Developmental Science 2003; 6(3):154–159.

Höhle B. Sprachwahrnehmung und Spracherwerb im ersten Lebensjahr. Sprache – Stimme – Gehör 2003; 27:1–6.

Holland AL. Pragmatic aspects of intervention in aphasia. Journal of Neurolinguistics 1991; 6:197–211.

Hollich GJ, Hirsh-Pasek K, Golinkoff R, in collaboration with Brand R, Brown E, Chung HL, Hennon E, Rogroi C. Breaking the language barrier: an emergentist coalition model of the origins of word learning. Monographs of the Society for Research in Child Development 2000; 65.

Homburg G. Konzepte und Ansatzpunkte der Dysgrammatismustherapie. In: Grohnfeldt M (Hrsg.). Handbuch der Sprachtherapie, Bd. 4. Störungen der Grammatik. Berlin: Edition Marhold, 1991. S. 113–142.

Howell J, Dean E. Treating phonological disorder in children: metaphon theory and practice. London: Whurr Publishers, 1994.
Howlin P. Outcomes in autism spectrum disorders. In: Volkmar F, Paul R, Klin A, Cohen D (eds.). Handbook of autism and pervasive developmental disorders, vol. 1. 3. A. New York: Wiley, 2005. pp. 201–222.
Huber P, et al. Zur Geschichte der Aphasiologie und Sprachlokalisation im Gehirn. Schweiz Med Wochenschr 2000; 130:49–59.
Huber W, Poeck K, Weniger D, Willmes K. Der Aachener Aphasie Test. Göttingen: Hogrefe, 1983.
Huber W, Poeck K, Weniger D. Aphasie. In: Hartje W, Poeck K (Hrsg.). Klinische Neuropsychologie. Stuttgart: Thieme, 1997.
Hunt K, McGowan S. Tracheostomy management in the neurosciences: A systematic, multidiciplinary approach. British Journal of Neuroscience Nursing 2005; 1(3): 122–125.
Hyltenstam K, Abrahamsson N. Maturational constraints in SLA. In: Doughty CJ, Long MH (eds.). The Handbook of Second Language Acquisition. Malden, Oxford: Blackwell, 2003. p. 539–588.
Illing S, Claßen M. Klinikleitfaden Pädiatrie. 5. A. München: Urban & Fischer, 2000.
Iven C. Poltern: Aktuelle Erkenntnisse, Meinungen und Forschungsergebnisse zu einer fast vergessenen Sprachstörung. Sprache – Stimme – Gehör 1998; 22:54–62.
Jackson JH. On affections of speech from disease of the brain. 1879. Reprinted in: Brain 1915; 38:107–129.
Jackson NE, Coltheart M. Routes to Reading Success and Failure. New York: Psychology Press, 2001.
Jacobson BH, Johnson A, Grywalski C, Silbergleit A, Jacobson G, Benninger M. The voice handicap index (VHI). American Journal of Speech-Language Pathology 1997; 6:66–70.
Jahn T. Phonologische Störungen bei Kindern. Stuttgart: Thieme, 2000.
Jansen J, Mannhaupt G, Marx H, Skowronek H. Bielefelder Screening zur Früherkennung von Lese-Rechtschreibschwierigkeiten (BISC). Göttingen: Hogrefe, 1999.
Jaspersen D. Endoskopie oder Therapieversuch mit PPI? MMW-Fortschritte der Medizin 2002; 144:585–586.
Jernberg AM. Theraplay. Eine direktive kommunikative Spieltherapie. Stuttgart: G. Fischer Verlag, 1987.
Jolleff N, Ryan MM. Communication development in Angelman's syndrome. Archives of Disease in Childhood 1993; 69:148–150.
Jusczyk PW. The Discovery of Spoken Language. Cambridge Mass: MIT Press, 1997.
Kahane JC. Histologic structure and properties of the human vocal folds. Ear Nose Throat J. 1988 May;67(5): 322:324–5, 329–30.
Kalbe E, Reinhold N, Ender U, Kessler J. Aphasie-Check-Liste. Köln: ProLog, 2002.
Kannengieser S. Sprachentwicklungsstörungen – Grundlagen, Diagnostik und Therapie. München: Elsevier, 2009.
Kanner L. Autistic Disturbances of Affective Contact. Nervous Child 1943; 2:217–250.
Kanter G. Lernbehindertenpädagogik, Geistigbehindertenpädagogik. In: Rombach H (Hrsg.). Wörterbuch der Pädagogik, Bd. 2. Freiburg: Herder, 1977.
Karmiloff K, Karmiloff-Smith A. Pathways to language. Cambridge: Harvard University Press, 2001.

Kastner-Koller U, Deimann P. Sprachentwicklung bei Kindern mit autistischem Syndrom. In: Grimm H (Hrsg.). Enzyklopädie der Psychologie: Spracherwerb. Göttingen: Hogrefe, 2000. S. 641–661.

Katz-Bernstein N. Aufbau der Sprach- und Kommunikationsfähigkeit bei redeflussgestörten Kindern – Ein sprachtherapeutisches Übungskonzept. 1. A. Luzern: Edition SZH/CSPS, 1986.

Kauschke C, Rothweiler M. Lexikalischer Erwerb. In: Schöler H, Welling A (Hrsg.). Handbuch der Pädagogik und Psychologie bei Behinderungen – Förderschwerpunkt Sprache (Bd. 3). Göttingen: Hogrefe, 2005.

Kauschke C, Siegmüller J. Patholinguistische Diagnostik bei Sprachentwicklungsstörungen. München: Urban & Fischer, 2002.

Kauschke C, Siegmüller J. PDSS – Patholinguistische Diagnostik bei Sprachentwicklungsstörungen. 2. A. München: Elsevier, 2010.

Kauschke C, Siegmüller J. Sprachentwicklung bei Cri-du-Chat-Syndrom. Eine Fallstudie. In: DGS, Deutsche Gesellschaft Für Sprachheilpädagogik (Hrsg.). Spracherwerb über alle Grenzen. Dresden: 1998.

Kauschke C. Der Erwerb des frühkindlichen Lexikons. Tübingen: Gunter Narr Verlag, 2000.

Kauschke C. Früher Wortschatzerwerb im Deutschen: Eine empirische Studie zum Entwicklungsverlauf und zur Komposition des frühkindlichen Lexikons. In: Meibauer J, Rothweiler M (Hrsg.). Das Lexikon im Spracherwerb. Tübingen/Basel: Francke Verlag UTB, 1999. S. 128–156.

Kauschke C. Sprachtherapie bei Kindern zwischen 2 und 4 Jahren – ein Überblick über Ansätze und Methoden. In: de Langen-Müller U, Iven C, Maihack V (Hrsg.). Früh genug, zu früh, zu spät? Modelle und Methoden zur Diagnostik und Therapie sprachlicher Entwicklungsstörungen von 0 bis 4 Jahren. Köln: Prolog, 2003. S. 152–183.

Keilmann A. Stimmtherapieforschung aus phoniatrischer Sicht. In: Zimmermann S, Iven C, Maihack V (Hrsg.). Hauptsache Stimme! Köln: ProLog, 2004.

Kelley RI, Hennekam RC. The Smith-Lemli-Opitz Syndrome. Journal of Mental Retardation and Developmental Disabilities Research Reviews 2000; 6:321–335.

Kelly BN, Huckabee ML. Cerebral dominance in swallowing neural networks. New Zealand Journal of Speech-Language Therapy 2003; 58:47–53.

Kelter S. Aphasien: Hirnorganisch bedingte Sprachstörungen und Kognitive Wissenschaft. Stuttgart: Kohlhammer, 1990.

Kennedy AM, Rossor MN, Hodges JR. Familial and sporadic Alzheimer's disease. In: Hodges JR (ed.). Early-Onset Dementia: a multidisciplinary approach. Oxford: Oxford University Press, 2001.

Kent RD, Miolo G. Phonetic Abilities in the First Year of Life. In: Fletcher P, MacWhinney B (eds.). The Handbook of Child Language. Oxford: Blackwell, 1995.

Kertesz A, Orange JB. Primary progressive aphasia – the future of neurolinguistic and biologic characterization. Brain and Language 2000; 71:116–119.

Kiese C, Kozielski PM. AWST 3–6 – Aktiver Wortschatztest für drei- bis sechsjährige Kinder. Weinheim: Beltz Test GmbH, 1979.

Kiese-Himmel C. AWST-R – Aktiver Wortschatztest für 3–5jährige Kinder – Revision. Göttingen: Beltz Test GmbH, 2005.

Kinsbourne M, Hiscock M. Does cerebral dominance develop? In: Segalowitz S, Gruber F (Hrsg.). Language development and neurological theory. New York: Academic Press, 1977. pp. 171–191.

Kinsbourne M. Children's learning problems-what can you do? Consultant 1976; 26:110–113.

Kirchner JA. Pharyngeal and esophageal dysfunction: The diagnosis. In: Minnesota medicine 50. Minnesota: 1967.
Kita S. Two-dimensional semantic analysis of Japanese mimetics. Linguistics 1997; 35:379–415.
Kittel A. Myofunktionelle Therapie. Idstein: Schulz-Kirchner, 2009.
Klann-Delius G. Spracherwerb. Stuttgart/Weimar: Metzler Verlag, 1999.
Kleppe SA, Katayama KM, Shipley KG, Foushee DR. The speech and language characteristics of children with Prader-Willi syndrome. Journal of Speech and Hearing Disorders 1990; 55:300–309.
Klicpera C, Gasteiger-Klicpera B. Psychologie der Lese- und Schreibschwierigkeiten. Weinheim: Psychologie Verlags Union, 1995.
Knott M, Voss D. Proprioceptive neuromuscular facilitation. New York: Harper & Row, 1968.
Kolk HJ, Heeschen C. Adaptation symptoms and impairment symtpoms in Broca's aphasia. Aphasiology 1990; 4:221–231.
Kolk HJ, van Grunsven MJF, Keyser A. On parallelism in agrammatism. In: Kean ML (Hrsg.). Agrammatism. New York: Academic Press, 1985.
Kölliker-Funk M. Gegenüberstellung sprachspezifischer und kommunikativer Sprachtherapie für Kleinkinder mit Spracherwerbsstörungen. In: de Langen-Müller U, Iven C, Maihack V (Hrsg.). Früh genug, zu früh, zu spät? Modelle und Methoden zur Diagnostik und Therapie sprachlicher Entwicklungsstörungen von 0 bis 4 Jahren. Köln: Prolog, 2003. S. 184–200.
Kracht A. Migration und kindliche Zweisprachigkeit. Interdisziplinarität und Professionalität sprachpädagogischer und sprachbehindertenpädagogischer Praxis. Münster: Waxmann, 2000.
Kracht A. Probleme beim Zweitspracherwerb. In: Schöler H, Welling A (Hrsg.). Förderschwerpunkt Sprache 2005. Handbuch der Pädagogik und Psychologie bei Behinderungen. Bd. 3. Göttingen: Hogrefe, 2005.
Krack P, Batir A, Van Blercom N, Chabardes S, Fraix V, Ardouin C et al. Five-year follow-up of bilateral stimulation of the subthalamic nucleus in advanced Parkinson's disease. The New England Journal of Medicine 2003; 349:1.925–1.934.
Kraft E, Zorowka P. Diagnose und Differentialdiagnose beim Landau-Kleffner-Syndrom. Sprache – Stimme – Gehör 1990; 14:81–84.
Kramp B, Dommerich S. Kanülen und Stimmprothesen. Laryngo-Rhino-Otol 2009;88(1):95–118.
Kroffke S, Meyer B. Verständigungsprobleme in bilingualen Anamnesegesprächen. In: Kameyama S, Meyer B (Hrsg.). Mehrsprachigkeit am Arbeitsplatz. Beiträge zur Jahrestagung der Gesellschaft für Angewandte Linguistik 2004. Reihe Forum Angewandte Linguistik 47. Peter Lang, Frankfurt/M.: Peter Lang, 2007. S. 149–183.
Kruse E. Gestörte Stimme; konservative Verfahren. Laryngo-Rhino-Otologie 2005; 84: 192–203.
Kruse S. Kindlicher Grammatikerwerb und Dysgrammatismus. Bern: Haupt, 2002.
Kuny S, Stassen HH. Speaking behavior and voice sound characteristics in depressive patients during recovery. Journal of Psychiatric Research 1993; 27:289–307.
Kürvers A. Sprachtherapie bei Laryngektomie. Frankfurt/Main: Europäischer Verlag der Wissenschaften Peter Lang, 1997.
Kürvers A. Zustand nach Laryngektomie. In: Grohnfeldt M (Hrsg.). Lehrbuch der Sprachheilpädagogik und Logopädie, Band 2. Stuttgart: Kohlhammer, 2001. S. 291–297.

Küspert P, Schneider W. Hören, lauschen, lernen – Sprachspiele für Vorschulkinder. Göttingen: Vandenhoeck & Ruprecht, 2006.

Küspert P, Schneider W. Würzburger Leise Leseprobe. Göttingen: Hogrefe, 1998.

Laan LAEM, Haeringen Av, Brouwer OF. Angelman syndrome: a review of clinical and genetic aspects. Clinical Neurology and Neurosurgery 1999; 101:161–170.

Labenz J. Immer, wenn das Sodbrennen kommt. MMW-Fortschritte der Medizin 2002; 144 (23):585–586.

Landau W, Kleffner FR. Syndrome of Acquired Aphasia with Convulsive Disorder in Children. Neurology 1957; 7:524–530.

Landerl K, Wimmer H, Moser E. SLRT – Salzburger Lese- und Rechtschreibtest. Bern: Huber, 1997.

Landerl K, Wimmer H. Development of word reading fluency and spelling in a consistent orthography: An 8-year follow-up. Journal of Educational Psychology 2008; 100: 150–161.

Landerl K. Beeinträchtigungen der phonologischen Verarbeitung – ein wesentliches Handicap für das Lesenlernen. In: Schulte-Körne G (Hrsg.). Legasthenie: erkennen, verstehen, fördern. Bochum: Winkler, 1999.

Landolt H, Luchsinger R. Sprachstörungen, Stottern und chronisch-organisches Psychosyndrom; elektroencephalographische Resultate und Untersuchungen der Sprache. Deutsche Medizinische Wochenschrift 1954; 79:1.012–1.015.

Lattermann C, Euler HA, Neumann K. A randomized control trial to investigate the impact of the Lidcombe Program on early stuttering in German-speaking preschoolers. Journal of Fluency Disorders 2008; 33(1):52–65.

Lattermann C. Das Lidcombe-Programm zur Behandlung frühkindlichen Stotterns. Neuss: Natke, 2010.

Lauber A. Grundlagen beruflicher Pflege. Stuttgart: Thieme, 2007.

Lauer N. Zentral-auditive Verarbeitungsstörungen im Kindesalter. Stuttgart: Thieme, 2006.

Laurvick CL, de Klerk N, Bower C et al. Rett syndrome in Australia: a review of the epidemiology. J Pediatr 2006; 148: 347–352.

Laws G, Bishop D. A comparison of language abilities in adolescents with Down syndrome and children with specific language impairment. Journal of Speech, Language, and Hearing Research 2003; 46:1.324–1.339.

Lenneberg E. Biologische Grundlagen der Sprache. Frankfurt/Main: Suhrkamp Taschenbuch, 1977.

Leonard LB. Children with specific language impairment. Cambridge: MIT Press, 1998.

Leonard LB. Phonological impairment. In: Fletcher P, MacWhinney B (eds). The Handbook of Child Language. Oxford: Blackwell, 1995. p. 573–602.

Lepper H, Braun-Scharm H. IMT – Integrative Mutismus-Therapie. In: www.klinik-ellwangen.de/08_aktuelles/details.php?id=70 (letzter Zugriff 9.12.2010).

Levelt WJM, Roelofs A, Meyer AS. A theory of lexical access in speech production. Behavioral and Brain Sciences 1999; 22:1–38.

Levin HS, Song J, Chapman SB, Harward H. Neuroplasticity following traumatic diffuse versus focal brain injury in children: studies of verbal fluency. In: Levin HS, Grafman J (eds.). Cerebral reorganization of function after brain damage. Oxford: University Press, 2000. p. 218–231.

Liberman IY, Shankweiler D, Liberman AM. The alphabetic principle and learning to read. In: Shankweiler D, Liberman IY (eds.). Phonology and reading disability. Ann Arbor: University of Michigan Press, 1989.

Lichtman SW, Birnbaum IL, Sanfilipo MR, Pellicone JT, Damon WJ, King ML. Effect of a tracheostomy speaking valve on secretions, arterial oxygenation, and olfaction: a quantitative evaluation. J Speech Hear Res 1995; 38:549–555.

Liepold M, Ziegler W, Brendel B. Hierarchische Wortlisten. Ein Nachsprechtest für die Sprechapraxiediagostik. Dortmund: Borgmann, 2003.

Lincoln M, Packman A, Onslow M. Altered auditory feedback and the treatment of stuttering: A review. Journal of Fluency Disorders 2006; 31(2):71–89.

Linder M, Grissemann H. Zürcher Lesetest. Bern: Huber, 2000.

Lipp B, Schlaegel W. Das Tracheostoma in der neurologischen Frührehabilitation. Forum Logopädie 1997; Heft 2.

Lleras B, Müller L. Heidelberger Gruppenkonzept für Myofunktionelle Störungen (GRUMS). In: Bigenzahn W (Hrsg.). Orofaziale Dysfunktionen im Kindesalter. Stuttgart: Thieme, 1995.

Locke JL. A Theory of Neurolinguistic Development. Brain and Language 1997; 58: 265–326.

Logemann JA, Kahrilas P, Kobara M, Vakil N. The benefit of head rotation on pharyngoesophageal dysphagia. Arch Phys Med Rehabil 1989; 70:767–771.

Logemann JA, Rademaker A, Pauloski B, Kahrilas P. Effects of postural change on aspiration in head and neck surgical patients. Otolaryngology Head and Neck Surgery 1994; 110:222–227.

Logemann JA, Roa Pauloski B, Rademaker A et al. Impact of the diagnostic procedure on outcome measures of swallowing rehabilitation in head and neck cancer patients. Dysphagia 1992; 7(4):179–186.

Logemann JA. Evaluation and treatment of swallowing disorders. San Diego: College-Hill Press, 1983.

Löhr T, Smit JSM, Schönfeld R. Klassifikation funktioneller Dysphonien. L.O.G.O.S. interdisziplinär 2003; 11:244–253.

Lomas J, Pickard L, Bester S, Elbard H, Finlayson A, Zoghaid C. The communicative effectiveness index: Development and psychometric evaluation of a functional communication measure for adult aphasia. Journal of Speech and Hearing Disorders 1989; 54:113–124.

Loosie A, Whitney M, Amidon D, Dong H, Driscoll D. Distinct phenotypes distinguish the molecular classes of Angelman syndrome. Journal of Medical Genetics 2001; 38:834–845.

Lord C, Paul R. Language and communication in autism. In: Cohen DJ, Volkmar FR (eds.). Handbook of autism and pervasive developmental disorders. New York: Wiley, 1997. p. 195–225.

Lord C, Shulman C, DiLavore P. Regression and word loss in autistic spectrum disorders. Journal of Child Psychology and Psychiatry 2004; 45: 936–955.

Luchsinger R, Arnold GE. Handbuch der Stimm- und Sprachheilkunde. 2. A. Wien: Springer, 1959.

Lugt V, Wieden K, Visch-Brink EG. Die Melodic Intonation Therapy bei Patienten mit globaler Aphasie; das Hemmen von Recurring Utterances. Sprache – Stimme – Gehör 1989; 13:142–145.

Lutz L. MODAK – Modalitätenaktivierung in der Aphasietherapie. Ein Therapieprogramm. Berlin: Springer, 1997.

Ma EPM, Yiu EML, Verdolini Abbott K. Application of the ICF in voice disorders. Seminars in Speech and Language 2007 ; 28 :343–350.

Maas E, Robin DA, Wright DL, Ballard KJ. Motor programming in apraxia of speech. Brain and Language 2008; 106:107–118.

Maguire GA, Riley G, Franklin DL, Gumusaneli E. The physiologic basis and pharmacologic treatment of stuttering. In: Guitar B, McCauley RJ (Ed.). Treatment of stuttering. Established and emerging approaches. Baltimore MD: Lippincott Williams & Wilkins, 2010. pp. 329–342.

Märki M, Schnyder N, Walder K. „Achtung, fertig, Grammatik!" Ein Therapiematerial zum Einsatz von Experimenten bei Grammatikerwerbsstörungen. Zürich: unveröffentlichte Bachelorarbeit HfH Zürich, 2008.

Markmann E. Constraints on word meaning in early language acquisition. In: Gleitman LR, Landau B (eds.). The acquisition of the lexicon. Cambridge: MIT Press (Lingua 92), 1994. pp. 199–227.

Marschik PB, Einspieler C, Oberle A, Laccone F, Prechtl HFR. Case report: Retracing atypical development: a preserved speech variant of Rett syndrome. Journal of Autism and Developmental Disorders 2009; 39: 958–961.

Marschik PB, Einspieler C, Prechtl HFR, Oberle A, Laccone F. Relabelling the preserved speech variant of Rett Syndrome? Developmental Medicine & Child Neurology 2010c; 52: 218.

Marschik PB, Lanator I, Freilinger M, Prechtl HFR, Einspieler C. Funktionelle Hirnentwicklung beim Rett Syndrom: frühe Auffälligkeiten und funktionsdiagnostische Besonderheiten. Klinische Neurophysiologie 2010b; 41: 1–5.

Marschik PB, Vollmann R, Hepflinger S, Bartl K, Strutzmann E, Einspieler C. Rett Syndrom: Aspekte einer atypischen kommunikativen Entwicklung. LOGOS interdisziplinär 2010a; 18(5): 318–327.

Martin BJW, Logemann JA, Shaker R, Dodds WJ. Normal laryngeal valving patterns during three breath hold maneuvers: A pilot investigation. Dysphagia 1993; 8:11–20.

Martin G, Klusek J, Estigarribia B, Roberts J. Language characteristics of individuals with Down syndrome. Topics of Language Disorders 2009; 29:112–132.

Martin M. Oligophrenien (Intelligenzminderungen) und Demenzzustände. In: Remschmidt H (Hrsg.). Kinder- und Jugendpsychiatrie. Stuttgart: Thieme, 1979.

Martin-Harris B, Brodsky MB, Michel Y, Ford CL, Walters B, Heffner J. Breathing and swallowing dynamics across the adult lifespan. Arch Otolaryngol Head Neck Surg 2005; 131:762–770.

Martschinke S, Kammermeyer G, King M, Forster M. ARS – Anlaute hören, Reime finden, Silben klatschen. Erhebungsverfahren zur phonologischen Bewusstheit für Vorschulkinder und Schulanfänger. Donauwörth: Auer, 2005.

Martschinke S, Kirschhock EM, Frank A. Der Rundgang durch Hörhausen. Erhebungsverfahren zur phonologischen Bewusstheit. Donauwörth: Auer, 2001.

Marx H, Jansen H, Skowronek H. Prognostische, differentielle und konkurrente Validität des Bielefelder Screenings zur Früherkennung von Lese-Rechtschreibschwierigkeiten (BISC). In: Hasselhorn M, Schneider W, Marx H (Hrsg.). Diagnostik von Lese-Rechtschreibschwierigkeiten. Stuttgart: Hogrefe, 2000.

Marx H, Weber J. Vorschulische Vorhersage von Lese-Rechtschreibschwierigkeiten. Neue Befunde zur prognostischen Validität des Bielefelder Screenings (BISC). Zeitschrift für Pädagogische Psychologie 2006; 20: 251–259.

Marx H. Knuspels Leseaufgaben. Göttingen: Hogrefe, 1998.

Marx P, Schneider W. Entwicklung eines Tests zur phonologischen Bewusstheit im Grundschulalter. In: Hasselhorn M, Schneider W, Marx H (Hrsg.): Diagnostik von Lese-Rechtschreibschwierigkeiten. Göttingen: Hogrefe, 2000. 91–118

Matulat P, Bersenbrügge H, Lamprecht-Dinnesen A. Diagnose zentraler Hörverarbeitungsstörungen und auditiver Wahrnehmungsstörungen – eine retrospektive Erhebung. Zeitschrift für Audiologie 1999; II:112–114.
May P, Arntzen H. Hamburger Leseprobe. Hamburg; Eigenverlag P. May, 2000.
May P. Hamburger Schreib-Probe. Hamburg: Verlag für pädagogische Medien, 2002.
Mayeux R. Disorders of language: The aphasias. In: Kandel ER, Schwartz JH (eds.). Principles of Neural Science. 3rd ed. New York: Elsevier, 1991.
Mayringer H, Wimmer H. Salzburger Lesescreening für die Klassenstufen 1–4. Bern: Huber, 2003.
McConachie H, Carr G. Mental Health in children with specific sensory impairments. In: Rutter M et al. (eds.). Rutter's child and adolescent psychiatry. 5. A. Malden, Mass.: Blackwell, 2008. pp. 956–968.
McConnell FM, Cerenko D, Mendelsohn MS. Manofluorographic analysis of swallozing. Otolaryngol. Clin. North Amerika 1989; 21:625–635.
McFarland DH, Lund JP. An investigation of the coupling between respiration, mastication, and swallowing in the awake rabbit. Journal of Neurophysiology 1993; 69(1): 95–108.
McGinnis MA. Aphasic children: Identification and training by the Association Method. 2. A. Washington DC: the Alexander Graham Bell Ass. for the Deaf Inc., 1963.
McGregor K, Appel A. On the relation between mental representation and naming in a child with specific language impairment. Clinical Linguistics & Phonetics 2002; 16:1–20.
Meier H, Johannsen HS (Hrsg.). Stimmrehabilitation nach Laryngektomie. Ulm: Verlag Phoniatrische Ambulanz der Universität, 1995.
Meir R. McGinnis Mod. Nach Renate Meir. Handbuch zur Modifikation der Assoziationsmethode nach M. McGinnis. Unveröff. Seminarskript, 2007.
Meisel J. The bilingual child. In: Bhatia TK, Ritchie WC (eds.). The handbook of bilingualism. Malden, Oxford: Blackwell, 2004. p. 91–113.
Meisel JM. Second Language Acquisition in Early Childhood. Zeitschrift für Sprachwissenschaft 2009; 28(1):5–35.
Meixner F. Poltern aus entwicklungspsychologischer Sicht. In: Grohnfeldt M (Hrsg.). Handbuch der Sprachtherapie, Band 5: Störungen der Redefähigkeit. Berlin: Wissenschaftsverlag Spiess, 1992.
Merk M, Ziegler W. MoDiaS – a PC-based system for routine acoustic analysis of neurogenic speech disorders. In: Maassen B, Groenen P (eds.). Pathologies of Speech and Language. Advances in Clinical Phonetics and Linguistics. London: Whurr, 1999. p. 315–321.
Mervis C. Williams syndrome: 15 years of psychological research. Developmental Neuropsychology 2003; 23:1–12.
Mesulam MM. Editorial: Primary Progressive Aphasia Differentiation from Alzheimer's Disease. Annals of Neurology 1987; 22(4):533–534.
Mesulam MM. Primary progressive aphasia. Annals of Neurology 2001; 49:425–432.
Mesulam MM. Slowly progressive aphasia without generalized dementia. Annals of Neurology 1982; 11:592–598.
Metsala JL. An examination of word frequency and neighbourhood density in the development of spoken wird recognition. Memory & Cognition 1997; 25:47-56.
Metten C, Zückner H, Rosenberger S. Evaluation einer Stotterintensivtherapie mit Kindern und Jugendlichen. Sprache-Stimme-Gehör 2007; 31:72–78.
Middendorf J. Der erfahrbare Atem. Paderborn: Junfermann, 2000.

Miller FR, Eliachar I. Managing the aspiration patient. American journal of Otolaryngology 1994; 22(1):1–17.
Mills AE. Visual handicap. In: Mogford K, Bishop D (eds.). Language development in exceptional circumstances. Edinbourgh: Lawrence Erlbaum Ass, 1988.
Morávek M, Langová J. Some Electrophysiological Findings Among Stutterers And Clutterers. Folia Phoniatr 1962; 14:305–16.
Morton J. The logogen model and orthographic structure. In: Frith U (ed.). Cognitive Processes in Spelling. London: Academic Press, 1980.
Motsch HJ. ESGRAF – Testmanual. Evozierte Sprachdiagnose grammatischer Fähigkeiten. München: Reinhardt, 1999.
Motsch HJ. Kontextoptimierung. Förderung grammatischer Fähigkeiten in Therapie und Unterricht. München: Reinhardt, 2004.
Motzko M, Mlynczak U, Prinzen C. Stimm- und Schlucktherapie nach Larynx- und Pharynxkarzinomen. München: Elsevier, 2004.
Motsch H-J, Ullrich T. Effect of the strategy therapy „lexicon pirate" on lexical deficits in preschool age: a randomized controlled study. Child Language Teaching and Therapy 2012; 28:159–175.
Mugdan J. Flexionsmorphologie und Psycholinguistik. Tübingen: Narr, 1977.
Mühlhaus J, Vorwerk W, Kröger BJ. Zur Diagnostik der Auditiven Verarbeitungs- und Wahrnehmungsstörungen (AVWS) – zwei Verfahren zur Identifikation und Diskrimination ambivalenter akustischer Stimuli im Vergleich. Die Sprachheilarbeit 2007; 52(5):205–212.
Müller R, Schneider W, Marx H, Hasselhorn M. Diagnostischer Rechtschreibtest für 1. Klassen, für 2. Klassen, für 3. Klassen. Göttingen: Beltz, 2003.
Muysken P. Two linguistic systems in contact: Grammar, phonology and lexikon. In: Bhatia TK, Ritchie WC (eds.). The handbook of bilingualism. Malden, Oxford: Blackwell, 2004. p. 147–168.
Naigles LG, Fowler AE, Helm A. Syntactic bootstrapping from start to finish with special reference to Down syndrome. In: Tomasello M, Merriman WE (eds.). Beyond Names for Things. Young Children's Acquisition of Verbs. Hillsdale: Lawrence Erlbaum Ass., 1995. p. 299–330.
National Organization for Rare Disorders Inc., Opitz G/BBB Syndrome, 2003, http://www.rarediseases.org/
Natke U. Stottern. Erkenntnisse, Theorien, Behandlungsmethoden. Bern: Huber, 2000.
Nawka T, Wirth G. Stimmstörungen. Köln : Deutscher Ärzteverlag, 2008.
Nazzi T, Bertoncini J, Mehler J. Language discrimination by newborns: Toward an understanding of the role of rhythm. Journal of Experimental Psychology: Human Perception and Performance 1998; 24:756–766.
Nebel A, Deuschl G. Dysarthrie und Dysphagie bei Morbus Parkinson. In: Springer L, Schrey-Dern D (Hrsg.). Forum Logopädie. Thieme: Stuttgart, 2008.
Nebel A. Auswirkung medikamentöser und operativer Behandlungen auf die Dysarthrie. In: Nebel A, Deuschl G (Hrsg.). Dysarthrie und Dysphagie bei Morbus Parkinson. Stuttgart: Thieme, 2008. S. 66–73.
Neher KD. Morbus Parkinson – Diagnose, Therapie und Rehabilitation. Stuttgart: Hippokrates, 1990.
Neitzke G. Grundlagen der Forschungsethik. In Ringmann S, Siegmüller J (Hrsg.). Ethische Aspekte in der Forschung mit Kindern. Perspektiven der Gesundheitsfachberufe. Frankfurt a.M.: Peter Lang, 2013, S. 9–22.

Neubert C, Rüffer N, Zeh-Hau M. Neurolinguistische Aphasietherapie 1–7 (e-Buch). Hofheim: NAT-Verlag, 2005.

Neul JL, Kaufmann WE, Glaze DG. Rettsyndrome: Revised diagnostic criteria and nomenclature. Annals Neurol 2010, 68: 944–950.

Neumann A, Schulz-Coulon HJ. Management von Komplikationen nach prothetischer Stimmrehabilitation. HNO 2000; 48:508–516.

Neumann K, Euler HA. Neuroimaging and Stuttering. In: Guitar B, McCauley RJ (Ed.). Treatment of stuttering. Established and emerging approaches. Baltimore MD: Lippincott Williams & Wilkins, 2010. pp. 355–377.

Neumann S. Physiologie des Schluckvorganges. In: Bartolome et al. Schluckstörungen – Diagnostik und Rehabilitation. 2. A. München: Urban & Fischer, 1999.

Nickisch A, Gross M, Schönweiler R et al. Konsensus-Statement. Überarbeitete und aktualisierte Version 2006. http://www.dgpp.de/Profi/Sources/cons_avws.pdf (12.6.2010)

Nickisch A, Heber D, Burger-Gartner J. Auditive Verarbeitungs- und Wahrnehmungsstörungen bei Schulkindern. Dortmund: modernes lernen, 2001.

Nickisch A, Heuckmann C, Burger T. Münchner Auditiver Screeningtest für Verarbeitungs- und Wahrnehmungsstörungen. Audiometrie Disk 23 mit Handbuch. Wertingen: Westra Elektroakustik, 2004.

Nickisch A, Kiese-Himmel C. (2009) Auditive Verarbeitungs- und Wahrnehmungsleistungen 8- bis 10-jähriger: Welche Tests trennen auffällige von unauffälligen Kindern? Laryngo-Rhino-Otol. 2009; 88:469–476.

Nickisch A. Diagnostik zentraler Hörstörungen im Kindesalter. Laryngologie, Rhinologie, Otologie 1988; 67:312–315.

Nicola F, Ziegler W, Vogel M. Die Bogenhausener Dysarthrieskalen (BODYS): Ein Instrument für die klinische Dysarthriediagnostik. Forum Logopädie 2004; 18:14–22.

Niedeggen-Bartke S. The Default-Rule, Sub-regularities, and Irregulars in the Morphology of German Williams Syndrome. Paper presented at the Boston University Conference on Child Language Acquisition, November 2001.

Niers N. Behandlung von Dysphagien bei neurologischen und geriatrischen Patienten. Skript zum Seminar: Behandlung von Dysphagien, Lingen 1997.

Nusser-Müller-Busch R. Diagnostik und Therapie neurologisch bedingter Schluckstörungen. FORUM Logopädie 1994; 3:3–12.

Nusser-Müller-Busch R. Diätetische Maßnahmen bei Schluckstörungen im Erwachsenen und Kindesalter. In: Böhme G (Hrsg.). Sprach-, Sprech-, Stimm und Schluckstörungen, Band 2: Therapie. 2. A. Stuttgart: Gustav Fischer Verlag, 1998.

Nusser-Müller-Busch R. Die Therapie des Facio-Oralen Trakts: F.O.T.T. nach Kay Coombes. Heildelberg: Springer, 2007.

Nusser-Müller-Busch R. Therapieansätze bei Störungen der Nahrungsaufnahme – eine Standortbestimmung. Forum Logopädie 1997; 11.

Nwokoro NA, Mulvihill JJ. Cholesterol and bile acid replacement therapy in children and adults with Smith-Lemli-Opitz (SLO/RSH) syndrome. American Journal of Medical Genetics 1997; 68:315–321.

Oller DK, Eilers RE, Bull DH, Carney AE. Prespeech Vocalizations of a deaf infant: A comparison with normal metaphonological development. Journal of Speech and Hearing Research 1985; 28:47–63.

Oller DK. The emergence of sounds of speech in infancy. In: Yeni-Komshian GH, Kavanagh JF, Ferguson CA (eds.). Phonology, Volume 1: Production. New York: Academic Press, 1980. p. 93–112.

Oller DK. The emergence of sounds of speech in infancy. Child Phonol. 1980; 1:93–112.
Ostermann F. Ohne Worte. Sprachverarbeitung und Therapie bei globaler Aphasie. Dortmund: Borgmann, 2003.
Ott S. Der Einfluss subsilbischer Frequenzen auf die Verbflexion im normalen und gestörten Spracherwerb. In: Wahl M, Stahn C, Hanne S, Fritzsche T (Hrsg.). Spektrum Patholinguistik, Bd. 3: Von der Programmierung zur Artikulation – Sprechapraxie bei Kindern und Erwachsenen. Potsdam: Universitätsverlag, 2010. S. 89–102.
Pahn J, Pahn E. Die Nasalierungsmethode. Rostock: Verlag Matthias Oehmke, 2000.
Pannunzio TG. Aspiration of oral feedings in patients with tracheostomies. AACN Clinical Issues 1996; 7(4):560–569.
Paradis J, Crago M, Genesee F, Rice M. French-English bilingual children with SLI: How do they compare with their monolingual peers? Journal of Speech, Language, and Hearing Research 2003; 46:113–127.
Paradis J. Grammatical Morphology in Children Learning English as a Second Language. Implications of Similarities With Specific Language Impairment. Language, Speech, and Hearing Services in the Schools 2005; 36:172–187.
Parussel R. Lieber Lehrer, lieber Schüler. Books on demand 2001.
Pascher W, Bauer HH. Differentialdiagnose von Sprachstörungen, Stimmstörungen und Hörstörungen. 2. A. Frankfurt/Main: Minerva – Edition Wissen, 1998.
Patterson KE, Shewell C. Speak and spell: Dissociations and word class effects. In: Coltheart M, Sartori G, Job R (eds.). The Cognitive Neuropsychology of Language. London: Erlbaum, 1987.
Paul R. Language Disorders from infancy through adolescence: assessment and intervention. 3. A. St. Louis: Mosby, 2006.Penfield W, Roberts L. Speech and Brain Mechanism. Princeton: Princeton University Press, 1959.
Paul R. Predicting outcomes of early expressive language delay: ethical implications. In: Bishop D, Leonard LB (eds.). Speech and language impairments in children. Hove: Psychology Press, 2000. p. 195–210.
Penner Z, Fischer A, Krügel C. Von der Silbe zum Wort: Rhythmus und Wortbildung in der Sprachförderung. Troisdorf: Bildungsverlag EINS, 2006.
Penner Z, Kölliker-Funk M. Therapie und Diagnose von Grammatikerwerbsstörungen. Luzern: Schriftenreihe des Heilpädagogischen Seminars Zürich, 1998.
Penner Z, Wermke K, Weissenborn J, Wymann K. Prävention, Früherkennung und Frühintervention bei Spracherwerbsstörungen. Paediatrica 1999; 10:19–26.
Penner Z, Wymann K, Weissenborn J. On the Prosody/Lexicon Interface in Learning Word Order: A study of normally developing and language impaired children. In: Weissenborn J, Höhle B (eds.). Approaches to Bootstrapping. Vol 1. Amsterdam: Benjamins, 2000. p. 266–293.
Penner Z. Forschung für die Praxis: Neue Wege der Intervention bei Kindern mit SES. Forum Logopädie 2004; (18):6–13.
Penner Z. Phonologische Entwicklung: Eine Übersicht. In: Grimm H (Hrsg.). Sprachentwicklung. Enzyklopädie der Psychologie. Göttingen: Hogrefe, 2000. S. 105–139.
Penner Z. Plädoyer für eine präventive Frühintervention bei Kindern mit Spracherwerbsstörungen. In: von Suchodoletz W (Hrsg.). Therapie von Sprachentwicklungsstörungen: Anspruch und Realität. Stuttgart: Kohlhammer, 2002. S. 106–142.
Penner Z. Screeningverfahren zur Feststellung von Störungen in der Grammatik. Luzern: SZH, 1999.

Peter C, Pomnitz P. Normierung und Normalisierung von Kindheit – Überlegungen zur Late-Talker-Problematik. In Ringmann S, Siegmüller J (Hrsg.). Ethische Aspekte in der Forschung mit Kindern. Perspektiven der Gesundheitsfachberufe. Frankfurt a.M.: Peter Lang, 2013, S. 159–179.

Peter U. Entwicklung sozial-kommunikativer Kompetenzen. In: Zollinger B (Hrsg.). Kinder im Vorschulalter. Bern: Haupt, 1998. S. 49–83.

Petermann F, Fröhlich L, Parildayan-Metz D. Sprachstandserhebungsverfahren für Kinder um Alter zwischen 5 und 10 Jahren (SET 5-10). Hogrefe: Göttingen, 2010.

Piaget J. Sprechen und Denken des Kindes. Düsseldorf: Pädagogischer Verlag Schwann, 1982.

Pienemann M. Der Zweitspracherwerb ausländischer Arbeiterkinder. Bonn: Bouvier Verlag H. Grundmann, 1981.

Pinker S. Language acquisition. In: Gleitman LR, Liberman M (Hrsg.). An invitation to cognitive science: Language, Vol.1. Cambridge, MA: MIT Press, 2000. p. 135–184.

Piske T. Artikulatorische Muster im frühen Laut- und Lexikonerwerb. Tübingen: Gunter Narr Verlag, 2001.

Pitchford NJ. Spoken language correlates of reading impairments acquired in childhood. Brain and Language 2000; 72: 129–149.

Platz T. Motor system recovery: evidence from animal experiments, human functional imaging and clinical studies. Restor Neurol Neurosci 2004; 22:137–142.

Poeck K, De Bleser R, Graf von Keyserlingk D. Neurolinguistic status and localization of lesion in aphasic patients with exclusively consonant-vowel recurring utterances. Brain 1984; 107:199–217.

Poeck K, Hartje W. Demenz. In: Hartje W, Poeck K (Hrsg.). Klinische Neuropsychologie. Stuttgart: Thieme, 1997.

Poerschke J. Hamburger Lesetest für 3. und 4. Klassen. Göttingen: Beltz, 1997.

Pörnbacher T. Kau-, Trink- und Schluckstörungen im Säuglings- und Kindesalter. In: Böhme G (Hrsg.). Sprach-, Sprech-, Stimm- und Schluckstörungen, Band 2: Therapie. 2. A. Stuttgart: Gustav Fischer Verlag, 1998.

Pouderoux P, Kahrilas PJ. Deglutitive tongue force modulation by volition, volume, and viscosity in humans. Gastroenterology 1995; 108:1.418–1.426.

Prechtl HFR. General movement assessment as a method of developmental neurology: new paradigms and their consequences. The 1999 Ronnie MacKeith Lecture. Dev. Med. Child. Neurol. 2001; 43: 836–842.

Prizant BM. Communication, language, social, and emotional development. Journal of Autism and Developmental Disorders 1996; 26:173–178.

Probst R, Grevers G, Iro H. Hals-Nasen-Ohrenheilkunde. 2. A. Stuttgart: Thieme, 2004.

Proctor DF. Breathing, speech and Song. New York: Springer, 1980.

Ptok M, Berger R, Deuster CV et al. Auditive Verarbeitungs- und Wahrnehmungsstörungen. Sprache-Stimme-Gehör 2000; 24:90–94.

Pulvermüller F. Sprachliches Handeln im Alltag und in der Aphasietherapie. Zur sprachtheoretischen Fundierung kommunikativer Aphasietherapie mit Sprachübungsspielen. In: Roth VM (Hrsg.). Kommunikation trotz gestörter Sprache. Tübingen: Narr, 1989.

Putz R, Pabst R (Hrsg.). Sobotta. Atlas der Anatomie des Menschen. Band 1: Kopf, Hals, obere Extremität. 21. A. München: Urban & Fischer, 2000.

Rabine E, Jacoby P. Die drei Teilfunktionen der Stimmfunktion. In: Rohmert, W (Hrsg.). Grundzüge des funktionalen Stimmtrainings. 5. A. Köln: Schmidt, 1989.

Rabine E, Rohmert G, Rohmert W, Timm C, Zipp P. Untersuchungen der Stimmfunktion. In: Rohmert W (Hrsg.). Grundzüge des funktionalen Stimmtrainings. 5. A. Köln: Schmidt, 1989.
Rabine E. Zusammenhänge zwischen Körperhaltung, Atmung und Stimme. In: Rohmert W (Hrsg.). Grundzüge des funktionalen Stimmtrainings. 5. A. Köln: Schmidt, 1989.
Ramig LO, Countryman S, Obrien C, Hoehn M, Thompson L. Intensive speech treatment for patients with Parkinson's- disease – short-term and long-term comparison of two techniques. Neurology 1996; 47:1.496–1.504.
Ramig LO, Fox C, Sapir S. Parkinson's disease: speech and voice disorders and their treatment with the Lee Silverman Voice Treatment. Seminars in Speech and Language 2004; 25:169–80.
Rathenow P, Raatz U. Rechtschreibtest für 1. Klassen. Göttingen: Beltz, 1993.
Rathenow P, Vöge J, Laupenmühlen D. Westermann Rechtschreibtest 6+. Braunschweig: Westermann, 1980.
Rathenow P. Westermann Rechtschreibtest 4/5. Braunschweig: Westermann, 1980.
Rausch M, Siegmüller J. Kinderbild – Kindeswohl – Kinderrechte. In Ringmann S, Siegmüller J (Hrsg.). Ethische Aspekte in der Forschung mit Kindern. Perspektiven der Gesundheitsfachberufe. Frankfurt a.M.: Peter Lang, 2013, S. 121–137.
Reichel K. Entwicklung von Ethikkommissionen für die Gesundheitsfachberufe – relevante Regularien, aktuelle Perspektiven und offene Fragen. In Ringmann S, Siegmüller J (Hrsg.). Ethische Aspekte in der Forschung mit Kindern. Perspektiven der Gesundheitsfachberufe. Frankfurt a.M.: Peter Lang, 2013, S. 221–243.
Reid LR. Funktionale Stimmentwicklung. Mainz: Schott, 2005.
Remschmidt H. Einzelgänger – Autistische Störungen im Kindes- und Jugendalter. In: Deutsch W, Wenglorz M (Hrsg.). Zentrale Entwicklungsstörungen bei Kindern und Jugendlichen. Stuttgart: Klett-Cotta, 2001. S. 44–75.
Remschmidt H. Kinder- und Jugendpsychiatrie. Stuttgart: Thieme, 1979.
Rescorla L, Dahlgaard K, Roberts J. Late Talker at 2: outcome at age 3. Journal of Speech, Language and Hearing Research 1997; 40:556–566.
Rescorla L, Mirak J, Singh L. Vocabulary growth in late talkers: lexical development from 2;0 to 3;0. Journal of Child Language 2000; 27:293–311.
Reuther-Liehr C. Lautgetreue Lese-Rechtschreibförderung, Bd.1–3. Bern: Huber, 2001.
Rice M, Sell M, Hardely P. Social Basis Toward Children with Speech and Language Impairments: A Correlative Causal Model of Language Limitation. Applied Psycholinguistics 1993; 473–488.
Richter K, Wittler M, Hielscher-Fastabend M. BIAS – Bielefelder Aphasie Screening zur Diagnostik akuter Aphasien. Hofheim: NAT Verlag, 2006.
Rieder O, Ingenkamp K. Rechtschreibtest für 6. und 7. Klassen. Göttingen: Beltz, 1992.
Riley GD, Bakker K. Stuttering Severity Instrument. SSI-4. 4. Aufl. Austin, Tex: Pro-Ed, 2009.
Riley GD. Stuttering severity instrument for children and adults. Examiner's manual and picture plates. Rev. Austin, Texas: Pro-Ed, 1986.
Ritter C, Scheerer-Neumann G. PotsBlitz. Das Potsdamer Lesetraining. Förderung der basalen Lesefähigkeiten. Köln: ProLog, 2009.
Robertson A, Singh RH, Guerrero NV, Hundley M, Elsas LJ. Outcome analysis of verbal dyspraxia in classic galactosemia. Genetics in Medicine 2000; 2(2):142–148.
Rogers S. Evidence-based intervention for language development in young children with autism. In: Charman T, Stone W (eds.). Social and communication development in

autism spectrum disorders: Early identification, diagnosis, and intervention. New York: Guilford, 2006.
Rohdenburg W, Siegmüller J, Ringmann S. Einverständnis von Kindern zur Sprachtherapie – Vorschläge für empirisch gestützte Standards. Sprache – Stimme – Gehör, 2013; 37:141–147.
Rohen JW. Funktionelle Anatomie des Nervensystems. Stuttgart: Schattauer, 2001.
Rohmert G. Der Sänger auf dem Weg zum Klang. 4. A. Köln: Schmidt, 1996.
Rohmert W (Hrsg.). Grundzüge des funktionalen Stimmtrainings. 5. A. Köln: Schmidt, 1989.
Rondal JA, Edwards S. Language in mental retardation. London: Whurr Publishers, 1997.
Rondal JA. Exceptional language development in Down syndrome. Cambridge: University Press, 1995.
Rood MS. The use of sensory receptors to activate, facilitate and inhibit motor response, automatic and somatic, in developmental sequence. Iowa: WM.C. Brown Book Company, 1962.
Rosenkötter H. Zum Begriff „Risikokind". In Ringmann S, Siegmüller J (Hrsg.). Ethische Aspekte in der Forschung mit Kindern. Perspektiven der Gesundheitsfachberufe. Frankfurt a.M.: Peter Lang, 2013, S. 181–190.
Ross L F. Children in medical research: access versus protection. Oxford: Oxford University Press, 2008.
Roth VM. PAKT und STACH. Therapeutisches Gespräch in der Aphasiker-Familie und Sprachtraining am Computer. In: Roth VM (Hrsg.). Kommunikation trotz Gestörter Sprache. Tübingen: Narr, 1989.
Rother A. Kindliche Aphasien. L.O.G.O.S. interdisziplinär 2005; 13:90–92.
Rothweiler M, Chilla S, Clahsen H. Subject Verb Agreement in Specific Language Impairment: A study of monolingual and bilingual German-speaking children. under review.
Rothweiler M, Meibauer J. Das Lexikon im Spracherwerb – ein Überblick. In: Meibauer J, Rothweiler M (Hrsg.). Das Lexikon im Spracherwerb. München: Francke (UTB), 1999. S. 9–31.
Rothweiler M. Spezifische Sprachentwicklungsstörung und Mehrsprachigkeit. In: Schöler H, Welling A (Hrsg.). Förderschwerpunkt Sprache: Handbuch der Pädagogik und Psychologie bei Behinderungen. Bd. 3. Göttingen: Hogrefe, 2005.
Rothweiler M. The Acquisition of V2 and Subordinate Clauses in Early Successive Aquisition of German. In: Lleó C (eds.). Interfaces in Multilingualism. Acquisition, Representation, and Processing. Benjamins, Amsterdam: Benjamins, 2006. p. 91–113.
Rothweiler M. Wortschatz und Störungen des lexikalischen Erwerbs bei spezifisch sprachentwicklungsgestörten Kindern. Heidelberg: Edition S, 2001.
Roux W. Beiträge zur Morphologie der functionellen Anpassung. Arch. Anat. Entw. gesch. 1883; 76–162.
Rubin AD, Wodchis WP, Spak C, Kileny PR, Hogikyan ND. Longitudinal effects of Botox injections on voice-related quality of life (V-RQOL) for patients with adductory spasmodic dysphonia: part II. Arch Otolaryngol Head Neck Surg 2004; 130:415–420.Saatweber M. Einführung in die Arbeitsweise Schlaffhorst-Andersen. 3. A. Idstein: Schulz-Kirchner, 1997.
Sachse S, von Suchodoletz W. Prognose und Möglichkeiten der Vorhersage der Sprachentwicklung bei Late Talkers. Kinderärztliche Praxis 2009; 80:318–328.

Sachse S. Neuropsychologische und neurophysiologische Untersuchungen bei Late Talkers im Quer- und Längsschnitt. München: Dr. Hut, 2007.
Samar VJ, Metz DE. Criterion validity of speech intelligibility rating scale procedures for the hearing-impaired population. Journal of Speech and Hearing Research 1988; 31:307–316.
Sanabria J, Garcia Ruiz P, Gutierrez Ret al. The effect of levodopa on vocal function in Parkinson's disease. Clinical Neuropharmacology 2001; 24:99–102.
Sandrieser P, Schneider P. Stottern im Kindesalter. Stuttgart: Thieme, 2008.
Sapir S, Ramig L, Fox C. Lee Silverman Voice Treatment [LSVT®] for voice, speech, and other orofacial disorders in people with Parkinson's Disease. Future Neurology 2006; 1:563–570.
Sarimski K. (2003). Entwicklungspsychologie genetischer Syndrome. 3. A. Göttingen: Hogrefe, 2003.
Sarimski K. Analysis of intentional communication in severely handicapped children with Cornelia-de-Lange Syndrome. Journal of Communication Disorders 2002a; 35:483–500.
Sarimski K. Entwicklungs- und Verhaltensmerkmale, individuelle Variabilität und Schlussfolgerungen. Vortrag, präs. in Göttingen, Jahreshauptversammlung der Elternhilfe Rett-Syndrom, 2002b.
Sarimski K. Entwicklungspsychologie genetischer Syndrome. Göttingen: Hogrefe, 1997.
Sarimski K. Kinder und Jugendliche mit geistiger Behinderung. Göttingen: Hogrefe, 2001.
Sasaki C, Suzuki M, Horiuchi M, Kirchner J. The effect of tracheostomy on the laryngeal closure reflex. Laryngoscope 1977; 87:1.428–1.432.
Schäfer B, Fox AV. Der Erwerb der Wortproduktionskonsequenz bei Zweijährigen: ein Mittel zur Früherkennung von Aussprachestörungen? Sprache Stimme Gehör 2006;30:186–192.
Schäfer B, Fricke S, Szczerbinski M, Fox-Boyer AV, Stackhouse J, Wells B. Development of a test battery for assessing phonological awareness in German-speaking children. Clinical Linguistics and Phonetics 2009; 23 (6): 404–430.
Schaner-Wolles C. Sprachentwicklung bei geistiger Behinderung: Williams-Beuren-Syndrom und Down-Syndrom. In: Grimm H (Hrsg.). Enzyklopädie der Psychologie: Spracherwerb. Göttingen: Hogrefe, 2000. S. 663–685.
Scheerer-Neumann G, Hofmann CD. Phonologische Bewusstheit im Grundschulalter: Die Entwicklung von Testverfahren und sprachvergleichende Befunde. In: Schulte-Körne G (Hrsg.). Legasthenie: Zum aktuellen Stand der Ursachenforschung, der diagnostischen Methoden und der Förderkonzepte. Bochum: Winkler, 2002.
Scheerer-Neumann G, Ritter C. Potsblitz-Potsdamer Lesetraining. Köln: Prolog, 2009.
Scheerer-Neumann G. Förderdiagnostik beim Lesenlernen. In: Naegele I, Valtin R (Hrsg.): LRS – Legasthenie in den Klassen 1–10. Handbuch der Lese-Rechtschreib-Schwierigkeiten. Band 2: Schulische Förderung und außerschulische Therapien. 2. A. Weinheim: Beltz, 2001. 70–86
Scheerer-Neumann G. Rechtschreibschwäche im Kontext der Entwicklung. In: Naegele IM, Valtin R (Hrsg.). LRS – Legasthenie in den Klassen 1–10. Handbuch der Lese-Rechtschreib-Schwierigkeiten. Weinheim: Beltz, 1997.
Scheerer-Neumann G. Rechtschreibschwäche im Kontext der Entwicklung. In: Naegele I, Valtin R (Hrsg.): LRS in den Klassen 1–10. Handbuch der Lese-Rechtschreib-Schwierigkeiten. Band 1: Grundlagen und Grundsätze der Lese-Rechtschreib-Förderung. 6. A. Weinheim: Beltz, 2003. 58–77

Scheerer-Neumann G. The utilization of intraword structure in poor readers: Experimental evidence and a training program. Psychological Research 1981; 43:155–178.
Schickhardt C. Ethische Überlegungen zu Forschung an Kindern in den Heilberufen. Placebogruppen und eine Alternative. In Ringmann S, Siegmüller J (Hrsg.), Ethische Aspekte in der Forschung mit Kindern. Perspektiven der Gesundheitsfachberufe. Frankfurt a.M.: Peter Lang, 2013, S. 39–51.
Schiefer J, Hagen R. Rehabilitation laryngektomierter Patienten. Onkologe 2000; 6:36–43.
Schindler A. Stottern erfolgreich bewältigen. Ratgeber für Betroffene und Angehörige. Augsburg: Midena, 1998.
Schlaegel W. Das Trachealkanülenmanagement in der neurologischen Frührehabilitation. Neuro Rehabil 2009; 15(5):301–307.
Schlenck C, Schlenck KJ. Beratung und Betreuung von Angehörigen aphasischer Patienten. L. O. G. O. S. Interdisziplinär 1994b; 2:90–97.
Schlenck KJ, Schlenck C, Springer L. Die Behandlung des schweren Agrammatismus – Reduzierte Syntax-Therapie (REST). Stuttgart: Thieme, 1995.
Schlesiger C. Sprachtherapeutische Frühintervention für Late Talkers. Idstein: Schulz-Kirchner, 2009.
Schmich J, Porsche J, Vogel M, Kuny R, Mannsberger U, Lorenzl S et al. Alltags- und kommunikationsbezogene Dysarthriediagnostik: Ein Fragebogen zur Selbsteinschätzung. Sprache – Stimme – Gehör 2010; 34:73–79.
Schmidt RF, Thews G, Lang F. Physiologie des Menschen. Heidelberg: Springer, 2000.
Schneider P, Zückner H. Aachener Analyse unflüssigen Sprechens: AAUS. Neuss: Natke, 2008.
Schneider W, Küspert P. Frühe Prävention der Lese-Rechtschreib-Störungen. In: von Suchodoletz W (Hrsg.). Therapie der Lese-Rechtschreib-Störung (LRS). Stuttgart: Kohlhammer, 2003.
Schnell M W, Heinritz C. Forschungsethik: Ein Grundlagen- und Arbeitsbuch für die Gesundheits- und Pflegewissenschaften. Bern: Huber, 2006.
Schneider W, Roth E, Ennemoser M. Training phonological skills and letter knowledge in children at risk for dyslexia: A comparison of three kindergarten training programs. Journal of Educational Psychology 2000; 92:284–295.
Schnitzler CD. Phonologische Bewusstheit und Schriftspracherwerb. Stuttgart: Thieme, 2008.
Schöler H, Fromm W, Kany W (Hrsg.). Spezifische Sprachentwicklungsstörung und Sprachlernen. Heidelberg: Schindele, 1998.
Schöler H. IDIS – Inventar diagnostischer Informationen bei Sprachentwicklungsauffälligkeiten. Heidelberg: Edition Schindele, 1999.
Schröder C, Stadie N. Kindliche Aphasie: Eine Fallbeschreibung. Sprachheilarbeit 2009; 4: 146–157.
Schröter-Morasch H, Ziegler W. Wiederherstellende Verfahren bei gestörter Sprechfunktion (Dysarthrie, Dysglossie). Laryngo-Rhino-Otologie 2005; 84:213–220.
Schröter-Morasch H. Beurteilung der Sprechorgane und ihrer sensomotorischen Funktionen. In: Ziegler W, Vogel M, Gröne B, Schröter-Morasch H (Hrsg.). Dysarthrie. Grundlagen, Diagnostik, Behandlungsverfahren. 2. A. Stuttgart: Thieme, 2002. S. 53–72.
Schröter-Morasch H. Klinische Untersuchung der am Schluckvorgang beteiligten Organe. In: Bartolome G et al. (Hrsg.). Diagnostik und Therapie neurologisch bedingter Schluckstörungen. Stuttgart: Gustav Fischer Verlag, 1993.

Schröter-Morasch H. Klinische Untersuchung des Oropharynx und videoendoskopische Untersuchung der Schluckfunktion. In: Bartolome et al. Schluckstörungen – Diagnostik und Rehabilitation. 2. A. München: Gustav Fischer Verlag, 1999.

Schröter-Morasch H. Schweregradeinteilung der Aspiration bei Patienten mit Schluckstörung. In: Gross M (Hrsg.). Aktuelle phoniatrisch-pädaudiologische Aspekte 1995, Band 3. Berlin: Renate Gross Verlag, 1996.

Schuell H, Jenkins J, Jiménes-Pabon E. Aphasia in Adults: Diagnosis, Prognosis and Therapy. New York: Hoeber, 1964.

Schulte-Körne G, Mathwig F. Marburger Rechtschreibtraining. Bochum: Verlag Dr. Dieter Winkler, 2001.

Schulte-Körne G. Neurobiologie und Genetik der Lese-Rechtschreibstörung. In: Schulte-Körne G (Hrsg.). Legasthenie: Zum aktuellen Stand der Ursachenforschung, der diagnostischen Methoden und der Förderkonzepte. Bochum: Verlag Dr. Dieter Winkler, 2000a.

Schulte-Mäter A. VEDiT: Therapie bei Verbaler Entwicklungsdyspraxie und anderen schweren Störungen der Artikulation mit Arbeitsblättern und Testvorlagen für Therapie und Diagnostik. Unveröff. Seminarskript, 2009.

Schulte-Mäter A. Verbale Entwicklungsdyspraxie. Eine Analyse des derzeitigen Erkenntnisstandes. Frankfurt: Peter Lang Verlag, 1996.

Schulte-Mäter A. Verbale Entwicklungsdyspraxie. In: Grohnfeldt M (Hrsg.). Lehrbuch der Sprachheilpädagogik und Logopädie. Band 4. Beratung, Therapie und Rehabilitation. Stuttgart: Kohlhammer, 2003. S. 296–302.

Schulte-Mäter A. Verbale Entwicklungsdyspraxie. In: Grohnfeldt M (Hrsg). Lehrbuch der Sprachheilpädagogik und Logopädie. Band 2. Erscheinungsformen und Störungsbilder. 3. A. Stuttgart: Kohlhammer, 2009. S. 254-261.

Schulte-Mäter A. Verbale Entwicklungsdyspraxie. In: Schöler H, Welling A (Hrsg.). Sonderpädagogik der Sprache. Band 1. Göttingen: Hogrefe, 2007. S. 278–284.

Schulz K. Ethik in der Sprachtherapie. Idstein: Schulz-Kirchner, 2011.

Schulz P. Frühindikatoren und Verfahren zur Früherkennung von Risikokindern. In: Schöler H, Welling A (Hrsg.). Förderschwerpunkt Sprache (Handbuch der Pädagogik und Psychologie bei Behinderungen, Band 3). Göttingen: Hogrefe, 2007. S. 687–700.

Schwartz MF, Fink RB, Saffran EM. The Modular Treatment of Agrammatism. Neuropsychological Rehabilitation 1995; 5:93–127.

Schwartz MF, Linebarger MC, Saffran EM, Pate DS. Syntactic transparency and sentence interpretation in aphasia. Language and Cognitive Processes 1987; 2:85–113.

Schwartz MF, Saffran EM, Fink RB, Myers JL, Martin N. Mapping therapy: a treatment program for agrammatism. Aphasiology 1994; 8:19–54.

Seidl RO, Nusser-Müller-Busch R, Ernst A. Der Einfluss von Trachealkanülen auf die Schluckfrequenz bei neurogenen Schluckstörungen. Neurol Rehabil 2002; 6:122–125.

Sellars C, Hughes T, Langhorne P. Speech and language therapy for dysarthria due to nonprogressive brain damage: a systematic Cochrane review. Clinical Rehabilitation 2002; 16:61–68.

Serniclaes W, Sprenger-Carolles L, Carré R, Demonet JF. Perceptual Discrimination of Speech Sounds in Developmental Dyslexia. Journal auf Speech, Language, and Hearing Research 2001; 44:384–399.

Shaker R, Li Q, Ren J, Townsend WF, Dodds WJ, Martin BJ. Coordination of deglutition and phases of respiration: effect of aging, tachypnea, bolus volume, and chronic obstructive pulmonary disease. American Journal of Physiology 1992; 263(5 Pt 1): G750–755.

Shanahan TK et al. Chin down posture effects on aspiration in dysphagic patients. Virginia: Dysphagia Research Society, 1993.

Shapiro T. Language and the psychiatric diagnosis of preschool children. Psychiatric Clinics of Northern Carolina 1982; 5:309–319.

Shell K. E.M.S. Therapiebox zur Wiederherstellung der Lautsprache. Erweiterte Mediationstechnik für Sprechapraxie. Stuttgart: Gustav Fischer, 1997.

Sick U. Poltern. Forum Logopädie. Stuttgart: Thieme, 1999.

Siegmüller J, Bartels H (Hrsg.). Leitfaden: Sprache Sprechen Stimme Schlucken. München: Elsevier, 2005.

Siegmüller J, Fröhling A. Therapie der semantischen Kategorisierung als Entwicklungsauslöser für den Erwerb des produktiven Wortschatzes bei Kindern mit einer Late-Talker-Vergangenheit. Sprache – Stimme – Gehör 2003; 27:135–141.

Siegmüller J, Hardel B, Liebich R, Herrmann A. Heterogene Sprachentwicklungsprofile bei Fragilem-X-Syndrom. L.O.G.O.S. Interdisziplinär 2001; 9:26–33.

Siegmüller J, Kauschke C. Patholinguistische Therapie bei Sprachentwicklungsstörungen. München: Elsevier, 2006.

Siegmüller J, Ringmann S, Strutzmann E, Beier J, Marschik PB. Ein Marker für Sprachentwicklungsstörungen im späten Vorschulalter: die Textverarbeitung. Sprache – Stimme – Gehör 2010; eingereicht.

Siegmüller J, Weissenborn J, Böhning M. Sprachtherapie bei Kindern mit Williams-Beuren-Syndrom. UMSCHAU 2000; 29:3–6.

Siegmüller J. Einflüsse von Frequenz und Erwerbsalter auf das Benennen bei Kindern mit Wortfindungsstörungen. L.O.G.O.S. Interdisziplinär 2005; 13:15–20.

Siegmüller J. Entwicklung, Störungen und Diagnostik semantischer Prozesse – Begriffsklassifikation. Sprache – Stimme – Gehör 2003a; 27:101–109.

Siegmüller J. Speichertherapie – Manual einer experimentellen Therapie zur Verbesserung der Langzeitspeicherung von Wörtern. Rostock: Logopädisches Institut für Forschung, 2014.

Siegmüller J. Sprachtherapeutische Intervention auf der grammatischen Ebene. L.O.G.O.S. Interdisziplinär 2003b; 11:36–42.

Skinner BF. Verbal Behavior. Englewood Cliffs, NJ: Prentice-Hall, 1957.

Skuse DH, Seigal A. Behavioral phenotypes and chromosomal disorders. In: Rutter M et al. (eds.). Rutter's child and adolescent psychiatry. Malden, Mass.: Blackwell, 2008. pp. 359–376.

Smith CR, Scheinberg L. Symptomatic Treatment and Rehabilitation in Multiple Sclerosis. In: Cook SD (ed.). Handbook of Multiple Sclerosis. New York: Marcel Dekker Inc., 2001.

Smith S, Thyme K. Die Akzentmethode und ihre theoretischen Voraussetzungen. Flensburg: Spezial-Pädagogischer Verlag, 1980.

Snidecor JC (Hrsg.). Sprachrehabilitation bei Kehlkopflosen. Stuttgart: Hippocrates, 1981.

Snowden JS, Griffith H. Semantic dementia. In: Best W, Bryan K, Maxim J (eds.). Semantic Processing: Theory and Practice. London: Whurr Publishers Ltd., 2000.

Snowden JS, Neary D. Relearning of verbal labels in semantic dementia. Neuropsychologia 2002; 40:1.715–1.728.

Spiecker-Henke M, Tuschy-Nitsch D. Leitlinien der Stimmtherapie. Stuttgart: Thieme, 2006.

Springer L, Schlenck C, Schlenck KJ. Die Behandlung des schweren Agrammatismus. Reduzierte Syntax-Therapie (REST). Stuttgart: Thieme, 1995.

Square PA, Martin RE, Bose A. Nature and treatment of neuromotor speech disorders in aphasia. In: Chapey R (ed.). Language intervention strategies in aphasia and related neurogenic communication disorders. 4th ed. Lippincott: Williams & Wilkins, 2001. p. 847–884.
Square-Storer PA. Traditional therapies for apraxia of speech reviewed and rationalized. In: Square-Storer PA (ed.). Acquired apraxia of speech in aphasic adults. London: Taylor & Francis, 1989. p. 145–163.
Stackhouse J, Wells B. Children's speech and literacy difficulties. A psycholinguistic framework. London: Whurr, 1997.
Stackhouse J, Wells B: Children's speech and literacy difficulties. Identification and intervention. London: Whurr, 2001.
Stadie N, Schröder A. Kognitiv orientierte Sprachtherapie. München: Elsevier, 2009.
Staiger A, Aichert I. Die Einheiten der phonetischen Planung: theoretische Aspekte und therapeutische Implikationen. Sprache – Stimme – Gehör 2010a; 34:128–132.
Staiger A, Aichert I. Therapie der Sprechapraxie. Aphasie und verwandte Gebiete 2010b; 25:27–46.
Staiger A, Ziegler W. Syllable frequency and syllable structure in the spontaneous speech production of patients with apraxia of speech. Aphasiology 2008; 22:1.201–1.215.
Standing Liaison Committee of E.U. Speech and Language Therapists and Logopedists (CPLOL). Code of Ethics and Professional Conduct drawn up by the Standing Liaison Committee of Speech and Language Therapists in the European Community (CPLOL). Copenhagen, 1993.
Stanovich KE. Explaining the differences between the dyslexic and the garden-variety poor reader: The phonological core mode. Journal of Learning Disabilities 1988; 21:590–604.
Stark J. Everyday Life Activities: Photo Series – German Language Version. Hove: Psychology Press, 1993.
Steiner J, Struck V. MFT-Diagnostikbogen. Befunderhebung bei Mundmuskelfunktionsstörungen. Idstein: Edition Steiner im Schulz Kirchner Verlag, 1990.
Stengel I, Strauch T. Stimme und Person. 2. A. Stuttgart: Klett-Cotta, 1997.
Stern C, Stern W. Die Kindersprache. Darmstadt: Wissenschaftliche Buchgesellschaft, 1928/1965.
Stiftung Deutsche Schlaganfall-Hilfe (Internetveröffentlichung). Kinder und Schlaganfall. In: www.schlaganfall-hilfe.de/index.php?option=com_content&;task=view&id=816&Itemid=454 (letzter Zugriff 1.12.2010).
Stock C, Marx P, Schneider W. BAKO 1–4. Basiskompetenzen für Lese-Rechtschreibleistungen. Göttingen: Beltz, 2004.
Stoel-Gammon C. Down syndrome phonology: Developmental patterns and intervention strategies. Down Syndrome: Research and Practice 2001; 7:93–100.
Strominger AZ, Winkler MR, Cohen LT. Speech and language evaluation. SM Pueschel. The Young Child With Down Syndrome. New York: Human Sciences Press, 1984.
Strömme P, Hagberg G. Aetiology in severe and mild mental retardation: a population-based study of Norwegian children. Developmental Medicine and Child Neurology 2000; 42:76–86.
Strutz J, Mann W. Praxis der HNO-Heilkunde, Kopf-, und Halschirurgie. Stuttgart: Thieme, 2001.
Susca M, Healey C. Multifactorial issues in the assessment of stuttering. In: Bosshardt H, Yaruss JS, Peters H (eds.). Fluency disorders: theory, research, treatment, and self-

help. Proceedings of the third world congress on fluency disorders in Nyborg, Denmark. Nijmegen: Nijmegen University Press, 2000. p. 213–218.

Szagun G. Sprachentwicklung beim Kind. Weinheim: Beltz, 1996.

Tager-Flusberg H, Cooper J. Present and future possibilities for defining a phenotype for specific language impairment. Journal of Speech, Language, and Hearing Research 1999; 42:1.275-1.278.

Tager-Flusberg H, Paul R, Lord C. Language and communication in autism. In: Volkmar F, Paul R, Klin A (eds.). Handbook of autism and pervasive developmental disorders, vol. 2. 3. A. New York: Wiley, 2005.

Temple CM. Developmental cognitive neuropsychology. Hove: Psychology Press, 1997.

Ternes E. Einführung in die Phonologie. Darmstadt: Wissenschaftliche Buchgesellschaft, 1987.

Tesak J. Agrammatismus. In: Blanken G (Hrsg.). Einführung in die linguistische Aphasiologie. Freiburg: HochschulVerlag, 1991.

Thoma D, Tracy R. Deutsch als frühe Zweitsprache. Zweite Erstsprache? In: Ahrenholz B (Hrsg.). Kinder mit Migrationshintergrund. Spracherwerb und Fördermöglichkeiten. Fillibach, Freiburg i. B.: Fillibach, 2006. S. 58–79.

Thomé G. Lese-Rechtschreib-Schwierigkeiten (LRS) und Legasthenie. Weinheim: Beltz, 2004.

Thomé G. Orthographieerwerb. Qualitative Fehleranalyse zum Aufbau der orthographischen Kompetenz. Frankfurt: Peter Lang, 1999.

Thompson CK, Shapiro LP, Kiran S, Sobecks J. The role of syntactic complexity in treatment of sentence deficits in agrammatic aphasia: the complexity account of treatment efficacy (CATE). Journal of Speech and Hearing Research 2003; 46:591–607.

Thümler R. Schädel-Hirn-Trauma und andere Syndrome. München: Piper Verlag, 1994.

Thyme-Frøljær K, Frøljær-Jensen J. Die Akzentmethode. Idstein: Schulz-Kirchner, 2003.

Tierney E, Nwokoro NA, Kelley RI. Behavioral phenotype of RSH/Smith-Lemli-Opitz syndrome. Mental Retardation and Developmental Disabilities Research Reviews 2000; 6:131–134.

Tomasello M. Do young children have adult syntactic competence? Cognition 2000; 74:209–253.

Uttenweiler V. Diagnostik zentraler Hörstörungen, auditiver Wahrnehmungs- und Verarbeitungsstörungen. Sprache-Stimme-Gehör 1996; 20:80–90.

Uttenweiler V. Dichotischer Diskriminationstest für Kinder. Sprache – Stimme – Gehör 1980; 4:107–11.

Valsangiacomo E. Das „Chromosom 22q11 Deletion" Syndrom – eine Übersicht. www.swiss-paediatrics.org,2002.

van Cranenburgh B. Neurorehabilitation. München: Elsevier, 2007.

van der Arend A, Gastmans C. Ethik für Pflegende. Bern: Huber, 1996.

van Dijk TA, Kintsch W. Strategies of Discourse Comprehension. New York/London: Academic Press, 1983.

van Hout A, Evrard P, Lyon G. On the positive semiology of acquired aphasia in children. Developmental Medicine and Child Neurology 1985; 27: 231–141.

van Hout A. Acquired aphasias in children. In: Segalowitz SJ, Rapin I (Hrsg.). Section 10: Child Neuropsychology (Part 2). Vol. 7 of Boller F, Grafman J (eds.). Handbook of Neuropsychology. Amsterdam: Elsevier, 2003. p. 139–161.

van Riper C, Irwin JV. Artikulationsstörungen. 2. A. Berlin: Ed. Marhold, 1976.

Vargha-Khadem F et al. Neural basis of an inherited speech and language disorder. Proceedings of the National Academy of Science 1998;95(21): 12695–12700.

Varley R, Whiteside SP. What is the underlying impairment in acquired apraxia of speech? Aphasiology 2001; 15:39–49.
Vieth A. Einführung in die Angewandte Ethik. Darmstadt: Wissenschaftliche Buchgesellschaft, 2006.
Vogel M. Behandlung der Dysarthrien. In: Ziegler W, Vogel M, Gröne B, Schröter-Morasch H (Hrsg.). Dysarthrie. Grundlagen, Diagnostik, Therapie. 2. A. Stuttgart: Thieme, 2002.
von Suchodoletz W (Hrsg.). Sprachentwicklungsstörung und Gehirn. Stuttgart: Kohlhammer, 2001.
von Suchodoletz W. Behandlung auditiver Wahrnehmungsstörungen und ihre Wirksamkeit. Forum Logopädie 2003; 6:6–11.
von Suchodoletz W. Empirische Untersuchung zur klinischen Relevanz auditiver Wahrnehmungsstörungen. In: Homburg G, Iven C, Maihack V (Hrsg.). Zentral-auditive Wahrnehmungsstörungen – ein therapierelevantes Phänomen oder Phantom? Köln: ProLog, 2002.
von Suchodoletz W. Hirnorganische Repräsentation von Sprache und Sprachentwicklungsstörungen. In: von Suchodoletz W (Hrsg.). Sprachentwicklungsstörung und Gehirn. Stuttgart: Kohlhammer, 2001. S. 27–69.
Wagner I. Logo Ausspracheprüfung zur differenzierten Analyse von Dyslalien. Wildeshausen: Logo Verlag für Sprachtherapie GbR, 1994.
Wallesch CW. Repetitive verbal behaviour: functional and neurological considerations. Aphasiology 1990; 4:133–154.
Wambaugh JL, Duffy JR, McNeil MR, Robin DA, Rogers MA. Treatment guidelines for acquired apraxia of speech: A synthesis and evaluation of the evidence. Journal of Medical Speech-Language Pathology 2006; 14:15–33.
Webb AL, Singh RH, Kennedy MJ, Elsas LJ. Verbal dyspraxia and galactosemia. Pediatric Research 2003;53(3):396–402.
Wegener C, Hey C, Sader R, Maas K, Leuninger H. Interdisziplinäre Ansätze der Diagnostik und Therapie am Beispiel Deletion 22q11. In: Giel B, Maihack V (Hrsg.). Sprachtherapie und Mehrfachbehinderung. Köln: Prolog, 2008. S. 179–191.
Wegener H. Der, die, das? Genuszuweisung und Genusmarkierung im natürlichen DaZ-Erwerb durch Kinder aus Polen, Rußland und der Türkei. In: Küper C (Hrsg.). Deutsch als Fremdsprache. Berlin: Arbeitspapiere zur Linguistik 1993; 29:81–114.
Weigl I, Reddemann-Tschaikner M. HOT – ein handlungsorientierter Therapieansatz. Stuttgart: Thieme, 2002.
Weigl I. Neuropsychologische und psycholinguistische Grundlagen eines Programms zur Rehabilitierung aphasischer Störungen. In: Peuser G (Hrsg.). Studien zur Sprachtherapie. München: Fink, 1979.
Weiner F. Treatment of phonological disability using the method of meaningful contrasts: two case studies. Journal of Speech and Hearing 1981; 46:87–103.
Weinrich M, Zehner H. Phonetische und phonologische Störungen bei Kindern. Dyslalietherapie in Bewegung. Heidelberg: Springer, 2003.
Weiss DA. Cluttering. Englewood Cliffs, New York: Prentice-Hall, 1964.
Weissenborn J. Der Erwerb von Morphologie und Syntax. In: Grimm H (Hrsg.). Sprachentwicklung. Enzyklopädie der Psychologie. Göttingen: Hogrefe, 2000. S. 139–167.
Welch MV, Logemann JA, Rademaker AW, Kahrilas PJ. Changes in pharyngeal dimensions effected by chin tuck. Arch Phys Med Rehabil. 1993; 74:178–181.

Weltgesundheitsorganisation (WHO). ICF-CY: Internationale Klassifikation der Funktionsfähigkeit, Behinderung und Gesundheit bei Kindern und Jugendlichen. Bern: Huber, 2011.

Wendler J, Seidner S, Eysholt U. Lehrbuch der Phoniatrie und Pädaudiologie. 4. Aufl. Stuttgart: Thieme, 2005.

Wernicke C. Der aphasische Symptomkomplex. Breslau: Cohn und Weigart, 1874.

Wetherell D, Botting N, Conti-Ramsden G. Narrative skills in adolescents with a history of SLI in relation to non-verbal IQ-scores. Child Language Teaching and Therapy 2007; 23:95–113.

Wettstein P. PSST – Psycholinguistischer Sprachverständnis- und Entwicklungstest. Uster: Verlag BSSI, 1995.

Weyerts H, Clahsen H. Netzwerke und symbolische Regeln im Spracherwerb. Linguistische Berichte 1994; 154:420–460.

Whalen DH, Levitt AG, Wang Q. Intonational differences between the reduplicative babbling of French- and English-learning infants. Journal of Child Language 1991; 18:501–516.

WHO: International Classification of Functioning, Disability and Health (ICF). Offizielle deutsche Online-Version (2005) unter www.dimdi.de/static/de/klassi/icf/index.htm.

Wiese R. Phonology of German. Oxford: Oxford University Press, 2000.

Williams CA, Angelman H, Clayton-Smith Jet al. Angelman syndrome: consensus for diagnostic criteria. American Journal of Medical Genetics 1995a; 56:237–238.

Williams CA, Zori RT, Hendrickson Jet al. Angelman syndrome. Current Problems in Pediatrics 1995b; 25:216–231.

Wimmer H, Hartl M. Erprobung einer phonologisch, multisensorischen Förderung bei jungen Schülern mit Lese-Rechtschreibschwierigkeiten. Heilpädagogische Forschung 1991; 17:74–79.

Wimmer H, Landerl K, Schneider W. The role of rhyme awareness in learning to read a regular orthgraphy. British Journal of Developmental Psychology 1994; 12:136–154.

Winklmaier U, Wüst K, Schiller S, Wallner F. Leaking of Fluid in Different Types of Tracheal Tubes. Dysphagia 2006; 237–242.

Wirth G. Sprachstörungen, Sprechstörungen, Kindliche Hörstörungen. 4. A. Köln: Deutscher Ärzteverlag, 1994.

Wirth G. Stimmstörungen. 4. A. Köln: Deutscher Ärzteverlag, 1995.

Wittke-Thomson J, Ambrose N, Yairi E, Roe C, Cook E, Ober C, Cox N. Genetic studies of stuttering in a founder population. Journal of Fluency Disorders 2007; 32(1):33–50.

WMA (2013). Declaration of Helsinki – Ethical Principles for Medical Research Involving Human Subjects. Zugriff am 01.04.2014 über http://www.wma.net/en/30publications/10policies/b3/.

Wohlleben U. Logopädische Therapie von Patienten mit Lippen-Kiefer-Gaumensegelspalten. In: Böhme G (Hrsg.). Sprach-, Sprech-, Stimm- und Schluckstörungen, Band 2: Therapie. 2. A. Stuttgart: Gustav Fischer Verlag, 1998.

Yaruss JS, Quesal R. Overall Assessment of the Speaker's Experience of Stuttering (OASES). San Antonio, TX: Pearson Assessment, 2010.

Yorkston KM, Beukelman DR, Strand EA, Hakel M. Management of Motor Speech Disorders in children and adults. 3d ed Austin: Pro-Ed, 2010.

Zeesman S et al. Speech and language impairment and oromotor dyspraxia due to deletion of 7q31 that involves FOXP2. American Journal of Human Genetics 2006; 140(5):509–514.

Zenner HP, Pfrang H. Ein einfacher Sprachverständlichkeitstest zur Beurteilung der Stimmrehabi itation des Laryngektomierten. Laryng Rhinol Otol 1986, 65:271–276.

Ziegler W, Aichert I, Staiger A. Syllable- and rhythm-based approaches in the treatment of apraxia of speech. Neurophysiology and Neurogenic Speech and Language Disorders 2010; 20:59–66.

Ziegler W, Brendel B. Sprechapraxie. In: Grohnfeldt M (Hrsg.). Lehrbuch der Sprachheilpädagogik und Logopädie, Band 4: Beratung, Therapie und Rehabilitation. Stuttgart: Kohlhammer, 2003. S. 288–295.

Ziegler W, Hartmann E. Das Münchner Verständlichkeits-Profil (MVP): Untersuchungen zur Reliabilität und Validität. Der Nervenarzt 1993; 64:653–658.

Ziegler W, Jaeger M. Aufgabenhierarchien in der Sprechapraxie-Therapie und der „metrische" Übungsansatz. Neurolinguistik 1993; 7(1):17–29.

Ziegler W, Jaeger M. Materialien zur Sprechapraxie-Therapie. EKN-Materialien für die Rehabilitation. Dortmund: Borgmann, 1993.

Ziegler W, Vogel M. Diagnostik der Dysarthrien. In: Ziegler W, Vogel M, Gröne B, Schröter-Morasch H (Hrsg.). Dysarthrie. Grundlagen, Diagnostik, Behandlungsverfahren. 2. A. Stuttgart: Thieme, 2002.

Ziegler W, Vogel M. Dysarthrie. Verstehen – untersuchen – behandeln. Stuttgart: Thieme, 2010.

Ziegler W, Zierdt A. Clinical assessment of intelligibility in dysarthria: MVP-online. Journal of Communication Disorders 2008; 41:553–577.

Ziegler W. Apraxia of speech. In: Goldenberg G, Miller B (eds.). Handbook of Clinical Neurology. London: Elsevier, 2008. pp. 269-285.

Ziegler W. Grundlagen der Dysarthrien. In: Springer L, Schrey-Dern D (Hrsg.). Dysarthrie. Stuttgart: Thieme, 1998.

Ziegler W. Modelling the architecture of phonetic plans: Evidence from apraxia of speech. Language and Cognitive Processes 2009; 24:631–661.

Ziegler W. Psycholinguistic and motor theories of apraxia of speech. Seminars in Speech and Language 2002; 23:231–243.

Ziegler W. Speech motor control is task specific. Evidence from dysarthria and apraxia of speech. Aphasiology 2003a; 17:3–36.

Ziegler W. Task-related factors in oral motor control: speech and oral diadochokinesis in dysarthria and apraxia of speech. Brain and Language 2002; 80:556–575.

Ziegler W. Zerebrale Sprechstörungen. In: Karnath HO, Thier P (Hrsg.). Neuropsychologie. Berlin: Springer, 2003b. S. 405–414.

Ziegler W. Zur Autonomie sprechmotorischer Kontrollfunktionen. Forum Logopädie 2003c; 17:2–9.

Zollinger B. Die Entdeckung der Sprache. Bern: Haupt, 1999.

Zückner H, Ebel H. Erworbenes psychogenes Stottern bei Erwachsenen: Diagnostische und differentialdiagnostische Aspekte. Sprach – Stimme – Gehör 2001; 25:110–117.

Adressen

Adressen von Selbsthilfegruppen und Verbänden und interessante Links		
	Adresse/Telefon	**Link**
Alzheimer Angehörigen-Initiative e.V.	Reinickendorfer Str. 61 D-13347 Berlin Tel.: +49 03/47 37 89 95	www.alzheimerforum.de
Anatomielexikon und -Links		www.anatomie.net
Arbeitskreis Cornelia-de-Lange-Syndrom	Ober-Liebersbach 27 69509 Mörlenbach Tel.: 06209-6650	www.corneliadelange.de
Bundesarbeitsgemeinschaft für Rehabilitation	Walter-Kolb-Straße 9-11 60594 Frankfurt Main Tel.: (069) 60 50 18-0	www.bar-frankfurt.de
Bundesverband Aphasie	Wenzelstraße 19 97084 Würzburg Tel.: 0931-250130-0	www.aphasiker.de
Bundesverband der Kehlkopflosen e.V.	Obererle 65 45897 Gelsenkirchen Tel.: 02 09/59 22 82	www.kehlkopflosen-bundesverband.de
Bundesverband Williams-Beuren-Syndrom	Danziger Str. 2A 85748 Garching Tel.: 089-32002986	www.w-b-s.de
Bundesvereinigung der Stotterer-Selbsthilfe e.V.	Gereonswall 112 50670 Köln Tel.: 0221/139-1106, -1107	www.bvss de
Deutsche Alzheimer-Gesellschaft	Friedrichstr. 236 10969 Berlin Tel.: (030)259 37950	www.deutsche-alzheimer.de
Deutsche Multiple Sklerose Bundesverband e.V.	Küsterstr. 8 30519 Hannover Tel.: 0511-9 68 34-0	www.dmsg.de
Deutsche Parkinson-Vereinigung Bundesverband e.V.	Moselstraße 31 41464 Neuss Tel.: 02131-41016	www.parkinson-selbsthilfe.de
Down-Syndrom-Netzwerk	Ginsterweg 172 4536 Neumünster Tel.: 04321-38044 Fax: 04321-38049	www.down-syndrom-netzwerk.de
Elternhilfe für Kinder mit Rett-Syndrom	Wörsdorferstr. 3 65510 Hünstetten-Wallrabenstein Tel.: 06126-500306	www.rett.de

Adressen von Selbsthilfegruppen und Verbänden und interessante Links *(Forts.)*		
	Adresse/Telefon	**Link**
Elterninitiative für Kinder mit DiGeorge-Syndrom	Stephan Schmid Blumenweg 2 87448 Waltenhofen	www.kids-22q11.de
Elternverein zum Angelman-Syndrom	Angelman e.V. Am Gänsrain 6 97892 Kreuzwertheim Tel.: 09342-858 841 Fax: 09342-914 534	www.angelman.de
Förderverein für Kinder mit Cri-du-Chat-Syndrom	Wilhelm-Wolters-Str. 38 28309 Bremen Tel.: 0421-4675461	www.5p-syndrom.de/
Forum „Poltern" im Internet		www.forum-poltern.de
Hilfe für das autistische Kind, Vereinigung zur Förderung autistischer Menschen e.V.	Bebelallee 141 22297 Hamburg Tel.: 040-511 560 4	www.autismus.de
Interdisziplinäre Vereinigung für Stottertherapie e.V. (ivs), ein Zusammenschluss erfahrener Stottertherapeuten	Erftstr. 1 50859 Köln Tel.: 02234-6029308 Fax: 02234-694465	www.ivs-online.de
Interessengemeinschaft Fragiles-X e.V.	Goethering 42 24576 Bad Bramstedt Tel./Fax: 04192-4053	www.frax.de
Kuratorium ZNS – Hannelore-Kohl-Stiftung	Rochusstr. 24 53123 Bonn Tel.: 0228/97845-0	www.kuratorium-zns.de
Multiple Sclerosis International Federation (Deutsche Sektion)		www.msif.org/de
Mutismus Selbsthilfe Deutschland e.V.	Am Nordpark 35 50733 Köln Tel.: 0221-766168	www.mutism s.de
Prader-Willi-Syndrom-Vereinigung Deutschland e.V.	Newerweg 52 66687 Wadern Tel.: 06874-1502	www.prader-willi.de
Schädel-Hirnpatienten in Not e.V.	Bayreuther Straße 33 92224 Amberg Tel.: 09621-64 800	www.schaedel-hirnpatienten.de
Stiftung Deutsche Schlaganfall-Hilfe	Carl-Miele-Str. 210 33311 Gütersloh Tel.: 01805-093093	www.schlaganfall-hilfe.de
The Whole Brain Atlas		www.med.harvard.edu/AANLIB/home.html

Index

T